U0198350

现代 XIANDAI
急危重症急救与诊治 JIWEI ZHONGZHENG JIJIU YU ZHENZHI

主编 于立峰 贾玉环 梁 伟 李 昌

潘朝晖 陈建通 姜绪森

上海科学技术文献出版社

Shanghai Scientific and Technological Literature Press

图书在版编目（CIP）数据

现代急危重症急救与诊治 / 于立峰等主编 .-- 上海：
上海科学技术文献出版社,2023
　　ISBN 978-7-5439-8919-1

　　Ⅰ. ①现…　Ⅱ. ①于…　Ⅲ. ①急性病 - 诊疗②险症 -
诊疗 Ⅳ. ①R459.7

中国国家版本馆CIP数据核字（2023）第165040号

组稿编辑：张　树
责任编辑：王　珺
封面设计：宗　宁

现代急危重症急救与诊治

XIANDAI JIWEI ZHONGZHENG JIJIU YU ZHENZHI

主　　编：于立峰　贾玉环　梁　伟　李　昌　潘朝晖　陈建通　姜绪森
出版发行：上海科学技术文献出版社
地　　址：上海市长乐路746号
邮政编码：200040
经　　销：全国新华书店
印　　刷：山东麦德森文化传媒有限公司
开　　本：787mm×1092mm　1/16
印　　张：19
字　　数：483千字
版　　次：2023年9月第1版　2023年9月第1次印刷
书　　号：ISBN 978-7-5439-8919-1
定　　价：198.00元

前言

急危重症是指紧急、濒危的病症,这类病症需要尽早得到医学处理,否则可能对患者身体产生重度伤害,甚至导致患者死亡。因此,建立经验丰富、训练有素的急危重症专业医师团队和设备齐全、功能完善的科室,对于救治急危重症患者来说尤为重要。

急危重症患者的病情复杂、瞬息万变,一个症状可能反映多个系统、器官的疾病,所以医师们最好能够在及时做出初步诊断的同时给予患者恰当的处理。这就要求医师们要具备跨学科的全科知识和技能,拥有敏捷的临床思维,掌握现代仪器设备的使用和最新药物的应用。因此,临床内科医师需要不断地学习本学科的前沿知识,做到与时俱进、不断创新,跟上医学发展潮流,从而提高诊疗水平以更好地为患者解除病痛。有鉴于此,我们组织相关临床医师编写了《现代急危重症急救与诊治》一书。

本书从实用的角度出发,精选了急危重症医学的相关临床问题进行讲述。首先,简要介绍了急危重症的临床表现等内容;然后对于临床常见急危重症进行了详细阐述;最后对急诊护理进行了简单介绍。本书内容由浅入深、通俗易懂,除强调和注重科学性和先进性之外,更注重实用性,可供广大急危重症科医护人员和其他相关人员学习使用,也可为广大人民群众提供急危重症常见疾病的防治知识。

由于各位编者的临床经验及编书风格有所差异,加之时间仓促,书中难免有一些疏漏和错误,恳请读者见谅,并予以批评指正,以供今后修订时参考。

《现代急危重症急救与诊治》编委会

2023 年 6 月

目 录

第一章

急危重症的临床表现

第一节 发 绀

一、概念

狭义发绀是指血液中还原血红蛋白增多,致皮肤、黏膜呈青紫颜色;广义上还包括少数因异常血红蛋白所致青紫。可通过观察皮肤较薄、色素较少和血流丰富处进行判断,如唇、舌、颊部、鼻尖与甲床。

二、发生机制

无论何种原因导致气体交换障碍,致血红蛋白氧合作用减低或心内及大血管之间存在右→左分流,使动脉血中还原血红蛋白含量增多,>50 g/L(50 g/100 mL);或末梢血流缓慢、淤滞,使氧合血红蛋白被组织过多摄氧,还原血红蛋白增多,均可出现青紫。因此,重度及极重度贫血(血红蛋白<60 g/L)者,即使重度缺氧,亦难见发绀。具体分度见表 1-1。

表 1-1 贫血分度

	轻度贫血	中度贫血	重度贫血	极重度贫血
血红蛋白(g/L)	>90	$90\sim60$	$59\sim30$	<30
红细胞($\times10^{15}$/L)	$4.0\sim3.0$	$3.0\sim2.0$	$2.0\sim1.0$	<1.0

三、分类与临床表现

(一)血液中还原血红蛋白增多

1.中心性发绀

中心性发绀的特点是发绀分布于周身皮肤黏膜,皮肤温暖,又可分为两种。

(1)心性混血性发绀:见于有右→左分流的先心病如法洛四联症,其发生机制是静脉血未经肺氧合即经异常通道分流混入体循环动脉血中。

(2)肺性发绀:见于各种严重呼吸系统疾病,如呼吸道(喉、气管、支气管)阻塞、肺实质与间质疾病(肺炎、阻塞性肺气肿、弥漫性肺间质纤维化和心源性与非心源性肺淤血、肺水肿)、胸膜疾病

(大量胸腔积液、气胸、严重胸膜肥厚)及肺血管疾病(如原发性肺动脉高压)等。其发生机制是肺活量降低,肺泡通气减少、肺通气/血流比例失调与弥散功能障碍,使肺氧合作用不足。

2.周围性发绀

周围性发绀的特点是发绀见于肢体末梢与下垂部位(如肢端、耳垂、鼻尖)、皮温低,经按摩、加温可消失。又可分为两种。

(1)淤血性发绀(体循环淤血):见于右心衰竭、缩窄性心包炎、局部静脉病变(上腔静脉综合征、血栓性静脉炎、下肢静脉曲张)等,发生机制是体循环(静脉)淤血、周围血流缓慢,氧被过多摄取。

(2)缺血性发绀:动脉供血不足见于严重休克,或血栓闭塞性脉管炎、雷诺病、肢端发绀症、严重受寒等。其发生机制,前者为心排血量减少,有效循环血容量不足,周围血管收缩、组织血流灌注不足、缺氧;后者是肢体动脉阻塞或小动脉强烈痉挛收缩所致。

3.混合性发绀

混合性发绀是中心性发绀与周围性发绀两类发绀并存,见于全心衰竭。

(二)异常血红蛋白

1.高铁血红蛋白血症

患血红蛋白血症者血红蛋白分子中的二价铁被三价取代即失去氧合能力,当血中高铁蛋白量达 30 g/L(3.0 g/100 mL)时,即可发绀,其特点是急骤出现,暂时性,病性严重,氧疗无效,静脉血深棕色,接触空气不能转为鲜红,而静脉注射亚甲蓝或大量维生素 C 可使发绀消退。

该症发生原因:①多为药物或化学物质(如伯氨喹碱式、碱式硝酸铋、磺胺类、苯丙矾、硝基苯、苯胺等)中毒,"肠源性发绀症"即是因大量进食含有工业亚硝酸盐的变质蔬菜所致。②先天性高铁血红蛋白血症,患者自幼即有发绀,而无心、肺疾病及引起异常血红蛋白的其他原因。

2.硫化血红蛋白血症

硫化血红蛋白血症很少见,硫化血红蛋白不存在于正常红细胞中。在便秘(因屎中含有硫化物)或服用硫化物条件下,凡能引起高铁血红蛋白血症的药物或化学物质,均能引起本症。该症特点是发绀持续时间长达数月或更长,血液呈蓝褐色,通过分光镜检查可以确定。

四、伴随症状及临床意义

(1)发绀伴呼吸困难:见于重症心肺疾病、急性呼吸道梗阻和大量气胸等。高铁血红蛋白血症和硫化血红蛋白血症虽有明显发绀,但无呼吸困难。

(2)发绀伴杵状指(趾):见于发绀型先心病和重症肺化脓症。

(3)急速发生的发绀伴意识障碍:见于药物或化学物质中毒休克和急性重症肺部感染。

五、鉴别诊断

(一)中心性发绀

中心性发绀的特点表现为全身性、除四肢及颜面外,也累及躯干和黏膜、皮肤,但受累部位的皮肤是温暖的。发绀的原因多由心、肺疾病引起呼吸功能衰竭、通气与换气功能障碍、肺氧合作用不足导致 SaO_2 降低所致。一般可分为:①肺性发绀,即由于呼吸功能不全、肺氧合作用不足所致。常见于各种严重的呼吸系统疾病,如喉、气管、支气管的阻塞、肺炎、阻塞性肺气肿、弥漫性肺间质纤维化、肺淤血、肺水肿、急性呼吸窘迫综合征、肺栓塞、原发性肺动脉高压等。②心性混合性发绀,由于异常通道分流,使部分静脉血未通过肺循环进行氧合作用而进入人体循环动脉,如分流量超过心排血量的 1/3,即可出现发绀。常见于发绀型先天性心脏病,如法洛四联症等。

(二)周围性发绀

周围性发绀常由于周围循环血流障碍所致。其特点表现在发绀常出现于肢体的末端与下垂部位。这些部位的皮肤是冷的,但若给予按摩或加温,使皮肤转暖,发绀可消退。此特点亦可作为与中心性发绀的鉴别点。此型发绀可分为:①淤血性周围性发绀,常见于引起体循环淤血、周围血流缓慢的疾病,如右心衰竭、渗出性心包炎心包填塞、缩窄性心包炎、血栓性静脉炎、上腔静脉阻塞综合征、下肢静脉曲张等。②缺血性周围性发绀,常见于引起心排血量减少的疾病和局部血流障碍性疾病,如严重休克、暴露于寒冷中和血栓闭塞性脉管炎、雷诺病、肢端发绀症、冷球蛋白血症等。

(三)混合性发绀

中心性发绀与周围性发绀症状同时存在,可见于心力衰竭等。

六、处理

发绀患者要迅速找出产生发绀的病因,及时地给予治疗。对发绀本身的治疗方法有以下几种。

(1)可注射呼吸中枢兴奋药,以提高呼吸功能,如山莨菪碱 5.0～10.0 mg、野靛碱 1.5 mg 或二甲弗林 8.0 mg 肌内注射。

(2)给患者吸氧以促进血红蛋白的氧合。

(3)保持患者呼吸道的畅通,使空气能够进入肺里和血红蛋白接触,如用支气管扩张药,氨茶碱 0.1 g,3 次/天、麻黄素 25 mg, 3 次/天或异丙肾上腺素 10 mg 舌下含服,3 次/天,吸除痰液等,必要时进行人工呼吸、气管插管术或气管切开术抢救。

(4)变性血红蛋白病的发绀可用 1% 亚甲蓝溶液静脉注射(剂量是每千克体质量用 1～2 mg)或静脉注射维生素 C。

(陈建通)

第二节　咯　　血

一、定义

咯血是指喉以下呼吸道任何部位的出血,经口排出。该症需与呕血相区别,呕血是上消化道疾病(指屈氏韧带以上的消化器官,包括食管、胃、十二指肠、空肠上段、肝、胆、胰疾病)或全身性疾病所致的急性上消化道出血,血液经胃从口腔呕出。鼻腔、口腔、咽喉等部位出血吞咽后呕出或呼吸道疾病引起的咯血,不属呕血,应当加以区别。

二、病因

咯血一般由呼吸系统和循环系统疾病引起。

（一）支气管疾病

引起咯血的支气管疾病多见于支气管扩张症、支气管肺癌、支气管内膜结核、慢性支气管炎等；少见的有支气管腺瘤、支气管结石等。

（二）肺部疾病

引起咯血的肺部疾病常见于肺结核、肺炎、肺脓肿等；其次是肺梗死、肺吸虫等。肺结核咯血原因有毛细血管通透性增高，血液渗出，空洞内小动脉瘤破裂或继发的结核性支气管扩张形成的小动静脉瘘破裂；前者咯血较少，后者可引起致命性大咯血。

（三）循环系统疾病

导致咯血主要有二尖瓣狭窄，其次为房间隔缺损、动脉导管未闭等先天性心脏病并发肺动脉高压。二尖瓣狭窄咯血原因有肺淤血致肺泡壁或支气管内膜毛细血管破裂，黏膜下层支气管静脉曲张破裂，肺水肿致血液渗漏到肺泡腔或并发出血性肺梗死。其咯血各有特点：小量咯血或痰中带血、大咯血、咯粉红色浆液泡沫样血痰或黏稠暗红色血痰。

（四）其他

血液病（如血小板减少性紫癜、白血病、再生障碍性贫血）、急性传染病（如流行性出血热、肺型钩端螺旋体病）、风湿病（如贝赫切特病、结节性多动脉炎、韦格氏肉芽肿）、肺出血肾炎综合征等均可因出凝血机制障碍与血管炎性损坏而有咯血。子宫内膜异位症则因异位子宫内膜周期性增生脱落，定期咯血。

三、临床表现、伴随症状及临床意义

（一）临床表现

（1）年龄：青壮年咯血多见于肺结核、支气管扩张症与风心病二尖瓣狭窄，40岁以上有长期大量吸烟史者，应高度警惕肺癌。

（2）咯血量：每天咯血量＜100 mL者为小量，每天咯血量100～500 mL为中等量，每天咯血量＞500 mL（或一次300～500 mL）为大量。大量咯血主要见于肺结核空洞、支气管扩张症和慢性肺脓肿，肺癌咯血特点是持续或间断痰中带血；慢性支气管炎咳嗽剧烈时，可偶有血性痰。

（二）伴随症状及临床意义

遇咯血患者时应注意询问是否伴有发热、胸痛、咳痰情况和其他部位出血倾向等，已助诊断。

（1）咯血伴发热：见于肺结核、肺炎、肺脓肿、流行性出血热等。

（2）咯血伴胸痛：见于肺炎球菌肺炎、肺梗死等。

（3）咯血伴脓痰：见于肺脓肿、支气管扩张症、空洞性肺结核并发感染等；部分支气管扩张症表现反复咯血而无脓痰，称干性支气管扩张。

（4）痰血伴剧烈呛咳：见于肺癌、支原体肺炎。

（5）咯血伴皮肤黏膜出血：应考虑血液病、流行性出血热、肺型钩端螺旋体病、肺血管炎等。

四、鉴别诊断

临床诊断时需将咯血与口腔、鼻、咽部出血或消化道出血所致呕血进行区别，鉴别要点详见表1-2。

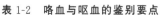

表 1-2 咯血与呕血的鉴别要点

	咯血	呕血
病因	肺结核、支气管扩张症、肺炎、肺脓肿、肺癌、二尖瓣狭窄	消化性溃疡、肝硬化、急性糜烂性胃炎、胆管出血
出血前症状	咽喉痒、胸闷、咳嗽	上腹不适、恶心、呕吐
出血方式	咯出	呕出、可喷吐而出
血色	鲜红	棕黑、暗红、有时鲜血
血中混合物	泡沫、痰	胃液、食物残渣
酸碱性	碱性	酸性
黑便	除非咽下,否则没有	有,量多则为柏油样,呕血停止后仍持续数天
出血后痰性状	痰血数天	无痰

五、治疗

咯血急诊治疗的目的:①制止出血。②预防气道阻塞。③维持患者的生命功能。

(一)一般疗法

(1)使患者镇静、休息并对症治疗。

(2)对咯血者对症治疗:①对中量咯血者,应定时测量血压、脉搏、呼吸。鼓励患者轻微咳嗽,将血液咯出,以免滞留于呼吸道内。为防止患者用力大便,加重咯血,应保持大便通畅。②对大咯血伴有休克的患者,应注意保温。③对有高热患者,胸部或头部可置冰袋,有利降温止血。需要注意患者早期窒息迹象的发现,做好抢救窒息的准备。大咯血窒息时,应立即体位引流,尽量倒出积血,或用吸引器将喉或气管内的积血吸出。

(二)大咯血的紧急处理

(1)保证气道开放。

(2)安排实验室检查项目:包括全血计数、分类及血小板计数,血细胞容积测定,动脉血气分析,凝血酶原时间和不完全促凝血激酶时间测定,X线胸片检查。

(3)配血:在适当时间用新鲜冰冻血浆纠正基础凝血病。

(4)适当应用止咳、镇静剂:如用硫酸可待因,每次 30.0 mg,肌内注射,每 3～6 小时 1 次,以减少咳嗽。用安定以减少焦虑,每次 10.0 mg,肌内注射。

(5)应用静脉注射药物:慢性阻塞性肺疾病者用支气管扩张剂;如有指征,用抗生素。

(三)止血药的应用

(1)垂体后叶素是大咯血的常用药。

(2)普鲁卡因用于大量咯血不能使用垂体后叶素者。

(3)卡巴克洛。

(4)维生素 K。

(四)紧急外科手术治疗

如遇咯血患者病情危急,应及时安排外科手术治疗。

(五)支气管镜止血

按照咯血者具体症状,如有必要可使用支气管镜止血。

(汪　阳)

第三节 呼吸困难

一、定义

呼吸困难是指患者主观上有空气不足或呼吸费力的感觉,而客观上表现为呼吸频率、深度及节律的改变,患者用力呼吸,可见辅助呼吸肌参与呼吸运动,严重者可呈端坐呼吸甚至发绀。

二、常见原因

呼吸运动的任何一个环节发生障碍都会导致呼吸困难,具体原因如下。

(一)呼吸系统疾病

(1)气道阻塞:支气管哮喘、慢性阻塞性肺气肿,以及喉和气管与支气管的炎症、水肿、肿瘤或异物所致狭窄或梗阻。

(2)肺脏疾病:如肺炎、肺脓肿、肺淤血、肺水肿、弥漫性肺间质纤维化、肺不张、肺栓塞、细支气管肺泡癌、急性呼吸窘迫综合征等。

(3)胸廓疾病:如严重胸廓畸形、气胸、大量胸腔积液和胸部外伤等。

(4)神经肌肉疾病:如脊髓灰质炎病变及颈髓、急性炎症性脱髓鞘性多发性神经病(吉兰-巴雷综合征)和重症肌无力累及呼吸肌,药物导致呼吸肌麻痹等。

(5)膈运动障碍:如膈麻痹、高度鼓肠、大量腹水、腹腔巨大肿瘤、胃扩张和妊娠末期。

(二)循环系统疾病

导致呼吸困难的循环系统疾病包括各种原因所致的心力衰竭、心包积液。

(三)中毒

包括尿毒症、糖尿病酮症酸中毒、吗啡中毒、亚硝酸盐中毒和一氧化碳中毒等症状也会导致呼吸困难。

(四)血液病

包括重度贫血、高铁血红蛋白血症和硫化血红蛋白血症等,也会导致呼吸困难。

(五)神经精神因素

如颅脑外伤、脑出血、脑肿瘤、脑及脑膜炎症致呼吸中枢功能障碍,精神因素所致呼吸困难如癔症。

三、临床常见类型与特点

(一)肺源性呼吸困难

肺源性呼吸困难是指呼吸系统疾病引起的通气、换气功能障碍,导致缺氧和二氧化碳潴留。临床上分为两种类型。

1.吸气性呼吸困难

吸气性呼吸困难特点是吸气费力,重者由于呼吸肌极度用力,胸腔负压增大,吸气时胸骨上窝、锁骨上窝和肋间隙明显凹陷,称"三凹征"。常伴有干咳及高调吸气性喉鸣。其发生机制是各种原因引起的喉、气管、大支气管的狭窄与梗阻,如急性喉炎、喉水肿、喉痉挛、白喉、喉癌、气管肿瘤气管异物或气管受压(甲状腺肿大、淋巴结肿大或主动脉瘤压迫)等。

2.呼气性呼吸困难

呼气性呼吸困难特点是呼气费力,呼气时间延长而缓慢,常伴有哮鸣音。其发生机制是肺泡弹性减弱和小支气管狭窄阻塞。常见于支气管哮喘、喘息型慢性支气管炎、慢性阻塞性肺气肿等。

(二)心源性呼吸困难

心源性呼吸困难主要由左心衰竭和/或右心衰竭引起,两者发生机制不同,左心衰竭所致呼吸困难较为严重。

1.左心衰竭

左心衰竭所致呼吸困难的发生机制:①肺淤血使气体弥散功能降低。②肺泡张力增高,刺激牵张感受器,通过迷走神经反射兴奋呼吸中枢。③肺泡弹性减退,扩张与收缩能力降低,肺活量减少。④肺循环压力升高对呼吸中枢的反射性刺激。

左心衰竭所致呼吸困难的特点是活动时出现或加重,休息时减轻或缓解,仰卧加重,坐位减轻。因坐位时下半身回心血量减少,减轻肺淤血的程度;同时坐位时膈位置降低,运动加强,肺活量可增加(10%~30%),因此病情较重患者,常被迫采取端坐呼吸体位。

急性左心衰竭时,常出现阵发性夜间呼吸困难。其发生机制:①睡眠时迷走神经兴奋性增高,冠状动脉收缩,心肌供血减少,降低心功能。②仰卧位时肺活量减少,下半身静脉回心血量增多,致肺淤血加重。发作时,患者突感胸闷气急而惊醒,被迫坐起,惊恐不安。轻者数分钟至数十分钟后症状逐渐消失,重者气喘、发绀、出汗,有哮鸣音,咳粉红色泡沫样痰,两肺底部有湿啰音,心率加快。此种呼吸困难又称为心源性哮喘,常见于高血压性心脏病、冠心病、风湿性心脏瓣膜病、心肌炎、心肌病等。

2.右心衰竭

右心衰竭所致呼吸困难的发生机制:①右心房与上腔静脉压升高,刺激压力感受器反射地兴奋呼吸中枢。②血氧含量减少,酸性代谢产物增多,刺激呼吸中枢。③淤血性肝大、腹水和胸腔积液,使呼吸运动受限。临床上主要见于慢性肺心病。

(三)中毒性呼吸困难

在尿毒症、糖尿病酮症酸中毒和肾小管性酸中毒时,血液中酸性代谢产物增多,强烈刺激呼吸中枢,出现深而规则的呼吸,可伴有鼾声,称为酸中毒大呼吸(库斯莫尔呼吸)。急性感染和急性传染病时,受体温升高及毒性代谢产物的影响,刺激呼吸中枢,使呼吸频率增加。某些药物和化学物质中毒如吗啡类、巴比妥类药物、有机磷中毒时,呼吸中枢受抑制,致呼吸变缓慢,可表现为呼吸节律异常和潮氏呼吸或比奥呼吸。

(四)血源性呼吸困难

患重度贫血、高铁血红蛋白血症或硫化血红蛋白血症等症时,因红细胞携氧量减少,血氧含量降低,致呼吸变快,同时心率加速。大出血或休克时,因缺血与血压下降,刺激呼吸中枢,也可使呼吸加速。

(五)神经精神性(呼吸中枢性)呼吸困难

重症颅脑患者如颅脑外伤、脑出血、脑炎、脑膜炎、脑脓肿及脑肿瘤等,呼吸中枢因受增高的颅内压和供血减少的刺激呼吸变慢而深,并常伴有呼吸节律的异常,如呼吸遏制、双吸气等。

叹息样呼吸患者自述呼吸困难,但并无呼吸困难的客观表现,偶然出现一次深大吸气,伴有叹息样呼气,在叹息之后自觉轻快,属于神经症表现。

四、呼吸困难的临床意义

呼吸困难涉及多种病因,诊断时需详细询问病史,进行全面查体,同时进行必要的化验检查及特殊器械检查。呼吸困难的伴随症状对于病因诊断具有较大价值。

(1)发作性呼吸困难伴有哮鸣音:见于支气管哮喘、心源性哮喘。

(2)骤然发生的严重呼吸困难:见于急性喉水肿、气管异物、大块肺栓塞、自发性气胸等。

(3)呼吸困难伴一侧胸痛:见于大叶性肺炎、急性渗透出性胸膜炎、肺梗死、自发性气胸、急性心肌梗死、支气管肺癌等。

(4)呼吸困难伴发热:见于肺炎、肺脓肿、肺结核、胸膜炎、急性心包炎、神经系统疾病(炎症、出血)、咽后壁脓肿等。

(5)呼吸困难伴有咳嗽、脓痰:见于慢性支气管炎、阻塞性肺气肿并发感染、化脓性肺炎、肺脓肿等;伴大量泡沫样痰,见于急性左心衰竭和有机磷中毒。

(6)呼吸困难伴昏迷:见于脑出血、脑膜炎、休克型肺炎、尿毒症、糖尿病酮症酸中毒、肺性脑病、急性中毒等。

五、治疗方法

(1)治疗呼吸困难的根本在于治疗原发病。在严重急性呼吸困难可能危及生命时,应首先保持气道通畅,并且吸氧,尽量保证机体的氧气供应。

(2)病因治疗:积极的病因治疗是综合治疗的基础,如肺炎、肺脓肿等应积极抗感染治疗;心力衰竭时应积极强心、利尿、扩张血管治疗;严重贫血时可以输血和改善血液的携氧能力,根据病情合理纠正酸中毒等。

(3)去除诱因:慢性阻塞性肺疾病者应控制呼吸道感染,体力活动引起心力衰竭发作的则要限制活动强度,必要时卧床休息,根据患者的心肾功能调整输液速度和输液量。

(4)通畅气道:采取祛痰、吸痰等措施清除气道分泌物,去除气管内异物,解除呼吸困难。

(梁 伟)

第二章

急危重症的营养支持

第一节　营养状态的评估

住院患者营养状况下降及营养不良是临床中较常见的现象,尤其在重症患者、外科患者及年龄>75 岁的高龄患者中表现更为突出。其可导致体内蛋白质消耗,免疫功能受损,细胞代谢障碍,并进一步影响器官功能及疾病的转归,如延长住院时间、增加感染等并发症发生率,甚至导致死亡。因此,对住院患者进行正确、及时的营养状态评估和营养不良判断是必要的,并可为营养支持的实施提供依据。

一、人体测量

(一)体重

体重的测量是营养评价中最简单最广泛的方法。体重是机体脂肪组织、瘦组织群、水和矿物质的总和。通常采用实际体重占理想体重的百分比来判断是否存在营养不良。计算公式:实际体重占理想体重百分比(%)=(实际体重/理想体重)×100%。实际体重为理想体重的 80%~90%为轻度营养不良;实际体重为理想体重的 70%~79%为中度营养不良;实际体重低于理想体重的 69%为重度营养不良;实际体重为理想体重的 110%~120%为超重;实际体重超过理想体重的 120%为肥胖。

理想体重的计算方法:男性理想体重(kg)=身高(cm)−105,女性理想体重(kg)=身高(cm)−100。由于体重的个体差异较大,临床上往往用体重改变作为营养状况的评价指标似乎更合理。计算公式:体重改变(%)=[通常体重(kg)−实测体重(kg)]/通常体重(kg)×100%。将体重改变的程度和时间结合起来分析,能更好地评价患者的营养状况,一般说来,3 个月体重丢失>5%,或 6 个月体重丢失>10%,即存在营养不良。

(二)体质指数

体质指数(bodymass index,BMI)是反映蛋白质热量、营养不良及肥胖症的可靠指标,计算公式:BMI=体重(kg)/身高(m)^2。正常值为 19~25(19~34 岁);21~27(>35 岁)。BMI<18.5为营养不良,>27.5 为肥胖,其中 17.0~18.5 为轻度营养不良;16~17 为中度营养不良;<16 为重度营养不良;27.5~30.0 为轻度肥胖,30~40 为中度肥胖,>40 为重度肥胖。

(三)皮褶厚度与臂围

通过三头肌皮褶厚度、上臂中点周径及上臂肌肉周径的测定可以推算机体脂肪及肌肉总量,并间接反映热量的变化。皮褶厚度男性＜10 mm，女性＜20 mm 为消瘦；男性＞40 mm，女性＞50 mm为肥胖。

(四)握力测定

握力与机体营养状况密切相关，是反映肌肉功能十分有效的指标，而肌肉力度与机体营养状况和手术后恢复程度相关。因此，握力是机体营养状况评价中一个良好的客观测量指标，可以在整个病程中重复测定、并可随访其变化情况。正常男性握力≥35 kg，女性握力≥23 kg。

二、实验室检查

(一)血浆蛋白

血浆蛋白水平可以反映机体蛋白质营养状况、疾病的严重程度和预测手术的风险程度，因而是临床上常用的营养评价指标之一。常用的血浆蛋白指标有清蛋白、前清蛋白、转铁蛋白和视黄醇结合蛋白等。清蛋白的半衰期为 18 天，营养状态对其浓度的影响需较长时间才能表现出来。血清前清蛋白、转铁蛋白和视黄醇结合蛋白半衰期短、血清含量少且全身代谢小，是反映营养状况更好、更敏感、更有效的指标。

(二)氮平衡与净氮利用率

氮平衡是评价机体蛋白质营养状况的可靠的和常用的指标。氮平衡＝摄入氮－排出氮。若氮的摄入量大于排出量，为正氮平衡；若氮的摄入量小于排出量，为负氮平衡；若氮的摄入量与排出量相等，则维持氮的平衡状态。机体处于正氮平衡时，合成代谢大于分解代谢，意味着蛋白净合成。而负氮平衡时，分解代谢大于合成代谢。

(三)肌酐身高指数

肌酐是肌酸代谢后的产物，在肌肉中形成后由尿排出，研究表明成人 24 小时尿肌酐排泄量大致与机体瘦体组织含量成正比。通过收集 24 小时尿液可测定尿液中肌酐值，再除以升高相应的理想肌酐值而求出肌酐身高指数(creatinine height index，CHI)，CHI＝24 小时尿液中肌酐值/身高相应的理想肌酐值(%)，大于理想的 90% 为正常。80%～90% 为瘦组织群轻度消耗，60%～80% 为瘦组织群中度消耗，低于 60% 为重度消耗。然而，对于重症患者，骨骼肌处于高分解代谢状态，其影响肌酐身高指数对机体瘦组织群的定量估计。

(四)3-甲基组氨酸

3-甲基组氨酸(3-MH)是一种主要存在于骨骼肌中的氨基酸，3-MH 在尿中排泄的动态变化可以反映肌肉分解的情况，尤其是骨骼肌的分解情况，亦可作为评定机体代谢状态的一项指标。通过尿 3-MH 的测定表明：严重创伤、烧伤和全身感染后，尿 3-MH 排泄增加，反映了骨骼肌分解代谢率额增高；反之，代谢率降低时其排泄量减少。动态观察其变化可了解肌肉蛋白质的变化。

(五)免疫功能

总淋巴细胞计数是评价细胞免疫功能的简易方法，测定简便、快速，适用于各年龄段，其正常值为 $(2.5～3.0)×10^9$/L。$(1.5～1.8)×10^9$/L 为轻度营养不良，$(0.9～1.5)×10^9$/L 为中度营养不良，$<0.9×10^9$/L 为重度营养不良。

(衡军锋)

第二节 肠外营养

一、定义

肠外营养(parenteral nutrition,PN)是从静脉内供给营养作为手术前后及危重患者的营养支持,全部营养从肠外供给称为全胃肠外营养(total parenteral nutrition,TPN)。

二、适应证

(1)胃肠道功能障碍(不能耐受肠道喂养)。
(2)由于手术或解剖问题禁止使用胃肠道。
(3)存在尚未控制的腹部情况,如腹腔感染、肠梗阻、肠瘘等。

三、禁忌证

(1)血流动力学不稳定或存在组织低灌注状态。
(2)存在严重水、电解质与酸碱失衡。
(3)严重肝功能衰竭、肝性脑病。
(4)急性肾衰竭存在严重氮质血症。
(5)未控制的严重高血糖。

四、肠外营养配方

(一)葡萄糖

葡萄糖是肠外营养中碳水化合物的主要来源,供能为 4 kcal/g,但以葡萄糖为唯一能量来源可导致高糖血症及必需脂肪酸缺乏,过量输注葡萄糖还可致肝脏脂肪蓄积,二氧化碳生成量增加及儿茶酚胺分泌增加等。故提倡以糖脂双能源提供非蛋白热量,糖脂比例6∶4 或 5∶5。

(二)脂肪乳

脂肪乳是肠外营养中另一重要营养物质和非蛋白质能量来源,提供必需脂肪酸,参与细胞膜磷脂的构成及作为携带脂溶性维生素的载体。糖脂双能源供能有助于减轻葡萄糖的代谢负荷和营养支持中血糖升高的程度。重症患者脂肪供给量一般为 1.0~1.5 g/(kg·d),需考虑机体对脂肪的利用和代谢能力,同时监测脂肪、血脂水平及肝肾功能。高甘油三酯血症患者(甘油三酯>4 mmol/L)不推荐使用脂肪乳剂;合并脂代谢障碍(如重症胰腺炎早期)及老年患者,应降低脂肪的补充量。常用的脂肪乳剂包括长链脂肪乳剂(LCT)和中长链脂肪乳剂(MCT/LCT),长链脂肪乳剂在肝脏的代谢需要卡尼汀的参与,且可能影响危重症患者的巨噬细胞、中性粒细胞功能,影响呼吸衰竭患者的氧合。

含中链甘油三酯(MCT)的脂肪乳剂其代谢更容易,对机体免疫和呼吸功能影响更小,是理想的脂肪来源。然而,纯 MCT 不能提供必需脂肪酸,且快速氧化后可显著升高体温,此外还可导致酮血症。目前临床上使用将 MCT 和长链脂肪酸混合输注的脂肪乳,称之为中长链脂肪乳剂。脂肪乳剂的浓度有 10%、20%、30%，供能为 9 kcal/g。快速输注脂肪乳剂可出现寒战、发热、呕吐、背痛、腰痛等不良反应，由于脂肪乳含有卵磷脂，因此不能用于对鸡蛋过敏的患者。

（三）氨基酸

输注氨基酸溶液的目的是提供机体合成蛋白质所需的氨基酸而非提供能量。如果未能通过葡萄糖和/或脂肪乳提供充分热量，氨基酸就会被用于分解功能，而氮将被排出而非用于组织合成，因此应予以足够的非氮源热量以便有效利用氮。平衡型氨基酸是临床常选择的剂型，其含有各种必需氨基酸和非必需氨基酸，比例适当，具有较好的蛋白质合成效应。重症患者肠外营养时蛋白质补充量及热氮比构成的原则：维持氮平衡的蛋白质供给量一般从 1.2～1.5 g/（kg·d）开始，相当于氮 0.20～0.25 g/（kg·d）；适宜的热氮比认为比单纯强调蛋白质的补充量更为重要。危重症患者，应降低热氮比，可（100～150）kcal∶1 g N［（418.4～627.6）kJ∶1 g N］。支链氨基酸是在肝外代谢的氨基酸，适用于肝功能障碍的患者，有助于减轻肝脏的代谢负担，调整血浆氨基酸谱，防治肝性脑病。但在改善蛋白质代谢（节氮效应）及影响预后方面，强化支链氨基酸的复方氨基酸并未显示出较平衡氨基酸具有更有明显的优势。

（四）维生素

几乎所有维生素都来自体外，补充维生素也就成为肠外营养配方的一部分。存在营养不良、感染、胃肠道切除或因创伤、瘘导致大量体液丢失的患者需要高剂量的水溶性维生素。脂溶性维生素的需要量在疾病急性期、感染、负氮平衡、以脂肪为能量来源等条件下会增加。

（五）水和电解质

营养液的容量或每天水的补充量依疾病及液体平衡状态而定，包括每天体重监测、液体出入情况，以及临床检查是否存在脱水、水肿。电解质的补充量取决于代谢状况、肾脏以外的失水、液体和电解质丢失、酸碱平衡及纠正既往丢失量等情况。血清电解质浓度测定为确定电解质的补充量提供依据。每天常规补充的电解质主要有钾、钠、氯、钙、镁、磷。钠和钾可以通过盐酸盐的形式补充，镁通常以硫酸镁形式补充，钙则来源于葡萄糖酸钙或氯化钙。

（六）微量元素

微量元素在体内含量低、需要量少，但它们具有重要或特殊功能。某种微量元素的过多或缺乏均会危害健康，短期肠外营养者通常不会发生微量元素缺乏，禁食超过 4 周者必须给予补充。

应强调指出：肠外营养时各种营养素应同时进入体内，否则将影响其有效利用。即在无菌条件下配制成全静脉营养混合液后持续匀速输注。为确保输入的混合营养液的稳定性，不应在全合一营养液中添加抗生素、胰岛素等其他任何药物。

五、肠外营养的途径

肠外营养的输注途径主要有外周静脉和中心静脉。周围静脉途径是指浅表静脉，大多数是上肢周围静脉。周围静脉途径具有应用方便、安全性高、并发症少而轻等优点，适用于预期只需短期（<2 周）肠外营养支持的患者。中心静脉途径适用于需要长期肠外营养，需要高渗透压营养液的患者。临床上常用中心静脉途径：①颈内静脉途径；②锁骨下静脉途径；③经头静脉或贵要静脉插入中心静脉导管（PICC）途径。

六、肠外营养液的输注

肠外营养的输注有持续输注法和循环输注法两种。持续输注是指营养液在 24 小时内持续均匀输入体内。由于各种营养素同时按比例输入,持续供给氮源、能量及其他营养物质,对机体的代谢及内环境的影响较少。循环输注法是在稳定输注营养液的基础上缩短输注时间,使患者有一段不输液时间,此法适合于病情稳定、需长期肠外营养,而且肠外营养素量无变化的患者。

七、并发症

(一)导管相关性并发症

此类并发症多见于中心静脉穿刺。

1.气胸、血胸和大血管损伤

静脉穿刺可造成动脉、静脉、胸膜、肺脏等损伤。少量气胸(肺压缩<2%)在数天内自行吸收,可不予处理。严重气胸应行紧急穿刺抽气。重症患者需反复穿刺抽气或放置胸腔闭式引流管以引流。如导管误置入胸腔并输入营养液,可导致胸腔积液。若穿破静脉时也可导致血胸。其中锁骨下静脉穿刺的并发症发生率较高。

2.动脉、神经、胸导管损伤

锁骨下静脉穿刺错误时可误伤锁骨下动脉,引起局部大范围出血及血肿形成,甚至引起纵隔血肿而压迫纵隔。此外,还可能导致臂丛神经或其分支损伤。颈内静脉穿刺可能损伤膈神经、迷走神经、喉返神经,进而出现一系列相应的临床表现。

3.空气栓塞

低血容量或深吸气时胸腔内负压明显增加,若此时行穿刺置管、输液完毕未及时更换或导管连接处脱落可引起空气栓塞,穿刺置管过程中亦可发生。大量空气进入血管可直接致死。一旦发生空气栓塞,应立即将患者左侧卧位,并头低脚高,必要时右心室穿刺抽气。

4.导管栓塞与静脉栓塞

输液缓慢、导管扭曲、高凝状态等情况下,导管尖端及周围可形成血栓。如发生导管栓塞应予拔管,亦可试用肝素或链激酶治疗,但切不可采取加压注水的方法,以免血栓脱落而造成重要器官(心、肺、脑)血管栓塞。营养液多为高渗,长时间输注可刺激静脉壁而发生静脉炎及血栓形成(如锁骨下静脉血栓形成)。

5.导管相关性感染

多发生于置管后晚期,包括以下几条:①导管定植,无全身或局部感染症状,仅在标本(经导管获取的血液或已拔除的导管中的血液)中发现有病原体生存;②经隧道和完全导管置入的入口导致感染;③导管相关的血行感染。穿刺置管时未严格遵循无菌技术、导管放置时间过长等都是发生感染性并发症的因素。如出现导管相关血行感染,应该拔除管道并行合适的全身和局部治疗。

(二)代谢性并发症

肠外营养时提供的营养物质直接进入循环中,营养底物过量容易引起或加重机体代谢紊乱和器官功能异常,产生代谢性并发症,如高血糖、低血糖、氨基酸代谢紊乱、高脂血症、电解质及酸碱代谢失衡、必需脂肪酸缺乏、再喂养综合征、维生素及微量元素缺乏症等。具体如下。

1.糖代谢紊乱

肠外营养时输入大量葡萄糖,机体无法及时利用以致血糖水平骤增。可表现为高血糖伴渗透性利尿。严重应激状态下,机体常出现代谢性高血糖反应及外周胰岛素抵抗。肠外营养支持的初期阶段,往往会使血糖升高更加严重。严重高血糖所致的高渗状态可导致脑细胞脱水,患者出现昏睡或昏迷,同时出现全身脱水征。

常见的原因:①营养液输注速度过快或输液量过多;②原发疾病影响胰岛素分泌及糖代谢,如重症胰腺炎、糖尿病、胰腺癌等;③药物对血糖的影响,如糖皮质激素、生长激素和生长抑素的作用等。

防治措施:①减少葡萄糖的输注量,葡萄糖输液速度应每分钟＜4 mg/kg,适当提高脂肪乳剂在非蛋白质热量中的比例,以脂肪提供40%～50%的非蛋白质热量为宜。②逐步增加葡萄糖的输注量,使内源性胰岛素的分泌量逐渐增加,以适应高浓度葡萄糖的输注。③补充外源性胰岛素,以调整血糖于满意范围。胰岛素不宜加入全静脉营养混合液中,一方面防止其被营养袋吸附而失去作用,另一方面不易控制用量,最好应用微量输液泵单独补充,以便随时调整用量及保证药物作用效果。胰岛素以持续静脉输注时也要注意防止血糖下降过快及低血糖。④营养液持续、均速输注,避免血糖波动。⑤输注过程中密切监测血糖浓度,同时亦应注意血钾及尿量改变。

长时间肠外营养支持会使内源性胰岛素持续分泌,若突然终止输入,体内胰岛素水平仍较高,则极易发生低血糖,当血糖浓度降至2.8 mmol/L以下时,可表现为心悸、出汗,甚至休克。所以行肠外营养治疗时禁忌突然中止输注。故此类患者应逐渐降低肠外营养液的用量及输液速度。

2.脂代谢异常

长期接受肠外营养者,若营养液中不含有脂肪则可能发生必需脂肪酸缺乏。人体无法合成必需脂肪酸,必须由外界摄入,包括亚油酸、亚麻酸和花生四烯酸。某些患者存在脂肪代谢异常的基础疾病,如高脂血症、肝硬化、胰腺炎、糖尿病等。在严重应激状态下,可能会很快出现必需脂肪酸的缺乏,其原因:①必需脂肪酸及维生素E补充不足;②持续葡萄糖输注,使血胰岛素水平升高或外源性补充大量的胰岛素,从而使体内储存脂肪的动员受到抑制。必需脂肪酸缺乏可使患者出现皮肤干燥、毛发脱落、伤口延迟愈合、肝大、肝功能异常、骨骼改变、血花生三烯酸/花生四烯酸比值升高(正常为0.4)、红细胞脆性增加、贫血、前列腺素水平下降等表现。每天输入20%脂肪乳剂250 mL可补充必需脂肪酸30 g,补充维生素E与维生素B_6可增加亚麻酸的生理功能。在严重感染时亦可出现脂代谢的改变,脂肪利用障碍。应用外源性脂肪时,应注意控制脂肪的补充量,每天0.5～1.0 g/kg,并从1/3或半量开始,在严密监测血脂、脂肪廓清及呼吸商的情况下,酌情调整用量,并缓解输注速度。

3.氨基酸代谢紊乱

肠外营养治疗可能导致氨基酸失衡,长期肠外营养治疗时需监测血清氨基酸浓度,根据个体情况进行调整。

4.电解质及微量元素缺乏

危重患者由于能量、体液的消耗及丢失增加,可导致低钾、高钾、低镁、低磷、低钙血症。低钾血症见于较高浓度的葡萄糖输入及应用外源性胰岛素,其促使糖原合成,钾离子进入细胞内而使血钾浓度下降;渗透性利尿或应用利尿剂使尿钾排出增多;钾的补充不足。高钾血症见于钾的补充过多、大量输血;全肠外营养支持期间补钾量往往较大,碱性液体的输注可促使钾向细胞外转移,肾衰竭时亦可出现高钾血症。低镁血症常见原因为尿量增加及腹泻,使镁的排出量增加;镁的补充不足;另外,某些基础疾病易合并低镁血症,如肠瘘、胆瘘、急性胰腺炎等。低磷血症见于较长时间禁食、进食不良等使磷摄取减少;呕吐、胃肠减压等磷丢失增多;营养支持治疗时氨基酸在机体内合成蛋白质、碱中毒时促进磷向细胞内转移;代谢障碍导致体内磷储存减少及细胞内磷的利用严重减少。低钙血症多由于炎症反应时降低机体对甲状旁腺素(PTH)的反应性;交感神经兴奋、儿茶酚胺水平过高及器官衰竭可导致 PTH 分泌障碍或 PTH 抵抗;亦可见于急性胰腺炎。防治可采用静脉补充,对于肾功能正常患者静脉补充钾浓度要求不宜超过 40 mmol/L,补钾速度应控制在 20 mmol/h 以下;而肾功能异常、少尿患者补钾宜慎重。镁的补充量为每天 0.04 mmol/kg,在额外丢失患者应增加补充量并及时测定镁浓度。补磷应根据供葡萄糖、氨基酸、肾功能、胃肠液等丢失情况而进行调整,通常>20 mmol/cal。而在行肠外营养治疗时,这些电解质的需要量相应增加,于是加重了电解质的缺乏,应及时补充。禁食超过 1 个月以上可导致微量元素缺乏,最常见的是锌缺乏,其次是铜缺乏和铬缺乏;长期行肠外营养治疗的患者亦存在微量元素缺乏,故需每天补充。

(三)胃肠道并发症

长期禁食及肠外营养治疗,肠道处于休息状态,长期不使用则导致肠黏膜上皮绒毛细胞萎缩、变稀、皱褶变平,肠道黏膜正常结构和功能被破坏,极易引起肠道菌群易位导致肠源性感染。

(四)肝脏及胆管系统并发症

长期肠外营养可导致胆汁淤积、胆泥形成甚至胆管结石。肠外营养提供过高的能量、过多碳水化合物、过多脂肪可导致肝功能改变,经调整及纠正营养治疗方案后,停用肠外营养或减量,肝功能大都可恢复正常。对于原有肝病基础或伴有其他疾病,如中/重度营养不良、短肠综合征,肝胆系统损害更易发生,可导致门静脉炎、脂肪肝、肝内毛细血管胆汁淤积等,进一步发展可导致肝功能不全,甚至肝衰竭及死亡。

(五)代谢性骨病

部分长期肠外营养患者出现骨钙丢失、骨质疏松、血碱性磷酸酶水平增高、高钙血症、尿钙排出增加、四肢关节疼痛,甚至出现骨折等表现,称为代谢性骨病。

八、监测

肠外营养治疗过程中需监测内容包括监测肠外营养的需要量、效果及并发症。

(一)常规监测指标

1.生命体征

体温、脉搏和呼吸的监测可帮助及时发现有无营养输液引起的不良反应和感染并发症。

2.每天液体出入量

特别是 24 小时尿量、消化液丢失量、非显性丢失液量(汗液量、呼吸道丢失等),用以了解患者体液平衡情况,以指导每天静脉补液量,在危重者中应有更加精确的记录。

3.血清电解质浓度

包括血清钾、钠、氯、钙、镁、磷浓度。

4.血气分析

可了解酸碱平衡情况。肠外营养治疗初期时需每天测定,如未发现明显异常则每 1~2 周测定 1 次,危重者有明显异常时应严密监测。

5.尿糖、血糖

通过定期测定尿糖、血糖以了解机体葡萄糖代谢和利用情况,指导每天输入葡萄糖和胰岛素的剂量,避免发生高血糖、低血糖等并发症。对接受单以葡萄糖为供能物质的肠外营养治疗患者及原患有糖尿病的患者更应重视尿糖、血糖的严密检查。

6.血清蛋白质浓度

包括血清蛋白、转铁蛋白、维生素 A 结合蛋白、纤维连接蛋白等。一般每周测定 1 次以了解营养治疗效果。

7.血常规

包括红细胞计数、白细胞计数和分类及血小板计数。一般每周查 1～2 次,如怀疑并发感染时应随时、动态监测白细胞计数及分类情况。如有血小板数下降,除需考虑可能由血液系统、脾、肝疾病等因素引起外,还应考虑有无铜缺乏的可能性,并行进一步相关检查。血中淋巴细胞数可反映免疫功能。

8.肝肾功能

包括血清总胆红素、直接胆红素、谷草转氨酶、谷丙转氨酶、碱性磷酸酶、γ-谷氨酰转肽酶、尿素氮、肌酐等,一般每周测 1～2 次,危重患者需根据病情变化及时予以复查。

9.血脂浓度及血脂廓清试验

包括血清总胆固醇、甘油三酯、低密度脂蛋白胆固醇、高密度脂蛋白胆固醇、载脂蛋白等,每周或每 2 周测 1 次。

10.体重

如果可以排除脱水或水肿等影响,体重的改变可以直接反映成人的营养状态。一般每周测量体重 1～2 次,最好用理想体重百分率和病前体重百分率来表示,以评估体重变化。

11.人体测量

主要测定中上臂臂围和三头肌皮褶厚度,通常每周测定 1 次。

12.氮平衡

每天摄入氮量与排出氮量之差。

(二)特殊监测指标

1.血清渗透压

对接受肠外营养治疗的危重患者,当怀疑其可能有血液高渗情况时,应及时测血清渗透压(成人正常值 285～295 mmol/L),在积极处理的同时应严密监测直到恢复正常。也可用下面的公式估计血清渗透压:血清渗透压(mmol/L)＝2[血清钠(mmol/L)＋血清钾(mmol/L)]＋血糖(mmol/L)＋血清尿素氮(mmol/L)。

2.24 小时尿钠、尿钾测定

如果患者出现明显电解质代谢紊乱,需监测 24 小时尿钠和尿钾的排出总量以指导治疗。

3.胆囊超声检查

接受肠外营养治疗超过两周的患者应行胆囊 B 超检查以了解胆囊容积、胆汁稠度、有无胆泥等,结合肝功能检查结果综合评定肝胆系统是否受损和有无胆汁淤积情况。

4.血清维生素、微量元素测定

定期监测微量元素和维生素水平。

5.肌酐身高指数

肌酐身高指数如小于 0.8 则提示营养不良。

6.尿 3-甲基组氨酸测定

尿 3-甲基组氨酸测定结果可反映肌肉蛋白质的分解程度,尿中尿 3-甲基组氨酸排出量增加提示蛋白质分解代谢加重。动态监测其值,如逐渐减少常提示应激程度减轻及营养治疗有效。

7.迟发型变态反应试验

迟发型变态反应试验可用来了解患者的免疫功能。蛋白质营养不良患者对此试验的反应减弱或消失,经治疗后随营养状况的改善,对该试验的反应可再出现或更明显。

8.微生物污染的监测

出现与原发病无关的发热时应怀疑是否存在肠外营养相关性感染,应立即留取营养液残液、患者血液做细菌和真菌培养,必要时拔除中心静脉导管并行导管尖端微生物培养。

9.血清氨基酸谱分析

可根据需要不定期测定,以指导调肠外营养配方。

(贾玉环)

第三节　肠　内　营　养

一、定义

肠内营养(enteral nutrition,EN)是经胃肠道提供代谢需要的营养物质及其他各种营养素的营养支持方式。

二、适应证

(1)胃肠功能正常,但营养物摄入不足或不能摄入者(昏迷、烧伤、大手术后危重患者)。

(2)胃肠道部分功能不良者,如消化道瘘、短肠综合征(大部分小肠切除术后)等。

(3)胃肠功能基本正常但合并其他脏器功能不良者,如糖尿病或肝、肾衰竭者。

需进行营养支持时,凡胃肠道功能正常或存在部分功能者,应当首选肠内营养或与肠外营养配合,部分应用肠内营养。

三、禁忌证

(1)胃肠道功能障碍。

(2)完全性肠梗阻(如机械性肠梗阻和麻痹性小肠梗阻)。

(3)严重的消化道出血。

(4)梗阻性内脏血管疾病,如肠系膜血管缺血或栓塞。

(5)未解决的腹部问题,包括后腹膜炎症、出血、不可控制性肠瘘。

(6)严重腹胀和腹腔内高压(IAH)等。

(7)严重腹泻,经处理无改善,应暂时停用。

(8)俯卧位时应暂停肠道喂养。

四、肠内营养制剂

肠内营养制剂根据其组成可分为非要素型、要素型、组件型及疾病专用型肠内营养制剂四类。

(一)非要素型制剂

非要素型制剂也称整蛋白型制剂,该类制剂以整蛋白或蛋白质游离物为氮源,渗透压接近等渗,口感较好,口服或管饲均可,使用方便,耐受性强。适于胃肠道功能较好的患者,是应用最广泛的肠内营养制剂。

(二)要素型制剂

该制剂是氨基酸或多肽类、葡萄糖、脂肪、矿物质和维生素的混合物。具有成分明确、营养全面、不需要消化即可直接或接近直接吸收、含残渣少、不含乳糖等特点,但其口感较差,适合于胃肠道消化、吸收功能部分受损的患者,如短肠综合征、胰腺炎等患者。

(三)组件型制剂

该制剂是仅以某种或某类营养素为主的肠内营养制剂,是对完全型肠内营养制剂的补充或强化,以适合患者的特殊需要。主要有蛋白质组件、脂肪组件、糖类组件、维生素组件和矿物质组件等。

(四)疾病专用型制剂

此类制剂是根据不同疾病特征设计的针对特殊患者的专用制剂,主要有糖尿病、肝病、肿瘤、婴幼儿、肺病、肾病、创伤等专用制剂。肠内营养制剂有粉剂及溶液两种,临床上应根据制剂的特点、患者的病情进行选择,以达到最佳的营养效果。

五、肠内营养的途径

肠内营养的输入途径有口服、鼻胃/十二指肠置管、鼻空肠置管、胃造口、空肠造口等,具体投给途径的选择取决于疾病情况、喂养时间长短、患者精神状态及胃肠道功能。

(一)鼻胃/十二指肠、鼻空肠置管

通过鼻胃或鼻肠置管进行肠内营养简单易行,是临床上使用最多的方法。鼻胃管喂养的优点在于胃容量大,对营养液的渗透压不敏感,适合于各种完全性营养配方,缺点是有反流与误吸的风险。鼻胃或鼻肠置管喂养适合于需短时间(<2周)营养支持的患者,长期置管可致咽部红肿、不适,呼吸系统并发症增加。

(二)胃及空肠造口

胃及空肠造口适用于需要较长时间接受管饲或经鼻置管困难的患者,如存在意识障碍的危重症患者。如原发疾病需要开腹手术者可于手术同时完成,一般多为小肠造口置管术。或在床旁内镜协助下行经皮内镜下胃造口术(percutaneous endoscopic gastrostomy,PEG)或经皮内镜下空肠造口术(percutaneous endoscopic jejunostomy,PEJ)。后者具有不需剖腹与麻醉,操作简便、创伤小,可在床旁实施等优点,已经越来越多地被临床采用。

(三)经胃喂养

经胃喂养是比较符合生理的途径,一般常用于胃排空功能较好的重症患者。优点:保留对胃、十二指肠的神经内分泌刺激作用,置管简单,因胃腔容量较大,故对营养液的渗透压不敏感。但是,危重患者胃肠动力不良或排空障碍发生率较高,增加反流、误吸与吸入性肺炎的发生率,影响肠内营养的安全有效实施。不耐受经胃喂养的常见因素除了基础疾病(如糖尿病、肾功能障碍、消化道手术、严重颅脑、脊髓损伤等)外,高血糖与低血糖状态、持续镇静、应用儿茶酚胺、阿片类药物等亦是较常见的影响胃肠动力的因素。此外,经鼻胃管途径不适于接受长期肠内营养或昏迷的患者,长时间留置鼻管可增加鼻窦炎、中耳炎、口咽部与上呼吸道感染的发生。

（四）经小肠喂养

经小肠喂养适用于合并胃动力障碍的危重患者,与经胃肠内营养相比,经小肠肠内营养优点:①促进胃肠动力恢复,较早达到目标营养量。②反流、误吸发生率低（经肠7%对经胃13%）。③研究显示小肠喂养可减少重症患者肺炎的发生,肺炎风险降低23%,但尚未发现对病死率方面的影响。对于存在肠内营养不耐受、反流、误吸的高危重症患者,可考虑给予经小肠肠内营养。

六、肠内营养的输注

肠内营养的输注方式有一次性投给、间歇性重力滴注和经泵连续性输注。

（一）一次性投给

将配好的营养液或商品型肠内营养液用注射器缓慢注入喂养管内,每次200 mL左右,每天6～8次。该方法常用于需长期家庭肠内营养的胃造瘘患者,因为胃容量大,对容量及渗透压的耐受性较好。

（二）间性重力输注

将配制好的营养液经输液管与肠道喂养管连接,借重力将营养液缓慢滴入胃肠道内,每次250～400 mL,每天4～6次。此法优点是患者有较多自由活动时间,类似正常饮食。

（三）经泵连续输注

应用输液泵12～24小时均匀持续输注,是临床上推荐的肠内营养输注方式。具有胃肠道不良反应较少、营养效果好等优点。肠内营养液输注时应循序渐进,开始时采用低浓度、低剂量、低速度,随后再逐渐增加营养液浓度、滴注速度及投给剂量。一般第1天用1/4总需要量,营养液浓度可稀释一倍。如患者能耐受,第2天可增加至1/2总需要量,第3、第4天增加至全量,使胃肠道有逐步适应、耐受肠内营养液过程。开始输注时速度一般为25～50 mL/h,以后每12～24小时增加25 mL/h,最大速率为125～150 mL/h。输入体内的营养液的温度应保持在37 ℃左右,过凉易引起胃肠道并发症。

七、并发症

（一）感染性并发症

1.吸入性肺炎

常见原因是营养液误吸入呼吸道引起。一次性大量吸入时患者可突然出现气促、呼吸困难、发绀等;发热,胸部X线检查显示上肺有无法解释的浸润性病灶。误吸入营养液后的病情严重程度主要取决于营养液的pH、营养物质的颗粒大小、营养液的性质和吸入量等。经鼻-空肠喂养发生吸入性肺炎的可能性比经鼻-胃喂养的可能性要小得多。

吸入性肺炎的治疗:立即停止使用肠内营养并吸出气管内液体或食物颗粒,同时吸尽胃内容物;鼓励患者咳嗽以排出气管内异物;如食物颗粒进入气管,应立即行气管镜检查清除所有食物颗粒;误吸后易继发感染,应适当使用抗生素,细菌主要来源于寄生于咽喉部的厌氧菌,常需联合抗厌氧菌药物。

吸入性肺炎的预防:取半卧位,抬高床头30°～45°;监测胃潴留情况,通常需要每6小时后抽吸一次腔残留量,如果潴留量≤200 mL,可维持原速度,如果潴留量≤100 mL增加输注速度,如果残留量≥200 mL,应暂时停止输注或降低输注速度。对肠内营养耐受不良（胃潴留＞200 mL、呕吐）的患者,可使用促胃肠动力药物;并注意营养液的温度、速度与浓度,浓度应由稀到浓,速度使用动力泵控制,由慢至快逐渐递增,温度适宜,在喂养管末端予以加温有助于患者肠内营养的耐受。

2.营养液配制或输送系统污染所致的感染

医护人员应注意严格执行无菌操作,配液器应严格消毒,输注营养液的管道每24小时更换一次,管道接头处保持相对无菌状态。

(二)胃肠道并发症

1.肠内营养相关腹泻

在肠内营养中很常见,主要原因包括肠内渗透负荷过高,饮食通过肠腔时间短、胆盐无法吸收,小肠对脂肪不耐受,肠道吸收和分泌异常,营养液温度太低等。

2.腹胀和便秘

重症患者在开始肠道喂养时应注意腹胀情况,注意减慢输注速度,降低浓度,配合胃肠动力药物及密切监测胃或肠内潴留量。便秘情况比较少见,主要是由脱水、肛门粪块嵌塞和肠梗阻引起。选择富含纤维素的肠内营养制剂可有效减少便秘的发生。

3.恶心与呕吐

原因主要有高渗透压导致胃潴留、营养液配方中脂肪含量过高、乳糖不耐受、输注速度过快、营养液气味不佳等,发生率为10%～20%。按所估计的原因对症处理可预防或减少其发生率。

4.倾倒综合征

放置空肠营养管的重症患者,可出现倾倒综合征,多因高渗溶液快速进入小肠所致。减慢输注速度,适当稀释营养液以降低渗透压,多可使症状缓解。

(三)喂养管相关并发症

1.喂养管异位

喂养管异位可导致误吸及其他并发症。

2.喂养管肠内扭结

喂养管在肠内扭结会导致不能拔出。

3.喂养管刺激及压迫

中耳炎,鼻咽部不适感,鼻咽部黏膜糜烂、坏死,鼻部脓肿,急性鼻窦炎,咽部溃疡和狭窄。直径大、质地硬的喂养管可能压迫喉部黏膜造成糜烂,应改用细软的喂养管,并可用雾化吸入等缓解症状。

4.造口并发症

可出现造口出血、造口周围皮肤糜烂、造口周围溢出胃肠内容物、管道梗阻等。

(四)代谢性并发症

可出现水代谢异常、糖代谢异常、电解质或微量元素异常、维生素缺乏等,但远较肠外营养的代谢并发症少见。

八、监测

(一)胃肠道耐受性监测

功能性肠道的存在是肠内营养安全有效实施的保障,但判断重症患者肠道功能正常与否的客观指标较少,常以能否耐受肠内营养作为主要参考,临床应用中亦存在一定难度。胃残余量(gastric residual volume,GRV)是目前临床中广泛应用判断肠内营养耐受性的客观指标,认为

GRV 监测对肠内营养的耐受性评估、预测反流与误吸的风险具有一定的指导意义。但 GRV 亦与肠内营养的喂养方式与用量相关,其判断标准变化范围较大。是否能可靠的预测和评价肠内营养的耐受情况,临床上还存有争议。

目前胃残余量多少标准不一,150～500 mL 均有报道,多数学者采用 200～250 mL 为标准。近年来自西班牙的有关探讨肠内营养时 GRV 标准的多中心研究,结果显示 GRV 为 500 mL 并未明显增加胃肠道不耐受的发生,而且 3 天后的喂养量明显高于对照组。由此认为肠内营养期间可将 GRV 限定在 500 mL 以下。需要强调的是 GRV 的动态变化比单次测量法在评价危重症患者肠内营养的耐受性时更有意义,同时需参考患者基础病情的前后变化。小肠喂养时 GRV 并不能反映肠内营养耐受与否,此时肠内营养不耐受常表现为腹胀、腹泻。

(二)有关代谢和营养的监测

肠内营养对机体代谢的影响相对较少,但亦需严密监测,包括每天记录患者液体出入量;定期检测血清胆红素、谷草转氨酶、谷丙转氨酶、碱性磷酸酶;定期检测血糖、尿素氮、肌酐、钠、钾、氯、钙、镁、磷、碳酸氢盐,必要时行尿电解质测定。有关营养的监测包括监测营养的需要、营养状态及营养效果,用以指导进一步营养治疗。包括实施肠内营养治疗前对患者行全面营养状况评估,根据其营养状态确定营养配方及对患者相关实验室检查等,对长期行肠内营养者根据病情对易发生缺乏的营养素不定期测定,如铜、铁、维生素、叶酸等。

九、肠内营养的优化管理策略

重症患者肠内营养实施中喂养不足是较常见的临床现象,并且与病死率增加相关。研究显示,肠内营养达到预计目标量的 30%、70%,其死亡率分别为 15%、6%。采用肠内营养的优化管理策略可提高肠内营养实施的安全性和有效性,促进早日达到预计的营养供给量,减少反流、误吸的发生,避免喂养不足及其对预后的不良影响等。

优化管理策略:①病情的评估;②采用持续输注的喂养方式;③耐受性动态监测(GRV);④使用促胃肠动力药;⑤患者恰当的体位(上胸抬高 30°～45°);⑥反流误吸高风险的重症患者,可试行经空肠喂养。例如,胃动力不良(高 GRV,胃肠轻瘫,呕吐,腹胀)和病情需要者(昏迷、半卧体位受限)应采取幽门下小肠喂养;⑦营养量的评估,肠内营养喂养量不足时及时添加肠外营养;⑧血糖的监测与控制(≤150 mg/dL)。

肠内营养计划:①24～48 小时考虑开始经胃或小肠肠内营养;②设置喂养速度 20～25 mL/h 开始,逐渐增加,如能耐受每 4～8 小时,在原基础上增加 20 mL/h;③胃肠功能良好的重症患者,多在 48～72 小时达到目标喂养量。

(姜绪森)

第四节　特殊状态的营养治疗

一、肝功能不全的营养支持

肝功能不全患者早期能耐受正常饮食,合并中度或重度营养不良时,需通过口服或管饲加强肠内营养,一天进食次数可增加至4～7次,以降低营养的不耐受、减少低血糖的发生。在肝功能不全并食管静脉曲张出血时,放置肠内营养管时应注意食管黏膜的损伤和诱发消化道出血,但并非绝对禁忌。合并肝硬化腹水患者行开腹胃空肠切开置管可导致腹膜炎及腹水渗漏,应慎重。

当肝功能障碍患者食欲下降且消化吸收严重障碍时,可通过肠外营养补充能量与氨基酸、维生素和微量元素。

对肝功能不全患者进行营养支持还必须考虑各种物质的代谢特点及与肝功能的关系。

(一)葡萄糖

肝功能不全者常合并有糖代谢异常,糖耐量曲线明显升高,组织对胰岛素的敏感性降低,存在胰岛素抵抗。此时经静脉补给的葡萄糖不仅可能导致血糖升高,还可能因未被彻底氧化而转化为脂肪,并沉积在肝内形成脂肪肝加重肝脏损害。此外,还可造成静息能量消耗增加、高血糖等并发症,二氧化碳生成过多加重呼吸肌负荷等。因此,葡萄糖不能作为肝功能不全者主要能源。

(二)脂肪乳

应激、创伤时机体对脂肪的利用明显加快,肝功能不全时脂肪氧化增加。目前认为中链脂肪乳(MCT)较长链脂肪乳(LCT)清除速率快,不需要卡尼汀参与可直接进入线粒体氧化代谢,对肝功能、胆红素代谢干扰及免疫功能影响小,肝功能不全患者宜选用中/长链脂肪乳剂混合乳剂。

(三)氨基酸

在早期肝硬化患者,蛋白质分解增加,低蛋白血症加速了肝细胞损害及肝功能不全的发展,此时补充蛋白质(氨基酸)能促进正氮平衡而不导致肝性脑病,可根据肝功能代偿情况给予蛋白质1.3～1.5 g/(kg·d),平衡氨基酸与支链氨基酸相比,蛋白合成效率更高。发展至肝性脑病时,增加蛋白的摄取可能导致血氨增加,加重肝性脑病,蛋白摄入量可减至0.5～1.0 g/(kg·d),富含支链氨基酸的氨基酸液能纠正肝衰竭患者血浆支链氨基酸/芳香族氨基酸比例的失衡,改善肝脏蛋白合成,减少分解代谢,减轻肝性脑病。欧洲临床营养和代谢协会推荐急性或亚急性肝衰竭患者的氨基酸补充量为0.8～1.2 g/(kg·d)。

(四)热氮比

对肝功能不全患者,供热范围在1 200～2 000 kcal/d已能满足大多数患者能量需求,热氮比为(100～200)kcal∶1 g N。还应根据体重和病情定出合理的能量与蛋白质需要,减少低蛋白血症的发生,同时避免肝性脑病。

二、肾功能不全

对于可经口进食的肾功能不全患者应口服营养素,如口服仍不够者,可予肠外营养、要素饮食或管饲/肠道造瘘等方法喂养。

对于肾衰竭患者的蛋白质供给,普遍认为足量的蛋白质能减少机体蛋白质分解,同时有助于改善肾脏功能。肾衰竭患者蛋白质的摄入量应根据患者的分解代谢情况而定,如透析无法进行且患者有排尿障碍时,蛋白质必须限量。对肾功能不全患者进行营养治疗时还需注意水、电解质平衡,肾衰竭时血清钾、磷、镁离子浓度随BUN增高而增高,在实施营养时不能盲目按常规补充钾、磷、镁及维生素A、维生素D。当以上物质浓度在正常范围时,不必补给。以上物质浓度轻度下降时,可按常规量的10%～25%补给。对于行肾替代治疗的患者,应注意肾替代治疗过程中糖、氨基酸和维生素的丢失,在透析液中加入4～6 mmol/L的葡萄糖溶液有利于维持血糖稳定及减少糖的丢失;常规 24 小时维持肾替代治疗氨基酸丢失量通常在 15~20 g/d,应额外补充;肾替代治疗使 B 族维生素丢失增加,应适当增加补充量;此外须加强对血脂、电解质和微量元素的监测,提高透析患者的生存率。

三、心功能不全

心功能不全患者的营养代谢改变主要表现如下。

(1)胃肠道淤血导致营养摄入和吸收障碍。

(2)交感神经系统代偿性兴奋导致热量消耗增加。

(3)由于肝淤血导致清蛋白合成减少,肾淤血引起蛋白尿,患者可出现低蛋白血症。

(4)应用洋地黄、利尿剂及过分的限制水钠可导致电解质紊乱。

心功能不全患者经肠内营养可促进肠道运动、消化和吸收,改善肠黏膜细胞营养。在肠内营养不能达到所需摄入热量要求,并且需严格控制液体量的情况下,可选择部分或全部使用肠外营养。根据患者的营养状态及代谢状况确定适宜的营养需要量,可选择高热量密度的营养配方,需监测心脏功能及肝脏功能指标,及时调整肠外营养的剂量和配方。一旦胃肠道功能恢复,即应逐渐减少或停止肠外营养,尽早过渡到肠内营养或经口摄食。

四、呼吸衰竭

呼吸衰竭的患者应避免过度喂养,碳水化合物补充过多将增加二氧化碳的产生、增加呼吸商、加重患者的呼吸负荷。可适当增加非蛋白质热量中脂肪的比例。对呼吸衰竭患者通常采用高蛋白、高脂肪、低碳水化合物的膳食或胃肠外营养液;蛋白质、脂肪、碳水化合物热量比分别为 20%、20%~30%、50%~60%;蛋白质摄入量为 1.0~2.0 g/(kg·d),热氮比为(150~180)kcal∶1 g N;每天适量补充各种维生素及微量元素,依据临床电解质检测结果给予适当调整,应特别注意补充影响呼吸肌功能的钾、镁、磷等元素。合并 ARDS 患者营养支持的原则:①尽早给予营养支持,并首选肠内营养;②适当降低非蛋白热量中碳水化合物的比例,降低呼吸商;③添加鱼油与抗氧化剂的营养配方。

五、胃肠胰腺疾病

(一)重症急性胰腺炎

重症急性胰腺炎患者在急性反应期往往存在严重的代谢紊乱,特点是高代谢、高分解、高血糖、高血脂、低蛋白血症、低钙及低镁等,急性期营养支持的目标是纠正代谢紊乱,尽可能将蛋白质丢失减少到合适水平,如无禁忌证,可早期肠内营养,通常可在发病 24~48 小时开始早期肠内营养。开始肠内营养的指征:血流动力学稳定;腹腔压力不超过 2.7 kPa(20 mmHg);具备空肠营养通道。肠内营养应使用输注泵调节输注速度,通常从 10 mL/h 开始,逐渐增加输注速度,通常先应用易消化肠内营养配方,之后切换成标准肠内营养配方,并逐步提高输注总量。只有当经过积极尝试仍无法实施肠内营养时才考虑肠外营养。急性期总热量摄入在 1.0~1.1 倍静息能量消耗或每天 83.7 kJ/kg 左右,氮量每天 0.2~0.24 g/kg,对无高脂血症的患者可应用脂肪乳剂,如果脂肪廓清良好,糖/脂比例可达到 5∶5。感染期总热量摄入应在 1.2 倍基础代谢率,或每天 104.6~125.5 kJ/kg,氮量每天 0.20~0.24 g/kg。残余感染期总热量摄入在 1.5~2.0 倍静息能量消耗或每天 125.5~146.6 kJ/kg,氮量每天 0.24~0.48 g/kg,糖脂比例可达到 6∶4。

（二）胃肠道瘘

营养治疗原则：肠外瘘发生早期以维持生命体征及酸碱平衡、电解质等内环境稳态为主，尽早行中心静脉置管以补充大量丢失的液体和电解质，同时行外科引流和抗感染治疗；内环境稳定后以控制感染、调节代谢紊乱和支持治疗为重点，可应用生长激素以促进蛋白质合成，使用短链脂肪酸以减少肠道细菌易位，加用支链氨基酸供能及精氨酸以促进免疫功能；内环境、腹腔感染控制后应根据肠瘘的类型、部位、肠道情况合理选择营养治疗方法；对严重营养不良者，应在严密监测下，在调整内环境的同时进行肠外营养治疗，待其一般情况及营养状况改善后，如胃肠道能够利用，可由肠外营养过渡至肠内营养。

肠内营养有助于维持肠黏膜细胞结构与功能的完整性，支持肠黏膜屏障，明显减少肠源性感染的发生。在肠瘘病情加重、机体免疫力下降、肠道低灌注情况下，肠外营养易使代谢偏离生理过程，代谢并发症增加，此时应用肠内营养显得很重要。输注营养液时应缓慢均匀，最好使用输液泵控制速度，否则会因为液体输入过快而产生吸收不良、腹痛、腹泻等症状。

（张韵娇）

第三章

镇痛与镇静

第一节　镇　痛

　　重症监护室患者常因基础疾病、有创操作或创伤引起疼痛和不舒服,此外,监护、治疗(如导管、引流、无创通气设备和气管插管)、常规护理(如吸痰、换衣服和翻身)和长期卧床等均会造成疼痛。

一、解剖路径和生理

　　对疼痛解剖学的物质基础认识要比对焦虑的认识多。疼痛最常发生于外周,通常继发于组织损伤,组织损伤又可引起如组胺、5-羟色胺和前列腺素等炎性介质水平增高,从而刺激神经末梢,导致 C 类和 A 类 δ 神经纤维产生神经电活动,传导至脊髓背角的轴索,使 I 层的边缘层细胞和 V 层的大多角运动神经元被激活,并投射至丘脑的疼痛感知区。脊髓丘脑束是主要的传导路径,其他冲动投射至网状结构、中脑、下丘脑和前脑边缘结构。冲动最终到达脑皮质,形成痛觉。位于脊髓胶状质的细胞调节节段和下行传入,并对脊髓背角的丘脑投射细胞发挥抑制作用。一些内脏疼痛可通过内脏传入神经传导。PET 扫描证明,大脑前扣带皮质区的活动与不愉快的痛觉有关,提示大脑该区域起着连接焦虑和疼痛的桥梁作用。焦虑和失眠的患者感受的疼痛往往更严重,所需要的止痛药比无焦虑、休息好的患者更多。

二、病理生理学

　　与焦虑一样,疼痛不加控制将导致许多不良后果:一方面,疼痛会起到避免进一步损伤和保存有生能量,促进愈合的有利作用;另一方面,由于儿茶酚胺水平增高引起交感神经兴奋,疼痛会促使心排血量、血压和心脏做功增加,使得心脏以及全身代谢的氧耗量提高,所有这些反应都是危重患者难以承受的负担,其相应的不良后果将是代谢亢进,发生过度分解代谢、免疫功能减退及伤口愈合延迟。疼痛使患者起床活动受限,导致深静脉血栓和肺栓塞的发生率增加。伤害刺激本身可引起恶心、呕吐,甚至肠梗阻,这些将造成不舒服和并发症的发生率提高,使患者住院时间延长,病死率增加。因此,控制焦虑和疼痛是对患者行良好医疗护理的重要组成部分。

　　疼痛受很多因素的影响,包括个性、疼痛经历、恐惧、对事件的理解、定向力障碍、人格缺失、年龄、组织损伤程度、慢性疾病和虚弱等。

三、对疼痛的评估

对疼痛程度和意识状态的评估是进行镇痛镇静的基础,是合理、恰当地进行镇痛镇静治疗的保证。疼痛评估应包括疼痛的部位、特点、加重及减轻因素和强度,最可靠有效的评估指标是患者的自我描述。使用各种评分方法来评估疼痛程度和治疗反应时,应该定期进行、完整记录。临床上,有以下几种疼痛评估方法:语言评分法(verbal rating scale,VRS)、视觉模拟评分(visual analogue scale,VAS)、数字评分法(numeric rating scale,NRS)、面部表情评分法(faces pain scale,FPS)和术后疼痛评分法(prince-Henry scale)(表 3-1)。语言评分法(VRS)按从疼痛最轻到最重的顺序以 0 分(不痛)至 10 分(疼痛难忍)的分值来代表不同的疼痛程度,由患者自己选择不同分值来量化疼痛程度。视觉模拟评分(VAS)用一条 100 mm 的水平直线,两端分别定为不痛及最痛,由被测试者在最接近自己疼痛程度的地方画垂线标记,以此量化其疼痛强度。VAS已被证实是一种评价老年患者急、慢性疼痛的有效和可靠方法。NRS 是一个从 0~10 的点状标尺,0 代表不疼,10 代表疼痛难忍,由患者从上面选一个数字描述疼痛,其在评价老年患者急、慢性疼痛的有效性及可靠性方面已获得证实。FPS 由 6 种面部表情及 0~10 分(或 0~5 分)构成,程度从不痛到疼痛难忍,由患者选择图像或数字来反映最接近其疼痛的程度。FPS 与 VAS、NRS 有很好的相关性,可重复性也较好。术后疼痛评分法主要用于胸腹部手术后疼痛的测量,从 0 分到 4 分共分为 5 级,对于术后因气管切开或保留气管导管不能说话的患者,可在术前训练患者用 5 根手指来表达自己从 0~4 的选择。也可以通过下列指标判断疼痛程度:①患者反应,如果患者意识清楚,可以通过文字描述主观感觉疼痛程度;②应激状态生理学指标,如心动过速、高血压、出汗、不安。上述指标应当结合临床进行评估,如该病理生理学过程是对疼痛的反应吗?针对某指标予以镇痛能否达到预期效果?

表 3-1　术后疼痛评分法

分值	描述
0	咳嗽时无疼痛
1	咳嗽时有疼痛
2	安静时无疼痛,深呼吸时有疼痛
3	安静状态下有较轻的疼痛,可以忍受
4	安静状态下有剧烈疼痛,难以忍受

四、治疗

疼痛治疗是危重患者医疗护理中的一项重要措施。许多患者在入住 ICU 时就有疼痛,或在 ICU 期间经历了疼痛过程。疼痛将产生许多不良后果,如焦虑、失眠、谵妄恶化、促进应激反应、增加循环中儿茶酚胺水平和氧消耗量;当肺不张和痰潴留时,可引起呼吸窘迫、活动受阻、静脉和消化道淤滞。

(一)非药物治疗

疼痛的非药物治疗:①让患者信任医护人员;②提供温暖舒适的环境;③注意减轻受压部位(例如规律地翻身);④热水袋外敷;⑤恰当的肠道和膀胱护理;⑥适当补充水分改善口渴(例如湿润嘴唇);⑦气管插管让患者难以耐受时,尽早行气管切开;⑧骨折时用夹板固定治疗;⑨多种治疗方式补充治疗,如针灸、指压疗法、推拿、经表皮电神经刺激(TENS)。

(二)药物治疗

治疗、缓解疼痛的常用药物有阿片类止痛药、简单止痛药、非甾体抗炎药(新药如右美托咪定和曲马多)、局麻药、吸入药(易挥发的麻药)、氯胺酮等。

1.阿片类药物

阿片类药物仍然是 ICU 中的主要止痛药,包括吗啡及其衍生药物(如二醋吗啡、可待因),半合成制剂和合成制剂[如苯基哌啶衍生物(如哌替啶、芬太尼)、美沙酮衍生物(如美沙酮、右丙氧芬)、苯并吗啡烷衍生物(如喷他佐辛)、二甲氢吗啡衍生物(如丁丙诺啡)]。

阿片类药物的作用效果是通过三个属于 G 蛋白耦联受体和具有抑制磷酸腺苷环化酶作用的主要鸦片亚型受体——μ 受体、κ 受体和 σ 受体介导的,其作用包括镇痛(棘上、脊髓和外周)、镇静、瞳孔缩小、抑制呼吸、镇咳、产生欣快感、产生烦躁不安、抑制胃肠动力及药物的依赖等。理想的阿片类药物应具有以下优点:起效快、易调控、用量少、较少的代谢产物蓄积及费用低廉。阿片类药物的不良反应主要是引起呼吸抑制、血压下降和胃肠蠕动减弱,在老年人中尤其明显。阿片类药诱导的意识抑制可干扰对重症患者的病情观察,在一些患者中还可引起幻觉、加重烦躁。

阿片类药物的治疗剂量要个体化,在 ICU 病房,阿片类药物通常是采取间歇静脉注射或持续静脉输注,逐渐增高剂量直到起效,这种给药方式可以由护士控制(nurse-control ed analgesia,NCA)或由患者自己控制(PCA)。正确的给药方法是将吗啡稀释成 1 mg/mL 后持续静脉输注,逐渐增高剂量直到患者的不适感消失。原则上应以小剂量逐渐增加,以防止血浆药物浓度波动过大,从而以较少的药物剂量达到理想的镇痛、镇静效果,而产生不良反应较少。吗啡类药物常和苯二氮䓬类药联合使用,如机械通气危重患者联合使用咪达唑仑以产生镇静、镇痛的作用。阿片类药物也可通过蛛网膜下腔、硬膜外、经皮和鼻内等多个途径给药。

危重患者应用阿片类药物需要注意如下情况:①滴注镇痛,尤其虚弱和老年患者,同样剂量个体间反应差别较大。②快速给药可以引起严重低血压,尤其是低血容量的患者。芬太尼和舒芬太尼在心血管稳定性方面优于吗啡。③对老年和肝肾功能不全的患者,由于药物及其代谢产物(如吗啡和它的主要代谢产物吗啡 3-葡糖苷酸和吗啡 6-葡糖苷酸)的蓄积,导致药物作用时间延长。应用半衰期较短的药物(如阿芬他尼)或者较少依赖肝肾代谢和排泄的药物会减少这些问题。④便秘时,要注意细节和慎用促胃肠蠕动药(如甲氧氯普胺、西沙比利)。⑤耐药时,必须增加剂量才能达到相同的效果。⑥停止用药或减量时发生的戒断症状。

戒断综合征的特点:是易怒、震颤、具攻击性、发热、出汗、立毛、瞳孔扩大、腹泻、失眠等。对于 ICU 患者,以上戒断症状要早期被清楚认识也不是轻而易举的,可能被误诊为脓毒血症或谵妄表现。治疗措施是重新给予阿片类药物,然后缓慢撤药,尤其是长期用药者。联合使用长效阿片类药物(如美沙酮)、苯二氮䓬类药物和 α_2 激动药(如可乐定)可以控制戒断症状。

当使用其他阿片类药物时,要注意药物相关的不良反应,如哌替啶和传统的单胺氧化酶抑制药间存在相互作用,大剂量使用或长期使用哌替啶可引起癫痫发作;大剂量芬太尼偶尔可以引起胸壁强直。

纳洛酮作为阿片类药物的特异性拮抗药,可以拮抗阿片类药物所致的严重低血压、呼吸抑制以及不必要的镇静,而几乎不拮抗阿片类药物的其他作用。其可以通过快速拮抗阿片类药物的作用来帮助评估神经系统状况。

常用的阿片类药物的作用及其用法如下。

(1)吗啡:吗啡作为阿片受体激动药,通过作用于中枢神经系统产生镇痛作用;也会诱导镇静和欣快感。在成人,其容量分布是 $3.2\sim3.4$ L/kg,分布半衰期是 1.5 分钟,消除半衰期是 1.5 小时。在老年人,消除时间延长到 $4\sim5$ 小时。该药 $1\sim2$ 分钟内起效,30 分钟达作用高峰,药效持续 $2\sim3$ 小时。吗啡主要是在肝脏通过与葡糖醛酸结合来代谢,通过肾小球滤过排泄,只有 $10\%\sim50\%$ 在尿液中以原型排泄或以结合的形式通过粪便排出。

吗啡广泛适用于中到重度疼痛的治疗,可以通过硬膜外、鞘膜内、肌内和静脉注射等多种途径给药该药。该药也可用于镇静,尤其是伴疼痛患者的镇静,还用于心肌梗死和肺水肿的治疗。由于其肌内或皮下注射的吸收难以预料,故对危重患者首选静脉注射。初始静脉注射剂量 $3\sim5$ mg,必要时每 $2\sim3$ 小时重复给药一次,直至有效剂量,维持剂量可以 $1\sim10$ mg/h 的速度持续输注。

吗啡通过直接作用于脑桥和延髓的呼吸中枢而引起呼吸抑制,降低了呼吸中枢对 CO_2 刺激的反应。剂量依赖的呼吸抑制在静脉注射后迅速出现,而在肌内或皮下注射时出现的时间延迟。除了偶尔心动过缓和轻微静脉扩张外,治疗剂量的吗啡很少影响心血管系统。吗啡可以引起恶心、呕吐、支气管痉挛、奥狄(Oddi)氏括约肌痉挛、便秘、尿急和尿潴留等。有肝肾功能不全或心力衰竭的患者,使用的剂量要少些,间隔时间要长些。肌内或静脉注射 $0.4\sim2$ mg 的纳洛酮能够治疗吗啡引起的呼吸抑制。

(2)哌替啶:哌替啶是苯基哌啶衍生物的阿片受体激动药,药效是吗啡的 1/10,起效较快,作用时间较短。在肝脏,通过脱甲基作用生成一种有活性的代谢产物去甲哌替啶,其分布半衰期 $5\sim15$ 分钟,消除半衰期 $3\sim4$ 小时,作用持续时间 $2\sim4$ 小时。哌替啶可直接引起心肌抑制和组胺释放,并通过迷走神经作用增加心率,过量可抑制呼吸。和吗啡相比,哌替啶较少引起胆道痉挛、尿潴留和便秘。哌替啶镇痛适用于造成中、重度疼痛的短时间操作,也用于诱导镇静。

哌替啶是静脉注射的初始剂量是 $25\sim50$ mg,必要时每 $2\sim3$ 小时重复一次。肌内注射的初始剂量为 $50\sim200$ mg,必要时每 $2\sim3$ 小时重复一次。纳洛酮可以拮抗其呼吸抑制作用,不良反应有组胺释放、低血压、恶心、呕吐、幻觉、精神异常和癫痫发作。

(3)芬太尼:芬太尼属于高脂溶性的合成阿片受体激动药,易通过血-脑屏障,镇痛效果比吗啡高 $75\sim125$ 倍。该药起效快(<30 秒),作用持续时间较短,血浆半衰期 90 分钟,消除半衰期 $180\sim220$ 分钟。芬太尼先重新分布到非活性的组织(如脂肪和肌肉组织)中,最后大量在肝脏代谢,经肾脏排泄。

反复给药或持续静脉输注时,芬太尼将逐渐饱和,结果会延长镇痛和呼吸抑制作用的时间。芬太尼引起低血压和心肌抑制的发生率相对较低,这与其不引起组胺释放有关。该药广泛用于心脏病患者的平衡麻醉。芬太尼适用于短时间疼痛的手术操作,如矫形外科的复位术、撕裂伤修复术等。初始静脉给药剂量是 $2\sim3$ μg/kg,镇痛时,给药时间应超过 $3\sim5$ 分钟,间隔时间 $1\sim2$ 小时。肝肾疾病患者应减少用量,延长给药时间。

芬太尼的不良反应包括呼吸抑制、肌肉强直、呼吸困难和呼吸衰竭,其不良反应可用纳洛酮拮抗。

(4)舒芬太尼:舒芬太尼属芬太尼的噻吩基衍生物,对鸦片受体具有很强的亲和力,其镇痛效果是芬太尼的 $5\sim10$ 倍。其脂溶性质决定了舒芬太尼在迅速镇痛起效的同时,可快速通过血-脑屏障。该药的作用效果因在非活跃性组织部位的快速再分配而很快停止,重复给药可以产生蓄积作用。舒芬太尼的中间消除半衰期为 150 分钟,且分布容积较小,在肝脏通过脱烷基作用快速代谢,代谢产物从尿和粪便中排泄。

静脉给予 0.1~0.4 μg/kg 剂量的舒芬太尼比同量芬太尼的镇痛时间长,而呼吸抑制作用要小。舒芬太尼可以引起心动过缓、心排血量减少以及呼吸抑制延长。

(5)阿芬太尼:阿芬太尼属于高脂溶性麻醉药,比芬太尼起效快,作用时间更短,静脉给药后 1~2 分钟起效。由于药物的 pH 低,更多的非解离型药物可以有效地通过血-脑屏障。阿芬太尼进入体内后再分布到非活跃性组织,其血浆半衰期大约为 30 分钟,在肝脏代谢,经肾脏排泄。

阿芬太尼持续静脉输注不引起蓄积效果,也不引起组胺释放,因此不产生低血压和心肌抑制。该药适用于慢性阻塞性肺疾病或哮喘患者,大剂量可以导致呼吸抑制。

静脉注射初始剂量是 10~15 μg/kg,给药时间应超过 3~5 分钟,必要时每 30 分钟给药重复一次。维持剂量需要以 25~150 μg/(kg·h) 的速率持续输注。肝肾功能不全者应减少剂量和延长用药时间。阿芬太尼可以引起肌肉强直和呼吸抑制等不良反应。

2.普通镇痛药

影响镇痛药和镇静药的药物代谢动力学的因素:①患者的液体容量状态;②毛细血管渗漏(导致分布容积改变);③血清蛋白水平;④肾功能;⑤肝功能;⑥肝血流量;⑦药物对携带分子结合的竞争力、代谢和排泄途径。由于以上因素的影响,使危重患者选择适当药物及合适剂量变得困难。普通镇痛药一般包括对乙酰氨基酚、水杨酸盐和非甾体抗炎药,应用普通镇痛药来镇痛可以减少对阿片类药物的需要量。

普通镇痛药(如对乙酰氨基酚、水杨酸盐)尤其适用于骨关节疼痛、软组织疼痛、手术期间疼痛、炎性疾病。这类药物可以经口、鼻胃管或肛门途径给予危重患者,以起镇痛作用。由于必须肠内途径给药,使得上述药物的应用存在局限性,且长期或大剂量使用具有导致肝功能不全的危险。

3.非甾体抗炎药

非甾体抗炎药是一组具有解热、镇痛和减轻炎症反应作用的异构化合物。常用的非甾体抗炎药包括羧基酸类(如吲哚美辛、布洛芬、甲芬那酸)或烯醇酸类(如吡罗昔康),适用于上述普通镇痛药物的适应证。患者疼痛和发热时,可经口、鼻胃管、肛门或肌内注射等途径给药。不良反应有肾功能不全,胃肠道出血,由于抑制血小板功能引起出血倾向。

新的环氧合酶 2 特异性抑制药(如伐地考昔及其可供肌内注射的前体帕瑞考昔)比传统非甾体抗炎药的不良反应少得多。

4.曲马多

曲马多是一种最近被归到镇痛药范围内的药物,其作用机制一是通过 μ 受体途径起作用,二是通过抑制 5-羟色胺和去甲肾上腺素吸收(去甲肾上腺素具有在突触前刺激 5-羟色胺释放的作用),从而促进镇痛,降低疼痛系统的感觉。该药适用于术后的中、重度疼痛,成人每次 50~100 mg,可以静脉注射、口服或肌内注射,每 4~6 小时给药一次,最大剂量 600 mg/d。

(于立峰)

第二节 镇 静

ICU 的危重患者经常会出现焦虑、不适和疼痛等症状。在意识丧失、无知觉或无感觉的情况下,患者也可能发生躁动,存在自我伤害或伤害他人的危险。镇静措施是重症监护室医护人员对危重患者实施关心和同情的组成部分。监护室医师实施镇静的目的,就是要减少患者的不良感觉和经历,使患者保持在理想的舒适程度和安全水平,增加患者的舒适感,从而改善患者的预后。

在 ICU,危重患者使用镇静药物的意义包括:①保证危重患者能够耐受各种必要的有创监测及治疗过程;②通过降低患者的清醒度和减少活动,来降低氧的消耗;③使患者遗忘某些床旁操作和特殊情况,如气管插管、经皮气管造口术、气管切开术或心脏电复律术等。

使用镇静药维持患者的安全和舒适,对 ICU 治疗计划的实施常常是必要的,因此让接受机械通气的危重患者处于理想的舒适状态是 ICU 加强医疗最基本、也是最重要的目标之一。

一、焦虑

焦虑是指患者经常描述一种不确定的强烈感觉和恐惧,以及伴随或不伴明显刺激的焦虑不安,频繁主诉诸如出汗、心动过速、口干等症状。持续焦虑可能引起躁动、神经症、谵妄或精神病。焦虑是一种刺激或某种对抗反应及逃避反应的前兆,主要是个体的注意力集中在避免损伤或避免进一步受到损伤的反应上。在 ICU,使用镇静药能帮助患者降低和更好地适应这种应激反应。

(一)病因学

导致危重患者焦虑的原因有很多,包括住院或入住 ICU 后,患者担心自己的个人幸福、家庭、工作受影响,以及患者缺乏自主性、无助和/或有压抑感,担心生存问题等。其他情况也可增加患者的焦虑,如丧失能力、失眠、仪器、搬动、噪声、疼痛、物理治疗、室内温度、气管吸痰等。

患者对陌生的环境和病床感到不舒适都可能会增加患者的焦虑。术后或某些基础疾病(如心肌梗死或胰腺炎)造成的疼痛也会增加患者的焦虑。焦虑和疼痛经常相互伴随,疼痛可以加重焦虑,焦虑也会增加疼痛。焦虑常导致失眠,失眠又会加重焦虑。疼痛、焦虑、监护室噪声、室内温度过高或过低以及周围光线过强等因素可造成失眠。此外,ICU 的其他因素也可加重患者的焦虑、疼痛、不适及失眠等症状,如机器报警、介入治疗和对患者缺乏体谅的医务人员都是造成噪声增加的因素。噪声的增加往往又促进了患者的焦虑和疼痛,据统计,ICU 中有 50% 的患者受到影响,外科 ICU 病房中有 71% 的患者至少发生过一次躁动。

除了上述因素外,某些心理学特性也易使患者发生焦虑。有研究发现:住院前属于紧张类型的患者,住院期间更容易出现焦虑,常需要更频繁和更大剂量地使用镇静药和阿片类药。

(二)病理生理学

研究发现,产生焦虑的解剖学基础可能位于大脑的边缘系统。在焦虑发作时期,研究者采用 PET 检测急性焦虑症(一种相对常见的焦虑症)患者的海马部位,发现其血流量增加。而且在发作时,焦虑患者的血清儿茶酚胺水平增高,极有可能是这些介质导致了焦虑过程中伴随的生理变化。也就是说,海马部位的活动刺激了儿茶酚胺释放,而后者又引起了诸多的生理改变,如焦虑常伴随的心动过速、出汗、呼吸困难等。

此外,最近有证据显示,下丘脑和脑干的神经元也可能是应激的解剖基础。发生对抗或逃避反应时,下丘脑和脑干神经元被激活,它们又刺激和促进交感神经系统的传出活动。

γ-氨基丁酸(GABA)被认为是引起焦虑的另一种内源性生物化学介质,由中枢神经系统的上1/3突触释放。激活突触后,GABA$_A$受体增加氯离子的传导,从而引起细胞内氯离子浓度增加,快速抑制突触后电位。激活的GABA$_B$受体开放钾离子通道,钾离子通道产生慢抑制作用。因此,任何增加GABA活性的药物(例如苯二氮䓬类)或反应都会导致突触后抑制,降低其兴奋性。相反,任何抑制GABA活性的药物或反应将增加神经元的兴奋性,引起焦虑加重。

未经治疗的焦虑都可能是病理性的。焦虑的程度与高血压的程度呈正相关,常伴心肌冠脉灌注血流减少。焦虑将影响睡眠,加重疼痛感觉。焦虑如不缓解,可能会出现精神病表现,发展成为ICU妄想或ICU综合征。焦虑会引起躁动,躁动又可能会导致身体损伤,这种损伤源自:①患者自行拔除监护和治疗仪器设施,如患者自己拔掉气管插管、动脉导管和中心静脉导管;②患者企图下床,增加了摔伤的发生率;③手术吻合口的损伤;④患者对治疗措施的依从性降低,如胸部物理治疗;⑤患者对氧的消耗增加。

氧的消耗增加可以导致心肌缺血伴随心源性疾病发作,例如心律失常、心肌缺血或心肌梗死等。氧的供应和消耗不平衡会引起严重的后果。如果抗焦虑、镇痛或其他方法都不能达到减少氧需求的目的,可以应用神经-肌肉阻滞药使肌肉松弛。

(三)治疗

1.非药物治疗

尽可能改善ICU环境,减少压抑程度。监护室工作人员要有意识和注意患者对护理环境的需求,给予患者更多的同情心。首先是要尽可能减少不良环境的刺激,为患者提供舒适的条件,以利于增加患者的睡眠和休息时间。将ICU的噪声程度减到最低,夜间干预(如常规胸部X线检查、抽血、胸部物理治疗)应尽量减少。夜间应尽可能为患者关上房门,以保证患者的正常夜间睡眠模式。白天,当患者睡着了或正休息时,要尽可能限制医护人员的干预操作。为使患者舒适,减少焦虑,监护人员要掌握放松技术,注意倾听患者的主诉,确保患者的焦虑症状是短暂的,这点是极其重要的。

2.药物治疗

尽管医护人员在护理上尽了最大的努力以减轻患者的焦虑和痛苦,ICU中仍然会有很多患者存在焦虑和痛苦。因此,大部分ICU患者还是需要用药物抗焦虑和镇痛。

(1)镇静的程度:需要镇静的程度依适应证不同而异。例如,控制癫痫持续状态需要较深的镇静,而气管插管则需要较浅的镇静;为使患者感觉舒适,现代模式的机械通气不需要深度镇静。治疗团队应当明确镇静的目的,确定想要达到的镇静程度,并有所记录。一旦确立镇静的方案,就要定期评估镇静的程度。要以制订的方案为基础,争取减少药品费用,提高镇静和镇痛质量。制订镇静方案时,应注意以下问题:①"过度镇静"可能增加患者发生医院获得性肺炎的风险;②需要频繁地定期进行神经系统评估,包括CT扫描;③可能延长患者的ICU住院时间;④可能增加患者的心理疾病发病率,如外伤后应激性疾病和抑郁。

镇静程度可以通过以下方法进行评估。①拉姆塞(Ramsay)评分标准:根据对标准化刺激反应作出判断,评分分为6个等级,范围从焦虑和躁动到无反应。该评分系统可信度较好,操作简单,数字评分适合于在ICU观察表上记录和说明。②脑电图能够提供一种脑活动的测量方法,更适合评估麻醉深度,但不适合解释脑病患者。目前已经有了新的易使用的整合脑电图设备,但在 ICU 的应用尚在探索中。③诱发电位。

镇静程度也可以通过监测痛苦体征的生理学参数来进行评估。在每天镇静药完全撤离的非用药期间,记录患者的清醒时间或所达到 Ramsay 评分的预定程度,是评估的最佳方式。

(2)理想镇静药物:目前尚无理想的镇静药物。理想的镇静药物可用于某些特定方面的镇静,如催眠、抗焦虑或遗忘,通常没必要为每位患者都提供全面镇静。理想镇静药物的作用效果包括如下方面:①催眠/睡眠;②抗焦虑;③遗忘;④抗惊厥;⑤非蓄积性的;⑥非经肝脏或肾脏代谢途径的;⑦无呼吸或心血管功能抑制;⑧费用合理;⑨起效快和作用时间短;⑩无长期影响记忆力的不良反应;⑪无长期影响心理的不良反应。

二、镇静的监测

到目前为止,监测镇静的几种主观和客观技术都不理想。ICU 医师应该熟悉 1～2 种或更多监测镇静的技术,并能应用其中一种管理需要抗焦虑治疗的患者。选择的监测方法应当简单、易于使用和记录,并能准确地描述焦虑或躁动的程度,以及要达到的镇静程度。Ramsey 评分已经应用了几十年,具有合理的可信度,但它对镇静分级能力有限。临床证明,赖克(Riker)镇静-躁动评分对 ICU 患者来说是可靠的(表 3-2)。运动活力评分标准由 Riker SAS 衍生而来,也在 ICU 患者中得到了应用。COMFORT 评分广泛用于对儿童的评估。

表 3-2   Riker SAS

分值	描述	定义
7	危险躁动	试图拔除各种导管,翻越床栏,攻击医护人员,辗转挣扎
6	非常躁动	需要行保护性束缚并反复语言提示劝阻,咬气管插管
5	躁动	焦虑或身体躁动,言语提示劝阻可安静
4	安静	合作安静,容易唤醒,服从指令
3	镇静	嗜睡,可唤醒并能服从简单指令,但又迅速入睡
2	非常镇静	对躯体刺激有反应,不能交流及服从指令,有自主运动
1	不能唤醒	对恶性刺激无或仅有轻微反应,不能交流及服从指令

注:恶性刺激指吸痰或用力按压眼眶、胸骨或甲床 5 秒。

上述评估工具都是主观的,多数 ICU 医师更喜欢使用客观的镇静测量方法。心率和血压是镇静程度的非特异或不敏感指标,不建议使用。脑电图(EEG)会受镇静药影响且费用高,也难以解释。目前已经进行了许多尝试,用计算机来分析脑电图,使监测和解释简单化。脑电双频指数(BIS)在手术室应用广泛,却罕有研究评估其在 ICU 的应用。BIS 在 ICU 的应用存在局限性,患者的 BIS 变化多端,且有研究表明其主观评分的重复性差,尤其是在镇静水平较低的情况下。或许 BIS 可以用于评估接受神经-肌肉阻滞药治疗的患者,但未经证实。

三、ICU 常用的镇静药

(一)苯二氮䓬类药

苯二氮䓬类药是 ICU 最常用的镇静催眠药,具有镇静、催眠、抗焦虑作用,也有良好的抗惊厥作用,还有一定程度的肌肉松弛作用,可导致顺行和逆行遗忘,其逆行遗忘是可以恢复的。该药无镇痛效果,但可通过阻断预期的疼痛反应和阿片类药产生协同作用。该药不良反应少,很少发生与其他药物的相互作用。其作用机制是通过大脑边缘系统的苯二氮䓬受体起作用,该受体使 GABA 的剂量依赖性增强。因此,通过逐步提高剂量,苯二氮䓬类药物可产生从轻微镇静到昏迷的效果。产生的呼吸抑制也存在剂量依赖关系,老年、慢性阻塞性肺疾病及接受阿片类药物的患者更易发生呼吸抑制。

大部分苯二氮䓬类药物是在肝脏代谢,其代谢产物经肾脏排出。对危重患者,尤其是老年人、肝衰竭或肾衰竭者,该类药半衰期延长,药物和其代谢产物蓄积,且透析不能将其有效清除。如果药物过量将导致治疗效果扩大,引起镇静、机械通气及 ICU 停留时间的延长,更严重的后果在监护室不常见。苯二氮䓬类和阿片类药物协同产生的镇静和抑制心肺功能作用比单纯的两个药物作用相加更强。

1. 地西泮

地西泮是目前了解最多、使用最多的苯二氮䓬类药,可以口服或静脉给药,广泛地用于管理机械通气患者,以及控制各种原因引起的惊厥。地西泮具有遗忘和轻微的肌肉松弛作用,大剂量会产生心脏和呼吸抑制。地西泮可引起注射血管外周血栓性静脉炎,严重者可以发生反常的意识错乱和精神激动,长期使用会出现戒断症状。地西泮清除半衰期长达 50 小时,在肝脏降解产生活性代谢产物去甲地西泮和奥沙西泮,具有长效镇静作用。

静脉给药后,地西泮的血药浓度水平由于快速地进入组织分布而迅速下降,因此初始的镇静作用很快就减退。若持续输注达到组织饱和时,药物的清除就依赖肝脏代谢。一旦饱和,即使肝功能正常,也会造成镇静效果延长。地西泮属非水溶性药物,其稀释剂中含乙醇、丙烯二醇和苯酸钠,其 pH 为 6.6 的黏稠制剂对静脉有刺激作用,频繁用药可以引起局部疼痛。常规用量是每 1~4 小时 2~5 mg 缓慢静脉注射,最好采用剂量逐渐增加的方式以达到理想效果。酗酒,尤其是同时滥用苯二氮䓬类药物的患者常需要大剂量的地西泮来镇静。控制震颤性谵妄的患者可能需要累计剂量达到 2 g。

2. 咪达唑仑

咪达唑仑属短效苯二氮䓬类药物,静脉途径给药不会引起疼痛和静脉血栓形成,其药效是地西泮的 2~4 倍。咪达唑仑易再分布至组织中,快速经肝脏和肾脏清除。咪达唑仑临床疗效较短,半衰期为 1.5~3.5 小时。该药起效快,静脉或肌肉给药后 1~2 分钟起效,效果好,患者通常在停止给药后迅速苏醒,适合持续输注。对合并低蛋白血症、肾功能减退或肥胖的危重患者,咪达唑仑的清除会减慢,从而导致镇静时间延长。其活性代谢产物 α-羟基-咪达唑仑也会起到延长疗效的作用。持续输注对于危重患者的短期镇静、抗焦虑和遗忘作用效果理想。初始剂量为 0.1~2.5 mg/kg,随后每 2~3 小时给药 2.5~5 mg/h,也可 1~20 mg/h 或 0.5~10 $\mu g/(kg \cdot min)$ 持续静脉给药。某些患者需要加大剂量,曾有机械通气患者安全使用过 20 mg/h 的剂量。

3. 劳拉西泮

与其他苯二氮䓬类药物比较,劳拉西泮对心血管和呼吸中枢的影响弱,且因为其通过葡糖醛酸糖苷酶代谢,故与其他药物的相互作用较小。需要镇静超过 24 小时的 ICU 患者建议使用劳拉西泮,使用方法为初始间断地快速静脉注射以达到理想的镇静水平,然后以 0.5~2 mg/h 的剂量输注维持。过高浓度的劳拉西泮会发生沉淀,必须用葡萄糖或生理盐水配成 1 mg/mL 的浓度输注,因为 2 mg/dL 制剂的溶剂中含聚乙二醇 400 和丙二醇,使用时可能会引起急性肾小管坏死、乳酸性酸中毒和高渗状态等不良反应。口服劳拉西泮可引起腹泻。

(二)异丙酚

异丙酚又名"二异丙基酚",是一种静脉注射的麻醉药,其化学结构与其他麻醉药不同,低剂量具有镇静和催眠的特性。该药是由美国 FDA 批准在 ICU 使用的镇静药,起效快、效果好,静脉给药,30 秒内可致人意识丧失。由于体内的再分布和在肝脏迅速代谢成无活性的代谢产物,血浆半衰期为 0.5～1.5 小时,故其作用消除也快。即使持续给药达到深度镇静剂量,一旦停止给药,30～60 分钟患者又可完全恢复清醒。这些特性使它非常适合 ICU 患者的短期镇静或简单麻醉操作,如心脏电复律、内镜检查、气管插管及烦躁和焦虑患者的镇静;尤其适合那些希望快速从呼吸衰竭中恢复的患者,如有生命危险需要机械通气的哮喘患者。

异丙酚用于镇静时,开始剂量为 0.5～1 mg/kg,随后以 25～70 $\mu g/(kg \cdot min)$ 的速度输注,逐渐增加速度以达到理想的镇静水平,通常 ICU 的镇静剂量远低于麻醉所需的 6～12 $mg/(kg \cdot h)$ 的剂量。一般停止给药后患者 15～20 分钟苏醒。

联合使用中、小剂量的芬太尼或吗啡镇痛,可以减少异丙酚的需要量。异丙酚具有高脂溶性,在静脉给药后,将从血浆再分布到脂肪组织储存。由于再分布的速率较慢,持续输注以保持镇静的速率要低于初始镇静速率,因此建议每天以维持镇静最小的速率输注,否则停止使用异丙酚后,将造成镇静时间延长。

前瞻性临床研究表明,短期应用异丙酚和咪达唑仑的苏醒时间相似。一旦持续镇静时间超过 72 小时,异丙酚的苏醒将更快、更可靠。

注意事项:异丙酚可以引起平均动脉压降低,其原因可能是导致外周血管扩张,而不是直接抑制心肌。低血容量或因严重低血压而导致心肌损害者慎用异丙酚。有报道称使用异丙酚的患者突然因代谢性酸中毒死亡,大部分病例是儿童,也有成人停止使用异丙酚后发生肌阵挛者。异丙酚也可用于治疗癫痫状态和颅内高压。异丙酚制剂中含大量脂肪乳,在大量使用异丙酚期间,胃肠外营养的总脂肪含量必须重新调整,适当减少;长时间大量使用可能导致严重的高脂血症,因此使用期间必须每 2～3 天监测血清中甘油三酯的水平。如果甘油三酯水平增高过多,应减少异丙酚用量或停止用药。脂肪乳剂非常适合细菌生长,有报道称细菌可经表面侵入异丙酚的脂肪乳中繁殖,然后当患者接受污染的异丙酚输入时发展成败血症。因此,配制药剂时严格无菌操作非常关键,打开消毒瓶 12 小时的药品应当丢弃。

(三)丁酰苯类

在 ICU 患者中氟哌啶醇是治疗谵妄最有用的药。丁酰苯类安全性高,几乎对心率、血压无影响,也不影响通气,其作用机制还不清楚,可能与拮抗多巴胺的活动有关。丁酰苯类静脉注射或肌内注射后 5～20 分钟起效,15～45 分钟达到作用峰值,而持续时间变化较大,为 4～12 小时。该药在肝脏代谢,经肾脏排泄,在血浆中的半衰期是 20 小时。该药较少影响血流动力学或呼吸变化。控制烦躁不安的患者时,开始给予 1～2 mg 静脉注射或肌内注射,之后每 8 小时可增加到 2～5 mg。也可以每半小时增加一倍剂量直到患者安静。维持剂量有赖于个体对药物的反应,有报道称 1～2 小时用量高达 50 mg。

氟哌啶醇可以引起锥体外系反应,帕金森病是其绝对禁忌证,其他并发症有抗精神病药的恶性综合征、低血压、癫痫发作和心律失常等。氟哌啶醇可拮抗多巴胺对肾的利尿作用。

(四)巴比妥类药

巴比妥类药是最古老的镇静催眠药之一,具有明显的心血管和呼吸抑制作用。目前在 ICU,该药已大部分被苯二氮䓬类药、异丙酚、丁酰苯类药以及其他较新的药代替,偶尔用于深度镇静或癫痫状态、机械通气患者的麻醉和患有颅内高压的患者。

(于立峰)

第四章

神经系统常见急危重症

第一节　癫痫持续状态

癫痫持续状态是神经科急危症,包括小发作持续状态、部分性癫痫发作持续状态,而以大发作持续状态最为多见和严重。大发作持续状态是指强直-阵挛发作的持续和频繁发作,发作间期意识不恢复;或者指一次癫痫发作持续 30 分钟以上。如不及时治疗,可因生命功能衰竭而死亡,或造成持久性脑损害后遗症。癫痫持续状态的急诊治疗主要是指大发作持续状态的治疗,为本节主要介绍内容,其他临床类型持续状态的治疗均可参照。

一、病因

长期服用抗癫痫药物过程中突然停药是引起癫痫持续状态的最常见原因,约占本症的 30%。其次为脑炎、脑膜炎。脑血管意外如脑出血、蛛网膜下腔出血、脑栓塞、动脉硬化性脑梗死,头颅外伤引起的颅内血肿、脑挫伤等,以及颅内肿瘤、脑囊虫病等颅内疾病也是常见的原因。此外,颅外感染的高热感染中毒状态、低血糖、低血钙、高钠血症、药物、食物中毒等也可引起癫痫持续状态。

二、诊断

(一)临床表现特点

癫痫大发作的特点为意识丧失及全身抽搐。患者突然意识丧失,跌倒在地,全身肌肉发生持续性收缩、头向后仰、上肢屈曲或伸直、两手握拳、拇指内收、下肢伸直、足内翻,称强直性抽搐期,持续约 20 秒。随后患者的肌肉呈强烈的屈伸运动,称阵挛性抽搐期,约 40 秒。在强直期至阵挛期间,可出现下列情况:开始时多有尖叫一声,是由于呼吸肌和声带肌同时收缩,肺内空气从变窄的声门挤出所致。由于呼吸肌强烈收缩,呼吸暂停,皮肤自苍白转为青紫;由于咀嚼肌收缩而咬破舌头,口吐带血泡沫。膀胱及腹壁肌肉强烈收缩可发生尿失禁。同时,在惊厥期中出现心率增快,血压升高,汗液、唾液和支气管分泌物增多,瞳孔散大、对光反射消失和深浅反射消失。此后由昏迷转为睡眠渐清醒,或先有短暂意识模糊后才清醒。自发作开始至意识恢复历时 5~15 分钟。如有延长性睡眠,可以数小时才清醒。

全面性强直-阵挛发作(generalized tonic-clonic seizure,GTCS)在短时间内频繁发生,发作间期意识不清者,称为癫痫大发作持续状态。大发作持续状态超过 20 分钟,可使大脑皮质氧分压（PO_2）降低，也可引起脑水肿和选择性脑区细胞死亡。如果大发作持续状态超过60分钟，则可出现继发性代谢障碍并发症，乳酸增高，高血糖后的低血糖，脑脊液压力升高，高热、大汗、失水，继高血压后出现低血压，终至休克。由于肌肉极度抽搐引起肌细胞溶解，肌球蛋白尿，导致下肾单位变性，最后发生心血管、呼吸与肾衰竭。癫痫大发作持续状态的病死率为 $10\% \sim 33\%$。发作持续时间在60分钟以内者，可望免于造成严重、持久的脑损害或死亡；发作持续时间达10小时者常留有神经系统后遗症，达13小时以上者可能致死。

（二）诊断要点

根据典型病史及观察到的发作状态即可诊断，必要时可做脑电图检查以帮助诊断。

进一步寻找病因。特发性癫痫的患者脑部并无可以导致症状的结构性变化或代谢异常，而与遗传因素有较密切的关系。症状性癫痫由多种脑部病损和代谢障碍引起，如颅脑外伤、各种脑炎、脑膜炎、脑脓肿、脑寄生虫、颅内肿瘤、脑血管畸形、蛛网膜下腔出血、脑出血、脑梗死等。胰岛细胞瘤所致的低血糖、糖尿病、甲状腺功能亢进及甲状旁腺功能减退等也可以导致发作。

对疑为症状性癫痫的患者，可选择颅脑计算机X线断层摄影（CT）或磁共振成像（MRI）。脑电图、放射性核素脑扫描（SPECT）、脑血管造影、心电图及有关生化检查以助诊断。

三、治疗

（一）一般治疗

（1）使患者平卧，头偏向一侧，让分泌物流出，以免窒息；松解衣领、腰带，适当扶持而不是按压抽搐肢体，以免发生骨折或脱臼。

（2）用裹上纱布的压舌板或毛巾、手帕塞入齿间，以防咬伤舌头。应取出义齿。

（3）供给氧气，保持呼吸道通畅。

（二）药物治疗

在选用药物时，应考虑患者的年龄、全身情况、抽搐的严重程度以及引起持续状态的原因，以求尽快控制发作。

1.安定类药物

（1）地西泮：首剂 $10 \sim 20$ mg，注射速度 < 2 mg/min，以免抑制呼吸。一次静脉注射剂量不得超过20 mg。地西泮静脉注射后数分钟即达有效浓度，在 $30 \sim 60$ 分钟血药浓度降低 50%。如发作未能控制，半小时后可重复1次。如仍控制不好，可将 $100 \sim 200$ mg 地西泮溶于 5% 葡萄糖氯化钠液 500 mL 中，于 $12 \sim 24$ 小时缓慢静脉滴注，根据发作的情况调整滴速，如发作已控制，剩余药液不必继续滴入。24小时内地西泮总入量不得超过200 mg。

（2）氯硝西泮：一般用量为每次 $1 \sim 4$ mg，肌内注射或静脉注射。本药起效快，常可控制发作达数小时。也可将氯硝西泮 $4 \sim 8$ mg，加入生理盐水 500 mL 中缓慢静脉滴注。本药注射可使脑电图的癫痫放电立即停止。本药可出现嗜睡或肌弛缓的不良反应，要注意观察呼吸及循环的改变。24小时内总入量不超过10 mg。

2.联合用药

应用地西泮 $2 \sim 3$ 次后症状不缓解者，可合并使用苯巴比妥或水合氯醛，常可奏效。

（1）巴比妥类：较安定类易产生呼吸抑制和血压下降。①苯巴比妥钠：本药起效慢，但作用持久，常于地西泮控制发作后作为长效药物起维持作用。常用量 $0.1 \sim 0.2$ g 肌内注射，4小时后可重复使用，24小时总量不超过0.4 g，使用中要注意观察呼吸改变。②硫喷妥钠及异戊巴比妥：为快效作用的巴比妥类药物,其呼吸抑制作用较明显,在地西泮及其他药物无效时可谨慎试用。并需事先准备好气管插管及人工呼吸机,注射过程需严密观察呼吸情况,如出现呼吸抑制需马上停药,并进行人工辅助呼吸。常用量:异戊巴比妥 0.3～0.5 g,溶于 10 mL 注射用水中,以 0.1 g/min 的速度静脉注射,直至发作停止,剩余药液不再推入。儿童用量,1 岁为 0.1 g,5 岁为 0.2 g。

(2)苯妥英钠:作用持久,多与其他药物配合。本药为脂溶性,静脉用药后 15 分钟即可在脑内达高峰浓度。由于苯妥英钠 70%～95%与蛋白质结合,只有 10%有抗惊厥作用,所以需用较大剂量,首剂负荷量为 15～20 mg/kg,溶于生理盐水 500 mL 中缓慢静脉滴注,12 小时后给维持量,按每天 5 mg/kg 计算,24 小时给维持量 1 次。静脉用药速度要慢,不宜超过 50 mg/min,若注射太快可使血压下降、呼吸减慢、心率变慢,甚至心跳停止。注射时要有心电监护,观察心率及血压变化。糖尿病患者忌用。

(3)水合氯醛:作为辅助抗癫痫持续状态药物,成人用 10%水合氯醛,每次 10～20 mL,保留灌肠或鼻饲。儿童用量为 0.4～0.5 mL/kg。大剂量使用可引起呼吸抑制或血压下降,可抑制心肌收缩力。

(4)丙戊酸钠注射液:常用剂量每天 600～2 000 mg。首剂 400～800 mg,3～5 分钟缓慢静脉注射,30 分钟左右继以 1 mg/(kg·h)静脉滴注维持,并根据临床效果调整剂量。

3.全身麻醉

经上述药物治疗仍不能控制发作且危及生命者,可考虑全身麻醉控制抽搐。

抽搐停止后,若患者未清醒,可予苯巴比妥钠 0.1～0.2 g 肌内注射,每 8～12 小时 1 次维持,或鼻饲抗癫痫药,以后应进行长期抗癫痫治疗

(三)并发症及其防治

治疗过程中应密切观察生命体征,维持正常呼吸、循环、体温,注意供给足够热量及液体,维持水、电解质平衡,纠正酸中毒,避免低血糖加重脑损害,防治肺部感染。

1.呼吸衰竭

严重的癫痫持续状态及某些抗癫痫药可引起呼吸衰竭;吸入呕吐物或呼吸道分泌物可引起呼吸道阻塞,加重呼吸困难。保持呼吸道通畅,吸氧,适当应用呼吸中枢兴奋剂可改善呼吸功能,必要时可行气管切开或插管,应用人工呼吸机辅助呼吸。

2.脑水肿

癫痫持续状态可引起严重的脑水肿,加重昏迷,并使抗癫痫药物难以进入脑组织,发作更难控制。可使用甘露醇、呋塞米,必要时可予肾上腺皮质激素以减轻脑水肿。

(四)病因治疗

应寻找诱发癫痫持续状态的原因,对症治疗。同时应努力寻找可能存在的器质性脑损害,如脑脓肿、硬膜下血肿、出血性梗死等,并采取必要的诊断措施,以便进行相应的治疗。

(于立峰)

第二节　急性颅内高压症

急性颅内高压症是多种疾病共有的一种症候群。正常成人侧卧时颅内压力经腰椎穿刺测定为 0.69～0.78 kPa(7～8 cmH_2O),若超过 1.96 kPa(20 cmH_2O)时为颅内压增高。

一、颅内压的生理调节

颅腔除了血管与外界相通外,基本上可看作是一个不可伸缩的容器,其总容积是不变的。颅腔内的3种内容物——脑、血液及脑脊液,它们都是不能被压缩的。但脑脊液与血液在一定范围内是可以被置换的。所以颅腔内任何一种内容物的体积增大时,必然导致其他两种内容物的体积代偿性减少来相适应。如果调节作用失效,或颅内容物体积增长过多过速,超出调节功能所能够代偿时,就出现颅内压增高。

脑脊液从侧脑室内脉络丛分泌产生,经室间孔入第三脑室,再经大脑导水管到第四脑室,然后经侧孔和正中孔进入蛛网膜下腔。主要经蛛网膜颗粒吸收入静脉窦,小部分由软脑膜或蛛网膜的毛细血管所吸收。

脑血流量是保证脑正常功能所必需的,它决定于脑动脉灌注压(脑血流的输入压与输出压之差)。当脑动脉血压升高时,血管收缩,限制过多的血液进入颅内。当脑动脉压力下降时,血管扩张,使脑血流量不致有过多的下降。当颅内压增高时,脑灌注压减少,因而脑血流量减少。一般认为颅内压增高需要依靠减少脑血流量来调节时,说明脑代偿功能已达到衰竭前期了。

在3种内容物中,脑实质的体积变动很少,而脑血流量在一定范围内由脑血管的自动调节反应而保持相对稳定状态。所以,颅内压主要是依靠脑脊液量的变化来调节。

颅内压的调节很大程度取决于机体本身的生理和病理情况。调节有一定的限度,超过这个限度就引起颅内压增高。

二、颅内压增高的病理生理

临床常见有下列几种情况:①颅内容物的体积增加超过了机体生理代偿的限度,如颅内肿瘤、脓肿、急性脑水肿等。②颅内病变破坏了生理调节功能,如严重脑外伤、脑缺血、缺氧等。③病变发展过于迅速,使脑的代偿功能来不及发挥作用,如急性颅内大出血、急性颅脑外伤等。④病变引起脑脊液循环通路阻塞。⑤全身情况差使颅内压调节作用衰竭,如毒血症和缺氧状态。

颅内压增高有2种类型:①弥漫性增高,如脑膜脑炎、蛛网膜下腔出血、全脑水肿等。②先有局部的压力增高,通过脑的移位及压力传送到别处才使整个颅内压升高,如脑瘤、脑出血等。

三、诊断

(一)临床表现特点

在极短的时间内发生的颅内压增高称为急性颅内压增高。可见于脑外伤引起的硬膜外血肿、脑内血肿、脑挫裂伤等或急性脑部感染、脑炎、脑膜炎等引起的严重脑水肿;脑室出血或近脑室系统的肿瘤或脑脓肿等。

1.头痛

急性颅内压增高意识尚未丧失之前,头痛剧烈,常伴喷射性呕吐。头痛常在前额与双颞,头痛与病变部位常不相关。

2.视盘水肿

急性颅内压增高可在数小时内见视盘水肿,视盘周围出血。但急性颅内压增高不一定都呈现视盘水肿。因而视盘水肿是颅内压增高的重要体征,但无否定的意义。

3.意识障碍

意识障碍是急性颅内压增高的最重要症状之一,可以为嗜睡、昏迷等不同程度的意识障碍。

4.脑疝

整个颅腔被大脑镰和天幕分成3个相通的腔,并以枕骨大孔与脊髓腔相通。当颅内某一分腔有占位病变时,压力高、体积大的部分就向其他分腔挤压、推移而形成脑疝。由于脑疝压迫,使血液循环及脑脊液循环受阻,进一步加剧颅内高压,最终危及生命。常见的脑疝有2类:小脑幕切迹疝及枕骨大孔疝。

(1)小脑幕切迹疝:通常是一侧大脑半球占位性病变所致,由于颞叶海马钩回疝入小脑幕切迹孔,压迫同侧动眼神经和中脑,患者呈进行性意识障碍,病变侧瞳孔扩大、对光反射消失,病情进一步恶化时双侧瞳孔散大、去大脑强直,最终呼吸、心跳停止。

(2)枕骨大孔疝:主要见于颅后窝病变。由于小脑扁桃体疝入枕骨大孔,延髓受压。临床表现为突然昏迷、呼吸停止、双瞳孔散大,随后心跳停止而死亡。

5.其他症状

可有头晕、耳鸣、烦躁不安、展神经麻痹、复视、抽搐等。儿童患者常有头围增大、颅缝分离、头皮静脉怒张等。颅内压增高严重时,可有生命体征变化,血压升高、脉搏变慢及呼吸节律趋慢。生命体征变化是颅内压增高的危险征象。

(二)诊断要点

1.是否急性颅内压增高

急性发病的头痛、呕吐、视盘水肿及很快出现意识障碍、抽搐等则应考虑有急性颅内压增高。应做颅脑 CT 或 MRI 检查并密切观察临床症状、体征的变化。

2.颅内压增高的程度

颅内压增高程度可分 3 级:压力在 1.96～2.55 kPa(20～26 cmH$_2$O)为轻度增高;压力在 2.55～5.30 kPa(26～54 cmH$_2$O)为中度增高;超过 5.30 kPa(54 cmH$_2$O)为重度增高。如出现以下情况说明颅内压增高已达严重地步。

(1)头痛发作频繁,反复呕吐,眼底检查发现视盘水肿进行性加重者。

(2)意识障碍逐渐加深者。

(3)血压上升、脉搏减慢、呼吸节律变慢者表示颅内压增高较严重。

(4)观察过程中出现瞳孔大小不等者。

3.颅内压增高的原因

应详细询问病史并体检,做有关的实验室检查,同时做脑脊液检查,脑 CT、MRI、脑电图、脑血管造影等辅助检查可提供重要的诊断资料,从而采取相应的治疗措施。

四、治疗

治疗原则为降低颅内压。

(一)脱水治疗

1.高渗性脱水

20％甘露醇 250 mL/次静脉滴注,于 20～40 分钟滴完,每 6 小时 1 次,作用迅速,可以维持4～8 小时,为目前首选的降颅内压药物。甘油可以口服,剂量为每天 1～2 g/kg;也可静脉滴注,剂量为每天 0.7～1 g/kg。成人可用 10％甘油每天 500 mL,滴注速度应慢,以防溶血。同时应限制液体入量和钠盐摄入量,并注意电解质平衡,有心功能不全者应预防因血容量突然增加而致急性左侧心力衰竭及肺水肿。

2.利尿剂

可利尿脱水,常用呋塞米和依他尼酸,其脱水作用不及高渗脱水剂,但与甘露醇合用可减少其用量。用法:成人一般剂量为每次 20~40 mg,每天 1~6 次,肌内注射或静脉注射。

3.血清清蛋白

每次 50 mL,每天 1 次,连续用 2~3 天。应注意心功能。

4.激素

作用机制尚未十分肯定,主要在于改善血-脑屏障功能及降低毛细血管通透性。常用地塞米松,每天 10~20 mg,静脉滴注或肌内注射。

(二)减少脑脊液容量

对阻塞性或交通性脑积水患者可作脑脊液分流手术,对紧急患者可作脑室穿刺引流术,暂时缓解颅内高压。也可以口服碳酸酐酶抑制剂,如乙酰唑胺,可抑制脑脊液生成,剂量为 250 mg,每天2~3 次。

(三)其他

对严重脑水肿伴躁动、发热、抽搐或去大脑强直者,可采用冬眠低温治疗,充分供氧,必要时可气管切开以改善呼吸道阻力。有条件时可使用颅内压监护仪,有利于指导脱水剂的应用和及时抢救。

(四)病因治疗

当颅内高压危象改善后,应及时明确病因,以便进行病因治疗。

(于立峰)

第三节　开放性颅脑损伤

开放性颅脑损伤是颅脑各层组织开放伤的总称,它包括头皮裂伤、开放性颅骨骨折及开放性脑损伤,而不是开放性脑损伤的同义词。硬脑膜是保护脑组织的一层坚韧纤维膜屏障,此层破裂与否,是区分脑损伤为闭合性或开放性的分界线。

开放性颅脑损伤的原因很多,大致划为两大类,即非火器伤与火器伤。

一、非火器性颅脑损伤

各种造成闭合性颅脑损伤的原因都可造成头皮、颅骨及硬脑膜的破裂,造成开放性颅脑损伤,在和平时期的颅脑损伤中,以闭合伤居多,开放性伤约占16.8%,而后者中又以非火器颅脑损伤较多。

(一)临床表现

1.创伤的局部表现

开放性颅脑伤的伤因、暴力大小不一,产生损伤的程度与范围差别极大。创伤多位于前额、额眶部,亦可发生于其他部位,可为单发或多发,伤口整齐或参差不齐,有时沾有头发、泥沙及其他污物,有时骨折片外露,也有时致伤物如钉、锥、铁杆嵌顿于骨折处或颅内。头皮血运丰富,出血较多,当大量出血时,需考虑是否存在静脉窦破裂。

2.脑损伤症状

患者常有不同程度的意识障碍与脑损害表现,脑部症状取决于损伤的部位、范围与程度。其临床表现同闭合性颅脑损伤部分。

3.颅内压改变

开放性脑损伤时,因颅骨缺损、血液、脑脊液及破碎液化坏死的脑组织可经伤口流出,或为脑膨出,颅内压力在一定程度上可得到缓冲。如伴脑脊液大量流失,可出现低颅压状态。创口小时可与闭合性脑损伤一样,出现脑受压征象。

4.全身症状

开放性颅脑损伤时出现休克的机会较多,不仅因外出血造成失血性休克,还可由于颅腔呈开放性,脑脊液与积血外溢,使颅内压增高得到缓解,颅内压引起的代偿性血压升高效应减弱。同时伴有的脊柱、四肢及胸腹伤可有相应的症状及体征。

(二)辅助检查

1.X线平片

颅骨的X线平片检查有助于骨折的范围、骨碎片与异物在颅内的存留情况的了解。

2.颅脑CT扫描

可显示颅骨、脑组织的损伤情况,能够对碎骨片及异物定位,发现颅内或脑内血肿等继发性改变。CT较X线平片更能清楚地显示X线吸收系数低的非金属异物。

(三)诊断

开放性颅脑损伤一般易于诊断,根据病史、检查伤口内有无脑脊液或脑组织,即可确定开放性损伤的情况。X线平片及CT扫描更有利于伤情的诊断。少数情况下,硬脑膜裂口很小,可无脑脊液漏,初诊时难以确定是否为开放性脑损伤,而往往手术探查时才能明确。

(四)救治原则与措施

1.治疗措施

首先做创口止血、包扎、纠正休克,患者入院后有外出血时,应采取临时性止血措施,同时检查患者的周身情况,有无其他部位严重合并伤,是否存在休克或处于潜在休克。当患者出现休克或处于休克前期时,最重要的是先采取恢复血压的有力措施,加快输液、输血,不必顾虑因此加重脑水肿的问题,当生命体征趋于平稳时,才适于进行脑部清创。

2.手术原则

(1)早期清创:按一般创伤处理的要求,尽早在伤后6小时内进行手术。在目前有力的抗生素防治感染的条件下,可延长时限至伤后48小时。

(2)彻底清创手术的要求:早期彻底清除术,应一期缝合脑膜,将开放性脑损伤转为闭合性,经清创手术,脑水肿仍严重者,则不宜缝合硬脑膜,而需进行减压术,避免发生脑疝。

(3)并存脏器伤时,应在输血保证下,迅速处理内脏伤,第二步行脑清创术。这时如有颅内血肿,脑受压危险,伤情特别急,需有良好的麻醉处理,输血、输液稳定血压,迅速应用简捷的方法,制止内出血,解除脑受压。

(4)颅骨缺损一般在伤口愈合后3~4个月进行修补为宜,感染伤口修补颅骨至少在愈合半年后进行。

3.手术方法

应注意的是,术中如发现硬脑膜颜色发蓝、颅内压增高,疑有硬膜下血肿,应切开硬脑膜探查处理。脑搏动正常时,表明脑内无严重伤情,无必要切开探查,以免将感染带入脑部。开放性脑损伤的清创应在直视下进行,逐层由外及里冲净伤口,去除污物、血块,摘除碎骨片与异物,仔细止血,吸去糜烂失活的脑组织,同时要珍惜脑组织,不做过多的切除。保留一切可以保留的脑血管,避免因不必要的电凝或夹闭脑的主要供血动脉及回流静脉引起或加重脑水肿、脑坏死及颅内压增高。脑挫裂伤较严重,颅内压增高,虽经脱水仍无缓解,可容许做内减压术。清创完毕,所见脑组织已趋回缩、颅内压已降低的情况下,缝合硬脑膜及头皮。

钢钎、钉、锥等较粗大锐器刺入颅内,有时伤器为颅骨骨折处所嵌顿。如伤员一般情况好,无明显颅内出血症状者,不宜立即拔出,特别是位于动脉干与静脉窦所在处和鞍区的创伤。应摄头颅 X 线片了解颅内伤器的大小、形态和方位,如异物靠近大血管时,应进一步行脑血管造影,查明异物与血管等邻近结构的关系,据此制定出手术方案,术前做好充分的输血准备。行开颅手术时,先切除金属异物四周的颅骨进行探查,若未伤及静脉,扩大硬脑膜破口,在直视下,缓缓将异物退出,随时观察伤道深处有无大出血,然后冲洗伤道、止血,放置引流管,缝合修补硬脑膜,闭合伤口,术后 24～36 小时拔除引流管。

颜面伤所致开放性脑损伤,常涉及颌面、鼻窦,眼部及脑组织。

清创术的要求:①做好脑部清创与脑脊液漏的修补处理。②清除可能引起的创伤感染因素。③兼顾功能与整容的目的。手术时要先扩大额部伤口或采用冠状切口,翻开额部皮瓣,完成脑部清创与硬膜修补术,然后对鼻窦做根治性处理。最后处理眼部及颌面伤。

脑挫裂伤、脑水肿及感染的综合治疗同闭合性颅脑外伤。

二、火器性颅脑损伤

火器性颅脑损伤是神经外科的一个重要课题。战争时期,火器性颅脑损伤是一种严重战伤,尤其是火器性颅脑穿通伤,处理复杂,死亡率高。在和平时期也仍然是棘手的问题。创伤医学及急救医学的发展,虽使火器性颅脑损伤的病理生理过程得到进一步阐明,火器性颅脑损伤的抢救速度、诊疗条件也有了很大的提高,但是其死亡率仍高。

(一)分类

目前按硬脑膜是否破裂将火器性颅脑损伤简化分为非穿通伤和穿通伤两类。

1.非穿通伤

常有局部软组织或伴颅骨损伤,但硬脑膜尚完整,创伤局部与对冲部位可能有脑挫裂伤,或形成血肿。此类多为轻、中型伤,少数可为重型。

2.穿通伤

穿通伤即开放性脑损伤。颅内多有碎骨片、弹片或枪弹存留,伤区脑组织有不同程度的破坏,并发弹道血肿的机会多,属重型伤,通常将穿通伤又分为以下几种。

(1)盲管伤:只有入口而无出口,在颅内入口附近常有碎骨片与异物,金属异物存留在颅内,多位于伤道的最远端,局部脑挫裂伤较严重。

(2)贯通伤:有入口和出口,入口小,出口大。颅内入口及颅外皮下出口附近有碎骨片,脑挫裂伤严重,若伤及生命中枢,伤员多在短时间内死亡。

(3)切线伤:头皮、颅骨和脑呈沟槽状损伤或缺损,碎骨片多在颅内或颅外。

（4）反跳伤：弹片穿入颅内，受到入口对侧颅骨的抵抗，变换方向反弹停留在脑组织内，构成复杂伤道。

此外按投射物的种类又可分为弹片伤、枪弹伤，也可按照损伤部位来分类，以补充上述的分类法。

（二）损伤机制与病理

火器性颅脑损伤的病理改变与非火器伤有所不同，伤道脑的病理改变分为三个区域。

1.原发伤道区

原发伤道区是反映伤道的中心部位，内含毁损液化的脑组织，与出血和血块交融，杂有颅骨碎片、头发、布片、泥沙及弹片或枪弹等。伤道的近侧可由于碎骨片造成支道，间接增加脑组织损伤范围，远侧则形成贯通伤、盲管或反跳伤。脑膜与脑的出血容易在伤道内聚积形成硬膜外、硬膜下、脑内或脑室内血肿。伤道内的血肿可位于近端、中段与远端。

2.挫裂伤区

在原发伤道的周围，脑组织呈点状出血和脑水肿，神经细胞、少枝胶质细胞及星形细胞肿胀或崩解。致伤机制是由于高速投射物穿入密闭颅腔后的瞬间，在脑内形成暂时性空腔，产生超压现象，冲击波向周围脑组织传递，使脑组织顿时承受高压及相继的负压作用而引起脑挫裂伤。

3.震荡区

震荡区位于脑挫裂区周围，是空腔作用之间接损害，伤后数小时逐渐出现血液循环障碍、充血、淤血、外渗及水肿等，但尚为可逆性。

另外，脑部可能伴有冲击伤，乃因爆炸引起的高压冲击波所致，脑部可发生点状出血、脑挫裂伤和脑水肿。

脑部的病理变化可随创伤类型、伤后时间、初期外科处理及后期治疗情况而有所不同。脑组织的血液循环与脑脊液循环障碍，颅内继发性出血与血肿形成，急性脑水肿，并发感染等，皆可使病理改变复杂化。

（三）临床表现

1.意识障碍

伤后意识水平是判断火器性颅脑损伤轻重的最重要指标，是手术指征和预后估计的主要依据。但颅脑穿通伤有时局部有较重的脑损伤，可不出现昏迷。应强调连续观察神志变化过程，如伤员在伤后出现中间清醒或好转期，或受伤当时无昏迷随后转入昏迷，或意识障碍呈进行性加重，都反映伤员存在急性脑受压征象。在急性期，应警惕创道或创道邻近的血肿，慢性期的变化可能为脓肿。

2.生命体征的变化

重型颅脑伤员，伤后多数立即出现呼吸、脉搏、血压的变化。伤及脑干部位重要生命中枢者，可早期发生呼吸紧迫，缓慢或间歇性呼吸，脉搏转为徐缓或细远，脉律不整与血压下降等中枢性衰竭征象。呼吸深而慢，脉搏慢而有力，血压升高的进行变化是颅内压增高、脑受压和脑疝的危象，常指示颅内血肿。开放伤引起外出血，大量脑脊液流失，可引起休克和衰竭。出现休克时应注意查明有无胸、腹伤、大的骨折等严重合并伤。

3.脑损伤症状

伤员可因脑挫裂伤、血肿、脑膨出而出现相应的症状和体征。蛛网膜下腔出血可引起脑膜刺激征。下丘脑损伤可引起中枢性高热。

4.颅内压增高

火器伤急性期并发颅内血肿的机会较多,但弥散性脑水肿更使人担忧,主要表现为头痛、恶心、呕吐及脑膨出。慢性期常是由于颅内感染、脑水肿,表现为脑突出,意识转坏和视盘水肿,到一定阶段,反映到生命体征变化,并最终出现脑疝体征。

5.颅内感染

穿通伤的初期处理不彻底或过迟,易引起颅内感染。主要表现为高热、颈强直、脑膜刺激征。

6.颅脑创口的检查

这在颅脑火器伤是一项特别重要的检查。出入口的部位、数目、形态、出血、污染情况均很重要,出入口的连线有助于判断穿通伤是否横过重要结构。

(四)辅助检查

1.颅骨 X 线平片

对颅脑火器伤应争取在清除表面砂质等污染后常规拍摄颅片。拍片不仅可以明确是盲管伤还是贯通伤,颅内是否留有异物,并了解确切位置,对指导清创手术有重要作用。

2.脑超声波检查

观察中线波有无移位作为参考。二维及三维超声有助于颅内血肿、脓肿,脑水肿等继发性改变的判断。

3.脑血管造影

在无 CT 设备的情况下,脑血管造影有很大价值,可以提供血肿的部位和大小的信息。脑血管造影还有助于外伤性颅内动脉瘤的诊断。

4.CT 扫描

颅脑 CT 扫描对颅骨碎片、弹片、创道、颅内积气、颅内血肿、弥散性脑水肿和脑室扩大等情况的诊断,既正确又迅速,对内科疗效的监护也有特殊价值。

(五)诊断

作战时,因伤员多,检查要求简捷扼要,迅速明确颅脑损伤性质和有无其他部位合并伤。早期强调头颅 X 线平片检查,对明确诊断及指导手术有重要意义。晚期存在的并发症、后遗症可根据具体情况选择诊断检查方法:脑超声波、脑血管造影及 CT 扫描等。在和平时期,火器性颅脑损伤伤员如能及时被送往有条件的医院,早期进行包括 CT 扫描在内的各种检查,可使诊断确切,以利早期治疗。

(六)救治原则与措施

1.急救

(1)保持呼吸道通畅:简单的方法是把下颌向前推拉,侧卧,吸除呼吸道分泌物和呕吐物,也可插管过度换气。

(2)抢救休克:早期足量的输血、输液和保持呼吸道通畅是战争与和平时期枪伤治疗的两大原则。

(3)严重脑受压的急救:伤员在较短时间内出现单侧瞳孔散大或很快双瞳变化,呼吸转慢,估计不能转送至手术医院时,则应迅速扩大穿通伤入口,创道浅层血肿常可涌出而使部分伤员获救,然后再考虑转送。

(4)创伤包扎:现场抢救只做伤口简单包扎,以减少出血,有脑膨出时,用敷料绕其周围,保护脑组织以免污染和增加损伤。强调直接送专科处理,但已出现休克或已有中枢衰竭征象者,应就地急救,不宜转送。尽早开始大剂量抗生素治疗,应用 TAT。

2.优先手术次序

大量伤员到达时,伤员手术的顺序大致如下。

(1)有颅内血肿等脑受压征象者,或伤道有活动性出血者,优先手术。

(2)颅脑穿通伤优先于非穿通伤手术,其中脑室伤有大量脑脊液漏及颅后窝伤也应尽早处理。

(3)同类型伤,先到达者,先作处理。

(4)危及生命的胸、腹伤优先处理,然后再处理颅脑伤;如同时已有脑疝征象,伤情极重,在良好的麻醉与输血保证下,两方面手术可同时进行。

3.创伤的分期处理

(1)早期处理(伤后72小时以内):早期彻底清创应于24小时以内完成,但由于近代有效抗生素的发展,对于转送较迟,垂危或其他合并伤需要紧急处理时,脑部的清创可以推迟至72小时。一般认为伤后3~8小时最易形成创道血肿,故最好在此期或更早期清创。

(2)延期处理(伤后3~6天):伤口如尚未感染,也可以清创,术后缝合伤口,置橡皮引流,或两端部分缝合或不缝依具体情况而定。伤口若已感染,则可扩大伤口和骨孔,使脓液引流通畅,此时不宜脑内清创,以免感染扩散,待感染局限后晚期清创。

(3)晚期处理(伤后7天以上):未经处理的晚期伤口感染较重,应先药物控制感染,若创道浅部有碎骨片,妨碍脓液引流,也可以扩大伤口,去除异物,待后择期进一步手术。

(4)二期处理(再次清创术):颅脑火器伤可由于碎骨片、金属异物的遗留、脑脊液漏及术后血肿等情况进行二次手术。

(七)清创术原则与方法

麻醉、术前准备、一般清创原则基本上与平时开放性颅脑损伤的处理相同,在战时,为了减轻术后观察和护理任务,宜多采用局麻或只有短暂的全身麻醉。开颅可用骨窗法和骨瓣法,彻底的颅脑清创术要求修整严重污染或已失活的头皮、肌肉及硬脑膜,摘尽碎骨片,确实止血。对过深难以达到的金属异物不强求在一期清创中摘除。清创术后,颅内压下降,脑组织下塌,脑搏动良好,冲净伤口,缝合修补硬脑膜,缝合头皮,硬脑膜外可置引流1~2天。

对于脑室伤,要求将脑室中的血块及异物彻底清创,充分止血,术毕用含抗生素的生理盐水冲净伤口,对预防感染有一定作用,同时可做脑室引流。摘出的碎骨片数目要与 X 线平片之数目核对,避免残留骨片形成颅内感染的隐患。新鲜伤道中深藏的磁性金属异物和弹片,可应用磁性导针伸入伤道吸出。颅脑贯通伤出口常较大,出口的皮肤血管也易于损伤,故清创常先从出口区进行。若入口处有脑膨出或血块涌出,则入口清创优先进行。

下列情况需行减压术,硬脑膜可不予缝合修补:①清创不彻底。②脑挫裂伤严重,清创后脑组织仍肿胀或膨出。③已化脓之创伤,清创后仍需伤道引流。④止血不彻底。

(八)术后处理

脑穿通伤清创术后,需定时观察生命体征、意识、瞳孔的变化,观察有无颅内继发出血、脑脊液漏等。加强抗脑水肿、抗感染、抗休克治疗。保持呼吸道通畅,吸氧。躁动、癫痫高热时,酌情使用镇静药,冬眠药和采用物理方法降温,昏迷瘫痪伤员,定时翻身,预防肺炎,压力性损伤和泌尿系统感染。

(九)颅内异物存留

开放性颅脑损伤,特别是火器伤常有金属弹片及碎骨片、草木、泥沙、头发等异物进入颅内。当早期清创不彻底或因异物所处部位较深,难以取出时,异物则存留于颅内。异物存留有可能导致颅内感染,其中碎骨片易伴发脑脓肿,而且可促使局部脑组织退行性改变,极少数金属异物尚可有位置的变动,从而加重脑损伤,从而需手术取出异物。摘除金属异物的手术指征:①直径大于1 cm的金属异物因易诱发颅内感染而需手术。②位于非功能区、易于取出且手术创伤及危险性小。③出现颅内感染征象或顽固性癫痫及其他较严重的临床症状者。④合并有外伤性动脉瘤者。⑤脑室穿通伤,异物进入脑室时,由于极易引起脑室内出血及感染,且异物在脑室内移动可以损伤脑室壁,常需手术清除异物。手术方法可分为骨窗或骨瓣开颅直接手术取除异物及采用立体定向技术用磁性导针或异物钳取除异物。前者有造成附加脑损伤而加重症状的危险,手术宜沿原伤道口进入,避开重要功能区,可应用于表浅部位及脑室内异物取除。近年来,由于立体定向技术的发展,在X线颅骨正侧位片及头部CT扫描准确定位及监控下,颅骨钻孔后,精确地将磁导针插入脑内而吸出弹片;或利用异物钳夹出颅内存留的异物。此种方法具有手术简便,易于接受,附加损伤少等优点,但当吸出或钳夹异物有困难时,需谨慎操作,以免损伤异物附近的血管而并发出血。手术前后需应用抗生素预防感染,并需重复注射 TAT。

(于立峰)

第四节　颅　内　血　肿

一、概述

颅内血肿属于颅脑损伤严重的继发性病变,在闭合性颅脑损伤中约占10%;在重型颅脑损伤中占40%~50%。颅内血肿继续发展,容易导致脑疝。因此,颅内血肿的早期诊断和及时手术治疗非常重要。

一般而言,急性颅内血肿量幕上超过20 mL,幕下10 mL即可引起颅内压增高症状。由于脑实质不能被压缩,所以调节颅内压作用主要在脑脊液和脑血容量之间进行。颅内压增高时只有8%的颅腔代偿容积。若颅内高压的发生和发展较为缓和,颅腔容积的代偿力可以充分发挥,这在颅内压监测示容积压力曲线上可以看到。若颅内高压的发生与发展十分急骤,超出容积代偿力,越过容积压力曲线的临界点,则可很快进入失代偿期。此时,颅腔容积的顺应性极差,即使从脑室入出1 mL脑脊液,亦可使压力下降0.4 kPa(3 mmHg)以上。若颅内高压达到平均体动脉压水平时,脑灌注压已少于2.6 kPa(20 mmHg),则脑血管趋于闭塞,中枢血液供应濒临中断,患者将陷于脑死亡状态。

(一)分类

颅内血肿类型如下。

1.按血肿在颅内结构的解剖层次不同可分为3种类型

(1)硬脑膜外血肿:指血肿形成于颅骨与硬脑膜之间者。

(2)硬脑膜下血肿:指血肿形成于硬脑膜与蛛网膜之间者。

(3)脑内(包括脑室内)血肿:指血肿形成于脑实质内或脑室内者(见图4-1)。

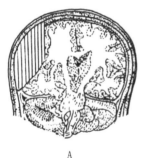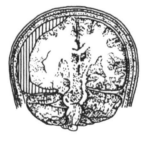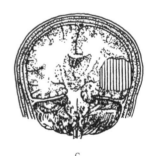

图 4-1　颅内血肿类型

A.硬脑膜外血肿;B.硬脑膜下血肿;C.脑内血肿

2.按血肿的症状出现时间的不同亦分为 3 型

(1)急性型:伤后 3 天内出现者,大多数发生在 24 小时以内。

(2)亚急性型:伤后 4～21 天出现者。

(3)慢性型:伤后 3 周以后出现者。

3.特殊部位和类型的血肿

如颅后窝血肿、多发性血肿等。因其各有临床特点而与一般血肿有所区别。

(二)临床表现

1.症状与体征

(1)头痛、恶心、呕吐:血液对脑膜的刺激或颅内血肿引起颅内压增高可引起症状。一般情况下,脑膜刺激所引起的头痛、恶心和呕吐较轻。在观察中若症状加重,出现剧烈头痛、恶心和频繁呕吐时,可能有颅内血肿,应结合其他症状或必要时采用辅助检查加以确诊。

(2)意识改变:进行意识障碍为颅内血肿的主要症状之一。颅内血肿出现意识变化过程,与原发性脑损伤的轻重有密切关系,通常有 3 种情况:原发性脑损伤较轻,可见到典型的"中间清醒期"(昏迷→清醒→再昏迷),昏迷出现的早晚与损伤血管的大小或出血的急缓有关,短者仅 20～30 分钟,长者可达数天,但一般多在 24 小时内。有的伤后无昏迷,经过一段时间后出现昏迷(清醒→昏迷),多见于小儿,容易导致漏诊;若原发性脑损伤较重,则常表现为昏迷程度进行性加深(浅昏迷→昏迷),或一度稍有好转后又很快恶化(昏迷→好转→昏迷);若原发性脑损伤过于严重,可表现为持续性昏迷。一般认为,原发性昏迷时间的长短取决于原发性脑损伤的轻重,而继发性昏迷出现的迟早主要取决于血肿形成的速度。所谓的中间清醒期或中间好转期,实质上就是血肿逐渐长大,脑受压不断加重的过程,因而,在此期内,伤员常有躁动、嗜睡、头痛和呕吐加重等症状。在排除了由于药物引起的嗜睡或由于尿潴留等原因引起的躁动后,即应警惕有并发颅内血肿的可能。

(3)瞳孔改变:对于颅内血肿者,阳性体征的出现极为重要。一侧瞳孔进行性散大,光反应消失,是小脑幕切迹疝的重要征象之一。在瞳孔散大之前,常有短暂的瞳孔缩小,这是动眼神经受刺激的表现。瞳孔散大多出现在血肿的同侧,但约 10% 的伤员发生在对侧。若脑疝继续发展,则脑干受压更加严重,中脑动眼神经核受损,可出现两侧瞳孔均散大,表明病情已进入垂危阶段。

一般情况下,出现两侧瞳孔散大,可迅速注入脱水药物,如一侧缩小而另一侧仍然散大,则散大侧多为脑疝或血肿侧;如两侧瞳孔仍然散大,则表示脑疝未能复位,或由于病程已近晚期,脑干已发生缺血性软化。若术前两侧瞳孔均散大,将血肿清除后,通常总是对侧瞳孔先缩小,然后血肿侧缩小；如术后血肿侧瞳孔已缩小，而对侧瞳孔仍然散大，或术后两侧瞳孔均已缩小，但经过一段时间后对侧瞳孔又再次散大，多表示对侧尚有血肿；如术后两侧瞳孔均已缩小，病情一度好转，但经一段时间后手术侧的瞳孔再度散大，应考虑有复发性血肿或术后脑水肿的可能，还应及时处理。瞳孔散大出现的早晚，也与血肿部位有密切关系。颞区血肿，瞳孔散大通常出现较早，额极区血肿则出现较晚。

(4)生命体征变化：颅内血肿者多有生命体征的变化。血肿引起颅内压增高时，可出现Cushing反应，血压出现代偿性增高，脉压增大，脉搏徐缓、充实有力，呼吸减慢、加深。血压升高和脉搏减慢常较早出现。颅后窝血肿时，则呼吸减慢较多见。随着颅内压力的不断增高，延髓代偿功能衰竭，出现潮式呼吸乃至呼吸停止，随后血压亦逐渐下降，并在呼吸停止后，经过一段时间心跳亦停止。如经复苏措施，心跳可恢复，但如血肿未能很快清除，则呼吸恢复困难。一般而言，如果血压、脉搏和呼吸3项中有2项的变化比较肯定，对颅内血肿的诊断有一定的参考价值。但当并发胸腹腔脏器损伤并发休克时，常常出现血压偏低、脉搏增快，此时颅内血肿的生命体征变化容易被掩盖，必须提高警惕。

(5)躁动：常见于颅内血肿伤员，容易被临床医师所忽视，或不做原因分析即给予镇静剂，以致延误早期诊断。躁动通常发生在中间清醒期的后一阶段，即在脑疝发生(继发性昏迷)前出现。

(6)偏瘫：幕上血肿形成小脑幕切迹疝后，疝出的脑组织压迫同侧大脑脚，引起对侧中枢性面瘫和对侧上下肢瘫痪，同时伴有同侧瞳孔散大和意识障碍，也有少数伤员的偏瘫发生在血肿的同侧，这是因为血肿将脑干推移致对侧，使对侧大脑脚与小脑幕游离缘相互挤压，这时偏瘫与瞳孔散大均发生在同一侧，多见于硬脑膜下血肿；血肿直接压迫大脑运动区，由于血肿的位置多偏低或比较局限，故瘫痪的范围也多较局限，如额叶血肿和额颞叶血肿仅出现中枢性面瘫或中枢性面瘫与上肢瘫，范围较广泛的血肿亦可出现偏瘫，但一般瘫痪的程度多较轻，有时随着血肿的发展，先出现中枢性面瘫，而后出现上肢瘫，最后出现下肢瘫。矢状窦旁的血肿可出现对侧下肢单瘫，跨矢状窦的血肿可出现截瘫。左侧半球血肿还可伴有失语；由伴发的脑挫裂伤直接引起，这种偏瘫多在伤后立即出现。

(7)去脑强直：在伤后立即出现此症状，应考虑为原发性脑干损伤。如在伤后观察过程中出现此症状时，则为颅内血肿或脑水肿继发性脑损害所致。

(8)其他症状：婴幼儿颅内血肿可出现前囟突出。此外，由于婴幼儿的血容量少，当颅内出血量达100 mL左右即可产生贫血的临床表现，甚至发生休克。小儿的慢性血肿可出现头颅增大等。

2.影像学检查

(1)颅骨X线平片：在患者身体情况允许时，应行颅骨X线平片检查，借此可确定有无骨折及其类型，尚可根据骨折线的走行判断颅内结构可能出现的损伤情况，利于进一步的检查和治疗。颅盖骨折X线平片检查确诊率为95%～100%，骨折线经过脑膜中动脉沟、静脉窦走行区时，应注意有无硬脑膜外血肿发生的可能。颅底骨折经X线平片确诊率仅为50%左右，因此，必须结合临床表现做出诊断，如有无脑神经损伤及脑脊液漏等。

(2)头颅CT扫描：目前诊断颅脑损伤最理想的检查方法。可以准确地判断损伤的类型及血肿的大小、数量和位置。脑挫裂伤区可见点、片状高密度出血灶，或为混杂密度；硬脑膜外血肿在脑表面呈现双凸球镜片形高密度影；急性硬脑膜下血肿则呈现新月形高密度影；亚急性或慢性硬脑膜下血肿表现为稍高密度、等密度或稍低密度影。

（3）头颅 MRI 扫描：一般较少用于急性颅脑损伤的诊断。头颅 CT 和 MRI 扫描对颅脑损伤的诊断各有优点。对急性脑外伤的出血，CT 显示较 MRI 为佳，对于亚急性、慢性血肿及脑水肿的显示，MRI 常优于 CT。急性早期血肿在 T_1 及 T_2 加权图像上均呈等信号强度，但亚急性和慢性血肿在 T_1 加权图像上呈高信号，慢性血肿在 T_2 加权图像上可见低信号边缘，血肿中心呈高信号。应注意血肿与脑水肿的 MRI 影像鉴别。

（三）手术技术

1.早期手术

对有颅内血肿可能的伤员，应在观察过程先把头发剃光，并做好手术器械的消毒和人员组织的准备，诊断一经确定，即应很快施行手术。对已有一侧瞳孔散大的脑疝伤员，应在静脉滴注强力脱水药物的同时，做好各项术前准备，伤员一经送到手术室，立即进行手术。对双侧瞳孔散大、病理呼吸、甚至呼吸已经停止的伤员，抢救更应当争分夺秒，立即在气管插管辅助呼吸下进行手术。为了争取时间，术者可带上双层手套（不必刷手），迅速进行血肿部位钻孔，排出部分积血，使脑受压得以暂时缓解，随后再扩大切口或采用骨瓣开颅，彻底清除血肿。

2.钻孔检查

当病情危急，又未做 CT 扫描，血肿部位不明确者，可先做钻颅探查。在选择钻孔部位时，应注意分析损伤的机制，参考瞳孔散大的侧别、头部着力点、颅骨骨折的部位、损伤的性质及可能发生的血肿类型等安排钻孔探查的先后顺序（见图 4-2）。

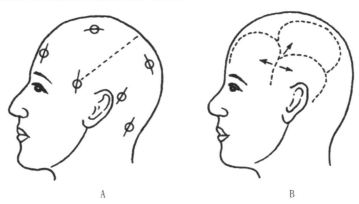

图 4-2　钻孔探查和开颅手术切口设计

A.常用钻孔探查部位；B.开颅手术切口设计

（1）瞳孔散大的侧别：因多数的幕上血肿发生在瞳孔散大的同侧，故首先应选择瞳孔散大侧进行钻孔。如双侧瞳孔均散大，应探查最先散大的一侧。如不知何侧首先散大，可在迅速静脉滴入强力脱水药物过程中观察，如一侧缩小而另侧仍散大或变化较少，则首先在瞳孔仍然散大侧钻孔。

（2）头部着力部位：可借头皮损伤的部位来推断头部着力点。如着力点在额区，血肿多在着力点处或其附近，很少发生在对冲部位，应先探查额区和颞区。如着力点在颞区，则血肿多发生在着力部位，但也可能发生在对冲的颞区，探查时宜先探查同侧颞区，然后再探查对侧颞区。如着力点在枕区，则以对冲部位的血肿为多见，探查应先在对侧额叶底区和颞极区，然后同侧的额叶底区和颞极区，最后在着力侧的颅后窝和枕区。

（3）有无骨折和骨折部位：骨折线通过血管沟，并与着力部位和瞳孔散大的侧别相一致时，以硬脑膜外血肿的可能性为大,应首先在骨折线经过血管沟处钻孔探查。若骨折线经过上矢状窦,则应在矢状窦的两侧钻孔探查,并先从瞳孔散大侧开始。如无骨折,则以硬脑膜下血肿的可能性为大,应参考上述的头部着力部位确定钻孔探查顺序。

(4)损伤的性质:减速性损伤的血肿,既可发生在着力部位,也可发生在对冲部位,如枕部着力时,发生对冲部位的硬脑膜下血肿机会较多,故应先探查对冲部位,根据情况再探查着力部位。前额区着力时,应探查着力部位。头一侧着力时,应先探查着力部位,然后再探查对冲部位。加速性损伤,血肿主要发生在着力部位,故应在着力部位探查。

3.应注意多发血肿存在的可能

颅内血肿中约有15%为多发性血肿。在清除一个血肿后,如颅内压仍很高,或血肿量少不足以解释临床症状时,应注意寻找是否还有其他部位的血肿,如深部的脑内血肿和邻近部位的血肿等。怀疑多发血肿,情况容许时,应立即进行CT检查,诊断证实后再行血肿清除。

4.减压术

清除血肿后脑迅速肿胀,无搏动,且突出于骨窗处,经注入脱水药物无效者,在排除多发性血肿后,应同时进行减压术。术中脑膨出严重,缝合困难者,预后多不良。

5.注意合并伤的处理

闭合性颅脑伤伤员在观察过程中出现血压过低时,除注意头皮伤的大量失血或婴幼儿颅内血肿所引起外,应首先考虑有其他脏器损伤,而未被发现,必须仔细进行全身检查,根据脏器出血和颅内血肿的急缓,决定先后处理顺序。一般应先处理脏器出血,然后行颅内血肿清除手术。如已出现脑疝,可同时进行手术。

6.复发血肿或遗漏血肿的处理

术后病情一度好转,不久症状又加重者,应考虑有复发性血肿或多发性血肿被遗漏的可能。如及时再次进行手术清除血肿,仍能取得良好效果。如无血肿,则行一侧或双侧颞肌下减压术,也可使伤员转危为安。

(四)并发症及其防治

部分颅内血肿患者同时伴有重型颅脑损伤,因全身处于应激状态和长期昏迷,极易造成全身并发症。其中肺部并发症、肾衰竭、严重上消化道出血及丘脑下部功能失调等严重并发症是临床患者死亡和伤残的主要原因之一,正确处理这些并发症是颅脑救治工作中的重要环节。

1.肺部感染

肺部感染十分常见,它可进一步加重脑损害,形成恶性循环,是导致死亡的重要原因。防治措施如下。

(1)保持呼吸道通畅:①保持口腔清洁,及时彻底清除口腔及呼吸道的分泌物、呕吐物及凝血块等,做好口腔护理,用3%过氧化氢或生理盐水清洗口腔,防止口唇皮肤干燥裂开和及时治疗口腔炎、黏膜溃疡及化脓性腮腺炎等口腔感染。②定时翻身叩背,经常变换患者体位,以利于呼吸道分泌物排出,防止呕吐物误吸,并定时采用拍击震动法协助排痰。定时改变体位除能预防压力性损伤形成外,尚能减轻肺淤血,提高氧气运送能力,克服重力影响造成的气体分布不均,改善通气与灌注的比例,并能促进分泌物的排出。拍击震动可使小支气管分泌物松动而易于排至中气管和大气管中,利于排出体外。③消除舌后坠,舌后坠影响呼吸通畅者,应取侧卧位并抬起下颌或采用侧俯卧位,仰卧时放置咽导管等,以改善呼吸道通气情况。④解除支气管痉挛,由于炎症的刺激,常引起支气管痉挛和纤毛运动减弱或消失,导致通气不畅和痰液积聚,故解除支气管痉挛对防治肺部感染甚为重要,严重支气管痉挛时可用氨茶碱或异丙肾上腺素肌内或静脉注射。一般可用雾化吸入。⑤及时清理呼吸道,彻底吸痰对预防颅脑损伤患者肺部感染是极其重要的,可经口腔、鼻腔或气管切开处吸痰。吸痰动作要轻柔,吸痰管自气管深部左右前后旋转,向外缓慢退出,防止因吸力过大或动作过猛造成口腔、气管黏膜损伤,引起出血。⑥纤维支气管镜吸痰和灌洗,主要用于严重误吸、鼻导管不易插入气管、插入气管内吸痰已无效、或已证实大片肺不张时,应尽早行纤维支气管镜吸痰。吸痰过程中要注意无菌操作。吸痰前要先从 X 线胸片了解痰液积聚和肺不张的部位,进行选择性吸引;双侧肺病变时应先吸重的一侧,后吸轻的一侧,防止发绀发生。吸引时间不宜过长,一般不超过 1 分钟。吸痰过程中要进行心电、血压、呼吸和氧饱和度的监测,观察口唇、指甲颜色,遇到心率增快,血压过低或过高,氧饱和度下降明显或发绀严重时应暂停操作,予以大流量面罩吸氧,待情况稳定后重新进行。严重肺部感染患者,即使在纤维支气管镜直视下进行吸痰,有时也难将呼吸道清理干净,此时可采用灌洗方法,将气管插管放入左支气管或右支气管内,注入灌洗液,当患者出现呛咳时,立即向外抽吸。可反复灌洗,左右支气管交替进行,灌洗液中可加入相应的抗生素,目前认为灌洗是治疗严重肺部感染的有效措施。⑦气管切开,颅脑损伤患者咳嗽反应差,如出现误吸、呼吸道梗阻、气管内分泌物增多而排出不畅,或合并颅面伤、颅底骨折及昏迷或预计昏迷时间长的患者,均应尽早行气管切开。气管切开及时能有效解除呼吸道梗阻,易于清除下呼吸道分泌物阻塞,减少通气无效腔,改善肺部通气功能,保证脑组织供氧,对减轻脑水肿和防治肺部感染具有积极重要作用。

(2)加强营养支持治疗,提高机体免疫力:颅脑损伤患者基础代谢率升高,能量消耗增加,蛋白分解利用大于合成,呈低蛋白血症、负氮平衡状态,营养不良可以导致机体免疫力降低。因此,对颅脑损伤患者应采用高热量、高蛋白营养支持治疗,可采用胃肠道内营养和胃肠道外营养两种方式予以补充,必要时应给予输新鲜血及血液制品等支持,同时注意维持水电解质和酸碱平衡。

(3)抗生素的应用:正确及时地选用抗生素,是肺部感染治疗成功的关键。由于颅脑损伤合并肺部感染的致病菌株不断增多,菌群复杂,毒力和侵袭力强的致病菌表现为单纯感染,而毒力和侵袭力弱的致病菌则以混合感染的形式存在。因此,临床用药宜根据细菌敏感试验。在早期尚无药敏试验之前,可根据经验用药。采用足量针对性强的抗生素,严重的混合感染应采用联合用药。临床资料显示,颅脑损伤合并肺部感染的主要病原菌为革兰阴性杆菌,其病死率高达70%。颅脑损伤合并肺部感染诊断一旦明确,经验性给药应选用广谱抗菌力强的抗生素,如第 2 代或第 3 代头孢菌素类药物或氟喹诺酮类。在经验性给药后 48 小时内必须密切观察患者病情,注意症状、体征、体温的变化,痰的性状和数量增减等,以评估患者病情是否好转,同时行必要的痰涂片、细菌培养及药敏试验或其他有助于病因学确诊的检查,为进一步更有效治疗提供依据。治疗中,患者体温持续不退,肺部感染症状体征及 X 线胸片检查无改善,应考虑是否存在混合感染、二重感染及抗药性病原菌。应根据反复呼吸道分泌物的培养结果,调整抗生素种类和剂量,或采用联合用药,以便达到最佳的治疗效果。抗生素的使用时间应该根据肺部感染的性质和轻重而定,不能停药太早,但也不宜长期用药。一般情况下,体温维持在正常范围 5 天左右,外周血白细胞计数已在正常范围,临床肺部感染症状体征消失者,即可考虑停药。对于严重感染、机体免疫功能低下者,疗程应适当延长。

2.上消化道出血

上消化道出血是颅脑损伤的常见并发症,文献报道其发生率为 16%～47%,多见于下丘脑损伤、脑干损伤、广泛脑挫裂伤及颅内血肿等重症患者,对患者的生命有很大威胁。

(1)预防性措施：①积极治疗原发性病变，如降低增高的颅内压，纠正休克，维持正常血氧浓度，保持水电解质及酸碱平衡等措施，解除机体的持续应激状态。②早期留置胃管，抽吸胃液及观察其性状，有利于早期发现和及时处理。③应用抗酸药物。严重颅脑损伤尤其有下丘脑损伤时，可预防性应用如氢氧化铝凝胶、雷尼替丁或法莫替丁，抑制胃酸分泌，提高胃液 pH，减轻胃肠黏膜损害。④维持能量代谢平衡，予以静脉高价营养，纠正低蛋白血症，给予大剂量维生素 A，有助于胃黏膜的再生修复。⑤减少使用大剂量肾上腺皮质激素及阿司匹林等诱发应激性溃疡的药物。

(2)非手术治疗：①密切观察病情，注意血压、脉搏及呕血或黑便的数量。②持续胃肠减压，吸尽胃液及反流的胆汁，避免胃扩张。③停用肾上腺皮质激素。④应用维生素 K、酚磺乙胺、巴曲酶、凝血因子Ⅰ及抗纤维蛋白溶解药等止血药物。⑤建立通畅的静脉通道，对大出血者应立即输血，进行抗休克治疗。⑥抗酸止血治疗，通过中和胃酸、降低胃液 pH 或抑制胃液分泌，达到抗酸止血目的。常用药物包括氢氧化铝凝胶、西咪替丁、雷尼替丁、法莫替丁、奥美拉唑、生长抑素等。⑦局部止血治疗，胃管注入冰盐水去甲肾上腺素液（去甲肾上腺素 6～8 mg 溶于100 mL等渗冰盐水中），每 4～6 小时可重复使用 1 次。⑧内镜止血治疗，可经内镜注射高渗盐水、肾上腺素混合液或注射医用99.9％纯乙醇，使血管收缩，血管壁变性及血管腔内血栓形成而达到止血目的；或经内镜通过激光、高频电凝、热探头及微波等热凝固方式，起到有效的止血作用；也可通过内镜活检管道将持夹钳送入胃腔，直视下对出血部位进行钳夹止血，适用于喷射性小动脉出血。⑨选择性动脉灌注血管紧张素，经股动脉插管，将导管留置于胃左动脉，持续灌注血管紧张素，促使血管收缩，达到止血目的。

(3)手术治疗：部分患者出血量大或反复出血，经非手术治疗无效，应考虑行手术治疗。可根据情况选择全胃切除、胃部分切除、幽门窦切除加迷走神经切除或幽门成形加迷走神经切除等手术方式。

3.急性肾衰竭（ARF）

颅脑损伤出现急性肾衰竭是一严重的并发症，其病情发展快，对机体危害大，如处理不当，可导致严重后果。

(1)预防性措施：①消除病因，积极抗休克，控制感染，及时发现和治疗弥散性血管内凝血，积极治疗脑损伤，清除颅内血肿，防治脑水肿，避免神经源性肾衰竭的发生。②及时纠正水、电解质失衡，对颅脑损伤患者，要补充适量的含钠盐溶液，避免过分脱水，维持有效循环血量，改善和维护肾小管功能和肾小球滤过率，减少肾衰竭的发生。③减轻肾脏毒性损害作用，避免或减少使用对肾脏有损害的抗生素及其他药物（如氨基糖苷类抗生素）；积极碱化尿液，防止血红蛋白在肾小管内形成管型；对已有肾功能损害者，减少或停用甘露醇降颅内压，改用甘油果糖或呋塞米注射液，可取得同样降颅压效果；积极控制感染消除内毒素的毒性作用。④解除肾血管痉挛，减轻肾缺血，休克患者伴有肾衰竭时，不宜使用易致肾血管收缩的升压药物（如去甲肾上腺素等）；如补充血容量后仍少尿，可用利尿合剂或扩血管药物（如多巴胺）以解除肾血管痉挛。

(2)少尿或无尿期的治疗：①严格控制液体入量，准确记录 24 小时液体出入量，包括显性失水、隐性失水及内生水，按"量出为入，宁少勿多"的原则进行补液。②控制高钾血症，高血钾是急性肾衰竭的危险并发症，可引起严重心律失常，威胁患者生命。因此，必须每天 1 或 2 次监测血清钾离子浓度及心电图变化，及时处理。措施包括禁用钾盐，避免使用含钾离子的药物（青霉素钾盐）、陈旧库存血及控制含钾离子饮食的摄入；彻底清创，减少创面坏死和感染引起的高血钾；

积极预防和控制感染,纠正酸中毒,防治缺氧和血管内溶血;供给足够热量,减少蛋白质分解;高渗葡萄糖液加胰岛素静脉滴注,使钾离子转移至细胞内;5%碳酸氢钠对抗钾离子对心脏的毒性作用;应用阳离子交换树脂,每次15 g,口服,每天3次;对抗心律失常;钙剂能拮抗钾离子的抑制心脏作用和兴奋、加强心肌收缩作用,减轻钾离子对心脏的毒性作用。③纠正酸中毒,可根据患者情况给予11.2%乳酸钠,5%碳酸氢钠或7.2%三羟甲基氨基甲烷溶液,每次100~200 mL静脉滴注。④供给足够热量,减少蛋白分解,采用低蛋白、高热量、高维生素饮食,减少机体蛋白质的分解,减轻氮质血症及高血钾。同时应用促进蛋白质合成的激素苯丙酸诺龙或丙酸睾酮。⑤防治感染,患者应适当隔离,注意口腔、皮肤及会阴部的护理。在应用抗生素控制感染时,应考虑药物半衰期在肾功能不全时的延长因素,适当减少用药剂量及用药次数,避免引起肾脏毒性反应或选用对肾脏无毒性损害的抗菌药物。⑥透析治疗,随着透析设备的普及及技术上的提高,对急性肾衰竭患者,近年多主张早期进行透析治疗,对减轻症状、缩短病程、减少并发症和争取良好预后有着重要意义;对防治水中毒、高钾血症及其他电解质紊乱、消除体内代谢毒物或产物、纠正酸中毒、改善全身症状等都有肯定作用。

(3)多尿期的治疗:急性肾衰竭进入多尿期,病情初步好转,患者的尿量明显增加,体内电解质特别是钾离子大量丢失,需积极补充入量,以防止细胞外液的过度丧失造成缺水,补液量以每天出量的1/3~1/2为宜,每天根据电解质测定结果,来决定补充适量的钾盐、钠盐,以维持水、电解质的平衡。同时要补充足够的维生素,逐步增加蛋白质的摄入,以保证组织修复的需要,积极治疗感染,预防并发症的发生,纠正贫血,使患者迅速康复。

(4)恢复期的治疗:此期患者仍十分虚弱,还应加强支持治疗,增强抗病能力;定期复查肾功能,避免使用损害肾脏的药物,注意休息,积极治疗原发病,促进肾功能的完全恢复。

二、急性与亚急性硬脑膜外血肿

在颅脑损伤中,硬脑膜外血肿占30%左右,可发生于任何年龄,但以15~30岁的青年比较多见。小儿则很少见,可能因小儿的脑膜中动脉与颅骨尚未紧密靠拢有关。血肿好发于幕上半球的凸面,绝大多数属于急性,亚急性型者少见,慢性型者更为少见。现在主要讨论急性与亚急性硬脑膜外血肿的内容。

(一)出血来源与血肿位置

1.出血来源

(1)脑膜中动脉:最为常见的动脉破裂出血点。脑膜中动脉经棘孔进入颅腔后,沿脑膜中动脉沟走行,在近翼点处分为前后两支,当有骨折时,动脉主干及分支可被撕破出血,造成硬脑膜外血肿。脑膜中动脉的前支一般大于后支,骨沟也较深,故前支较后支更容易遭受损伤,发生血肿的机会也更多,而且血肿形成的速度也更快。

(2)静脉窦:骨折若发生在静脉窦附近,可损伤颅内静脉窦引起硬脑膜外血肿,血肿多发生在矢状窦和横窦,通常位于静脉窦的一侧,也可跨越静脉窦而位于其两侧,称骑跨性血肿。

(3)脑膜中静脉:与脑膜中动脉伴行,较少损伤,出血较缓慢,容易形成亚急性或慢性血肿。

(4)板障静脉或导血管:颅骨板障内有网状的板障静脉和穿通颅骨的导血管。骨折时出血,流入硬脑膜外间隙形成血肿,系静脉性出血,形成血肿较为缓慢。

(5)脑膜前动脉和筛动脉:是硬脑膜外血肿出血来源中少见的一种,发生于前额部和颅前窝颅底骨折时,出血缓慢,易漏诊。

此外,少数病例并无骨折,可能是外力造成颅骨与硬脑膜分离,以致硬脑膜表面的小血管撕裂,此类血肿形成亦较缓慢。

2.血肿位置

硬脑膜外血肿最多见于颞部区、额顶区和颞顶区。近脑膜中动脉主干处的出血,血肿多在颞区,可向额区或顶区扩展;前支出血,血肿多在额顶区;后支出血,则多在颞顶区;由上矢状窦出血形成的血肿则在它的一侧或两侧;横窦出血形成的血肿多在颅后窝或同时发生在颅后窝与枕区。脑膜前动脉或筛动脉所形成的血肿则在额极区或额叶底区。

(二)临床表现

1.症状与体征

(1)颅内压增高:由于血肿形成造成颅内压增高,患者在中间清醒期内,颅内压增高症更为明显,常有剧烈头痛、恶心、呕吐、血压升高、呼吸和脉搏缓慢等表现,并在再次昏迷前患者出现躁动不安。

(2)意识障碍:一般情况下,因为脑原发性损伤比较轻,伤后原发性昏迷的时间较短,多数出现中间清醒或中间好转期,伤后持续性昏迷者仅占少数。中间清醒或中间好转时间的长短,与损伤血管的种类及血管直径的大小有密切关系。大动脉出血急剧,可在短时间内形成血肿,其中间清醒期短,再次昏迷出现较早,多数在数小时内出现。个别严重者或合并严重脑挫裂伤,原发性昏迷未恢复,继发性昏迷又出现,中间清醒期不明显,酷似持续性昏迷。此时,与单纯的严重脑挫裂伤鉴别困难。但可详细了解伤后昏迷过程,如发现昏迷程度有进行性加重的趋势,应警惕有颅内血肿的可能。

(3)神经损害症状与体征:硬脑膜外血肿多发生在运动区及其附近,可出现中枢性面瘫、偏瘫及运动性失语等;位于矢状窦的血肿可出现下肢单瘫;颅后窝硬脑膜外血肿出现眼球震颤和共济失调等。

(4)脑疝症状:当血肿发展很大,引起小脑幕切迹疝时,则出现 Weber 综合征,即血肿侧瞳孔散大,对光反射消失,对侧肢体瘫痪,肌张力增高,腱反射亢进和病理反射阳性。此时伤情多发展急剧,短时间内即可转入脑疝晚期,有双瞳散大、病理性呼吸或去皮质强直等表现。如抢救不及时,即将引起严重的脑干损害,导致生命中枢衰竭而死亡。

2.影像学检查

(1)颅骨 X 线检查:颅骨骨折发生率高,硬脑膜外血肿患者约有 95% 显示颅骨骨折,绝大多数发生在着力部位。以线形骨折最多,凹陷骨折少见。骨折线往往横过脑及脑膜血管沟或静脉窦。

(2)CT 或 MRI 检查:对重症患者应作为首选检查项目,不仅能迅速明确诊断,缩短术前准备时间,而且可显示血肿发生的位置,为手术提供准确部位。一般而言,CT 的阳性发现在急性期优于 MRI。

(3)脑血管造影:在无 CT 设备时,如病情允许可行脑血管造影检查,在血肿部位显示典型的双凸形无血管区,并有中线移位等影像,在病情危急时,应根据受伤部位、局灶神经症状、体征及 X 线颅骨平片征象果断进行血肿探查和清除术。

(三)手术技术

1.适应证

(1)伤后有明显的中间清醒期,骨折线经过血管沟或静脉窦,伴有明显脑受压症状和/或出现一侧肢体功能障碍及早期钩回疝综合征者。

(2)头颅 CT 检查,颅内有较大的血肿,中线明显移位者。

(3)经钻孔探查证实为硬脑膜外血肿者。

2.禁忌证

(1)双侧瞳孔散大,自主呼吸停止1小时以上,经积极的脱水、降颅内压治疗无好转,处于濒死状态者。

(2)患者一般状态良好,CT检查见血肿量较小,且无明显脑受压症状者,在严密观察病情变化情况下,可先行非手术治疗。

3.术前准备

(1)麻醉:一般麻醉方法多采用气管插管全身麻醉,部分患者也可在局部麻醉下进行。可根据血肿部位。应采用相应的体位。

(2)术前认真采集病史,进行全身体格检查和神经系统检查,阅读辅助检查资料,明确诊断,讨论手术方案。

(3)向患者家属交代病情、手术必要性、危险性及可能发生的情况,以求理解。

(4)剃光全部头发,头皮清洗、消毒后用无菌巾包扎。

(5)备血及术前、麻醉前用药。

4.手术入路与操作

如图4-3所示。

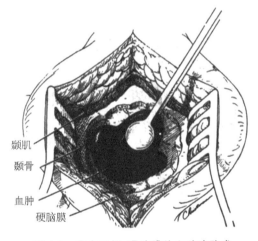

图 4-3　骨窗开颅,硬脑膜外血肿清除术

(1)皮瓣的大小依血肿大小而定,切口一般为马蹄形,基底部较宽。以保证有充足的血液供应。

(2)按常规行皮瓣、肌骨瓣或游离骨瓣开颅,部分患者可行骨窗开颅,开瓣大小要充分,以能全部或大部暴露血肿范围为宜。

(3)翻开骨瓣后可见到血肿,血肿多为暗红色血细胞凝集块,附着在硬脑膜外,可用剥离子或脑压板轻轻将血肿自硬脑膜上游剥离下来,亦可用吸引器将其吸除。血肿清除后如遇到活动小血,应仔细寻找出血来源,探明损伤血管后,应将其电凝或用丝线贯穿结扎,以期彻底止血。位于骨管内段的脑膜中动脉破裂时,可采用骨蜡填塞骨管止血处理。如上矢状窦或横窦损伤,可覆盖吸收性明胶海绵压迫止血,出血停止后可于静脉窦损伤处,用丝线缝合对吸收性明胶海绵加以固定。对硬脑膜表面的小血管渗血,要一一予以电凝,务求彻底止血。

(4)血肿清除、彻底止血后,应沿骨瓣周围每隔2～3 cm,用丝线将硬脑膜与骨膜悬吊缝合。

如仍存有渗血处,须在硬脑膜与颅骨内板之间放置吸收性明胶海绵止血。对骨瓣较大者,应根据骨瓣大小,于骨瓣上钻数个小孔。做硬脑膜的悬吊,尽量消灭无效腔。

(5)硬脑膜外放置引流,回复骨瓣,缝合切口各层。

5.术中注意事项

(1)在清除血肿过程中,如残留薄层血块与硬脑膜紧密粘连,且无活动出血时,不必勉强剥离,以免诱发新的出血。

(2)血肿清除后,如果发现硬脑膜张力很高,脑波动较弱,硬脑膜下方呈蓝色,说明硬脑膜下可能留有血肿,应切开硬脑膜进行探查,如发现有血肿,则按硬脑膜下血肿继续处理。如未见硬脑膜下有血肿并排除邻近部位的脑内血肿时,提示可能在远隔部位存在血肿,应行 CT 复查或钻孔探查,以免遗漏血肿。

(3)如果血肿清除后,受压的脑部不见膨起回复,已无波动,多因脑疝未能复位所致。可将床头放低,行腰椎穿刺,向内注入生理盐水 20~30 mL,常能使脑疝复位,脑即逐渐膨起。若仍处于塌陷状态不见膨起,可经颞叶下面轻轻上抬钩回使之复位,或切开小脑幕游离缘,解除钩回的嵌顿。

(4)特殊紧急情况下,为争取抢救时间,可采取骨窗开颅清除血肿,但术后遗留有颅骨缺损,需后期修补。

6.术后处理

术后处理方面与一般开颅术后处理相同,但出现下列 3 种情况应予特殊处理。

(1)脑疝时间较长,年老体弱,或并发脑损伤较重,脑疝虽已恢复,但估计意识障碍不能在短时间内恢复者,宜早期行气管切开术,保持呼吸道通畅。

(2)对继发严重脑干损伤,术后生命体征不平稳。可采用人工呼吸机辅助呼吸,必要时进行冬眠低温疗法。

(3)对重症患者,如条件许可,应收入重症监护病房,进行监护。

(四)并发症及其防治

除一般颅脑损伤与开颅术后常易发生的并发症外,尤应注意:①术后应严密观察病情变化,发现复发血肿及迟发性血肿,应及时处理;②应妥善控制继发性脑肿胀和脑水肿;③重症患者可并发上消化道出血,术后早期应加以预防;④长期昏迷患者易发生肺部感染,水、电解质平衡紊乱,下丘脑功能紊乱,营养不良,压力性损伤等。在加强护理措施的同时,及时予以相应的处理;⑤出院后应于 3 个月内进行随访调查,以了解手术效果和可能存在的颅内并发症(见图 4-4)。

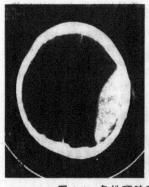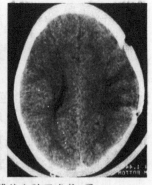

图 4-4　急性硬脑膜外血肿手术前、后

CT 扫描显示血肿已获清除,但术后局部仍有轻度水肿

三、慢性硬脑膜外血肿

(一)概述

慢性硬脑膜外血肿较少见,指伤后 3 周以上出现血肿者。一般而言,伤后 13 天以上,血肿开始有钙化现象即可作为慢性血肿的诊断依据。

慢性硬脑膜外血肿的转归与硬脑膜下血肿不同,通常在早期血细胞凝集块状,后期在局部硬脑膜上形成一层肉芽组织,这些肉芽组织可在 CT 上显示。仅有少数慢性血肿形成包膜及中心液化,但为时较久,一般约需 5 周。临床上可发现少数迟发性硬脑膜外血肿,即首次 CT 扫描时无明显影像异常,但在相隔几小时甚至十多天之后再次 CT 扫描时,才发现血肿,这是指血肿的期龄或病程的急缓。此外,整个硬脑膜外血肿的 5%～22%,男性青年较多,原因可能是患者头部外伤时存在硬脑膜的出血源,但因伤后脑组织水肿、其他与此形成的血肿及某些引起颅内压增高的因素,形成了填塞效应而对出血源有压迫作用。但继后来采用过度换气、强力脱水、控制脑脊液漏、清除颅内血肿及手术减压等措施,或因全身性低血压的影响使颅内高压迅速降低,突然失去了填塞效应,故而造成硬脑膜自颅骨剥离,遂引起迟发性硬脑膜外血肿。

(二)临床表现

1.症状与体征

以青年男性为多见,好发部位与急性或亚急性硬脑膜外血肿相似,多位于额区、顶区、枕区等处,位于颞区较少。临床出现慢性颅内高压症状,也可出现神经系统阳性体征,如意识障碍、偏瘫、瞳孔异常或眼部症状等。

2.影像学检查

(1)慢性硬脑膜外血肿的诊断有赖影像学检查。绝大多数患者有颅骨骨折,骨折线往往穿越硬脑膜血管压迹或静脉窦。

(2)CT 扫描表现典型,见位于脑表面的梭形高密度影,周界光滑,边缘可被增强,偶见钙化。

(3)MRI 扫描 T_1 和 T_2 加权图像上均呈边界锐利的梭形高信号区。

(三)手术技术

1.适应证

对已有明显病情恶化的患者,应及时施行手术治疗。除少数血肿发生液化,包膜尚未钙化者,可行钻孔冲洗引流之外,其余大多数患者须行骨瓣开颅清除血肿,达到暴露充分与不残留颅骨缺损的目的,同时,利于术中查寻出血点和施行止血操作。

2.禁忌证

对个别神志清楚、症状轻微、没有明显脑功能损害的患者,亦有人采用非手术治疗,在 CT 监护下任其自行吸收或机化。

术前准备、手术入路与操作、术中注意事项、术后处理与并发症及其防治与急性、亚急性硬脑膜外血肿处理基本相同。

四、急性与亚急性硬脑膜下血肿

(一)概述

硬脑膜下血肿可分为急性、亚急性和慢性 3 种。急性、亚急性硬脑膜下血肿在闭合性颅脑损伤中占 5%～6%,在颅内血肿中占 50%～60%,为颅内血肿中最常见者,也是颅脑伤患者死亡的主要原因之一。

急性和亚急性硬脑膜下血肿与脑挫裂伤的关系密切,多发生在减速性损伤。大多数血肿的出血来源为脑皮质的静脉和动脉。血肿常发生在着力部位的脑凸面、对冲部位或着力部位的额、颞叶底区和极区,多与脑挫裂伤同时存在,其实为脑挫裂伤的一种并发症,称复合性硬脑膜下血肿。复合性硬脑膜下血肿受继发性脑水肿所引起的颅内压升高的限制,出血量多不大,多局限在挫裂伤部位,与挫伤的脑组织混杂在一起。当然,如脑挫裂伤和脑水肿不重,也可形成较大的血肿。另一种比较少见的称单纯性硬脑膜下血肿。由于桥静脉在经硬脑膜下隙的一段被撕裂或静脉窦本身被撕裂。血肿常分布于大脑凸面的较大范围,以位于额顶区者多见。如回流到矢状窦的桥静脉或矢状窦被撕裂,血肿除位于大脑凸面外,也可分布于两大脑半球间的纵裂内;如果回流到横窦或岩上窦的脑底区静脉撕裂,则血肿也可位于脑底区。单纯性硬脑膜下血肿伴有的原发性脑损伤多较轻,出血量一般较复合型者为多,如及时将血肿清除,多可获得良好的效果。

(二)临床表现

1.症状与体征

临床表现是在脑挫裂伤症状的基础上又加上脑受压的表现。

(1)意识障碍:复合性硬脑膜下血肿临床表现与脑挫裂伤相似,有持续性昏迷,或意识障碍的程度逐渐加重,有中间清醒期或中间好转期者较少,如果出现,时间也比较短暂。单纯性或亚急性硬脑膜下血肿由于出血速度较慢,多有中间清醒期。因此,在临床上,对伴有较重脑挫裂伤的伤员,在观察过程中如发现意识障碍加重时,应考虑有血肿存在的可能。

(2)瞳孔改变:由于病情进展迅速,复合性血肿多很快出现一侧瞳孔散大,而且由于血肿增大,对侧瞳孔亦散大;单纯性或亚急性血肿的瞳孔变化多较慢。

(3)偏瘫:主要有3种原因。伤后立即出现的偏瘫是脑挫裂伤所致;由于小脑幕切迹疝所致的偏瘫,在伤后一定时间才出现,常同时出现一侧瞳孔散大和意识进行性障碍;颅内血肿压迫运动区,也在伤后逐渐出现,一般无其他脑疝症状,瘫痪多较轻。复合性血肿时,上述3种原因均可存在,而单纯性血肿则主要为后两种原因。

(4)颅内压增高和脑膜刺激症状:出现头痛、恶心、呕吐、躁动和生命体征的变化,颈强直和克氏征阳性等脑膜刺激症状也比较常见。

(5)其他:婴幼儿血肿时,可出现前囟隆起,并可见贫血,甚至发生休克。

2.影像学检查

(1)主要依靠CT扫描,既可了解脑挫裂伤情况,又可明确有无硬脑膜下血肿。

(2)颅骨X线平片检查发现有半数患者可出现骨折,但定位意义没有硬脑膜外血肿重要,只能用作分析损伤机制的参考。

(3)磁共振成像(MRI)不仅能直接显示损伤程度与范围,同时对处于CT等密度期的血肿有独到的效果,因红细胞溶解后高铁血红蛋白释出,T_1、T_2加权像均显示高信号,故有其特殊优势。

(4)脑超声波检查或脑血管造影检查,对硬脑膜下血肿亦有定侧或定位的价值。

(三)手术技术

1.适应证

(1)伤后意识无明显的中间清醒期,表现有明显脑受压症状和/或出现一侧肢体功能障碍者。

(2)伤后意识进行性加重,出现一侧瞳孔散大等早期脑疝症状者。

(3)头颅CT检查示颅内有较大血肿和/或伴有脑挫裂伤,中线明显移位者。

（4）经钻孔探查证实为硬脑膜下血肿者。

2.禁忌证

（1）意识处于深昏迷，双侧瞳孔散大，去皮质强直，自主呼吸停止1小时以上，经积极的脱水、降颅压治疗无好转，处于濒死状态者。

（2）患者一般状态良好，CT检查见血肿量较小和/或伴有局灶性脑挫裂伤，且无明显脑受压症状，中线移位不明显者，在严密观察病情变化情况下，可先行非手术治疗。

3.术前准备

（1）麻醉：一般麻醉方法多采用气管插管全身麻醉，部分患者也可在局部麻醉下进行。可根据血肿部位，应采用相应的体位。

（2）术前认真采集病史，进行全身体格检查和神经系统检查，阅读辅助检查资料，明确诊断，讨论手术方案。

（3）向患者家属交代病情、手术必要性、危险性及可能发生的情况，以求理解。

（4）剃去全部头发，头皮清洗、消毒后用无菌巾包扎。

（5）备血及术前、麻醉前用药。

4.手术入路与操作

根据血肿是液体状（多为单纯性硬脑膜下血肿和亚急性硬脑膜下血肿）或固体凝血块（多为复合性硬脑膜下血肿），分别采用钻孔引流或骨瓣开颅两种不同的血肿清除方法。急性硬脑膜下血肿往往与脑挫裂伤和脑内血肿并存，且多位于对冲部位的额叶底区和颞极区，易发生于两侧，故多需采用开颅手术清除血肿。

（1）骨瓣开颅切口：按血肿部位不同，分别采取相应骨瓣开颅。因额叶底和额极的对冲伤最为多见，常采用额颞区骨瓣或双侧前额区冠状瓣开颅，具有手术野显露广泛和便于大范围减压的优点，但其缺点为不能充分显露额极区与颞极区及脑的底面，难以彻底清除上述部位坏死的脑组织，及对出血源止血。对损伤严重者可采用扩大的翼点入路切口，即在发际内起自中线旁3 cm，向后延伸，在顶结节前转向额部，再向前下止于颧弓中点。皮瓣翻向前下，额颞骨瓣翻向颞侧，骨窗的下界平颧弓，后达乳突，前达颞窝及额骨隆突后部。这种切口可以充分显露额叶前中区与其底面、外侧裂、颞极和颞叶底区。有利于清除硬脑膜下血肿及止血，易于清除额极区和颞极底区的挫裂伤灶。如血肿为双侧，对侧亦可采用相同切口（见图4-5）。

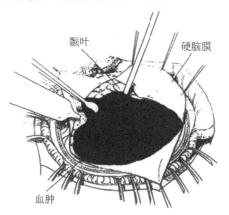

图 4-5　骨瓣开颅，硬脑膜下血肿清除术

（2）钻孔减压：对于脑受压明显，估计颅内压显著升高者，可先在设计的颞区切口线上做小的切开，颅骨钻孔后，切开硬脑膜，清除部分血肿，迅速减轻脑受压。如系两侧血肿，也用同法将对侧血肿放出后再继续扩大开颅完成手术全过程。这样可以避免加重脑移位，防止脑膨出和脑皮质裂伤，及损伤脑的重要结构。

（3）清除血肿：翻开硬脑膜瓣后，先用生理盐水冲洗术野及冲洗出骨瓣下较远部位脑表面的血液，吸除术野内的血块和已挫裂失活的脑组织。对脑皮质出血用积极电凝耐心细致地加以止血。然后分别从颅前窝底和颅中窝底将额叶和颞叶轻轻抬起，探查脑底面挫裂伤灶。用吸引器清除失活的脑组织，并彻底止血。最后用大量生理盐水冲洗出术野内积血。

（4）减压：应视情况而定。如损伤以出血为主，脑挫裂伤不重，血肿清除后见脑组织已自行塌陷、变软、波动良好者，只需将颞鳞区做适当切除，行颞肌下减压即可；如血肿量不太多，脑挫裂伤较重，血肿清除后仍有明显脑肿胀或出现急性脑膨出，并确已证明无其他部位血肿时，在应用脱水药物的同时将额极区和颞极区做适应切除，并弃去骨瓣，行颅内外减压术，否则，术后严重的脑水肿和脑肿胀常常导致脑疝或脑干功能衰竭，患者难免死亡。

（5）关颅：用生理盐水冲洗伤口内积血，用过氧化氢（双氧水）和电凝彻底止血后，将硬脑膜边缘缝在颞肌上，伤灶处置一引流，分层缝合切口。

5.术中注意事项

（1）在翻开骨瓣切开硬脑膜时，要特别注意观察，如果硬脑膜很紧张，脑压很高，最好用宽的脑压板经硬脑膜的小切口伸入硬脑膜下将脑皮质轻轻下压，然后迅速将硬脑膜切口全部剪开，以免在切开硬脑膜的过程中，严重肿胀的脑组织由较小的切口中膨出，造成脑皮质裂伤。

（2）在清除血肿过程中，要特别注意多血管的活动出血。必须耐心细致地探查，避免遗漏并逐一加以电凝止血。

（3）对已挫伤失活的脑组织，必须彻底清除，否则术后脑水肿和颅内压增高难以控制。

6.术后处理

与一般颅脑损伤及开颅术后处理相同，但出现下列3种情况应予特殊处理。

（1）年老体弱，脑疝形成时间较长，原发脑损伤较重，虽经积极治疗脑疝已回复，但估计意识障碍不能在短时间内恢复者，宜早期行气管切开术，保持呼吸道通畅。

（2）对继发严重脑干损伤，术后生命体征不平稳，可采用人工呼吸机辅助呼吸，必要时进行冬眠低温疗法。

（3）对重症患者，如条件许可，应收入重症监护病房，进行生命体征及颅内压动态监护。

（四）并发症及其防治

除一般颅脑损伤与开颅术后常易发生的并发症外，尤应注意下列4种情况。①术后应严密观察病情变化，发现复发性血肿及迟发性血肿，应及时处理；②应妥善控制继发性脑肿胀和脑水肿；③重症患者易并发上消化道出血，术后早期应采取相应措施加以预防；④长期昏迷患者易发生肺部感染、下丘脑功能紊乱、营养不良、压力性损伤等，在加强护理措施的同时，应及时予以相应的处理。

五、慢性硬脑膜下血肿

（一）概述

慢性硬脑膜下血肿是指头部伤后3周以上出现症状者。血肿位于硬脑膜与蛛网膜之间，具有包膜。好发于小儿及老年人,占颅内血肿的 10%。占硬脑膜下血肿的 25%。起病隐匿,临床表现多不明显,容易误诊。从受伤到发病的时间,一般在 1～3 个月。

一般将慢性硬脑膜下血肿分为婴幼儿型及成人型。成人型绝大多数都有轻微头部外伤史,老年人额前或枕后着力时,脑组织在颅腔内的移动较大,易撕破脑桥静脉,其次静脉窦、蛛网膜粒等也可受损出血。非损伤性慢性硬脑膜下血肿十分少见,可能与动脉瘤、脑血管畸形或其他脑血管疾病有关。慢性硬脑膜下血肿扩大的原因。可能与患者脑萎缩、颅内压降低、静脉张力增高及凝血机制障碍等因素有关。

婴幼儿慢性硬脑膜下血肿以双侧居多,除由产伤和一般外伤引起外,营养不良、维生素 C 缺乏病、颅内外炎症及有出血性素质的儿童,甚至严重脱水的婴幼儿,也可发生本病。出血来源多为大脑表面汇入上矢状窦的脑桥静脉破裂所致,非外伤性硬脑膜下血肿则可能由全身性疾病或颅内炎症所致的硬脑膜血管通透性改变引起。

(二)临床表现

1.症状与体征

存在很大差异,可将其归纳为 3 种类型。①发病以颅内压增高症状为主者较常见,表现为头痛、呕吐、复视和视盘水肿等,但缺乏定位症状,易误诊为颅内肿瘤;②发病以智力和精神症状为主者,表现为头晕、耳鸣、记忆力和理解力减退,反应迟钝或精神失常等,易误诊为神经官能症或精神病;③发病以神经局灶症状和体征为主者,如出现局限性癫痫、偏瘫、失语等,易与颅内肿瘤混淆。婴幼儿型慢性硬脑膜下血肿,常表现为前囟突出、头颅增大类似脑积水的征象,常伴有贫血等症状。

2.影像学检查

(1)头颅 CT 扫描不仅能从血肿的形态上估计其形成时间。而且能从密度上推测血肿的期龄。一般从新月形血肿演变到双凸形血肿,需 3～8 周,血肿的期龄平均在 3.7 周时呈高密度,6.3 周时呈低密度,至 8.2 周时则为等密度。但对某些无占位效应或双侧慢性硬脑膜下血肿的患者,必要时尚需采用增强后延迟扫描的方法,提高分辨率。

(2)MRI 扫描更具优势,对 CT 呈等密度时的血肿或积液均有良好的图像鉴别。

(三)手术技术

1.适应证

慢性硬脑膜下血肿患者的病史相对较长,血肿体积多逐渐增大,大部分经钻孔冲洗引流的简单手术方法即可治愈,故确诊后有症状者都应手术治疗。

2.禁忌证

(1)血肿量过少,且无颅内压增高和脑压迫症状者可暂不行手术。

(2)血肿已形成厚壁甚至钙化,且患者一般情况不佳,难以耐受血肿切除术者,可视为手术禁忌证。

3.术前准备

(1)麻醉:大部分患者可在局部麻醉下进行。可根据血肿部位,应采用相应的体位。

(2)术前认真采集病史,进行全身体格检查和神经系统检查,阅读辅助检查资料,明确诊断,讨论手术方案。

(3)向患者家属交代病情、手术必要性、危险性及可能发生的情况,以求理解。

(4)剃去全部头发,头皮清洗、消毒后用无菌巾包扎。

(5)备血及术前、麻醉前用药。

4.手术入路与操作

(1)钻孔冲洗引流术:①钻孔冲洗引流法。即在血肿最厚的位置将头皮切一个3～5 mm小口,用骨钻经颅骨钻孔,骨缘周围涂抹骨蜡止血,可见硬脑膜发蓝,电凝硬脑膜外小血管,尖刀"十"字划开硬脑膜,可见暗红色陈旧性血液涌出,待大部血液流出后,放入带侧孔的引流管,用生理盐水反复冲洗,直至流出的液体清亮五色透明为止,保留引流管,将切口缝合,引流管接闭式引流装置,行闭式引流。这种方法简单易行,但遇血肿较大时,冲洗有时不易彻底。②双孔冲洗引流法。于血肿的后上方与前下方各钻1孔。切开硬脑膜后,用2支导管分别置于血肿腔中,用生理盐水反复冲洗,直至流出的液体清亮无色透明为止。然后将前方导管拔出缝合切口,保留后方导管,接闭式引流装置,做闭式引流。

(2)骨瓣开颅血肿切除术:根据血肿的部位,沿血肿边缘做一大型骨瓣开颅,皮瓣呈马蹄形。瓣状切开硬脑膜,向中线翻转;如血肿外侧囊壁与硬脑膜粘连致密不易分离时,可将其一同切开和翻转。从血肿上方内侧开始,逐渐将包膜从脑表面分离后切除。如粘连致密不易分离时可留小片包膜,亦可只将外侧包膜切除。严密止血后,按常规缝合关颅。腔内置引流管引流。

5.术中注意事项

(1)采用钻孔冲洗引流术式时,因骨孔较小,插入的导管不宜过硬,而且手法要轻柔,不可强行插入引流管,避免将导管穿过内侧包膜插入脑内造成脑组织损伤。可将骨孔适当扩大以便插入引流管冲洗引流。

(2)冲洗时避免将空气注入血肿腔,应使冲洗与排液均在密闭条件下进行,以防止空气逸入,形成张力性气颅。如用两管开放冲洗时,应用生理盐水填充残腔将空气排出后再行缝合引流。

(3)采用单孔冲洗引流法冲洗较大血肿时,应将引流管更换不同方向冲洗,尽量避免遗留残血。

(4)采用开颅清除血肿术时,提倡在手术显微镜下施行,可以使止血更为彻底,脑组织损伤轻微。

6.术后处理

(1)除一般常规处理外,可将床脚垫高,早期补充大量液体(每天3 500～4 000 mL),避免低颅压,利于脑复位。

(2)记录每24小时血肿腔的引流量及引流液的颜色,如引流量逐渐减少且颜色变淡,表示脑已膨胀,血肿腔在缩小,3天后即可将引流管拔除。如颜色为鲜红,多示血肿腔内又有出血,应及时处理。

(四)并发症及其防治

1.脑损伤

脑损伤因放置引流管时操作技术不当而引起,应仔细操作。

2.张力性气颅

张力性气颅发生原因及防止办法已如前述。

3.硬脑膜下血肿

硬脑膜下血肿多为血肿包膜止血不彻底所致,或血肿抽吸后颅内压急剧下降引起桥静脉的撕裂,应及时再次手术处理。

4.硬脑膜外血肿

硬脑膜外血肿多为钻孔时硬脑膜与颅骨间的血管被剥离撕裂引起出血,出血后又使剥离不断扩大,应及时开颅将血肿清除。

六、脑内血肿

(一)概述

外伤性脑内血肿指外伤后发生在脑实质内的血肿。它常与枕部着力的额、颞区对冲性脑挫裂伤并存,也可由着力部位凹陷骨折所致。在闭合性脑损伤中其发生率为 0.5%～1%。外伤性脑内血肿多数属于急性,少数为亚急性。一般分为浅部与深部两型,前者又称复合型脑内血肿,后者又称单纯型脑内血肿,临床上以浅部血肿较多见。浅部血肿多由于挫裂伤的脑皮质血管破裂出血所引起,因此在血肿表面常可有不同程度的脑挫裂伤,时常与急性硬脑膜下血肿同时存在,一般而言,血肿多位于额叶和颞叶前区靠近脑底的部位;深部血肿多位于脑白质内,是脑深部血管破裂出血所致,可向脑室破溃造成脑室内出血,脑表面无明显损伤或仅有轻度挫伤,触诊可有波动感。

(二)临床表现

1.症状与体征

脑内血肿与伴有脑挫裂伤的复合性硬脑膜下血肿的症状极为相似,常出现以下症状与体征。

(1)颅内压增高和脑膜刺激症状:头痛、恶心、呕吐、生命体征的变化等均比较明显。部分亚急性或慢性脑内血肿,病程较为缓慢,主要表现为颅内压增高,眼底检查可见视盘水肿。

(2)意识改变:伤后意识障碍时间较长,观察中意识障碍程度多逐渐加重,有中间清醒期或中间好转期者较少。因脑内血肿常伴有脑挫裂伤或其他类型血肿,伤情变化多较急剧,可很快出现小脑幕切迹疝。

(3)多数血肿位于额叶、颞叶前区且靠近其底面,常缺乏定位体征,位于运动区附近的深部血肿,可出现偏瘫、失语和局限性癫痫等。

2.影像学检查

(1)头颅 CT 扫描:90%以上急性期脑内血肿可显示高密度团块,周围有低密度水肿带;2～4 周时血肿变为等密度,易于漏诊;至 4 周以上时则呈低密度。应注意发生迟发性脑内血肿,必要时应复查头颅 CT 扫描。

(2)紧急情况下可根据致伤机制分析或采用脑超声波定侧,尽早在颞区或可疑的部位钻孔探查,并行额叶及颞叶穿刺,以免遗漏脑内血肿。

(三)手术技术

1.适应证

(1)CT 诊断明确,颅内压增高或局灶症状明显者。

(2)伤后持续昏迷,出现一侧瞳孔散大或双侧瞳孔散大,经积极的脱水和降颅压治疗一侧瞳孔回缩者。

(3)硬脑膜下或硬脑膜外血肿清除后颅内压仍高,脑向外膨出或脑皮质有限局性挫伤,触诊有波动者。

(4)血肿位于重要功能区深部,经穿刺吸引后,血肿无减少,颅内压增高不见改善者。

2.禁忌证

(1)单纯型脑内血肿,血肿量较小,且无颅内压增高或仅轻度增高者。

(2)经穿刺吸引后,血肿已缩小不再扩大,颅内压增高已改善者。

(3)意识处于深昏迷,双侧瞳孔散大,去皮质强直,自主呼吸停止,经积极的脱水、降颅压治疗无好转,自主呼吸无恢复,处于濒死状态者。

3.术前准备

(1)多采用气管插管全身麻醉,钻孔引流手术可采用局部麻醉,根据血肿部位不同,采用适当体位。

(2)术前认真采集病史,进行全身体格检查和神经系统检查,阅读辅助检查资料,明确诊断,讨论手术方案。

(3)向患者家属交代病情、手术必要性、危险性及可能发生的情况,以求理解。

(4)剃去全部头发,头皮清洗、消毒后用无菌巾包扎。

(5)备血及术前、麻醉前用药。

4.手术入路与操作

(1)开颅脑内血肿清除术:选择血肿距表面最近且避开重要功能区处骨瓣开颅,翻开骨瓣时,如遇硬脑膜外或硬脑膜下有血肿时应先行清除。剪开硬脑膜后,检查脑表面有无挫伤,在挫伤重的位置常常可发现浅部的脑内血肿。如看不到血肿,可选择挫伤处为穿刺点,先行电凝脑表回小血管,然后用脑室针逐渐向脑内穿刺确定血肿位置。如脑表面无挫伤,则按 CT 确定的血肿方向在非功能区的脑回上选择穿刺点进行穿刺。确定深部脑内血肿的位置后,电凝脑表面小血管,切开 2~3 cm 的脑皮质,然后用脑压板和吸引器按穿刺的方向逐渐向脑深部分离,直达血肿腔内。探及血肿后,直视下用吸引器将血肿吸除,如有活动性出血予以电凝止血。对软化、坏死的脑组织也要一并清除。彻底止血后,血肿腔内置引流管,关闭切口。如脑组织塌陷,脑波动恢复良好,脑压明显降低,可缝合硬脑膜,还纳骨瓣,逐层缝合头皮关颅;如脑组织仍较膨隆,脑张力较高,可不缝合硬脑膜,去骨瓣减压,逐层缝合头皮关颅。

(2)脑内血肿钻孔穿刺术:适用于血肿已液化,不伴有严重脑挫裂伤及脑膜下血肿的患者。对虽未液化或囊性变,但并无颅内高压或脑受压表现的深部血肿,特别是脑基底核或脑干内的血肿,一般不考虑手术,以免增加神经功能损伤。手术方法:根据脑内血肿的定位,选择非功能区又接近血肿的部位切开头皮长 2~3 cm,颅骨钻孔,孔缘涂抹骨蜡止血。电凝硬脑膜仁的血管,硬脑膜“十”字形切开,电凝脑回表面的血管,选择适当的脑针,按确定的部位,缓缓刺入,达到预定的深度时,用空针抽吸观察。证实到达血肿后,如果颅内压高,可自任血肿积液流出,然后用空针轻轻抽吸,负压不可过大。排除部分血肿积液后,即可抽出脑穿刺针,按脑穿刺针的深度,改用软导管插入血肿腔,用生理盐水反复冲洗,直至冲洗液变清亮为止。留置导管经穿刺孔引出颅外,接闭式引流装置,术后持续闭式引流,持续引流期间,在严格无菌操作下,可经引流管注入尿激酶溶解固态血块,加强引流效果。

5.术中注意事项

(1)清除脑深部血肿时,脑皮质切口应选择非功能区和距脑表面最近的部位,不宜过大,以免加重脑损伤。

(2)提倡在手术显微镜下进行手术,以期止血彻底,脑损伤轻微。

(3)在处理接近脑组织的血肿时,应减轻吸引力,以防出现新的出血和加重脑的损伤。对与脑组织粘连较紧的血块不必勉强清除,以防引发新的出血。

(4)钻孔穿刺冲洗时,应避免将空气带入血肿腔。

6.术后处理

(1)对原发脑损伤较重,估计意识障碍不能在短时间内恢复者,应早期行气管切开术,保持呼吸道通畅。

(2)对继发严重脑干损伤,术后生命体征不平稳,可采用人工呼吸机辅助呼吸,在密切观察病情的前提下,可行冬眠低温疗法。

(3)对重症患者,如条件许可,应收入重症监护病房,进行生命体征及颅内压动态监护。

(四)并发症及其防治

(1)术后应严密观察病情变化,发现复发性及迟发性血肿,应及时处理。

(2)应妥善控制继发性脑肿胀和脑水肿。

(3)重症患者易并发上消化道出血,术后应早期采取相应措施加以预防。

(4)长期昏迷患者易发生肺部感染,水、电解质平衡紊乱,下丘脑功能紊乱,营养不良,压力性损伤等,在加强护理措施的同时,应及时予以相应的处理。

七、颅后窝血肿

(一)概述

颅后窝血肿包括小脑幕以下的硬脑膜外、硬脑膜下、脑内及多发性4种血肿。按其出现症状的时间可分为急性、亚急性和慢性3种。颅后窝血肿较为少见,占颅内血肿的2.6%~6.3%,易引起小脑扁桃体疝及中枢性呼吸、循环衰竭,病情极为险恶,病死率达15.6%~24.3%。颅后窝血肿常由枕区着力的损伤所引起。颅后窝血肿中,以硬脑膜外血肿多见,出血多来自横窦,也可来自窦汇、脑膜血管、枕窦或乙状窦等。临床上以亚急性表现者为多见。硬脑膜下血肿较少见,常伴有小脑、脑干损伤,血肿主要来源于小脑表面的血管或注入横窦的静脉破裂,亦可来源于横窦和窦汇的损伤。小脑内的血肿罕见,因小脑半球挫裂伤引起。血肿范围以单侧者多见,双侧者较少。颅后窝血肿中约有1/3合并其他部位的颅内血肿,以对冲部位的额叶底区和颞极区硬脑膜下血肿为多见。颅后窝硬脑膜外血肿亦可伴发横窦上方的枕区硬脑膜外血肿(即骑跨性血肿)。

(二)临床表现

1.症状与体征

(1)枕部头皮伤:大多数颅后窝血肿在枕区着力部位有头皮损伤,在乳突区或枕下区可见皮下淤血(Battle征)。

(2)颅内压增高和脑膜刺激症状:可出现剧烈头痛,频繁呕吐,躁动不安,亚急性或慢性血肿者可出现视盘水肿。

(3)意识改变:约半数有明显中间清醒期,继发性昏迷多发生在受伤24小时以后,若合并严重脑挫裂伤或脑干损伤时则出现持续性昏迷。

(4)小脑、脑干体征:意识清醒的伤员,半数以上可查出小脑体征,如肌张力低下、腱反射减弱、共济失调和眼球震颤等。部分患者可出现交叉性瘫痪或双侧锥体束征,或出现脑干受压的生命体征改变,如果发生呼吸障碍和去皮质强直,提示血肿对脑干压迫严重,必须迅速治疗,以免脑干发生不可逆的损害。

(5)眼部症状：可出现两侧瞳孔大小不等、眼球分离或同向偏斜。如伴有小脑幕切迹上疝，则产生眼球垂直运动障碍和瞳孔对光反射消失。

(6)其他：有时出现展神经和面神经瘫痪及吞咽困难等。强迫头位或颈部强直，提示有可能发生了枕骨大孔疝。

2.影像学检查

(1)X线额枕前后位平片检查：多数可见枕骨骨折。

(2)头颅CT扫描：可见颅后窝高密度血肿影像。

(三)手术技术

1.适应证

颅后窝的容积较小，对占位性病变的代偿功能能力很差，加之血肿邻近脑干，故一旦诊断确定，除出血量小于10 mL，患者状态良好者外，都应尽早进行手术将血肿清除。

2.禁忌证

对于血肿量小于10 mL，患者意识清楚，无颅内压增高表现者，可在严密观察下行非手术疗法。

3.术前准备

(1)采用气管内插管全身麻醉。患者取侧卧位或侧俯卧位。

(2)术前认真采集病史，进行全身体格检查和神经系统检查，阅读辅助检查资料，明确诊断，讨论手术方案。

(3)向患者家属交代病情、手术必要性、危险性及可能发生的情况，以求理解。

(4)剃去全部头发，头皮清洗、消毒后用无菌巾包扎。

(5)备血及术前、麻醉前用药。

4.手术入路与操作

如为单侧硬脑膜外或脑内血肿，可于同侧枕下中线旁行垂直切口。如血肿位于中线或双侧或为硬脑膜下血肿时，则行正中垂直切口，切口应上超过枕外隆凸，或枕下弧形切口。遇骑跨性血肿时，可用向幕上延伸的中线旁切口，或将正中垂直切口在幕上做向病侧延伸的倒钩形切口。切开皮肤及皮下组织后，将枕下肌肉向两侧剥离，边电凝边剥离，用颅后窝牵开器牵开切口，探查有无骨折线存在。如有骨折线，应先在枕鳞区靠近骨折线处钻孔，并用咬骨钳逐渐扩大使之形成骨窗。亦可先在血肿周围做多处钻孔，而后用咬骨钳将各骨孔间咬断，骨瓣大小可按血肿的范围而定。见到硬脑膜外血肿后，清除血肿的方法与幕上硬脑膜外血肿相同。清除血肿后需彻底止血。对硬脑膜上的出血，电凝止血即可。如为横窦损伤，止血方法参照静脉窦损伤的处理。清除硬脑膜外血肿后，如见硬脑膜下呈蓝色且张力仍高时，则应将硬脑膜呈放射状切开进行探查，如发现硬脑膜下血肿或小脑内血肿，则予以清除。硬脑膜是否需要缝合，应根据血肿清除术后小脑的肿胀程度而定。为了防止术后脑肿胀对脑干的压迫，多采用不缝合的枕下减压术。仔细止血后，分层缝合切口。

5.术中注意事项

(1)要注意横窦损伤后形成的硬脑膜外骑跨性血肿，不可仅将幕下血肿清除而将幕上血肿遗漏。

(2)在未准确判断是否为非主侧横窦之前，不可轻易用横窦结扎法止血。

6.术后处理

除一般常规处理外,最好置脑室引流。

(四)并发症及其防治

除一般颅脑损伤与开颅术后常易发生的并发症外,尤应注意对呼吸道的管理。

八、多发性血肿

(一)概述

颅脑损伤后颅内同时形成一个以上不同部位及类型的血肿者称多发性血肿。该类血肿占颅内血肿总数的 14.4%～21.4%。

多发性血肿一般以减速伤较加速伤为多见,在减速伤中,枕区与侧面着力较额区着力者多见。

根据部位和血肿类型的不同将血肿分为:①同一部位不同类型的多发性血肿。其中以硬脑膜外和硬脑膜下血肿、硬脑膜下和脑内血肿较多见;硬脑膜外和脑内血肿较少。②不同部位同一类型的多发性血肿,较多见。多数为一侧额底(极)区和颞极(底)区或双侧半球凸面硬脑膜下血肿,多发性硬脑膜外血肿则很少见。③不同部位不同类型的多发性血肿,较少见。以着力部位的硬脑膜外血肿和对冲部位的硬脑膜下血肿及脑内血肿为常见。

(二)临床表现

1.症状与体征

症状比单发性颅内血肿更严重。

(1)伤后持续昏迷或意识障碍进行加重者较多见,很少有中间清醒期。

(2)伤情变化快,脑疝出现早,通常一侧瞳孔散大后不久对侧瞳孔也散大。

(3)颅内压增高、生命体征变化和脑膜刺激症状等都较明显。

2.影像学检查

(1)当疑有多发性血肿可能时,应及早施行辅助检查如 CT、MRI 或脑血管造影。

(2)颅骨 X 线平片可以提示有无跨越静脉窦或血管压迹的骨折线。

(3)脑超声波探测若发现中线波无移位或稍有偏移而与临床体征不符时,即应考虑存在多发性血肿。

(三)手术技术

根据损伤机制,估计多发性血肿可能发生的部位和发生机会,合理设计手术入路、方法和先后顺序。酌情做骨窗或骨瓣开颅。依次清除血肿后,脑肿胀仍较重时,应进行一侧或两侧充分减压。

1.适应证

病情危急,头颅 CT 检查,颅内有多发性血肿者。

2.禁忌证

双侧瞳孔散大,自主呼吸停止 1 小时以上,经积极的脱水、降颅内压治疗无好转,处于濒死状态者。

3.术前准备

(1)采用气管内插管全身麻醉,视不同情况决定体位。

(2)术前认真采集病史,进行全身体格检查和神经系统检查,阅读辅助检查资料,明确诊断,讨论手术方案。

(3)向患者家属交代病情、手术必要性、危险性及可能发生的情况,以求理解。

(4)剃去全部头发,头皮清洗、消毒后用无菌巾包扎。

(5)备血及术前、麻醉前用药。

4.手术入路与操作

根据血肿大小、部位,尤其是对颅内压增高或脑干受压的影响,确定对一个或几个血肿进行手术。

5.术中注意事项

清除一个血肿后,其余血肿可能因为颅内压下降而增大,需提高警惕。术后处理、并发症及其防治与脑内血肿、急性硬脑膜下血肿基本相同。

九、脑室内出血

(一)概述

脑室内出血在重型颅脑损伤患者中,发生率为 1.5%～5.7%,在头颅 CT 检查的颅脑损伤患者中,占 7.1%。外伤性脑室内出血大多数伴有脑挫裂伤,出血来源多为脑室附近的脑内血肿,穿破脑室壁进入脑室,或室管膜下静脉撕裂出血。

(二)临床表现

1.症状与体征

(1)大多数患者在伤后有意识障碍,昏迷程度重、持续时间长。

(2)瞳孔呈多样变化,如出现两侧缩小,一侧散大或两侧散大,对光反射迟钝或消失。

(3)神经局灶体征比较少见,部分患者可有轻偏瘫,有的患者呈去皮质强直状态。

(4)出现明显脑膜刺激征,呕吐频繁,颈强直和克氏征阳性比较常见。

(5)常有中枢性高热。

2.影像学检查

头颅 CT 扫描:可见高密度影充填脑室系统,一侧或双侧,有时可见脑室铸形。

(三)手术技术

1.适应证

(1)患者意识障碍进行性加重,脑室内积血较多或脑室铸形者。

(2)伴有严重脑挫裂伤,脑深部血肿破入脑室,或因开放性贯通伤继发脑室内积血者。

2.禁忌证

(1)脑内血肿量较小,患者意识情况较好,无颅内压增高或仅轻度增高者。

(2)合并有严重的脑组织损伤,意识深昏迷,以侧瞳孔散大,自主呼吸停止,濒临死亡者。

3.术前准备

(1)根据术式不同,采用局部麻醉或气管内插管全身麻醉及相应的体位。

(2)术前认真采集病史,进行全身体格检查和神经系统检查,阅读辅助检查资料,明确诊断,讨论于术方案。

(3)向患者家属交代病情、手术必要性、危险性及可能发生的情况,以求理解。

(4)剃上全部头发,头皮清洗、消毒后用无菌巾包扎。

(5)备血及术前、麻醉前用药。

4.手术入路与操作

(1)脑室内血肿引流术:颅骨钻孔脑室引流的方法与传统的脑室穿刺引流相同。首先根据脑室内血肿的部位,按侧脑室穿刺的标准入路,施行穿刺,穿刺成功后,放入脑室引流管,然后再轻转向内送入1~2 cm,并检查确定导管确在脑室内。用生理盐水 3~5 mL 反复冲洗。待冲洗液转清时,留置引流管,经穿刺孔导出颅外,如常缝合钻孔切口。

(2)骨瓣开颅脑室内血肿清除术:骨瓣开颅,切开硬脑膜。于清除脑内血肿之后,可见血肿腔与脑室相通,此时即有血性脑脊液流出。用脑压板深入到脑室破口处。剥开脑室壁,正直视下吸出脑室内血细胞凝集块。可利用吸引器上的侧孔,调节负压强度,将血细胞凝集块吸住,轻轻拖出脑室。然后将引流管插入脑室,反复冲洗并留胃引流管,作为术后持续引流。仔细止血,分层缝合切口。

5.术中注意事项

(1)穿刺脑室置引流管成功后,应注意小心冲洗交换,切不可用力推注和抽吸,以免引起新的出血。

(2)骨瓣开颅进入脑室显露血细胞凝集块后,应仔细操作,如血细胞凝集块与脑室壁粘连紧密,切忌粗暴强行完全剥离,避免损伤脑室壁引发新的出血。

6.术后处理

(1)对原发脑损伤较重,估计意识障碍不能在短时间内恢复者,应早期行气管切开术,保持呼吸道通畅。

(2)对继发严重脑干损伤,术后生命体征不平稳,可采用人工呼吸机辅助呼吸,在密切观察病情的前提下,可行冬眠低温疗法。

(3)对重症患者,如条件许可,应收入重症监护病房,进行生命体征及颅内压动态监护。

(四)并发症及其防治

(1)术后应严密观察病情变化,发现复发性及迟发性血肿,应及时处理。并做影像复查(见图 4-6)。

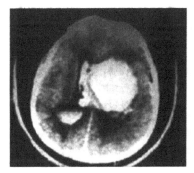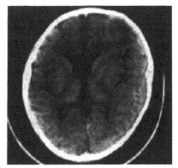

图 4-6　脑内巨大血肿手术前、后 CT 复查影像

(2)应妥善控制继发性脑肿胀和脑水肿。

(3)重症患者易并发上消化道出血,术后应早期采取相应措施加以预防。

(4)长期昏迷患者易发生肺部感染,水、电解质平衡紊乱,下丘脑功能紊乱,营养不良,压力性损伤等,在加强护理措施的同时,应及时予以相应的处理。

(于立峰)

第五节　原发性脑出血

脑出血(ICH)是指原发性非外伤性脑实质和脑室内出血,占全部脑卒中的 20%～30%。从受损破裂的血管可分为动脉、静脉及毛细血管出血,但以深部穿通支小动脉出血为最多见。常见者为高血压伴发的脑小动脉病变在血压骤升时破裂所致,称为高血压性脑出血。

一、临床表现

(一)脑出血共有的临床表现

(1)高血压性脑出血多见于 50～70 岁的高血压患者,男性略多见,冬春季发病较多。多有高血压病史。

(2)多在动态下发病,如情绪激动、过度兴奋、排便用力过猛时等。

(3)发病多突然急骤,一般均无明显的前驱症状表现。常在数分钟或数小时内致使患者病情发展到高峰。

(4)发病时常突然感到头痛剧烈,并伴频繁呕吐,重症者呕吐物呈咖啡色。继而表现意识模糊不清,很快出现昏迷。

(5)呼吸不规则或呈潮式呼吸,伴有鼾声,面色潮红、脉搏缓慢有力、血压升高、大汗淋漓、大小便失禁,偶见抽搐发作。

(6)若患者昏迷加深、脉搏快、体温升高、血压下降,则表示病情危重,生命危险。

(二)基底节区出血

基底节区出血约占全部脑出血的 70%,壳核出血最常见。由于出血常累及内囊,并以内囊损害体征为突出表现,又称内囊区出血;壳核出血又称为内囊外侧型,丘脑出血又称内囊内侧型。本征除具有以上脑出血的一般表现外,患者的头和眼转向病灶侧凝视和偏瘫、偏身感觉障碍及偏盲。病损如在主侧半球可有运动性失语。个别患者可有癫痫发作。三偏的体征多见于发病早期或轻型患者,如病情严重意识呈深昏迷状,则无法测得偏盲,仔细检查可能发现偏瘫及偏身感觉障碍。因此,临床一定要结合其他症状与体征,切不可拘泥于三偏的表现。

(三)脑桥出血

脑桥出血约占脑出血的 10%,多由基底动脉脑桥支破裂所致。出血灶多位于脑桥基底与被盖部之间。大量出血(血肿＞5 mL)累及双侧被盖和基底部,常破入第四脑室。

(1)若开始于一侧脑桥出血,则表现交叉性瘫痪,即病变侧面瘫和对侧偏瘫。头和双眼同向凝视病变对侧。

(2)脑桥出血常迅速波及双侧,四肢弛缓性瘫痪(休克期)和双侧面瘫。个别病例有去脑强直的表现。

(3)因双侧脑桥出血,头和双眼回到正中位置,双侧瞳孔极度缩小,呈针尖状,是脑桥出血的特征之一。此是脑桥内交感神经纤维受损所致。

(4)脑桥出血因阻断丘脑下部的正常体温调节功能,而使体温明显升高,呈持续高热状态,此是脑桥出血的又一特征。

（5）双侧脑桥出血由于破坏或阻断上行网状结构激活系统,常在数分钟内进入深昏迷。

（6）由于脑干呼吸中枢受到影响,表现呼吸不规则或呼吸困难。

（7）脑桥出血后,如出现两侧瞳孔散大、对光反射消失、脉搏血压失调、体温不断上升或突然下降、呼吸不规则等为病情危重的表现。

（四）小脑出血

小脑出血的临床表现较复杂,临床症状和体征多种多样,因此,常依其出血部位、出血量、出血速度,以及对邻近脑组织的影响来判断。小脑出血的临床特点如下。

（1）患者多有高血压、动脉硬化史,部分患者有卒中史。

（2）起病凶猛,首发症状多为眩晕、头痛、呕吐、步态不稳等小脑共济失调的表现,可有垂直性或水平性眼球震颤。

（3）早期患者四肢常无明显的瘫痪,或有的患者仅感到肢体软弱无力,可有一侧或双侧肢体肌张力低下。

（4）双侧瞳孔缩小或不等大,双侧眼球不同轴,角膜反射早期消失,展神经和面神经麻痹。

（5）脑脊液可为血性,脑膜刺激征较明显。

（6）多数患者发病初期并无明显的意识障碍,随着病情的加重而出现不同程度的意识障碍,甚至迅速昏迷、瞳孔散大、眼-前庭反射消失、呼吸功能障碍、高热、强直性或痉挛性抽搐。

根据小脑出血的临床表现将其分为 3 型:①暴发型(闪电型或突然死亡型)。约占 20%,患者暴发起病,呈闪电样经过,常为小脑蚓部出血破入第四脑室,并以手抓头或颈部,表示头痛严重剧烈,意识随即丧失而昏迷,亦常出现双侧脑干受压的表现,如出现四肢瘫、肌张力低下、双侧周围性面瘫、发绀、脉细、呼吸节律失调、瞳孔散大、对光反射消失。由于昏迷深,不易发现其他体征。可于 2 小时内死亡,病程最长不超过 24 小时。②恶化型(渐进型或逐渐恶化型或昏迷型)。此型约占 60%,是发病最多的一型。常以严重头痛、不易控制的呕吐、眩晕等症状开始,一般均不能站立行走,逐渐出现脑干受压三联征:瞳孔明显缩小,时而又呈不等大,对光反射存在;双眼偏向病灶对侧凝视;周期性异常呼吸。更有临床意义的三联征:肢体共济失调;双眼向病灶侧凝视麻痹;周围性面瘫。迅速发生不同程度的意识障碍,直至昏迷。此时患者瞳孔散大、去大脑强直,常在 48 小时或数天内死亡。③良性型(缓慢进展型)。此型约占 20%,多数为小脑半球中心部小量出血,病情进展缓慢,早期小脑体征表现突出,如头痛、眩晕、呕吐、共济失调、眼震、角膜反射早期消失,如出血停止,血液可逐渐被吸收,使之完全恢复,或遗留一定程度的后遗症;如继续出血病情发展转化为恶化型。

自从 CT 和 MRI 检查技术问世以来该病的病死率明显下降,尤其以上前二型如能及时就诊并做影像学检查经手术治疗常能挽救生命。

（五）脑室出血

一般为脑实质内的出血灶破入脑室,引起继发性脑室出血。由于脑室内脉络丛血管破裂引起原发性脑室出血非常罕见。较常见的是由内囊、基底节出血破入侧脑室或第三脑室。脑干或小脑出血则可破入第四脑室。出血可限于一侧脑室,但以双侧侧脑室及第三四脑室即整个脑室系统都充满了血液者多见。脑室出血的临床表现通常是在原发出血的基础上突然昏迷加深,阵发性四肢强直,脑膜刺激征阳性,高热、呕吐、呼吸不规则,或呈潮式呼吸,脉弱且速,眼球固定,四肢瘫,肌张力增高或减低,腱反射亢进或引不出,浅反射消失,双侧病理反射阳性,脑脊液为血性。如仅一侧脑室出血,临床症状缓慢或较轻。

二、辅助检查

(一)腰椎穿刺

如依据临床表现脑出血诊断明确,或疑有小脑出血者,均不宜做腰椎穿刺检查脑脊液,以防因穿刺引发脑疝。如出血与缺血性疾病鉴别难以明确时,应慎重地进行腰椎穿刺(此时如有条件最好做 CT 检查)。多数病例脑压升高 2 kPa(200 mmH$_2$O)以上,并含有数量不等的红细胞和蛋白质。

(二)颅脑 CT 检查

CT 检查可以直接显示脑内血肿的部位、大小、数量、占位征象,以及破入脑室与否。从而为制订治疗方案、疗效的观察和预后的判断等提供直观的证据。脑出血的不同时期 CT 表现如下。

1.急性期(血肿形成期)

发病后 1 周以内。血液溢出血管外形成血肿,其内含有大量的血红蛋白,血红蛋白对 X 线吸收系数高于脑组织,故 CT 呈现高密度阴影,CT 值达 60～80 HU。

2.血肿吸收期

此期从发病第 2 周到 2 个月。自第 2 周血肿周围的血红蛋白逐渐破坏,纤维蛋白溶解,使其周围低密度带逐渐加宽,血肿高密度影像呈向心性缩小,边缘模糊,一般于第 4 周变为等密度或低密度区。在此期若给予增强检查,约有 90％的血肿周围可显示环状强化。此环可直接反映原血肿的大小和形状。

3.囊腔形成期

发病 2 个月后血肿一般完全吸收,周围水肿消失,不再有占位表现,呈低密度囊腔,其边缘清楚。

关于脑出血病因诊断问题:临床上最多见的病因是动脉硬化、高血压所致,但是应想到除高血压以外的其他一些不太常见引起脑出血的病因。尤其对 50 岁以下发病的青壮年患者,更应仔细地考虑有无其他病因的可能。如脑实质内小型动静脉畸形或先天性动脉瘤破裂;结节性动脉周围炎、病毒、细菌、立克次体等感染引起动脉炎,导致血管壁坏死、破裂;维生素 C 和 B 族维生素缺乏、砷中毒、血液病;颅内肿瘤侵犯脑血管或肿瘤内新生血管破裂,抗凝治疗过程中等病因。

三、诊断与鉴别诊断

(一)诊断要点

典型的脑出血诊断并不困难。一般发病在 50 岁以上,有高血压、动脉硬化史,在活动状态时急骤发病,病情迅速进展,早期有头痛、呕吐、意识障碍等颅内压增高症状,短时内即出现严重的神经系统症状如偏瘫、失语及脑膜刺激征等,应考虑为脑出血。

如果腰椎穿刺脊液呈血性或经颅脑 CT 检查即可确诊。当小量脑出血时,特别是出血位置未累及运动与感觉传导束时,症状轻微,常需要进行颅脑 CT 检查方能明确诊断。

(二)鉴别诊断

对于迅速发展为偏瘫的患者,首先要考虑为脑血管疾病。以昏迷、发热为主要症候者应注意与脑部炎症相鉴别;若无发热而有昏迷等神经症状,应与某些内科系统疾病相鉴别。

1.脑出血与其他脑血管疾病的鉴别

(1)脑血栓形成:本病多在血压降低状态如休息过程中发病。症状出现较迅速但有进展性,常在数小时至2天而达到高峰。意识多保持清晰。如过去有过短暂性脑缺血发作,本次发作又在同一血管供应区,尤应考虑本病。若临床血管定位诊断可局限在一个血管供应范围之内(如大脑中动脉或小脑后下动脉等)或既往有过心肌梗死、高脂血症者也有助于血栓形成的诊断。本症患者脑脊液检查,肉眼观察大多数皆为无色透明,少数患者检有红细胞$(10\sim100)\times10^6$/L,可能是出血性梗死的结果。脑血管造影可显示血管主干或分支闭塞,脑CT显示受累脑区出现界限清楚的楔形或不规则状的低密度区。

(2)脑栓塞:多见于有风湿性瓣膜病的年轻患者,也可见于有严重全身性动脉粥样硬化的老年人。发病急骤,多无前驱症状即出现偏瘫等神经症状,意识障碍较轻,眼底有时可见栓子,脑脊液正常,脑CT表现和脑血栓形成引起的脑梗死相同。

(3)蛛网膜下腔出血:多见于青壮年因先天性动脉瘤破裂致病。老年人则先有严重的动脉硬化,受损的动脉多系脑实质外面的中等粗细动脉形成动脉瘤,一旦此瘤破裂可导致本病。起病急骤,常在情绪激动或用力时诱发,表现为头部剧痛、喷射性呕吐及颈项强直。意识障碍一般较轻。多数无局限性体征而以脑膜刺激征为主。由于流出的血液直接进入蛛网膜下腔,故皆可引起血性脑脊液。CT显示蛛网膜下腔,尤其外侧沟及环池中出现高密度影可以确诊。

(4)急性硬膜外血肿:本病有头部外伤史,多在伤后48小时内进行性出现偏瘫,常有典型的"昏迷→清醒→再昏迷"的中间清醒期。仔细观察,患者在第2次昏迷前,往往有头痛、呕吐及烦躁不安等症状。随偏瘫之发展可有颅内压迅速升高现象,甚至出现脑疝。脑CT多在颞部显示周边锐利的梭形致密血肿阴影。脑血管造影在正位片上,可见颅骨内板与大脑皮质间形成一无血管区,并呈月牙状,可确诊。

2.当脑出血者合并高热时,应注意和下列脑部炎症相鉴别

(1)急性病毒性脑炎:本病患者先有高热、头痛,以后陷入昏迷,常有抽搐发作。查体可有颈项强直及双侧病理征阳性,腰椎穿刺查脑脊液,多数有白细胞尤其单核白细胞计数升高。如患者有疱疹性皮肤损害,更应考虑本病的可能。

(2)结核性脑膜炎:少数患者因结核性脑血管内膜炎引起小动脉栓塞或因脑底部蛛网膜炎而导致偏瘫,临床颇似脑出血。但患者多先有发热、头痛,脑脊液白细胞数增多,氯化物及糖含量降低可助鉴别。

3.当脑出血患者已处于昏迷状态,尤其老年人应与下列疾病相鉴别

(1)糖尿病性昏迷:患者有糖尿病病史,常在饮食不加控制或停止胰岛素注射时发病。临床出现酸中毒表现如恶心、呕吐、呼吸深而速,呼吸有酮体味,血糖升高>33.6 mmol/L,尿糖及酮体呈强阳性,因无典型的偏瘫及血性脑脊液可与脑出血鉴别。

(2)低血糖性昏迷:常因应用胰岛素过量或严重饥饿引起。除昏迷外,尚有面色苍白、脉速而弱、瞳孔散大、血压下降、出汗不止及局部或全身抽搐发作,可伴有陈施呼吸。血糖在2.8～3.4 mmol/L以下,又无显著的偏瘫及血性脑脊液,可以排除脑出血。

(3)尿毒症:患者有肾脏病史,昏迷多呈渐进性,皮肤黏膜干燥呈慢性病容及失水状态,可有酸中毒表现。眼底动脉痉挛,可在黄斑区见有棉絮状弥散样白色渗出物。血压多升高,呼吸有尿素味,血BUN及CR明显升高,无显著偏瘫可以鉴别。

(4)肝性昏迷:有严重的肝病史或因药物中毒引起,可伴黄疸、腹水及肝大,可出现病理反射,但偏瘫症状不明显,可有抽搐,多为全身性。根据血黄疸指数增高、肝功能异常及血氨增高、脑脊液无色透明不难鉴别。

(5)一氧化碳中毒性昏迷:老年患者常出现轻偏瘫,但有明确的一氧化碳接触史,体温升高,皮肤及黏膜呈樱桃红色,检测血中碳氧血红蛋白明显升高可助鉴别。

四、治疗与预后

在急性期,特别是已昏迷的危重患者应采取积极的抢救措施,其中主要是控制脑水肿,调整血压,防止内脏综合征及考虑是否采取手术消除血肿。采取积极合理的治疗,以挽救患者的生命,减少神经功能残废程度和降低复发率。

(一)稳妥运送

发病后应绝对休息,保持安静,避免频繁搬运。在将患者送往医院途中,可轻搬动,头部适当抬高15°,有利于缓解脑水肿及保持呼吸道通畅,并利于口腔和呼吸道分泌物的流出。患者可仰卧在担架上,也可视情况使患者头稍偏一侧,使呕吐物及分泌物易于流出,途中避免颠簸,并注意观察患者的一般状态包括呼吸、脉搏、血压及瞳孔等变化,视病情采取应急处理。

(二)控制脑水肿,常为抢救能否成功的主要环节

由于血肿在颅内占一定的空间,其周围脑组织又因受压及缺氧而迅速发生水肿,致颅内压急剧升高,甚至引起脑疝,因此,在治疗上控制脑水肿成为关键。常用的脱水药为甘露醇、呋塞米及皮质激素等。临床上为加强脱水效果,减少药物的不良反应,一般均采取上述药物联合应用。常用者为甘露醇＋激素、甘露醇＋呋塞米或甘露醇＋呋塞米＋激素等方式,但用量及用药间隔时间均应视病情轻重及全身情况,尤其是心脏功能及有否高血糖等而定。20％甘露醇为高渗脱水药,体内不易代谢且不能进入细胞,其降颅内压作用迅速,一般用量成人为 1 g/kg 体重,每 6 小时静脉快速滴注 1 次。呋塞米有渗透性利尿作用,可减少循环血容量,对心功能不全者可改善后负荷,用量每次 20～40 mg,每天静脉注射 1 或 2 次。皮质激素多采用地塞米松,用量 15～20 mg 静脉滴注,每天 1 次。有糖尿病史或高血糖反应和严重胃出血者不宜使用激素。激素除能协助脱水外,并可改善血管通透性,防止受压组织在缺氧下自由基的连锁反应,免使细胞膜受到过氧化损害。在发病最初几天脱水过程中,因颅内压力可急速波动上升,密切观察瞳孔变化及昏迷深度非常重要,遇有脑疝前期表现如一侧瞳孔散大或角膜反射突然消失,或因脑干受压症状明显加剧,可及时静脉滴注 1 次甘露醇,一般滴后 20 分钟左右即可见效,故初期不可拘泥于常规时间用。一般水肿于 7 天内达高峰,多持续 2 周至 1 个月方能完全消散,故脱水药的应用要根据病情逐渐减量,再减少用药次数,最后终止,由于高渗葡萄糖溶液静脉注射的降颅内压时间短,反跳现象重,注入高渗糖对缺血的脑组织有害,故目前已不再使用。

(三)调整血压

脑出血后,常发生血压骤升或降低的表现,这是由于直接或间接损害丘脑下部等处所致。此外,低氧血症也可引起脑血管自动调节障碍,导致脑血流减少,使症状加重。临床上观察血压,常采用平均动脉压,即收缩压加舒张压之和的半数(或舒张压加 1/3 脉压)来计算。正常人平均动脉压的上限是 20.0～26.9 kPa(150～200 mmHg),下限为 8.0 kPa(60 mmHg),只要在这个范围内波动,脑血管的自动调节功能正常,脑血流量基本稳定。如果平均动脉压降到 6.7 kPa(50 mmHg),脑血流就降至正常时的 60％,出现脑缺血缺氧的症状。对高血压患者来讲,如果平均动脉压降到平常的 30％,就会引起脑血流的减少;如血压太高,上限虽可上移,但同样破坏自动调节,引起血管收缩,出现缺血现象。发病后血压过高或过低,均提示预后不良,故调整血压甚为重要。一般可将发病后的血压控制在发病前血压数值略高一些的水平。如原有高血压,发

病后血压又上升至更高水平者,所降低的数值也可按上升数值的 30% 左右控制。常用的降压药物如利血平每次 0.5～1 mg 肌内注射或 25% 硫酸镁每次 10～20 mg 肌内注射。注意不应使血压降得太快和过低,血压过低者可适量用间羟胺或多巴胺静脉滴注,使之缓慢回升。

(四)肾上腺皮质激素的应用

脑出血患者应用激素治疗,其价值除前述可有改善脑水肿作用外,还可增加脑脊液的吸收,减少脑脊液的生成,对细胞内溶酶体有稳定作用,能抑制抗利尿激素的分泌,促进利尿作用,具有抗脂过氧化反应,而减少自由基的生成,此外,尚有改善细胞内外离子通透性的作用,故激素已普遍用于临床治疗脑出血。但也有认为激素不利于破裂血管的修复,可诱发感染,加重消化道出血及引起血糖升高,而这些因素均可促使病情加重或延误恢复时间。故激素应用与否,应视患者具体情况而定。如无显著消化道出血、高血糖及血压过高,可在急性期及早应用。常用的激素有地塞米松静脉滴注 10～20 mg,1 次/天;或氢化可的松静脉滴注 100～200 mg,1 次/天。一般应用 2 周左右,视病情好转程度而逐渐减量和终止。

(五)关于止血药的应用

由于脑出血是血管破裂所致,凝血机制并无障碍,且多种止血药可以诱发心肌梗死,甚至弥漫性血管内凝血。另外,实验室研究发现高血压性脑出血患者凝血、抗凝及纤溶系统的变化与脑梗死患者无差异,均呈高凝状态;再者,高血压性脑出血血管破裂出血一般在 6 小时内停止,几乎没有超过 24 小时者;还有研究发现应用止血药者,血肿吸收比不用者慢,故目前多数学者不同意用止血药。

(六)急性脑出血致内脏综合征的处理

包括脑心综合征、急性消化道出血、中枢性呼吸形式异常、中枢性肺水肿及中枢性呃逆等。这些综合征的出现,常常直接影响预后,严重者导致患者死亡。综合征的发生原因,主要是由于脑干或丘脑下部发生原发性或继发性损害之故。脑出血后急性脑水肿而使颅压迅速增高,压力经小脑幕中央游离所形成的"孔道"而向颅后窝传导,此时,脑干背部被迫向尾椎推移,但脑干腹侧,由于基底动脉上端的两侧大脑后动脉和 Willis 动脉环相互联结而难以移动,致使脑干向后呈弯曲状态。如果同时还有颞叶钩回疝存在,则将脑干上部的丘脑下部向对侧推移。继而中脑水管也被挤压变窄,引起脑脊液循环受阻,加重了脑积水,使颅内压进一步增高,这样颅压升高形成恶性循环,脑干也随之扭曲不断加重而受到严重损害。可导致脑干内继发性出血或梗死,引起一系列严重的内脏综合征。

1.脑心综合征

发病后 1 周内做心电图检查,常发现 ST 段延长或下移,T 波低平倒置,以及 Q-T 间期延长等缺血性变化。此外,也可出现室性期前收缩,窦性心动过缓、过速或心律不齐以及房室传导阻滞等改变。这种异常可以持续数周之久,有人称作"脑源性"心电图变化。其性质是功能性的还是器质性的,尚有不同的认识,临床上最好按器质性病变处理,应根据心电图变化,给予氧气吸入,服用异山梨酯、门冬酸钾镁,甚至毛花苷 C 及利多卡因等治疗,同时密切随访观察心电图的变化,以便及时处理。

2.急性消化道出血

经胃镜检查,半数以上出血来自胃部,其次为食管,少数为十二指肠或小肠。胃部病变呈急性溃疡,多发性糜烂及黏膜下点状出血。损害多见于胃窦部、胃底腺区或幽门腺区。临床上出血多见于发病后 1 周之内,重者可在发病后数小时内就发生大量呕血,呈咖啡样液体。为了了解胃内情况,对昏迷患者应在发病后 24~48 小时置胃管,每天定时观察胃液酸碱度及有否潜血。若胃液酸碱度在 5 以下,即给予氢氧铝胶凝胶 15~20 mL,使酸碱度保持在 6~7,此外,给予西咪替丁鼻饲或静脉滴注,以减少胃酸分泌。如已发生胃出血,应局部止血,可给予卡巴克洛每次 20~30 mL 与氯化钠溶液 50~80 mL,3 次/天,此外,云南白药也可应用。大量出血者应及时输血或补液,以防发生贫血及休克。

3.中枢性呼吸异常

中枢性呼吸异常多见于昏迷患者。呼吸快、浅、弱及呼吸节律不规则,潮式呼吸,中枢性过度换气和呼吸暂停。应及时给予氧气吸入,人工呼吸器进行辅助呼吸。可适量给予呼吸兴奋药如洛贝林或二甲弗林等,一般从小剂量开始静脉滴注。为观察有否酸碱平衡及电解质紊乱,应及时送检血气分析,若有异常,即应纠正。

4.中枢性肺水肿

中枢性肺水肿多见于严重患者的急性期,在发病后 36 小时即可出现,少数发生较晚。肺水肿常随脑部变化加重或减轻,又常为病情轻重的重要标志。应及时吸出呼吸道中的分泌物,甚至行气管切开,以便给氧和保持呼吸通畅。部分患者可酌情给予强心药物。此类患者呼吸道颇易继发感染,故可给予抗生素,并注意呼吸道的雾化和湿化。

5.中枢性呃逆

中枢性呃逆可见于病程的急性期或慢性期,轻者偶尔发生几次,并可自行缓解;重者可呈顽固持续性发作,后者干扰患者的呼吸节律,消耗体力,以致影响预后。一般可采用针灸处理,药物可肌内注射哌甲酯,每次 10~20 mg,也可试服奋乃静,氯硝西泮每次 1~2 mg 也有一定的作用,但可使睡眠加深或影响对昏迷患者的观察。膈神经刺激常对顽固性呃逆有缓解作用。部分患者可试用中药治疗如柿蒂、丁香及代硝石等。

近来又发现脑出血患者可引起肾脏损害,多表现为血中尿素氮升高等症状,甚至可引起肾衰竭。脑出血患者出现两种以上内脏功能衰竭又称为多器官功能衰竭,常为导致死亡的重要原因。

(七)维持营养

注意酸碱平衡及水、电解质平衡及防治高渗性昏迷。初期脱水治疗时就应考虑这些问题,特别对昏迷患者,发病后 24~48 小时即可置鼻饲以便补充营养及液体。在脱水过程中,每天入量一般控制在 1 000~2 000 mL,其中包括从静脉给予的液体。因需要脱水,故每天应是负平衡,一般水分以负 500~800 mL 为宜,初期每天热量至少为 6 276 kJ(1 500 kcal),以后逐渐增至每天至少 8 368 kJ(2 000 kcal)以上,且脂肪、蛋白质及糖等应配比合理,必要时应及时补充复合氨基酸、人血清蛋白及冻干血浆等。对于高热者尚应适当提高入水量。由于初期加强脱水治疗,或同时有呼吸功能障碍,故多数严重患者可出现酸碱平衡紊乱及水、电解质失衡,常见者为酸中毒、低钾及高钠血症等,均应及时纠正。应用大量脱水药和皮质激素,特别是对有糖尿病者应防止诱发高渗性昏迷,表现为意识障碍程度加重、血压下降、有不同程度的脱水症,可出现癫痫发作。高渗性昏迷的确诊还要检查是否有血浆渗透压增高提示血液浓缩。此外,高血糖、尿素氮及血清钠升高、尿比重增加也均提示有高渗性昏迷的可能。另外,低渗液不宜输入过多,过快;有高血糖者应尽早应用胰岛素,避免静脉注射高渗葡萄糖溶液。此外,应经常观察血浆渗透压及水、电解质的变化。

(八)手术治疗

当确诊为脑出血后,应根据血肿的大小、部位及患者的全身情况,尽早考虑是否需要外科手术治疗。如需要手术治疗，又应考虑采用何种手术方法为宜，常用的手术方法有开颅血肿清除术、立体定向血肿清除术以及脑室血液引流术等。关于手术的适应证、手术时机及选用的手术方式目前尚无统一意见，但在下述情况，多考虑清除血肿：①发病之初病情尚轻，但逐步恶化，并有显著的颅压升高症状，几乎出现脑疝，如壳核出血、血肿向内囊后肢及丘脑进展者。②血肿较大，估计应用内科治疗难以奏效者，如小脑半球出血，血肿直径＞3 cm；或小脑中线血肿，估计将压迫脑干者。③患者全身状况能耐受脑部手术操作者。

关于脑出血血肿清除治疗的适应证如下。

1.非手术治疗的适应证

(1)清醒伴小血肿(血肿直径＜3 cm 或出血的量＜20 mL)，常无手术治疗的必要。

(2)少量出血的患者，或较少神经缺损。

(3)格拉斯哥昏迷指数(GCS)≤4 分的患者，由于手术后无一例外的死亡或手术结果非常差，手术不能改变临床结局。但是，GCS≤4 分的小脑出血的患者伴有脑干受压，在特定的情况下，手术仍有挽救患者生命的可能。

2.手术治疗的适应证

(1)手术的最佳适应证是清醒的患者，中至大的血肿。

(2)小脑出血量＞3 mL，神经功能恶化、脑干受压和梗阻性脑积水的患者，尽可能快地清除血肿或行脑室引流，可以挽救生命，预后良好。即使昏迷的患者也应如此。

(3)脑出血合并动脉瘤、动静脉畸形或海绵状血管瘤，如果患者有机会获得良好的预后并且手术能达到血管部位，应当行手术治疗。

(4)中等到大量的脑叶出血，临床恶化的年轻人应积极行手术治疗。

立体定向血肿清除术与以往开颅血肿清除术比较更有优越性。采用 CT 引导立体定向技术将血肿排空器置入血肿腔内，采用各种方法将血肿粉碎并吸出体外。该方法定位准确，减少脑组织损伤，对急性期患者也适用。立体定向血肿抽吸术治疗壳核血肿效果较好。但一般位于大脑深部的血肿，包括基底节及丘脑部位的血肿，手术虽可挽救生命，但后遗瘫痪较重。脑干及丘脑出血也可手术治疗，但危险性较大。脑叶及尾状核区域出血，手术治疗效果较佳。

血肿清除后临床效果不理想的原因很多，但目前注意到脑出血后引起的脑缺血体积可以超过血肿体积的几倍，可能是重要原因之一，缺血机制包括直接机械压迫、血液中血管收缩物质的参与及出血后血液呈高凝状态等。因此，血肿清除后应同时应用神经保护药、钙通道阻滞剂等，以提高临床疗效。

(九)康复治疗

脑出血后生存的患者，多数遗留瘫痪及失语等症状，重者不能起床或站立。如何最大限度地恢复其运动及语言等功能，物理及康复治疗起着重要作用。一般主张只要可能应尽早进行，诸如瘫肢按摩、被动运动、针灸及语言训练等。有一定程度运动功能者，应鼓励其主动锻炼和训练，直到患者功能恢复到最好的状态。失语患者训练语言功能应有计划，由简单词汇开始逐渐进行训练。感觉缺失障碍患者好像难以康复，但仍会随全身的康复而逐渐好转。

病程依出血的多少、部位、脑水肿的程度及有否并发内脏综合征而各不相同。发病后生存时间可自数小时至几个月，除非大的动脉瘤破裂引起的脑出血，一般不会发生猝死。丘脑及脑干部位出血，出血量虽少，但容易波及丘脑下部及生命中枢故生存时间短。脑内出血量、脑室内出血量和发病后格拉斯哥昏迷指数(GCS)是预测脑出血的病死率的重要因素。CT 显示出血量≥60 cm³,GCS≤8,30 天死亡的可能性为 91%,而 CT 显示出血量≤30 cm³,GCS≥9 的患者,死亡的可能性为 19%。平均动脉压对皮质下、小脑、脑桥出血的预后无相关性;但影响壳核、丘脑出血的预后,平均动脉压越高,预后越差,血肿破入脑室有利于丘脑出血的恢复,但不利于脑叶出血的恢复。

(于立峰)

第六节　缺血性脑卒中

缺血性脑卒中又称缺血性脑血管疾病,是脑血管狭窄或闭塞等各种原因使颅内动脉血流量减少,造成脑实质缺血的一类疾病,包括短暂性脑缺血发作、可逆性缺血性神经功能缺损,进展性卒中和完全性卒中。

一、病理生理

(一)脑血流量和脑缺血阈

正常成人在休息状态下脑血流量(CBF)为 50～55 mL/(100 g·min),脑白质的脑血流量为 25 mL/(100 g·min),脑灰质的血流量为 75 mL/(100 g·min)。某区域的脑血流量,称为局部脑血流量(rCBF)。

正常时,脑动、静脉之间的氧含量差约为 7% 容积,称为脑的氧抽取量,用以维持氧代谢率在正常水平。当脑血流量不能维持正常水平时,为了维持氧代谢率,必须加大氧抽取量,在脑血流量降到 20 mL/(100 g·min)时,氧抽取量增至最高限度,如脑血流量继续下降,脑氧需求不再能满足,氧代谢率即会降低,脑组织就会发生缺氧。

当脑血流量降到 20 mL/(100 g·min)时,脑皮层的诱发电位和脑电波逐渐减弱,降到 15～18 mL/(100 g·min)时,脑皮层诱发电位和脑电图消失。此时神经轴突间的传导中断,神经功能丧失,该脑血流量阈值称为"轴突传导衰竭阈"。脑血流量降到 10 mL/(100 g·min)以下时,细胞膜的离子泵功能即发生衰弱,此时细胞内 K^+ 逸出于细胞外,Na^+ 和 Ca^{2+} 进入细胞内,细胞的完整性发生破坏,此脑血流量阈值称为"细胞膜衰竭阈"或"离子泵衰竭阈"。

脑血流量降低到缺血阈值以下并非立即发生脑梗死,决定缺血后果的关键因素是缺血的程度与缺血持续时间。在脑血流量降低到 18 mL/(100 g·min)以下时,经过一定的时间即可发生不可逆转的脑梗死,脑血流量水平越低,脑梗死发生越快。在脑血流量为 12 mL/(100 g·min)时,仍可维持 2 小时以上不致发生梗死。在 18～20 mL/(100 g·min)时,虽然神经功能不良,但仍可长时期不发生梗死。

在缺血性梗死中心的周边地带,由于邻近侧支循环的灌注,存在一个虽无神经功能但神经细胞仍然存活的缺血区,称为缺血半暗区。如果在一定的时限内提高此区的脑血流量,则有可能失神经功能恢复。

(二)脑缺血的病理生理变化

脑血流量下降导致脑的氧代谢率降低,当脑血流量降到离子泵衰竭阈以下时,如不能在短时间内增加脑血流量,即可发生一系列继发性病理改变,称为"缺血瀑布"。"缺血瀑布"一旦启动后,即一泻而下,最终导致脑梗死。

脑缺血引起的脑水肿先是细胞毒性水肿,以后发展为血管源性水肿,此过程在脑梗死后数小时至数天内完成,称为脑水肿的成熟。

二、病因

(一)脑动脉狭窄或闭塞

颅内脑组织由两侧颈内动脉和椎动脉供血,其中两侧颈内动脉供血占脑的总供血量的80%～90%,椎动脉占10%～20%。由于存在颅底动脉环和良好的侧支循环,在其中一条动脉发生狭窄或闭塞时,不一定出现临床缺血症状;若侧支循环不良或有多条动脉发生狭窄,使局部或全脑的脑血流量减少到脑缺血的临界水平[$18\sim20$ mL/(100 g/min)]以下时,就会产生临床脑缺血症状。全脑组织缺血的边缘状态的血流量为 31 mL/(100 g/min),此时如有全身性血压波动,即可引发脑缺血。

脑动脉粥样硬化是造成脑动脉狭窄或闭塞的主要原因,并且绝大多数累及颅外段大动脉和颅内的中等动脉,其中以颈动脉和椎动脉起始部受累的机会最多。

一般认为必须缩窄原有管腔横截面积的80%以上才足以使血流量减少。由于在脑血管造影片上无法测出其横截面积,只能测量其内径,所以,动脉内径狭窄超过其原有管径的50%时,相当于管腔面积缩窄75%,才具有外科治疗意义。

(二)脑动脉栓塞

动脉粥样硬化斑块上的溃疡面上常附有血小板凝块、附壁血栓和胆固醇碎片。这些附着物被血流冲刷脱落后即可形成栓子,被血流带入颅内动脉时,就会发生脑栓塞,引起供血区脑缺血。

最常见的栓子来自颈内动脉起始部的动脉粥样硬化斑块,也是短暂性脑缺血发作的最常见的原因。

风湿性心瓣膜病、亚急性细菌性心内膜炎、先天性心脏病、人工瓣膜和心脏手术等形成的心源性栓子是脑动脉栓塞的另一个主要原因。少见的栓子如脓毒性栓子、脂肪栓子、空气栓子等也可造成脑栓塞。

(三)血流动力学因素

低血压、心肌梗死、严重心律失常、休克、颈动脉窦过敏、直立性低血压、锁骨下动脉盗血综合征等影响血流动力学的因素均可造成脑缺血,尤其是存在脑血管的严重狭窄或多条脑动脉狭窄时。

(四)血液学因素

口服避孕药物、妊娠、产妇、手术后和血小板增多症引起的血液高凝状态,红细胞增多症、镰状细胞贫血、巨球蛋白血症引起的血黏稠度增高均可发生脑缺血。

(五)其他因素

各种炎症、外伤、颅内压增高、脑血管本身病变、局部占位性病变、全身结缔组织疾病、变态反应及某些遗传疾病等均可影响脑血管供血,出现脑组织缺血。

三、临床分类与临床表现

(一)短暂性脑缺血发作(TIA)

短暂性脑缺血发作为脑缺血引起的短暂性神经功能缺失。特征:①发病突然。②局灶性脑或视网膜功能障碍的症状。③持续时间短暂,一般 10～15 分钟,多在 1 小时内,最长不超过 24 小时。④恢复完全,不遗留神经功能缺损体征。⑤多有反复发作的病史。⑥症状多种多样,取决于受累血管的分布。短暂性脑缺血发作是脑卒中的重要危险因素和即将发生脑梗死的警告。未经治疗的短暂性脑缺血发作患者约有 1/3 在数年内有发生完全性脑梗死的可能,1/3 由于短暂性脑缺血反复发作而损害脑功能,另 1/3 可能出现自然缓解。TIA 发作后一个月内发生卒中的机会是 4%～8%;在第一年内发生的机会是12%～13%;以后 5 年则高达 24%～29%。

1.颈动脉系统短暂性脑缺血发作

主要表现为颈动脉供血区的神经功能障碍。以突然发作性一侧肢体无力或瘫痪、感觉障碍、失语和偏盲为特点,可反复发作;有的出现一过性黑矇,表现为突然单眼失明,持续 2～3 分钟,很少超过 5 分钟,然后视力恢复。有时一过性黑矇伴有对侧肢体运动和感觉障碍。

2.椎-基底动脉系统短暂性脑缺血发作

椎-基底动脉系统短暂性脑缺血发作的症状比颈动脉系统短暂性脑缺血发作复杂。发作性眩晕是最常见的症状,其他依次为共济失调、视力障碍、运动感觉障碍、吞咽困难、面部麻木等。有的患者还可发生"跌倒发作",即在没有任何先兆的情况下突然跌倒,无意识丧失,患者可很快自行站起来。

(二)脑血栓形成

本病好发于中年以后,50 岁以上有脑动脉硬化、高脂血症和糖尿病者最易发生。男性多于女性。占全部脑血管病的 30%～50%。部分患者起病前多有前驱症状如头晕、头痛、一过性肢体麻木无力,25%左右的患者有 TIA 病史。起病较缓慢,多在安静休息状态或夜间睡眠中发病,清晨或夜间醒来时发现偏瘫、失语等;部分患者白天发病,常先有短暂性脑缺血发作症状,以后进展为偏瘫。脑血栓患者多数发病时无意识障碍,无头痛、恶心、呕吐等症状,局灶症状可在数小时或数天内进行性加重。大面积脑梗死患者或椎-基底动脉血栓形成因累及脑干网状结构,则可出现不同程度的意识障碍,如同时合并严重脑水肿,也可伴有颅内压增高症状。

1.临床类型

临床中脑血栓形成的临床表现各异,按病程常可分为以下临床类型。

(1)可逆性缺血性神经功能缺损(reversible ischemic neurologic deficits,RIND):患者的神经症状和体征在发病后 3 周内完全缓解,不遗留后遗症,常因侧支循环代偿完善和迅速,血栓溶解或伴发的血管痉挛解除等原因未导致神经细胞严重损害。

(2)稳定型:神经症状和体征在几小时或 2～3 天达到高峰,以后不再发展,病情稳定,病初可有短暂性意识丧失。以后由于侧支循环建立,梗死区周围脑水肿消退,症状可减轻。

(3)缓慢进展型:由于血栓逐渐发展,脑缺血、水肿的范围继续扩大,症状逐渐加重,历时数天甚至数周,直到出现完全性卒中,常见于颈内动脉颅外段及颈内动脉的进行性血栓。

(4)急性暴发型:发病急骤,往往累及颈内动脉或大脑中动脉主干或多根大动脉造成大面积脑梗死,脑组织广泛水肿伴有头痛、呕吐等颅内高压症状及不同程度意识障碍,偏瘫完全、失语等,症状和体征很像脑出血,但 CT 扫描常有助于鉴别。

2.不同血管闭塞的临床特征

脑血栓形成的临床表现常与闭塞血管的供血状况直接有关,不同的脑动脉血栓形成可有不同临床症状和定位体征。

(1)颈内动脉:颈内动脉血栓的发病形式。临床表现及病程经过,取决于血管闭塞的部位、程度及侧支循环的情况。有良好的侧支循环,可不出现任何临床症状,偶尔在脑血管造影或尸检时发现。脑底动脉环完整,眼动脉与颈外动脉分支间的吻合良好,颈内动脉闭塞时临床上可无任何症状;若突然发生闭塞,则可出现患侧视力障碍和 Horner 综合征,以及病变对侧肢体瘫痪、对侧感觉障碍及对侧同向偏盲,主侧半球受累尚可出现运动性失语。检查可见患者颈内动脉搏动减弱或消失,局部可闻及收缩期血管杂音,同侧视网膜动脉压下降,颞浅动脉额支充血搏动增强。多普勒超声示颈内动脉狭窄或闭塞外,还可见颞浅动脉血流呈逆向运动,这对诊断本病有较大意义,脑血管造影可明确颈内动脉狭窄或闭塞。

(2)大脑中动脉:大脑中动脉主干或Ⅰ级分支闭塞,出现对侧偏瘫、偏身感觉障碍和同向性偏盲,优势半球受累时还可出现失语、失读、失算、失写等言语障碍。梗死面积大症状严重者可引起头痛、呕吐等颅高压症状及昏迷等。大脑中动脉深穿支闭塞,出现对侧偏瘫(上下肢瘫痪程度相同),一般无感觉障碍及偏盲,优势半球受损时可有失语。大脑中动脉皮质支闭塞:出现偏瘫(上肢重于下肢)及偏身感觉,优势半球受累可有失语,非优势半球受累可出现对侧偏侧复视症等体象障碍。

(3)大脑前动脉:大脑前动脉主干闭塞,如果发生在前交通动脉之前,因病侧大脑前动脉远端可通过前交通动脉代偿供血,可没有任何症状和体征;如血栓发生在前交通动脉之后的主干,则出现对侧偏瘫和感觉障碍(以下肢为重),可伴有排尿障碍(旁中央小叶受损),亦可出现反应迟钝、情感淡漠、欣快等精神症状及强握、吸吮反射,在优势半球者可有运动性失语。大脑前动脉皮质支闭塞常可引起对侧下肢的感觉和运动障碍,并伴有排尿障碍(旁中央小叶),亦可出现情感淡漠、欣快等精神症状及强握、吸吮反射。深穿支闭塞:由于累及纹状体内侧动脉——Huebner 动脉,内囊前支和尾状核缺血,出现对侧中枢性面舌瘫及上肢瘫痪。

(4)大脑后动脉:主要供应枕叶、颞叶底部、丘脑及上部脑干。主干闭塞常引起对侧偏盲和丘脑综合征。皮质支闭塞时常可引起对侧偏盲,但有黄斑回避现象;优势半球可有失读及感觉性失语,一般无肢体瘫痪和感觉障碍。深穿支包括丘脑穿通动脉、丘脑膝状体动脉,丘脑穿通动脉闭塞由于累及丘脑后部和侧部,表现为对侧肢体舞蹈样运动,不伴偏瘫及感觉障碍。丘脑膝状体动脉闭塞时常可引起丘脑综合征,表现为对侧偏身感觉障碍如感觉异常、感觉过度、丘脑痛,轻偏瘫,对侧肢体舞蹈手足徐动症,半身投掷症,还可出现动眼神经麻痹、小脑性共济失调。

(5)基底动脉:基底动脉分支较多,主要分支包括小脑前下动脉、内听动脉、旁正中动脉、小脑上动脉等,该动脉闭塞临床表现较复杂。基底动脉主干闭塞可引起广泛脑桥梗死,出现四肢瘫痪,瞳孔缩小,多数脑神经麻痹及小脑症状等,严重者可迅速昏迷、高热以至死亡。脑桥基底部梗死可出现闭锁综合征,患者意识清楚,因四肢瘫、双侧面瘫、延髓性麻痹、不能言语、不能进食、不能做各种动作,只能以眼球上下运动来表达自己的意愿。基底动脉的分支一侧闭塞,可因脑干受损部位不同而出现相应的综合征。Weber 综合征,因中脑穿动脉闭塞,病侧动眼神经麻痹,对侧偏瘫,Ciaude 综合征,同侧动眼神经麻痹,对侧肢体共济失调。Millard-Gubler 综合征,因脑桥旁中央支动脉闭塞,出现病侧外展神经和面神经麻痹,对侧肢体瘫痪。Foville 综合征,因内侧纵束及外展神经受损,出现病侧外展和面神经麻痹,双眼向病灶侧水平凝视麻痹,对侧肢体瘫痪。内听动脉闭塞,则常引起眩晕发作,伴有恶心、呕吐、耳鸣、耳聋等症状。小脑上动脉闭塞,因累及小脑半球外侧面、小脑蚓部和中脑四叠体及背外侧,可引起同侧小脑性共济失调,对侧痛温觉减退,听力减退。

(6)椎动脉:此处闭塞为小脑后下动脉损害,典型为延髓外侧综合征或 Wallenberg

syndrome综合征。临床表现为突然眩晕、恶心、呕吐、眼球震颤(前庭外侧核及内侧纵束受刺激)，病灶侧软腭及声带麻痹(舌咽、迷走神经疑核受损)，共济失调(前庭小脑纤维受损)，面部痛觉、温觉障碍(三叉神经脊束核受损)，Horner综合征(延髓网状结构下行交感神经下行纤维受损)，对侧半身偏身痛、温觉障碍(脊髓丘脑束受损)。偶或表现为对侧延髓综合征，因锥体梗死而发生对侧上下肢瘫痪，可有病侧吞咽肌麻痹和对侧身体的深感觉障碍。

(7)小脑梗死：表现为眩晕、恶心、呕吐、头痛、共济失调。患者有明显运动障碍而无肌力减退或锥体束征，大面积梗死可压迫脑干而出现外展麻痹、同向凝视、面瘫、锥体束征。严重颅压增高可引起呼吸麻痹，昏迷。

(三)脑栓塞

(1)任何年龄均可发病，但以青壮年多见。多在活动中突然发病，常无前驱症状，局限性神经缺失症状多在数秒至数分钟内发展到高峰，是发病最急的脑卒中，且多表现为完全性卒中。个别病例因栓塞反复发生或继发出血，于发病后数天内呈进行性加重，或局限性神经功能缺失症状，一度好转或稳定后又加重。

(2)大多数患者意识清楚或仅有轻度意识模糊，颈内动脉或大脑中动脉主干的大面积脑栓塞可发生严重脑水肿、颅内压增高、昏迷及抽搐发作，病情危重；椎-基底动脉系统栓塞也可发生昏迷。

(3)局限性神经缺失症状与栓塞动脉供血区的功能相对应。约4/5脑栓塞累及Willis环部，多为大脑中动脉主干及其分支，出现失语、偏瘫、单瘫、偏身感觉障碍和局限性癫痫发作等，偏瘫、多以面部和上肢为主，下肢较轻；约1/5发生在Willis环后部，即椎基底动脉系统，表现眩晕、复视、共济失调、交叉瘫四肢瘫、发音与吞咽困难等；栓子进入一侧或两侧大脑后动脉可导致同性偏盲或皮层盲；较大栓子偶可栓塞在基底动脉主干，造成突然昏迷、四肢瘫或基底动脉尖综合征。

(4)大多数患者有栓子来源的原发疾病，如风湿性心脏病、冠心病和严重心律失常等；部分病例有心脏手术、长骨骨折、血管内治疗史等；部分病例有脑外多处栓塞证据如皮肤、球结膜、肺、肾、脾、肠系膜等栓塞和相应的临床症状和体征，肺栓塞常有气急、发绀，胸痛、咯血和胸膜摩擦音等，肾栓塞常有腰痛、血尿等，其他如皮肤出血或成瘀斑，球结膜出血、腹痛、便血等。

(四)腔隙性脑梗死

老年人多见，60岁左右。常有高血压、高血脂和糖尿病。症状突然或隐袭发生，约30%患者症状可在36小时内逐渐加重。也有部分患者可以没有任何症状，仅在影像学检查时发现，所以有人又将其归类为无症状性脑梗死。临床上常见的腔隙综合征有纯运动卒中、纯感觉卒中、感觉运动卒中、构音障碍-手笨拙综合征、共济失调轻偏瘫综合征。

1.纯运动卒中

纯运动卒中约占腔隙性脑梗死的50%，有偏身运动障碍，表现为对侧面、舌瘫和肢体瘫。也可为单纯的面舌瘫或单肢瘫痪，常不伴有失语、感觉障碍或视野缺损。病灶主要在内囊、脑桥基底部，有时在放射冠或大脑脚处。

2.纯感觉卒中

纯感觉卒中约占腔隙性脑梗死的5%，主要表现为一侧颜面、上肢和下肢感觉异常或感觉减退。病灶主要位于丘脑腹后核，也可在放射冠后方、内囊后肢、脑干背外侧部分等。

3.感觉运动卒中

感觉运动卒中约占腔隙性脑梗死的35%，累及躯体和肢体部分的纯运动卒中伴有感觉障碍。病变部位累及内囊和丘脑，由大脑后动脉的丘脑穿通支或脉络膜动脉病变所致。

4.构音障碍-手笨拙综合征

构音障碍-手笨拙综合征约占腔隙性脑梗死的 10%,其临床特征为突然说话不清,一侧中枢性面舌瘫(常为右侧)伴有轻度吞咽困难以及手动作笨拙,共济失调(指鼻试验欠稳),但无明显肢体瘫痪。病灶位于脑桥基底部上 1/3 和 2/3 交界处或内囊膝部上方。

5.共济失调轻偏瘫

共济失调轻偏瘫约占腔隙性脑梗死 10%,常表现为突然一侧轻偏瘫,下肢比上肢重,伴有同侧肢体明显共济失调。病损通常在放射冠及脑桥腹侧。

此外,腔隙脑梗死还可引起许多其他临床综合征,如偏侧舞蹈性综合征、半身舞动性综合征、闭锁综合征、中脑丘脑综合征、丘脑性痴呆等。

(五)基底动脉尖综合征(TOB 综合征)

本病以老年人发病为多,发病年龄 23~82 岁,平均为 59~76 岁。症状可有眩晕、恶心、呕吐、头痛、耳鸣、视物不清、复视、肢体无力、嗜睡、意识障碍、尿失禁等。

神经系统查体可见以下表现。

1.中脑和丘脑受损的脑干首端栓塞表现

(1)双侧动眼神经瘫——出现眼球运动及瞳孔异常:一侧或双侧动眼神经部分或全部麻痹、眼球上视不能(上丘受累),瞳孔反应迟钝而调节反应存在,类似 Argyu-Robertson 瞳孔(顶盖前区病损)。

(2)意识障碍,注意行为的异常:一过性或持续数天,或反复发作(中脑及/或丘脑网状激活系统受累)。

(3)异常运动与平身投掷、偏瘫、共济运动障碍及步态不稳,癫痫发作,淡漠,记忆力定向力差(丘脑受损)。

2.大脑后动脉区梗死(枕叶、颞叶内侧面梗死)表现

视物不清,同向象限性盲或偏盲,皮质盲(双侧枕叶视区受换),Balint 综合征(注视不能症、视物失认症、视觉失用症),严重记忆障碍(颞叶内侧等)。

四、辅助检查

(一)脑血管造影

脑血管造影是诊断缺血性脑血管疾病的重要辅助检查,尤其是外科治疗中所必需的最基本的检查评估措施,它不仅能提供脑血管是否存在狭窄、部位、程度、粥样斑块、局部溃疡、侧支循环情况,而且还可发现其他病变以及评估手术疗效等。

如狭窄程度达到 50%,表示管腔横截面积减少 75%;狭窄度达到 75%,管腔面积已减少 90%;如狭窄处呈现"细线征"(图 4-7),则管腔面积已减少 90%~99%。

动脉粥样硬化上的溃疡形态可表现:①动脉壁上有边缘锐利的下陷。②突出的斑块中有基底不规则的凹陷。③当造影剂流空后在不规则基底中有造影剂残留。

颈动脉狭窄程度(%)=(1-狭窄动脉内径/正常颈内动脉管径)×100%。颈动脉狭窄可分为轻度狭窄(<30%)、中度狭窄(30%~69%)、重度狭窄(70%~99%)和完全闭塞。

(二)经颅多普勒超声(TCD)

多普勒超声可测定颈部动脉内的峰值频率和血流速度,可借以判断颈内动脉狭窄的程度。残余管腔越小其峰值频率越高,血流速度也越快。根据颈动脉峰值流速判断狭窄程度的标准见表4-1。

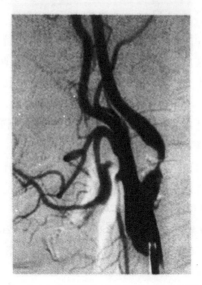

图 4-7　DSA 显示颈内动脉重度狭窄(细线征)

表 4-1　多普勒超声探测颈内动脉狭窄程度

狭窄的百分比(%)	颈内动脉/颈总动脉峰值收缩期流速比率	峰值收缩期流速(cm/s)
41~50	<1.8	>125
60~79	>1.8	>130
80~99	>3.7	>250 或<25(极度狭窄)

颈动脉指数等于颈总动脉的峰值收缩期频率除颈内动脉的峰值收缩期频率。根据颈动脉指数也可判断颈内动脉狭窄的程度(表 4-2)。

表 4-2　颈动脉指数与颈内动脉狭窄

狭窄程度	狭窄的百分比(%)	残余管径(mm)	颈动脉指数
轻度	<40	>4	2.5~4.0
中度	40~60	2~4	4.0~6.9
重度	>60	<2	7.0~15

经颅多普勒超声(TCD)可探测颅内动脉的狭窄,如颈内动脉颅内段、大脑中动脉、大脑前动脉和大脑后动脉主干的狭窄。

(三)磁共振血管造影(MRA)

MRA 是一种无创检查方法,可显示颅内外脑血管影像。管腔狭窄 10%~69%者为轻度和中度狭窄,此时 MRA 片上显示动脉管腔虽然缩小,但血流柱的连续性依然存在。管腔狭窄 70%~95%者为重度狭窄,血流柱的信号有局限性中断,称为"跳跃征"。管腔狭窄 95%~99%者为极度狭窄,在信号局限性中断中,若血流柱很纤细甚至不能显示,称为"纤细征"。目前在MRA 像中尚难可靠地区分极度狭窄和闭塞,MRA 的另一缺点是难以显示粥样硬化的溃疡。与脑血管造影相比,MRA 对狭窄的严重性常估计过度,因此,最好与超声探测结合起来分析,可提高与脑血管造影的附和率。

(四)CT 脑血管造影(CTA)

CT 脑血管造影是另一种非侵袭性检查脑血管的方法。先静脉注入 100～150 mL 含碘造影剂,然后进行扫描和重建。与脑血管造影的诊断附和率可达 90%。其缺点是难以区分血管腔内的造影剂与血管壁的钙化,因此,对狭窄程度的估计不够准确。

(五)正电子发射计算机断层扫描(PET)

PET 在短暂性脑缺血发作(TIA)与急性脑梗死的早期定位诊断、疗效评价以及是否需做血管重建手术及其评价等方面具有重要的诊断价值。PET 主要测量的指标是局部脑血容量(CBV)、局部脑血流量(rCBF)和脑血流灌注量(PR)。在脑缺血早期的 1 小时到数天形态学发生变化之前,PET 图像表现为病灶区低灌注,脑血流量减少,大脑氧摄取量增加,脑血容量增加,这在一过性脑缺血发作和半暗区组织表现非常明显;脑缺血进一步发展,脑血流量会降低,图像表现为放射性缺损。

五、诊断

缺血性脑血管疾病要根据病史、起病形式、症状持续的时间与发作频率,神经系统查体以及辅助检查,进行综合分析,做出诊断。依据脑血管造影、经颅多普勒超声、MRA、CTA 及 PET 检查,不仅可对缺血性脑血管疾病做出定性、定量诊断,还可指导选择治疗方案与判断疗效。

诊断要点:①年龄在 50 岁以上具在动脉硬化、糖尿病、高血脂者。②既往有短暂性脑缺血发作史。③多在安静状态下发病,起病缓慢。④意识多清楚,较少头痛、呕吐,有局限性神经系统体征。⑤神经影像学检查显示有脑缺血表现。

六、治疗

(一)TIA

应针对能引起 TIA 的病因与危险因素进行积极治疗,如高血压、高脂血症、糖尿病、心脏病等。

1.抗血小板聚集治疗

研究表明,抗血小板聚集能有效地防止血栓形成和微栓子的形成,减少 TIA 发作,常用:①阿司匹林,可抑制环氧化酶,抑制血小板质内花生四烯酸转化为血栓素 A_2,故能抑制血小板的释放和聚集。但使用阿司匹林剂量不宜过大,否则同时亦抑制血管内皮细胞中的前列环素的合成,不利于对血栓素 A_2 作用的对抗与平衡。阿司匹林的剂量为每天口服 50～300 mg 为益,有消化道溃疡病及出血性疾病者慎用。②双嘧达莫可抑制磷酸二酯酶,阻止环磷酸腺苷(CAMP)的降解,抑制 ADP 诱发血小板聚集的敏感性,而有抗血小板聚集作用。常用剂量 25～50 g,3 次/天,可与阿司匹林合用。急性心梗时忌用。③盐酸噻氯匹定,新型有效的抗血小板聚集药物,疗效优于阿司匹林,常用剂量为 125～250 mg,1 次/天。

2.抗凝治疗

对 TIA 发作频繁,程度严重,发作症状逐渐加重,或存在进展性卒中的可能性时,尤其是椎-基底动脉系统的 TIA,如无明显的抗凝禁忌证,应在明确诊断后及早进行抗凝治疗。

常用药物:①肝素,在体内外均有迅速抗凝作用,静脉注射 10 分钟即可延长血液的凝血时间。方法:用肝素 100 mg(12 500 U)加入 10% GS 1 000 mL 中,缓慢静脉滴注(20 滴/分)维持治疗 7～10 天。定期监测凝血时间,并根据其凝血时间调整滴速,使凝血酶原时间保持在正常值的 2～2.5 倍,凝血酶原活动 20％～30％。维持 24～48 小时。②口服抗凝剂,病情较轻或肝素治疗控制病情后可用此法,华法林片首剂 4～6 mg,以后 2～4 mg/d 维持。醋硝香豆素首剂为 8 mg,以后 2.5～5 mg/d 维持。双香豆素乙酯,首剂 300 mg,维持量为 150 g/d。口服抗凝药一般要连用半年至 1 年,用药期间应及时查出凝血时间。抗凝治疗的禁忌证:70 岁以上者出血性疾病、血液病创口未愈,消化道溃疡活动期、严重肝肾疾病及颅内出血,妊娠者等。③低分子肝素,是通过化学解聚或酶解聚生成的肝素片等,其大小相当于普通肝素的 1/3,其出血不良反应小,同时有促纤溶作用,增强血管内皮细胞的抗血栓作用而不干扰血管内皮细胞的其他功能。因此低分子肝素比其他肝素更安全,用法:低分子肝素 5 000 U,腹部皮下垂直注射,1～2 次/天,7～10 天为 1 个疗程。

3.手术治疗

经检查短暂性脑缺血发作是由于该部大动脉病变如动脉粥样硬化斑块致严重动脉狭窄致闭塞所引起时,为了消除微栓子来源,恢复和改善脑血流,建立侧支循环,对颈动脉粥样硬化颈动脉狭窄＞70％者,可考虑手术治疗。常用方法有颈动脉内膜剥离术,颅外-颅内血管吻合术,及近年来发展起来的颈动脉支架成形术。

4.血管扩张药物

能增加全脑的血流量,扩张脑血管,促进侧支循环。引用罂粟碱 30～60 mg 加入 5％ GS 液体中滴或川芎嗪 80～160 mg 加入 5％ GS 液体滴,14 天为 1 个疗程,其他如丹参、烟酸等。

(二)脑血栓形成

脑血栓形成急性期治疗原则:①要特别重视超早期和急性期处理,要注意整体综合治疗与个体化治疗相结合,针对不同病情、不同病因采取针对性措施。②尽早溶解血栓及增加侧支循环,恢复缺血区的血液供应、改善微循环,阻断脑梗死的病理生理。③重视缺血性细胞的保护治疗,应尽早应用脑细胞保护剂。④积极防治缺血性脑水肿,适时应用脱水降颅内压药物。⑤要加强监护和护理,预防和治疗并发症。⑥尽早进行康复治疗,促进神经功能恢复。⑦针对致病危险因素的治疗,预防复发。

1.一般治疗

一般治疗是急性缺血性脑血管病的基础治疗,不可忽视,否则可发生并发症导致死亡。意识障碍患者应予气道支持及辅助呼吸,定期监测 PaO_2 和 $PaCO_2$。注意防治压力性损伤及呼吸道或泌尿系统感染,维持水、电解质平衡及心肾功能,预防肺栓塞、下肢深静脉血栓形成等并发症。

2.调整血压

急性脑梗死后高血压的治疗一直存在争论,应慎用降血压药。急性脑卒中时血管自主调节功能受损,脑血流很大程度取决于动脉压,明显降低平均动脉压可能对缺血脑组织产生不利影响。Yamagnchi 提出缺血性脑卒中急性期的血压只有在平均动脉压超过 17.3 kPa(130 mmHg)或收缩压超过 29.3 kPa(220 mmHg)时才需降压,降压幅度一般降到比卒中前稍高的水平。急性缺血性脑血管病患者很少有低血压。如血压过低,应查明原因,及时给予补液或给予适当的升压药物如多巴胺、间羟胺等以升高血压。

3.防治脑水肿

脑血栓形成后,因脑缺血、缺氧而出现脑水肿,在半小时即可出现细胞毒性水肿,继而在 3～5 天出现血管源性水肿,7 天后水肿开始消退,2～3 周时水肿消失。大面积脑梗死或小脑梗死者可致广泛而严重的脑水肿,如不及时处理,可并发脑疝死亡。常用有效降颅内压药物为甘露醇、呋塞米、甘油果糖和清蛋白。甘露醇快速静脉注射后,因它不易从毛细血管外渗入组织,从而能迅速提高血浆渗透压,使组织间液水分向血管内转移,达到脱水作用,同时增加尿量及尿 Na⁺、K⁺ 的排出,尚有清除自由基的作用。通常选用 20% 甘露醇 125 mL 静脉快速滴注,1 次/6～12 小时,直至脑水肿减轻。主要不良反应有循环负担而致心力衰竭或急性肺水肿,剂量过大,应用时间长可出现肾脏损害。为减少上述不良反应,可配合呋塞米使用,呋塞米常用剂量为 20～40 mL/次静脉滴注,2～4 次/天。用药过程中注意水电解质平衡。甘油果糖具有良好的降颅内压作用,常用量 250 mL 静脉滴注,1～2 次/天;清蛋白具有提高血浆胶体渗透压作用,与甘露醇合用,取长补短,可明显提高脱水效果。用法 2～10 g/次,静脉滴注,1 次/天或 1 次/2 天,连用 7～10 天。

4.溶栓治疗

溶栓治疗适用于超早期(发病 6 小时以内)及进展型卒中。应用溶栓治疗应严格掌握溶栓治疗的适应证与禁忌证。

(1)适应证:①年龄小于 75 岁。②对 CA 系梗死者无意识障碍,对 VBA 梗死者由于本身预后极差,对昏迷较深者也不必禁忌,而且治疗开始时间也可延长。③头颅 CT 排除颅内出血和与神经功能缺损相应的低密度影者。④可在发病 6 小时内完成溶栓。⑤患者或家属同意。

(2)禁忌证:①溶栓治疗之前瘫痪肢体肌力已出现改善。②活动性内出血和已知出血倾向。③脑出血史,近 6 个月脑梗死史及颅内、脊柱手术外伤史。④近半年内活动性消化溃疡或胃肠出血。⑤严重心、肝、肾功能不全。⑥正在使用抗凝剂。⑦未控制的高血压,收缩压高于 26.7 kPa(200 mmHg),或舒张压高于 14.7 kPa(110 mmHg)。⑧收缩压低于 13.3 kPa(100 mmHg),年龄小于 60 岁。

(3)血栓溶解的原理:血栓溶解主要是指溶解血栓内纤维蛋白。纤维蛋白降解主要依靠纤溶酶,它产生于纤溶酶原被一系列活化因子激活时,纤溶酶原是一种相对分子质量为 92 000 的糖蛋白,由 790 个氨基酸组成,分为谷氨酸纤溶酶原和赖氨酸纤溶酶原,这两种酶原可被内源性的 t-PA 和外源性的尿激酶和链激酶所激活,在溶栓过程中,给予患者某些药物(如尿激酶、链激酶、t-PA 等)可以促进血栓溶解,将血栓分解为可溶性纤维蛋白降解产物。

(4)常用溶栓剂及作用机制:溶栓剂共 3 代。①第一代:非选择性溶栓剂——链激酶(SK)、尿激酶(UK)。SK 是国外应用最早、最广的一种溶栓剂,它通过与血中纤维蛋白原形成 1:1 复合物,再促进游离的纤溶酶原转化为纤溶酶,因此它是间接的纤溶酶激活剂。链激酶由于抗原性较强,易引起变态反应,溶栓同时也易引起高纤溶血症,目前临床上较少使用。欧洲几项大规模临床研究结果证实,SK 溶栓死亡率及出血发生率高,效果不明显,不推荐使用。UK 是一种丝氨酸蛋白酶,它可使纤溶酶原中的精氨酸 560-缬氨酸 561 化学键断裂,直接使纤溶酶原转变为纤溶酶,由于其无抗原性、无热源性、毒副反应小,且来源丰富等特点,至今仍是亚洲一些国家(如中国和日本)临床应用的主要药物。②第二代:选择性溶栓剂——重组组织型纤溶酶原激活剂(rt-PA),重组单链尿激酶型纤溶酶原激活剂(rscu-PA)ort-PA 分子上有一纤维蛋白结合点,故能选择性地和血栓表层的纤维蛋白结合,所形成的复合物对纤溶酶有很高的亲和力及触酶活性,使纤溶酶原在局部转变为纤溶酶,从而溶解血栓,而很少产生全身抗凝、纤溶状态。但它价格非常昂贵,大剂量使用也会增加出血的可能性,同时由于其半衰期更短,因此有一定的血管再闭塞,使其临床应用受到一定的限制。Rscu-PA 是人血、尿中天然存在的一种蛋白质,它激活与纤维蛋白结合的纤溶酶原比激活血循环中游离的纤溶酶原容易。③第三代:试图用基因工程选择技术改良天然溶栓药物的结构,以提高选择性溶栓剂效果,延长半衰期,减少剂量,这类药物有嵌合型溶栓剂(将 t-PA、scu-PA 二级结构进行基因工程杂交而得)单克隆抗体导向溶栓。

(5)溶栓剂量:脑梗死溶栓治疗剂量尚无统一标准,由于人体差异、给药途径的不同,剂量波动范围也较大。通常静脉溶栓剂量大,SK 150 000~500 000 U,UK 1 000 000~1 500 000 U,rt-PA 10~100 mg;动脉用药 SK 6 000~250 000 U,UK 100 000~300 000 U,rt-PA 20~100 mg。

(6)溶栓治疗时间:Astrup 根据动物试验首次提出了"缺血半暗带"的概念,表明缺血半暗带仅存在 3~4 小时,因此大多数临床治疗时间窗定在症状出现后 6 小时内进行。美国食品与药品管理局(FDA)批准在发病 3 小时内应用 rt-PA。尿激酶一般在发病 6 小时内进行。近来有学者提出 6 小时的治疗时间窗也绝不是僵化的,有些患者卒中发病超过 6 小时,如果侧支循环好,仍可考虑延迟性溶栓。

(7)溶栓治疗的途径:溶栓治疗的途径主要有静脉和动脉用药两种。在 DSA 下行动脉内插管,于血栓附近注入溶栓药,可增加局部的药物浓度,减少用药剂量,直接观察血栓崩解,一旦再通即刻停止用药,便于掌握剂量,但它费时(可能延误治疗时间)、费用昂贵,需要造影仪器及训练有素的介入放射人员。因而受到技术及设备的限制。相反静脉溶栓简便易行,费用低。近来有一些学者提出将药物注入 ICA,而不花更多时间将导管插入 MCA 或在血栓近端注药。至于何种用药途径更佳,尚未定论,Racke 认为动脉、静脉用药两者疗效无明显差异。

(8)溶栓治疗脑梗死的并发症。①继发脑出血,发生率:多数文献报道,经 CT 证实的脑梗死后出血性梗死自然发生率为 5%~10%;脑实质出血约为 5%。不同给药方法和时机,出血的发生率不同。最主要危险因素如下。高血压,溶栓开始前收缩压超过 24.0~26.7 kPa 或舒张压超过 14.7~16.0 kPa。脑水肿,早期脑 CT 检查有脑水肿或占位效应患者有增加出血性梗死的发生率。潜在的危险因素:年龄(70 岁以上)、病前神经状况、联合用药(如肝素、阿司匹林等)。可能发生机制:继发性纤溶亢进和凝血障碍;长期缺血的血管壁已经受损,在恢复血供后由于通透性高而血液渗出;血流再灌注后可能因反射而使灌注压增高。②再灌注损伤:再灌注早期,脑组织氧利用率低,而过氧化脂质含量高,过剩氧很容易形成活性氧,与细胞膜脂质发生反应,使脑细胞损害加重。通常脑梗死发病 12 小时以内缺血脑组织再灌注损伤不大,脑水肿较轻,但发病 12 小时以后则可能出现缺血脑组织过度灌注,加重脑水肿。③血管再闭塞:脑梗死溶栓后血管再闭塞发生率为 10%~20%,其发生原因目前尚不十分清楚,可能与溶栓药物的半衰期较短有关,尿激酶的半衰期为 16 分钟,PA 仅为 7 分钟;溶栓治疗可能伴有机体凝血活性增高。

5.抗凝治疗

临床表现为进展型卒中的患者,可有选择地应用抗凝治疗。但有引起颅内和全身出血的危险性,必须严格掌握适应证和禁忌证。抗凝治疗包括肝素和口服抗凝剂。肝素:12 500 U 加入 10%葡萄糖 1 000 mL 中,缓慢静脉滴注(每分钟 20 滴),仅用 1~2 天,凝血酶原时间保持在正常值的 2~2.5 倍,凝血酶原活动度在 20%~30%。但有关其疗效及安全性的确切资料有限,结果互有分歧。低分子肝素安全性增加,但其治疗急性缺血性脑血管病的疗效尚待评估,目前已有的资料难以做出肯定结论。用法:速避凝 3 000~5 000 U,腹部皮下垂直注射,1~2 次/天。口服抗凝剂:双香豆素乙酯 300 mg,双香豆素 100~200 mg 或华法林 4~6 mg,刚开始时每天检查凝血酶原时间及活动度,待稳定后每周查 1 次,以便调整口服药物剂量。治疗期间应注意出血并发症,如有出血情况立即停用。

6.降纤治疗

降解血栓纤维蛋白原、增加纤溶系统活性及抑制血栓形成或帮助溶解血栓。适用于脑血栓形成早期,特别是合并高纤维蛋白血症患者。常用药物有巴曲酶、蛇毒降纤酶等。

7.抗血小板凝集药物

抗血小板凝集药物能降低血小板聚集和血黏度。目前常用有阿司匹林和盐酸噻氯匹定。阿司匹林以小剂量为宜,一般 50～100 mg/d,盐酸噻氯匹定 125～250 mg/d。

8.血液稀释疗法

稀释血液和扩充血容量可以降低血液黏稠度,改善局部微循环。常用右旋糖酐-40 或 706 代血浆 500 mL,静脉滴注,1 次/天,10～14 天为 1 个疗程。心肾功能不全者慎用。

9.脑保护剂

目前临床上常用的制剂如下:①钙通道阻滞剂,能阻止脑缺血、缺氧后神经细胞内钙超载,解除血管痉挛,增加血流量,改善微循环。常用的药物有尼莫地平、尼莫地平、盐酸氟桂利嗪等。②胞磷胆碱,是合成磷脂胆碱的前体,胆碱在磷脂酰胆碱生物合成中具有重要作用,而磷脂酰胆碱是神经膜的重要组成部分,因此具有稳定神经细胞膜的作用。胞磷胆碱还参与细胞核酸、蛋白质和糖的代谢,促进葡萄糖合成乙酰胆碱,防治脑水肿。用法:500～750 mg 加入 5% 葡萄糖液 250 mL。静脉滴注,1 次/天,10～15 天为 1 个疗程。③脑活素,要成分为精制的必需和非必需氨基酸、单胺类神经介质、肽类激素和酶前体,它能通过血-脑屏障,直接进入神经细胞,影响细胞呼吸链,调节细胞神经递质,激活腺苷酸环化酶,参与细胞内蛋白质合成等。用法:20～50 mL 加入生理盐水 250 mL,静脉滴注,1 次/天,10～15 天为 1 个疗程。

10.外科治疗和介入治疗

半球大面积脑梗死压迫脑干,危及生命时,若应用甘露醇无效时,应积极进行去骨瓣手术减压和坏死脑组织吸出术。对急性大面积小脑梗死产生明显肿胀及脑积水者,可行脑室引流术或去除坏死组织以挽救生命。对颈动脉粥样硬化颈动脉狭窄＞70%者,可考虑手术治疗。常用的手术方法有颈动脉内膜剥离修补术,颅外-颅内血管吻合术及近年来发展起来的颈动脉支架成形术。

11.康复治疗

主张早期进行系统、规范及个体化的康复治疗。急性期一旦病情平稳,应立即进行肢体功能锻炼和语言康复训练,降低致残率。

(三)脑栓塞

(1)发生在颈内动脉前端或大脑中动脉主干的大面积脑栓塞,以及小脑梗死可发生严重的脑水肿,继发脑疝,应积极进行脱水、降颅内压治疗,必要时需要进行大颅瓣切除减压。大脑中动脉主干栓塞可立即施行栓子摘除术,据报道 70% 可取得较好疗效,亦应争取在时间窗内试验溶栓治疗,但由于出血性梗死更多见,溶栓适应证更应严格掌握。

(2)由于脑栓塞有很高的复发率,有效的预防很重要。心房颤动患者可采用抗心律失常药物或电复律,如果复律失败,应采取预防性抗凝治疗。由于个体对抗凝药物敏感性和耐受性有很大差异,治疗中要定期监测凝血功能,并随时调整剂量。在严格掌握适应证并进行严格监测的条件下,适宜的抗凝治疗能显著改善脑栓塞患者的长期预后。

(3)部分心源性脑栓塞患者发病后 3 小时内,用较强的血管扩张剂如罂粟碱点滴或吸入亚硝酸异戊酯,可收到较满意疗效,亦可用烟酸羟丙茶碱治疗发病 1 周内的轻中度脑梗死病例收到较满意疗效者。

(4)对于气栓的处理应采取头低位,左侧卧位。如系减压病应立即行高压氧治疗,可使气栓减少,脑含氧量增加,气栓常引起癫痫发作,应严密观察,及时进行抗癫痫治疗。脂肪栓的处理可用血管扩张剂,5%硫酸氢钠注射液 250 mL 静脉滴注,2 次/天。感染性栓塞需选用有效足量的抗生素抗感染治疗。

(四)腔隙性脑梗死

该病无特异治疗其关键在于防治高血压动脉粥样硬化和糖尿病等。急性期适当的康复措施是必要的。纯感觉性卒中主要病理是血管脂肪透明变性,巨噬细胞内充满含铁血黄素,提示红细胞外渗,因此禁用肝素等抗凝剂,但仍可试用阿司匹林、双嘧达莫;纯运动型较少发生血管脂肪变性,可以应用肝素、东菱精纯克栓酶及蝮蛇抗栓酶,但应警惕出血倾向。腔隙梗死后常有器质性重症抑郁,抗抑郁药物患者常不易耐受,有人推荐选择性 5-羟色胺重摄取抑制剂 Ciralopram 10~14 mg/d,治疗卒中后重症抑郁安全有效,无明显不良反应。无症状型腔隙性脑梗死主要针对其危险因素:高血压、糖尿病、心律失常、高脂、高黏血症及颈动脉狭窄等,进行积极有效的治疗,对降低其复发率至关重要,对本病的预防也有极其重要的意义。

(于立峰)

第五章

循环系统常见急危重症

第一节 急性病毒性心肌炎

急性病毒性心肌炎是指嗜心性病毒感染引起的,以心肌非特异性间质性炎症为主,伴有心肌细胞变性、溶解或坏死病变的心肌炎。病变可累及心脏传导和起搏系统,亦可累及心包膜。临床上以肠道病毒(如柯萨奇病毒 B 组 2、4 两型最多见,其次为 5、3、1 型及 A 组的 1、4、9、16、23 型,艾柯病毒和脊髓灰质炎病毒等)和流感病毒较为常见。此外,麻疹、腮腺炎、乙型脑炎、肝炎和巨细胞病毒等也可引起心肌炎。

一、发病机制

病毒如何引起心肌损伤的机制迄今尚未阐明,可能途径包括以下几种。

(一)病毒直接侵犯心肌

病毒感染后可引起病毒血症,经血流直接侵犯心肌,导致心肌纤维溶解、坏死、水肿及炎性细胞浸润。有人认为,急性暴发性病毒性心肌炎和病毒感染后 1~4 周猝死者,病毒直接侵犯心肌可能是主要的发病机制。

(二)免疫变态反应

对于大多数病毒性心肌炎,尤其是慢性心肌炎,目前认为主要是通过免疫变态反应而致病。参与免疫反应可能是病毒本身,也可能是病毒-心肌抗体复合物。既有体液免疫参与,又有细胞免疫参与。此外,患者免疫功能低下在发病中也起重要作用。

二、诊断

(一)临床表现特点

(1)起病前 1~3 周常有上呼吸道或消化道感染史。

(2)心脏受累表现:心悸、气促、心前区疼痛等。体检,轻者心界不扩大,重者心浊音界扩大,心率增快且与体温升高不相称,可出现舒张期奔马律,心律失常以频发期前收缩多见,亦可表现为房室传导阻滞,以至出现心动过缓、心尖区第一心音低钝。可闻及收缩期吹风样杂音。重症患者可短期内出现心力衰竭或心源性休克,少数因严重心律失常而猝死。

(3)老幼均可发病,但以儿童和年轻人较易发病。

(二)实验室检查及其他辅助检查特点

(1)心电图常有各种心律失常表现,以室性期前收缩最常见,其次为房室传导阻滞、束支及室内阻滞、心动过速等。心肌损害可表现为 ST 段降低、T 波低平或倒置、Q-T 间期延长等。暴发性病毒性心肌炎可有异常 Q 波、阵发性室性心动过速、高度房室传导阻滞,甚至心室颤动等。心电图改变对心肌炎的诊断并无特异性。

(2)血清酶学检查可有 CK 及其同工酶(CK-MB)、AST 或 LDH 及其同工酶(LDH1)增高。

(3)X 线、超声心动图检查示心脏轻至中度增大,搏动减弱,有时可伴有心包积液,此时称心肌心包炎。

(4)血白细胞可轻至中度增多,血沉加速。

(5)从咽拭、尿、粪、血液及心包穿刺液中分离出病毒,且在恢复期血清中同型病毒抗体滴度较初期或急性期(第一份)血清升高或下降 4 倍以上,可认为是新近有病毒感染。

诊断病毒性心肌炎必须排除可能引起心肌损害的其他疾病,常见的如风湿性心肌炎、中毒性心肌炎、结缔组织和代谢性疾病所致心肌损害,以及原发性心肌病等。

三、治疗

目前对急性病毒性心肌炎尚缺乏特异性治疗方法,但多数患者经过一段时间休息及对症治疗后能自行痊愈,少数可演变为慢性心肌炎或遗留不同程度心律失常表现,个别暴发型重症病例可导致死亡。本病主要治疗措施如下。

(一)充分休息,防止过劳

本病一旦确诊,应卧床休息,进食易消化和富含维生素、蛋白质的食物。充分休息在急性期应列为主要治疗措施之一。早期不重视卧床休息,可能会导致心脏进行性增大和带来较多的后遗症,一般需休息3 个月左右。心脏已经扩大或曾出现过心功能不全者应延长至半年,直至心脏不再缩小、心功能不全症状消失后,在密切观察下逐渐增加活动量,恢复期仍应适当限制活动3～6 个月。

(二)酌情应用改善心肌细胞营养与代谢的药物

(1)辅酶 A 50～100 U 或肌苷 200～400 mg,每天 1～2 次,肌内注射或静脉注射。

(2)细胞色素 C 15～30 mg,每天1～2 次,静脉注射,该药应先皮试,无过敏者才能注射。

(3)ATP 或三磷酸胞苷(CTP)20～40 mg,每天 1～2 次,肌内注射,前者尚有口服或静脉制剂,剂量相同。

(4)辅酶 Q_{10}:每天 30～60 mg,口服;或 10 mg,每天 2 次,肌内注射及静脉注射。

(5)FDPY 5～10 g,每天 1～2 次,静脉滴注,对重症病毒性心肌炎可能有效。

一般情况下,上述药物视病情可适当搭配或联合应用 2 或 3 种即可,10～14 天为 1 个疗程。

此外,极化液疗法:氯化钾 1～1.5 g、普通胰岛素 8～12 U,加入 10％葡萄糖液 500 mL 内,每天 1 次,静脉滴注,尤适用于频发室性期前收缩者。在极化液基础上再加入 25％硫酸镁 5～10 mL,对快速型心律失常疗效更佳,7～14 天为 1 个疗程。大剂量维生素 C,每天5～10 g 静脉滴注,以及丹参酮注射液40～80 mg,分 2 次加入 50％葡萄糖液 20 mL 内静脉注射或稀释后静脉滴注,连用 2 周,也有一定疗效。

(三)肾上腺皮质激素

激素有抑制炎性反应、降低血管通透性、减轻组织水肿及抗过敏作用,但可抑制免疫反应和干扰素的合成、促进病毒繁殖和炎症扩散、加重心肌损害,因此应用激素有利有弊。为此,多数学者主张病毒性心肌炎急性期,尤其是最初 2 周内,病情并非危重者不用激素。但短期内心脏急剧增大、高热不退、急性心力衰竭、严重心律失常、休克、全身中毒症状严重合并多脏器损害或高度房室传导阻滞者,可试用地塞米松,每天 10～30 mg,分次静脉注射,或用氢化可的松,每天200～300 mg,静脉滴注,连用 3～7 天,待病情改善后改口服,并迅速减量至停,一般疗程不宜超过 2 周。若用药 1 周仍无效,则停用。激素对重症病毒性心肌炎有效,其可能原因与抑制了心肌炎症、水肿,消除过度、强烈的免疫反应和减轻毒素作用有关。

(四)抗生素

急性病毒性心肌炎可使用广谱抗生素,如氨苄西林、头孢菌素等,以防止继发性细菌感染,因后者常是诱发病毒感染的条件,特别是流感、柯萨奇及腮腺炎病毒感染,且可加重病毒性心肌炎的病情。

(五)抗病毒药物

疗效不肯定,因为病毒性心肌炎主要是免疫反应的结果。即使是由于病毒直接侵犯所致,但抗病毒药物能否进入心肌细胞内杀灭病毒也尚有疑问。流感病毒所致心肌炎可试用吗啉胍(ABOB)100～200 mg,每天 3 次;金刚烷胺 100 mg,每天 2 次。疱疹病毒性心肌炎可试用阿糖胞苷和利巴韦林(三氮唑核苷),前者剂量为每天 50～100 mg,静脉滴注,连用 1 周;后者为 100 mg,每天 3 次,视病情连用数天至 1 周,必要时亦可静脉滴注,剂量为每天 300 mg。此外,中草药如板蓝根、连翘、大青叶、黄连、黄芩、虎杖等也具抗病毒作用。

(六)免疫调节剂

(1)人白细胞干扰素(1.5～2.5)×10⁴U,每天 1 次,肌内注射,7～10 天为 1 个疗程,间隔 2～3 天,视病情可再用 1～2 个疗程。

(2)应用基因工程制成的干扰素 1×10⁶U,每天 1 次,肌内注射,2 周为 1 个疗程。

(3)聚肌胞,每天 1～2 mg,每 2～3 天 1 次,肌内注射,2～3 个月为 1 个疗程。

(4)简化胸腺素 10 mg,每天肌内注射 1 次,共 3 个月,以后改为 10 mg,隔天肌内注射 1 次,共半年。

(5)免疫核糖核酸(IRNA)3 mg,每 2 周 1 次,皮下注射或肌内注射,共 3 个月,以后每月肌内注射3 mg,连续6～12 个月。

(6)转移因子(TF)1 mg,加注射水 2 mL,每周 1～2 次,于上臂内侧或两侧腋部皮下或臀部肌内注射。

(7)黄芪有抗病毒及调节免疫功能,对干扰素系统有激活作用,在淋巴细胞中可诱生 γ 干扰素,还能改善内皮细胞生长及正性肌力作用,可口服、肌内注射或静脉内给药。用量为黄芪口服液(每支含生黄芪15 g)1 支,每天 2 次,口服;或黄芪注射液(每支含生黄芪 4 g/2 mL)2 支,每天 1～2 次,肌内注射;或在 5%葡萄糖液 500 mL 内加黄芪注射液4～5 支,每天 1 次,3 周为 1 个疗程。

(七)纠正心律失常

基本上按一般心律失常治疗。对于室性期前收缩、快速型心房颤动可用胺碘酮 0.2 g,每天 3 次,1 周后或有效后改为每天 0.1～0.2 g 维持。阵发性室性心动过速、心室扑动或颤动,应尽早采用直流电电击复律,亦可迅速静脉注射利多卡因 50～100 mg,必要时隔 5 分钟后再注,有效后静脉滴注维持 24～72 小时。心动过缓可用阿托品治疗,也可加用激素。对于莫氏Ⅱ型和Ⅲ度房室传导阻滞,尤其有脑供血不足表现或有阿-斯综合征发作者,应及时安置人工心脏起搏器。

(八)心力衰竭和休克的防治

重症急性病毒性心肌炎可并发心力衰竭或休克。有心力衰竭者应给予低盐饮食、供氧,视病情缓急可选用口服或静脉注射洋地黄类制剂,但剂量应控制在常规负荷量的 1/2～2/3,必要时可并用利尿剂、血管扩张剂和非洋地黄类正性肌力药物,同时注意水、电解质平衡。

(姜绪森)

第二节　心包积液与心脏压塞

一、心包积液

心包积液可出现于所有急性心包炎中,为壁层心包受损的反应。临床上可无症状,但如果液体积聚导致心包腔内压升高而产生心脏压迫则可出现心脏压塞。继发于心包积液的心包腔内压力升高与以下几个因素有关:①绝对的积液量;②积液产生的速度;③心包本身的特性。正常人心包腔容纳 15～50 mL 液体,如液体积聚缓慢,心包伸展,心包腔内可适应多达 2 L 液体而不出现心包腔内压升高。然而,正常未伸展的心包腔能适应液体快速增长而仍能维持心包腔内压力-容量曲线在平坦部分的液量仅 80～200 mL。如液体迅速增加超过 200 mL,则心包腔内压力会显著上升。如心包因纤维化或肿瘤浸润而异常僵硬则很少量的积液也会使心包腔内压力显著升高。

(一)无心脏压塞的心包积液

无论何种心包积液,它的临床重要性依赖于:①是否出现因心包腔内压力升高而致的血流动力学障碍;②全身性病变的存在及其性质。对疑有急性心包炎患者使用超声心动图来确定心包积液是相当可靠的,因为存在心包积液即使不能诊断也提示心包有炎症。除非有心脏压塞或因诊断需要分析心包积液如急性细菌性心包炎,否则无指征行心包穿刺术。

(二)慢性心包积液

为积液存在 6 个月以上,可出现在各类型的心包疾病中。通常患者可有惊人的耐受力而无心脏受压的症状,常在常规胸部 X 线检查中发现心影异常增大。慢性心包积液尤好发于以往有特发性病毒性心包炎、尿毒性心包炎和继发于黏液水肿或肿瘤的心包炎患者中。慢性心包积液也可发生在慢性心力衰竭,肾病综合征和肝硬化等各种原因引起的水、钠潴留时且可与腹水及胸腔积液同时出现。有报道,3%原发性心包疾病患者的初始表现为大量特发性慢性心包积液,其中女性更多见。慢性心包积液的处理,部分依赖于其病因且必须除外隐匿性甲状腺功能减退。无症状、稳定的且是特发性积液的患者除避免抗凝外常不需要特异性治疗。

二、心脏压塞

心脏压塞是由于心包腔内液体积聚引起心包内压力增加所造成。特征:①心腔内压力升高。②进行性限制了心室舒张期充盈。③每搏量和心排血量降低。

（一）心导管检查

心导管检查在确定心包积液时血流动力学变化的重要性中是非常有价值的。除非患者处于垂危的紧急状况，有学者喜欢在右心及结合心包穿刺术在心包腔内插入导管。心导管检查有以下作用：①提供心脏压塞绝对肯定的诊断；②测定血流动力学的受损情况；③通过心包抽液血流动力学改善的证据来指导心包穿刺抽液；④可以测定同时并存的血流动力学异常，包括左心衰竭、渗出-缩窄性心包炎和在恶性积液的患者中未料到的肺动脉高压。

心导管检查一般均显示，右心房压升高伴特征性的保持收缩期 X 倾斜而无或仅有一小的舒张期 Y 倾斜。若同步记录心包内压力和右心房压力，显示二者压力几乎一致升高。吸气时二者压力同时下降，在 X 倾斜的收缩期射血时间里，心包内压力略低于右心房压力。如果心包内的压力不高或右心房和心包内压力不一致，则心脏压塞的诊断必须重新考虑。

右心室舒张中期压力是升高的，与右心房和心包内压力相等，但没有缩窄性心包炎的"下陷-高平原"的特征性表现。因为右心室和肺动脉的收缩压等于右心室和心包内压力之和，故右心室和肺动脉收缩压常有中等度升高，其范围为 $4.7\sim6.7\ kPa(35\sim50\ mmHg)$。在心脏严重受压的病例中，右心室收缩压可以下降，仅略高于右心室舒张压。

通常肺嵌压和左心室舒张压是升高的，若同步记录心包内压力则三者压力相等。呼气时肺嵌压常略高于心包内压力，所形成的压力阶差可促进左心充盈。呼气时肺嵌压暂时的降低超出心包内压力的下降，则肺静脉循环和左心之间的压力阶差降低或消失。在严重左心室功能减退或左心室肥厚和左室舒张压升高的患者中，在心包内和右心房压力相等但低于左心室舒张压时即可发生心脏压塞。根据心脏受压的严重程度，左心室收缩压和主动脉压力可以正常或降低。

通过动脉内插管和压力测定可以很容易地证明有奇脉。同步记录体动脉和右心室压力显示，二者在吸气的变化是超出时相范围之外的。每搏量通常有明显降低，由于心动过速的代偿作用，心排血量可以正常，但在严重心脏压塞时可以明显降低。体循环阻力常常是升高的。

如果在心导管检查前，超声心动图已显示心脏压塞的图像，则心血管造影检查对诊断无特殊意义。在心脏不很正常的病例中，右心室和左心室的舒张末期容量通常是降低的，而射血分数是正常或升高的。

心包抽液后的最初结果是心包内、右心房、右心室和左心室舒张压一致降低，然后心包内压力再低于右心房压。右心房压力波形重新出现 Y 倾斜，继续抽液可以使心包内压力降至零点水平并随胸腔内压力的变化而波动。由于心包的压力容量曲线很陡直，心包液体只要抽取 $50\sim100\ mL$ 就可使心包内压力直线下降且体动脉压力和心排血量改善，奇脉消失。随心包内压力下降通常伴尿量增多，这与增加心排血量和心房钠尿肽的释放有关。

如果心包内压力降至零或负值而右心房压力仍升高，则应高度考虑到渗出-缩窄性心包炎，尤其是肿瘤或曾放疗过的患者。在成功的心包穿刺抽液后右心房压持续升高的其他原因依次为心脏压塞伴以往有左心室功能减退、肺高压和右心房高压、三尖瓣病变及限制型心肌病。在怀疑有恶性病变的患者中，源于肺微血管肿瘤的肺动脉高压是右心房压持续升高的一个重要原因，并且在心包积液完全引流后气急症状亦不能缓解。在肿瘤病变的患者中，必须对心脏压塞和上腔静脉综合征加以区别。因为在肿瘤患者中，以上病变可单独存在亦可并存在上腔静脉梗阻的患者中，由于存在颈静脉压力升高和由呼吸窘迫造成的奇脉可能疑有心脏压塞。在这种情况（不伴有心脏压塞）下，上腔静脉压显著升高，超过右心房和下腔静脉压伴搏动减弱。由于心脏压塞及其他引起中心静脉压升高的原因同样可以改变呼吸对腔静脉内血流的波动，故二维和多普勒超声心动图不能鉴别这些情况。如果肿瘤患者心脏压塞缓解后颈静脉压力持续升高,反映出上腔静脉和右心房之间有压力阶差,应考虑上腔静脉梗阻,用放射治疗可能有效。

(二)心包穿刺术

当为患者做心包穿刺或心包切开术时,所做的血流动力学支持准备中应包括静脉内补充血液、血浆或盐水。已证明,扩容的理论基础是能延缓右心室舒张塌陷和血流动力学恶化的出现。在试验性心脏压塞中给予去甲肾上腺素和多巴酚丁胺能显著促使心排血量和氧的传递大量增加,从而延缓组织缺氧的出现。也曾在试验性心脏压塞中使用过血管扩张药、肼屈嗪和硝普钠,通过降低增高的体循环阻力来促使心排血量增加。给心脏压塞患者应用血管扩张药的同时给予扩容必须非常谨慎,因为对处于临界或明显低血压的患者可能有危险。β受体阻滞剂应避免使用,因为提高肾上腺素活性能帮助维持心排血量。正压通气尽可能避免,因已证实它能进一步降低心脏压塞患者的心排血量。

已达压塞压力的心包渗液可采用以下方法清除:①用针头或导管经皮心包穿刺;②经剑突下切开心包;③部分或广泛的外科心包切除。自1840年维也纳内科医师 Franz Schuh 首次演示了心包穿刺术以来,该手术虽已普遍运用,但有关其确切的指征尚存在相当大的争议。心包穿刺术的益处在于能迅速缓解心脏压塞和有机会获得在心包抽液前后准确的血流动力学测量。经皮心包穿刺术的主要危险是可戳破心脏、动脉或肺。20世纪70年代以前,心包穿刺通常是在床边用尖针盲目进行的,没有血流动力学或超声心动图的监测,死亡或危及生命的并发症发生率高达20%。

(三)心包穿刺术的危险性和并发症

目前心包穿刺术远较10年前安全,由有经验的手术者完成时,产生危及生命并发症的危险性一般<5%。当患者有大量渗液时,超声心动图显示轮廓清晰,前心包有10 mm以上的清晰腔隙,穿刺极易成功,且无并发症。近年来的一些心包穿刺经验指出,操作通常应在有血流动力学监测下进行,包括右心及心包腔内压力。由此可:①提供在试图做心包穿刺术前存在心脏压塞的生理改变证据;②排除其他能同时引起颈静脉压力升高的重要原因,诸如渗出-缩窄改变、上腔静脉梗阻、左心室衰竭。在缺乏理想的血流动力学监测或术前超声心动图证实存在大量前后心包渗液的情况下,很少有理由可在床边盲目地用针头行心包穿刺术。

心包穿刺术在下列患者中看来不能改善血流动力学或可使病情恶化:①急性创伤性心包出血,血液流进心包腔与被抽吸出的速度相同;②少量心包渗出,估计积液量<20 mL;③超声心动图示前心包无渗液;④包裹性渗液;⑤手术后除液体外血凝块和纤维蛋白充满了纵隔或心包腔。继发于撕裂、心脏刺伤、左心室壁或主动脉瘤裂缝所致的急性心包出血,在心包放液后是会迅速复发的。这种操作应仅作为对需做心脏或主动脉修补的外科心包探查术之前急诊拖延时间的方法。对由化脓性心包炎引起的压塞患者常可采用外科引流,以便能大量地引流,另可用于怀疑或已确认的结核性心包炎患者,以便能将心包活检标本做细菌学和组织学检查。在缓解心脏压塞后一个可能很少发生但又重要的并发症是突然发生心室扩张和急性肺水肿,其机制可能是在心室功能障碍的情况下,随着心包压缩的缓解,突然增加了肺静脉血流所致。

(四)心包扩开术和心包切除术

1.经皮球囊心包扩开术

Palacios 等学者提出了经皮球囊心包扩开术,且对在多中心登记这一操作的最初50例经验做了报道,这一组病例或是大量心包积液或是心脏压塞,大部分(88%)有恶性肿瘤史。球囊心包扩开术作为经皮心包穿刺抽液术的一部分与之同时进行,在做心包积液测量和取样做细胞学检查,以及其他研究之后,留约 200 mL 的液体在心包腔内。在将进入心包的通道进一步扩张后,将一直径 20 mm、长 3 cm 的扩张球囊(Mansfield)沿导引钢丝送入,骑跨在心包壁层,手动扩张球囊,造成心包撕裂("开窗")。有时候另做一心包穿刺行球囊撕裂。在心包扩开后,心包导管重新沿着导引钢丝插入,引流所有剩余液体。应在手术后24小时做超声心动图和胸部 X 线检查监测左侧胸腔积液情况,并每月随访 1 次。

对 46 例(92％)心包扩开术后压塞缓解成功的患者做了 3 个月的短期随访,由于压塞复发,2 例需要早期手术,2 例需后期手术。并发症包括冠状动脉撕裂,占 2％;发热,占 12％;及产生胸腔积液(推测是与心包引流有关的)在 30 天内需要胸前穿刺或放置胸管者,占 16％。因此,认为这是一种对大量心包渗出伴有压塞的新颖而有前途的处理方法。然而,心包扩开术后早期的发病率明显高于前面所述的前瞻性观察 50 例做心包穿刺抽液辅以真空吸引完全引流的方法。对处理伴有血流动力学损害的大量心包渗出,经皮导管心包穿刺术、球囊心包扩开术及外科剑突下心包切开术三者之间的长期疗效尚未在前瞻性试验中进行过比较。

经皮导管心包穿刺术、球囊心包扩开术及外科剑突下心包切开术三者之间的长期疗效尚未在前瞻性实验中进行过比较。

2.外科心包切开术

对不需要做广泛心包切除的患者可在剑突下做一小的心包切口,在加压下完成外科心包排液。剑突下心包切开常可在局麻下完成。在并非窘迫的患者中,手术通常在事先未做姑息性心包抽液下进行,因此时心包腔是扩张的。在剑突下由腹白线做一纵行小切口后,将横膈和心包与胸骨分离,横膈向下回缩使前心包直接暴露。可看到具张力的壁层心包,在心包上做一小切口,切除一小片心包以便引流,将管子插入心包腔做胸腔外引流,随重力流入无菌容器中。

对以上描述的手术应避免剑突下心包开窗这个名词,因为它易与小块心包切除术相混淆,它常是指胸膜心包窗或心包窗。经左胸腔做小块心包切除术使心包腔向左侧胸腔引流,不切除所有接触到的心包组织。完全心包切除术是从右侧膈神经到左侧肺静脉(剩下左侧膈神经),再从大血管到纵隔的心包全部被切除,而部分心包切除术则是限于大血管部分。

(姜绪森)

第三节　恶性心律失常

一、疾病特征

(一)一般临床表现

(1)患者自觉心脏跳动不适,如心悸、心慌、停搏感,时发时止;持续时间长短不一,短则几秒钟,长则几小时,甚至几天。

(2)患者可伴心前区疼痛、胸闷、头晕、乏力、黑矇,严重者可出现晕厥、抽搐,甚至休克。

(3)患者多有心脏病(如冠心病、心肌炎、心包炎、心肌病、心力衰竭等)、内分泌疾病、贫血性疾病等病史。

(4)患者可有类似发作病史。

（二）体征

1.血压

心率过快或过慢时，血压可能出现降低，因此需要密切监测患者血压的变化。

2.心率、心律

心律失常发作时，患者心跳的节律及频率均会有所变化。

3.杂音

如果心脏瓣膜有狭窄或关闭不全时，常可在相应瓣膜听诊区闻及病理性杂音。

4.神志

重症恶性心律失常发作时，患者可出现嗜睡或意识模糊，甚至晕厥。

二、诊疗常规

（一）危险度评估

从血流动力学角度快速对心律失常的患者进行危险度评估。血流动力学不稳定时，患者可出现进行性低血压、休克的症状及体征、急性心力衰竭、进行性缺血性胸痛、意识障碍等，提示病情危重，预后不佳。此时应追求抢救治疗的效率，情况紧急时没有充足时间来详细询问病史和体检，应边询问边抢救。血流动力学相对稳定者，相对危险度较低。可根据心电图的特点、结合病史及体检进行诊断及鉴别诊断，选择相应治疗措施。

（二）辅助检查

1.心电图检查

心电图检查是诊断心律失常最常用、最重要的非侵入性检查，有助于心律失常的分类。动态心电图能提高心律失常诊断的阳性率，有助于检查患者症状的出现与心律失常有无关系。

2.超声心动图

超声心动图可观察心腔大小、室壁厚度、节段运动、瓣膜活动等，帮助确定有无器质性心脏病。

3.理化检查

如甲状腺功能、心肌标志物、电解质等，有助于病因诊断。

（三）常见恶性心律失常的诊断

恶性心律失常分为快速性心律失常和缓慢性心律失常。快速性心律失常包括非持续性室性心动过速、持续性室性心动过速、尖端扭转型室性心动过速、加速性室性自主心律、心室颤动、心房扑动、心房颤动等；缓慢性心律失常包括室内传导阻滞、病态窦房结综合征、高度房室传导阻滞等。

1.快速性心律失常

（1）心室扑动或心室颤动。①临床表现：意识丧失，颜面苍白，抽搐，呼吸停止，甚至死亡。②体征：心音消失、脉搏触不到、血压测不出。③心电图特点：QRS-T 波完全消失，出现大小不等、形态不一的心电波形；心室颤动频率为150～500 次/分的颤动波（图 5-1），心室扑动频率为150～300 次/分的扑动波。

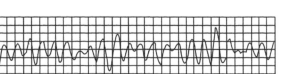

图 5-1　心室颤动

（2）室性心动过速。①临床表现：心慌、气促、胸闷、心绞痛、晕厥、低血压，严重者休克、急性左心衰竭、心室颤动。②心电图特点：3 个或以上室性期前收缩连续出现；QRS 波群宽大畸形，时限＞0.12 秒，T 波与 QRS 波主波方向相反；心室率 100～250 次/分，心律齐或不齐，见图 5-2。

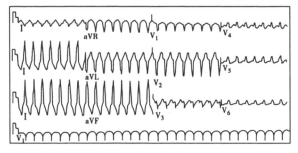

图 5-2　室性心动过速

（3）尖端扭转型室性心动过速（TdP）。①临床表现：意识丧失、晕厥、四肢抽搐。②心电图特点：基础心率时 Q-T 间期延长、T 波宽大、U 波明显、TU 波可融合；多于舒张早期的室性期前收缩诱发，发作时心室率多在 200 次/分；一系列增宽变形的 QRS 波群，以每 3～10 个 QRS 波群围绕基线不断扭转其主波的正负方向，每次发作持续时间数秒到数十秒不等，易进展为心室颤动，危险度高，见图 5-3。

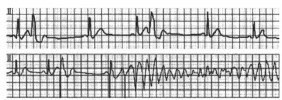

图 5-3　尖端扭转型室速

2.缓慢性心律失常

（1）临床表现：头晕、乏力、胸闷、心悸、黑矇，甚至心源性晕厥及猝死。

（2）心电图特点。①病态窦房结综合征：严重而持续的心动过缓，可合并窦房传导阻滞，短暂窦性停搏，在 24 小时动态心电图心率可＜35 次/分；在心动过缓的基础上，可以出现逸搏或逸搏心律；较常出现"慢快综合征"，心率快时可为心房扑动、心房颤动或室上性心动过速，而平时为窦性心动过缓。②窦性停搏：也称窦性静止。因迷走神经张力增高或者窦房结功能障碍。窦房结一过性停止激动，心电图可见规则的 P-P 间距中突然出现 P 波的脱失，形成长 P-P 间距；长 P-P 间距与正常的 P-P 间距无倍数关系。③三度房室传导阻滞：P 波与 QRS 波毫无关系（P-R 间期不固定）；心房率快于心室率；可出现交界性逸搏（QRS 形态正常，频率一般为 40～60 次/分）或室性逸搏心率（QRS 形态宽大畸形，频率一般为 20～40 次/分）。

（四）治疗

恶性心律失常急性发作期处理方式的选择应以血流动力学状态为核心。急性期处理的原则是尽快终止致命性心律失常,改善血流动力学状态,治疗原发疾病和诱因,追求抗心律失常治疗的有效性,挽救生命。对非威胁生命的心律失常处理,需要更多地考虑治疗措施的安全性,过度治疗反而可导致新的风险。

1.急救处理

如果判断患者出现心脏骤停,立即给予心肺复苏。

2.快速性心律失常

(1)心室扑动或心室颤动:立即给予非同步电除颤复律术,单向波除颤能量为 360 J,双相波除颤能量为 150～200 J,除颤后立即给予 5 个循环的心肺复苏,观察除颤是否成功,如果除颤无效后,在心肺复苏的同时注射肾上腺素 1 mg 后重复电除颤。一旦循环停止超过 4 分钟,电除颤的成功率极低。

(2)室性心动过速。①血流动力学不稳定:需立即行同步直流电复律,单向波除颤能量为 360 J,双相波除颤能量为 150～200 J,除颤无效后,可应用胺碘酮 300 mg 静脉推注后再重复除颤,电击能量同前。无脉性或多形性室速视同心室颤动。②血流动力学稳定:可选用药物复律。利多卡因:1～1.5 mg/kg 静脉注射,随后 1～4 mg/min,每 5～10 分钟以 0.5～0.75 mg/kg 弹丸式注射,最大剂量为 3 mg/kg。禁用于严重心力衰竭、休克、高度房室传导阻滞及肝肾功能严重受损者。胺碘酮:150 mg 静脉注射 10 分钟以上,然后 1 mg/min 持续 6 小时,随后 0.5 mg/min 维持超过 18 小时;如果为复发性或难治性心律失常,可以每 10 分钟重复 150 mg,24 小时最大剂量 1.2 g,禁用于严重心动过缓、高度房室传导阻滞的患者。③植入埋藏式自动复律除颤器:能明显减少恶性心律失常的猝死发生率。

(3)TdP:可分为获得性和先天性。①静脉补钾、补镁:维持血钾水平4.5～5.0 mmol/L;无论血清镁的水平如何,给予硫酸镁 2～5 g,用 5% 葡萄糖液 40 mL 稀释后缓慢注射,然后以 8 mL/min 静脉滴注。②当 TdP 持续发作时,需按心搏骤停处理,有心室颤动倾向者,及时电复律,同时停用引起心律失常的药物,纠正电解质紊乱。③缓慢型心律失常或长间期引起的 TdP,应给予临时起搏,以起搏频率>70 次/分为宜。可用提高心率的药物异丙肾上腺素 1～10 mg,加入 5% 葡萄糖溶液 500 mL 中快速静脉滴注,有效后予以 2～10 μg/min 维持,使心室率维持在 70～100 次/分。也可给予阿托品等药物。

3.缓慢性心律失常

导致血流动力学紊乱时,需急救治疗,除给予提高心室率和促进传导的药物外,必要时置入临时起搏器对症治疗。积极寻找病因,针对病因治疗,如控制感染性疾病,纠正电解质紊乱,治疗洋地黄类药物中毒等。如病因去除后心率仍不能恢复者,考虑永久性心脏起搏器植入术。

(1)应用提高心室率和促进传导的药物。①异丙肾上腺素:心率较慢者给予异丙肾上腺素5～10 mg,每 4～6 小时舌下含服。预防或治疗房室传导阻滞引起的阿-斯综合征发作,宜用0.5% 异丙肾上腺素溶液连续静脉滴注,1～2 μg/min。维持心率在 60～70 次/分。异丙肾上腺素可增加异位心律,扩大梗死面积。对于心绞痛、急性心肌梗死患者慎用或禁用。②阿托品:每 4 小时口服 0.3 mg,适用于房室束分支以上的阻滞,尤其是迷走神经张力增高者,必要时皮下注射 0.3～1.0 mg,每 6～8 小时 1 次,或静脉滴注。③肾上腺皮质激素:可消除房室传导系统水肿,有利于改善某些病因所致的传导阻滞。地塞米松 5～10 mg 静脉滴注,1～2 次/天,可连续应用 2～3 天。

(2)人工心脏起搏治疗:有起搏器植入指征者给予安置人工心脏起搏器治疗。

(姜绪森)

第四节　主动脉夹层

主动脉夹层指主动脉腔内的血液通过内膜的破口进入主动脉壁中层而形成的血肿。急性主动脉夹层是一种不常见、但有潜在生命危险的疾病,如不予以治疗,早期病死率很高。及时进行适当的药物和/或手术治疗,可明显提高生存率。

一、病因与发病机制

任何破坏中层弹性或肌肉成分完整性的疾病都可使主动脉易患夹层分离。中层胶原及弹性硬蛋白变性所致的中层退行性变是首要的易患因素。囊性中层退行病变是多种遗传性结缔组织缺陷(马方综合征和 Ehlers Danlos 综合征)的内在特点。年龄增长和高血压可能是中层退行病变两个重要因素。主动脉夹层的好发年龄为 60~70 岁,男性为女性发病率的 2 倍。某些其他先天性心血管畸形,如主动脉瓣单瓣畸形和主动脉缩窄也易并发主动脉夹层。

主动脉夹层开始于主动脉内膜撕裂,血液穿透病变中层,将中层平面一分为二,主动脉壁即出现夹层。由于管腔压力不断推动,分离过程沿主动脉壁推进,典型的为顺行推进,即被主动脉血流向前的力推动,有时也可见从内膜撕裂处逆向推进。主动脉壁分离层之间被血液充盈的空间成为一个假腔,剪切力可能导致内膜进一步撕裂,为假腔内的血流提供出口或额外的进口。

二、分类

绝大多数主动脉夹层起源于升主动脉和/或降主动脉。主动脉夹层有三种主要的分类方法,对累及的主动脉的部位及范围进行定义(表 5-1、图 5-4)。考虑预后及治疗的不同,所有这三种分类方法都是基于主动脉夹层是否累及升主动脉而定。一般而言,夹层分离累及升主动脉有外科手术指征,而对那些未累及升主动脉的夹层分离可考虑药物保留治疗。

表 5-1　常用的主动脉夹层分类方法

分类	起源和累及的主动脉范围
DeBakey 分类法	
Ⅰ 型	起源于升主动脉,扩展至主动脉弓或其远端
Ⅱ 型	起源并局限于升主动脉
Ⅲ 型	起源于降主动脉沿主动脉向远端扩展
Stanford 分类法	
A 型	所有累及升主动脉的夹层分离
B 型	所有不累及升主动脉的夹层分离
解剖描述分类法	
近端	包括 DeBakey Ⅰ 型和 Ⅱ 型,Stanford A 型
远端	包括 DeBakey Ⅲ 型,Stanford B 型

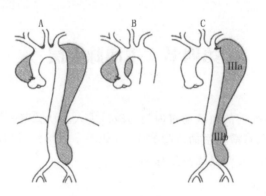

图 5-4　主动脉夹层分类

A.DeBakeyⅠ型/Stanford A 型；B.DeBakeyⅡ型/Stanford A 型；C.DeBakeyⅢ型/Stanford B 型

三、诊断

(一)临床表现特点

1.症状

急性主动脉夹层最常见的症状是剧烈疼痛,而慢性夹层分离多数可能并无疼痛。典型的疼痛突然发生,开始时即为剧痛。患者主诉疼痛呈撕裂、撕扯或刀刺样。当夹层分离沿主动脉伸展时,疼痛可沿着夹层分离的走向逐步向其他部位转移。疼痛部位对判断主动脉夹层的部位有帮助,因为局部的症状通常反应累及的主动脉。如胸痛只在前胸部,或最痛之处在前胸部,提示夹层绝大多数累及升主动脉。如胸痛只在肩胛之间,或最痛之处在肩胛之间,则绝大部分累及降主动脉。颈、喉、颌、面部的疼痛强烈提示夹层累及升主动脉。另外,疼痛在背部的任何部位,或腹部和下肢,强烈提示累及降主动脉。

其他一些不常见情况包括充血性心力衰竭、晕厥、脑血管意外、缺血性周围神经病变、截瘫、猝死等。急性充血性心力衰竭几乎均由近端主动脉夹层所致的严重主动脉瓣反流引起。无神经定位体征的晕厥占主动脉夹层的 $4\%\sim5\%$,一般需紧急外科手术。

2.体征

在一些病例中,单纯的体检结果就足以提示诊断,而在另外一些情况下,即使存在广泛的主动脉夹层,相应的体征也不明显。远端主动脉夹层患者 $80\%\sim90\%$ 存在高血压,但在近端主动脉夹层患者中高血压较少见。近端主动脉夹层患者与远端主动脉夹层患者相比更易发生低血压。低血压通常是由于心脏压塞、胸腔或腹腔内动脉破裂所致。与主动脉夹层相关的最典型体征如脉搏短缺、主动脉反流杂音、神经系统表现更多见于近端夹层分离。急性胸痛伴脉搏短缺(减弱或缺如)强烈提示主动脉夹层。近端主动脉夹层分离中约 50% 有脉搏短缺,而远端主动脉夹层中只占 15% 。

主动脉瓣反流是近端主动脉夹层的重要并发症,一些病例可听到主动脉瓣反流杂音。与近端主动脉夹层相关的主动脉瓣膜反流杂音常呈乐音样,胸骨右缘比胸骨左缘听诊更清晰。根据反流的严重程度不同,可能存在其他主动脉瓣关闭不全的周围血管征象,如水冲脉和脉压增宽。

许多疾病的表现可酷似主动脉夹层,包括急性心肌梗死或严重心肌缺血,非主动脉夹层引起的急性主动脉反流,非夹层分离引起的胸主动脉瘤、腹主动脉瘤、心包炎、肌肉骨骼痛或纵隔肿瘤。

（二）实验室和其他辅助检查特点

临床上，一旦诊断上已怀疑主动脉夹层，必须迅速并准确地确定诊断。目前可用的诊断方法包括主动脉造影、造影增强 CT 扫描、MRI、经胸或经食管的心脏超声。

1.胸部 X 线检查

最常见的异常是主动脉影变宽，占病例的 $80\%\sim90\%$，局限性的膨出往往出现于病变起源部位。一些病例可出现上纵隔影变宽。如见主动脉内膜钙化影，则可估测主动脉壁的厚度，正常为 $2\sim3$ mm，如主动脉壁厚度增加到 10 mm 以上，高度提示主动脉夹层（图 5-5）。虽然绝大多数患者有一种或多种胸片的异常表现，但相当部分患者胸片改变不明显。因此，正常的胸部 X 线检查绝不能排除主动脉夹层。

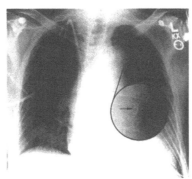

图 5-5　主动脉夹层，胸部 X 线检查可见主动脉内膜
钙化影与主动脉影外侧缘相距 10 mm 以上

2.主动脉造影

逆行主动脉造影是主动脉夹层的最可靠诊断技术，如考虑行手术治疗或血管内支架治疗，术前须行主动脉造影。血管造影诊断主动脉夹层的直接征象包括主动脉双腔或分离内膜片，提示夹层分离的间接征象包括主动脉腔变形、主动脉壁变厚、分支血管异常，以及主动脉瓣反流。主动脉造影的主要优点在于能明确主动脉夹层和累及的分支血管范围，也能显示主动脉夹层的一些主要并发症，如假腔内血栓和主动脉瓣反流。

3.CT

增强 CT 扫描时，如发现内膜片分割或以造影剂密度差来区分的两个明显的主动脉腔时即可诊断主动脉夹层。与主动脉造影不同，CT 扫描的优点在于它是无创的，但需要使用静脉内造影剂。CT 还有助于识别假腔内的血栓，发现心包积液。但 CT 扫描不能可靠地发现有无主动脉瓣反流和分支血管病变。

4.MRI

MRI 特别适用于诊断主动脉夹层，能显示主动脉夹层的真假腔、内膜的撕裂位置、剥离的内膜片和可能存在的血栓等。MRI 是无创性检查，也不需要使用静脉内造影剂从而避免了离子辐射。虽然 MRI 以其高度的准确性成为目前无创性诊断主动脉夹层的主要标准，但它存在一些缺点，如对已植入起搏器、血管夹、人工金属心脏瓣膜和人工关节患者禁忌。MRI 也仅提供有限的分支血管图像，不能可靠地识别主动脉瓣反流的存在。另外，由于显影所需时间较长，急性主动脉夹层患者行 MRI 有风险。

5.超声心动图(UCG)

对诊断升主动脉夹层具有重要意义,且易识别并发症(如心包积血、主动脉瓣关闭不全和胸腔积血等)。在 M 型超声中可见主动脉根部扩大,夹层分离处主动脉壁由正常的单条回声带变成两条分离的回声带。在二维超声中可见主动内分离的内膜片呈内膜摆动征,主动脉夹层形成主动脉真假双腔征。有时可见心包或胸腔积液。多普勒超声不仅能检出主动脉夹层管壁双重回声之间的异常血流,而且对主动脉夹层的分型、破口定位及主动脉瓣反流的定量分析都具有重要的诊断价值。经食管超声心动图(TEE)克服了经胸廓 UCG 的一些局限性。它可以采用更高频率的超声检查,从而提供更好的解剖细节。

几种影像方法都各有其特定的优缺点。在选择时,必须考虑各种检查的准确性、安全性和可行性(表 5-2)。

表 5-2　几种影像学方法诊断主动脉夹层的性能

诊断性能	ANGIO	CT	MRI	TEE
敏感性	++	++	+++	+++
特异性	+++	+++	+++	++/+++
内膜撕裂部位	++	+	+++	+
有无血栓	+++	++	+++	+
有无主动脉关闭不全	+++	−	+	+++
心包积液	−	++	+++	+++
分支血管累积	+++	+	++	+
冠状动脉累及	++	−	−	++

注:+++极好,++好,+一般,−无法检测。ANGLO:主动脉造影;CT:计算机体层摄影;MRI:磁共振成像;TEE:经食管超声心动图。

四、治疗

治疗主动脉夹层的主要目的在于阻止夹层分离的进展。那些致命的并发症并不是内膜撕裂本身,而是随之而来的主动脉夹层的并发症,如分离主动脉破裂、急性主动脉瓣关闭不全、急性心脏压塞等。如果不进行及时、适当的治疗,主动脉夹层有很高的病死率。

(一)紧急内科处理

所有高度怀疑有急性主动脉夹层的患者必须予以监护。首要的治疗目的在于解除疼痛并将收缩压降至 13.3~14.7 kPa(100~110 mmHg)[平均动脉压为 8.0~9.3 kPa(60~70 mmHg)]。无论是否存在疼痛和高血压,均应使用 β 受体阻滞剂以降低 dp/dt。对可能要进行手术的患者要避免使用长效降压药物,以免使术中血压控制变得复杂。疼痛本身可以加重高血压和心动过速,可静脉注射吗啡以缓解疼痛。

硝普钠对紧急降低动脉血压十分有效。开始滴速 20 μg/min,然后根据血压反应调整滴速,最高可达 800 μg/min。当单独使用时,硝普钠可能升高 dp/dt,这一作用可能潜在地促进夹层分离的扩展。因此,同时使用足够剂量的 β 受体阻滞剂十分必要。

为了迅速降低 dp/dt,应静脉内剂量递增地使用 β 受体阻滞剂,直至出现满意的 β 受体阻滞效应(心率 60~70 次/分)。超短效 β 受体阻滞剂艾司洛尔对动脉血压不稳定准备行手术治疗的患者十分有用,因为如果需要可随时停用。当存在使用 β 受体阻滞剂的禁忌证,如窦性心动过缓、二度或三度房室传导阻滞、充血性心力衰竭、气管痉挛,应当考虑使用其他降低动脉压和 dp/dt 的药物,如钙通道阻滞剂。

当分离的内膜片损害一侧或双侧肾动脉时,可引起肾素大量释放,导致顽固性高血压。在这种情况下可静脉内注射血管紧张素转化酶(ACE)抑制剂。

如果患者血压正常而非高血压,可单独使用 β 受体阻滞剂降低 dp/dt,如果存在禁忌证,可选择使用非二氢吡啶类钙阻滞剂,如地尔硫䓬或维拉帕米。

如果可疑主动脉夹层的患者表现为严重低血压,提示可能存在心脏压塞或主动脉破裂,应快速扩容。如果迫切需要升压药治疗顽固性低血压,可使用去甲肾上腺素。

治疗后一旦患者情况稳定,应立即进行诊断检查。如果病情不稳定,优先使用 TEE,因为它能在急诊室或重症监护病房床边操作而不需要停止监护和治疗。如果一个高度可疑夹层分离的患者病情变得极不稳定,很可能发生了主动脉破裂或心脏压塞,患者应立即送往手术室而不是进行影像学诊断。在这种情况下可使用术中 TEE 确定诊断,同时指导手术修补。

(二)心脏压塞的处理

急性近端主动脉夹层经常伴有心脏压塞,这是患者死亡的最常见原因之一。心脏压塞往往是主动脉夹层患者低血压的常见原因。在这种情况下,在等待外科手术修补时通常应进行心包穿刺以稳定病情。

(三)外科手术治疗

主动脉夹层的手术指征见表 5-3。应该尽可能在患者就诊之初决定是否手术,因为这将帮助选择何种诊断检查方法。手术目的包括切除最严重的主动脉病变节段,切除内膜撕裂部分,通过缝合夹层分离动脉的近端和远端以闭塞假腔的入口。下列因素增加患者的手术风险:高龄、伴随其他严重疾病(特别是肺气肿)、动脉瘤破裂、心脏压塞、休克、心肌梗死、脑血管意外等。

表 5-3　主动脉夹层外科手术和药物治疗的指征

手术指征	药物治疗指征
1.急性近端夹层分离	1.无并发症的远端夹层分离
2.急性远端夹层分离伴下列情况之一	2.稳定的孤立的主动脉弓夹层分离
·重要脏器进行性损害	3.稳定的慢性夹层分离
·主动脉破裂或接近破裂	
·主动脉瓣反流	
·夹层逆行进展至升主动脉	
·马方综合征并发夹层分离	

(四)血管内支架技术

使用血管内支架技术可治疗主动脉夹层的高危患者。例如,夹层分离累及肾动脉或内脏动脉时手术死亡率超过 50%,血管内支架置入可降低死亡率。带膜支架植入血管隔绝术主要适用于 stanford B 型夹层。

五、长期治疗和随访

主动脉夹层患者晚期并发症包括主动脉反流、夹层分离复发、动脉瘤形成或破裂。无论住院期间采用手术还是药物治疗,长期药物治疗以控制血压和 dp/dt 对所有主动脉夹层存活患者都适用。主动脉夹层患者随访评估包括反复认真的体格检查,定期胸部 X 线检查和一系列影像学检查包括 TEE、CT 扫描或 MRI。患者刚出院的 2 年内危险性最高,后危险性逐步降低。因此,早期经常的随访十分重要。

（姜绪森）

第六章

呼吸系统常见急危重症

第一节 支气管扩张咯血

支气管扩张是咯血的常见病因之一,表现为反复咯血,主要病因是支气管-肺组织感染和支气管阻塞,按其咯血量将其分为少量咯血、中等量咯血和大咯血。通常大咯血是指 1 次咯血量超过 100 mL,或 24 小时内咯血量超过 600 mL 以上者。需要强调的是,对咯血患者病情严重程度的判断,不要过分拘泥于咯血量的多少,而应当结合患者的一般情况,包括营养状况、面色、脉搏、呼吸、血压及是否有发绀等,进行综合判断。

一、疾病特征

(一)一般临床表现

(1)患者幼年可有麻疹、百日咳、支气管肺炎、肺结核等病史,以后常有反复发作的呼吸道感染。

(2)咯血可长达数年或数十年,程度不等,从少量血痰到大量咯血不等,咯血量与病情严重程度有时不一致。有些患者平素无咳嗽、咳痰等呼吸道症状,以反复咯血为主要表现,称"干性支气管扩张"。

(3)反复发生感染可出现发热、胸痛、乏力、食欲缺乏、消瘦、贫血等。

(二)体征

早期或干性支气管扩张可无异常肺部体征。病变重或继发感染时常可闻及下胸部、背部固定而持久的局限性粗湿啰音,有时可闻及哮鸣音,咳嗽时可闻及干、湿啰音。部分患者伴有杵状指(趾)、肺气肿征。

二、诊疗常规

(一)诊断标准

(1)多在童年患肺炎、百日咳等肺部严重感染病史。

(2)慢性反复发作,病程长,主要症状是咳嗽、咳痰、咯血。

(3)反复肺部感染:特点为同一部位反复感染或迁延不愈。

(4)体征:病变局部可听到局限性粗、中湿啰音,咳嗽后可暂时减少或消失,部分患者有杵状指。

(5)胸部 X 线检查：胸部平片见肺纹理增粗，或粗乱肺纹理中见环状或条状透亮阴影，或呈卷发样阴影。支气管碘油造影可确诊，并能明确病变部位、范围、性质及严重程度。

(6)支气管造影、肺部 CT、纤维支气管镜检查：可出现相应改变。

(二)实验室及辅助检查

1.痰液

痰液收集于玻璃瓶中静置后分 4 层，上层为泡沫，下层为脓性成分，中层为浑浊黏液，底层为坏死组织沉淀物。通过痰涂片和培养，查找一般致病菌、结核菌、真菌、寄生虫卵及肿瘤细胞等。

2.胸部 X 线检查

轻症患者常无特殊发现，或仅有一侧或双侧下肺纹理局部增多增粗，排列紊乱现象。支气管柱状扩张典型的 X 线表现是轨道征，是增厚的支气管壁影；囊状扩张特征性改变为卷发样阴影，表现为粗乱肺纹理中有多个不规则的蜂窝状透亮阴影，感染时阴影内出现液平面。

3.CT 扫描

显示管壁增厚的柱状扩张或成串成簇的囊状改变，并能显示次级肺小叶为基本单位的肺内细微结构，目前已基本取代支气管造影。

4.纤维支气管镜

可发现部分患者的出血部位或阻塞原因。可取灌洗液做细菌学和细胞学检查。

5.数字减影血管造影（DSA）

可对支气管动脉和周围血管进行选择性血管造影，有指征时可进行动脉栓塞介入止血。

(三)生命指征评估

(1)评估感染症状和体征，观察体温变化。

(2)评估咯血量。

(3)评估意识、窒息先兆症状。

(4)观察止血措施的效果和不良反应。

(四)治疗

1.一般处理

(1)绝对卧床：使身体与床呈 40°～90°。大咯血时使患者侧卧位，保持健侧肺及气道通畅，维持氧供。

(2)高流量吸氧：用鼻导管保持 3～6 L/min 流速吸氧。

(3)镇静：患者常有恐惧、精神紧张，对无严重呼吸障碍者可适当给予镇静剂，2～3 次/天。严重者可用苯巴比妥口服或肌内注射，每次 0.1 g，必要时可重复。

(4)镇咳：原则上不用镇咳剂，但剧烈咳嗽可引发再次出血，因此必要时可口服镇咳剂。

(5)输血：持续大出血出现血容量不足者，应及时输血补充血容量。

2.大咯血急救

(1)药物止血。①可用垂体后叶素：可直接作用于血管平滑肌，具有强烈的血管收缩作用。具体用法：垂体后叶素 5～10 U 加入 5％葡萄糖液 20～40 mL，缓慢静脉注射（10～15 分钟注射完毕），或垂体后叶素 10～20 U 加入 5％葡萄糖液 250～500 mL，静脉滴注。必要时 6～8 小时重复 1 次。用药过程中，若患者出现头痛、面色苍白、出汗、心悸、胸闷、腹痛、便意及血压升高等不良反应，应注意减慢静脉注射或静脉滴注速度。对患有高血压、冠心病、动脉硬化、肺源性心脏病、心力衰竭及妊娠患者，均应慎用或不用垂体后叶素。②抗纤溶药物：均通过抑制纤维蛋白的溶解起到止血作用。具体用法:氨基己酸(EACA)6.0 g 加入 5% 葡萄糖液 250 mL,静脉滴注,每天2次,或氨甲苯酸(PAMBA)0.1～0.2 g 加入 5% 葡萄糖液 20～40 mL 中,缓慢静脉注射,每天2次,或氨甲苯酸 0.2 g 加入 5% 葡萄糖液 250 mL 中,静脉滴注,每天 1～2 次。③其他:酚磺乙胺具有增强血小板功能和黏合力、减少血管渗透的作用,从而达到止血效果。具体用法:酚磺乙胺 0.25 g 加入 5% 葡萄糖液 40 mL 中,静脉注射,每天 1～2 次;或酚磺乙胺 0.75 g 加入 5% 葡萄糖液 500 mL 中,静脉滴注,每天 1 次。此外,止血药还包括血管扩张药(酚妥拉明、普鲁卡因)、减少毛细血管渗漏的卡巴克络、参与凝血酶原合成的维生素 K、对抗肝素的鱼精蛋白及中药云南白药和各种止血粉等。鉴于临床大咯血多是由于支气管或肺血管破裂所致,故上述药物一般只作为大咯血的辅助治疗药物。

(2)防治窒息:因咯血窒息是导致患者死亡的主要原因。重点是保持呼吸道通畅和纠正缺氧。如自主呼吸极弱或消失,行气管插管或机械通气。心脏骤停即行心肺复苏。

(3)介入治疗:用于药物不能控制、无手术指征的急性大咯血,如经纤维支气管镜局部止血、DSA 下支气管动脉栓塞止血。

3.控制感染

选择有效的抗生素是急性感染期的主要治疗措施,可根据痰菌培养及药敏选择敏感抗菌药物,在结果未回时尽可能根据症状、体征、痰液形状选择。轻症患者一般可选择口服药物,如阿莫西林、第三代头孢菌素,喹诺酮类。感染严重者应考虑静脉用药,若痰培养出现致病菌可根据药敏选择敏感抗菌药物。

4.保持引流通畅

以祛痰药稀释痰液,支气管扩张药促进排痰、体位引流清除排痰。祛痰药可选用溴己新、氨溴索等。支气管舒张药可用 β_2 受体激动剂或异丙托溴铵喷雾吸入,或者氨茶碱口服。如体位引流痰液仍难排出,可经纤维支气管镜吸痰,以及用生理盐水冲洗稀释痰液。

5.手术治疗

手术之前应对患者进行胸片、纤维支气管镜等检查,明确出血部位。同时应对患者的全身健康状况及心、肺功能有一个全面的评价。对无法接受心、肺功能测试的患者,应根据病史、体检等进行综合判断。

(1)手术适应证:①24 小时咯血量超过 1 500 mL,或 24 小时内 1 次咯血量达 500 mL,经内科治疗无止血趋势。②反复大咯血,有引起窒息先兆时。③支气管扩张一叶肺或一侧肺有明确的慢性不可逆性病变。

(2)手术禁忌证:①两肺广泛的弥漫性病变(如两肺广泛支气管扩张、多发性支气管肺囊肿等)。②全身情况差,心、肺功能代偿不全。③非原发性肺部病变引起的咯血。

(姜绪森)

第二节　重症哮喘

重症哮喘是指有频繁严重急性加重(或死亡)、药物不良反应和/或慢性并发症(包括肺功能受损或儿童肺发育迟缓)的危险,可分为未治疗的重症哮喘、治疗困难的重症哮喘和治疗抵抗的重症哮喘。危重哮喘、致死性哮喘或危及生命哮喘，是哮喘急性发作的最严重状态，气流受限持续或迅速进展以致通气衰竭，发生高碳酸血症或有其他危及生命的表现。治疗不当，也可产生气道不可逆性缩窄，因此，合理的防治至关重要。本病的发病率，在发达国家高于发展中国家，城市高于农村。

一、疾病特征

(一)临床表现

1.重度哮喘

患者在休息状态下也存在呼吸困难、端坐呼吸，语言受限，常有烦躁、焦虑、发绀、大汗淋漓症状。呼吸频率常＞30次/分，辅助呼吸肌参与呼吸运动。双肺满布响亮的哮鸣音，脉率＞110次/分，常有奇脉。PEF昼夜变异率＞30%。吸入空气的情况下，$PaCO_2$＞6.0 kPa(45 mmHg)，PaO_2＜6.7 kPa(50 mmHg)，SaO_2＜92%，pH降低。

2.危重型哮喘

除上述重度哮喘的表现外，患者常不能讲话，嗜睡或意识模糊，呼吸浅快，胸腹矛盾运动，三凹征，呼吸音减弱或消失(沉默肺)，心动徐缓，动脉血气表现为严重低氧血症和呼吸性酸中毒，提示危险征兆，患者呼吸可能很快停止，于数分钟内死亡。原因可能为广泛痰栓阻塞气道，呼吸肌疲劳衰竭，或并发张力性气胸、纵隔气肿。根据其临床特点，危重哮喘可分为缓发持续型和突发急进型。

(1)缓发持续型：致死性哮喘Ⅰ型，多见于女性，占致死性哮喘的80%~85%。患者症状控制不理想，常反复发作，或长时间处于哮喘持续状态不能缓解，常规治疗效果不佳，病情进行性加重，在几天甚至几周内恶化，以迟发性炎症反应为主，病理改变为气道上皮剥脱，黏膜水肿、肥厚，黏膜下嗜酸性粒细胞浸润，黏液栓堵塞气道。

(2)突发急进型：致死性哮喘Ⅱ型，较少见，主要发生在青壮年，尤其是男性患者。病情突然发作或加重，若治疗不及时，可于短时间内(几小时甚至几分钟内)迅速死亡，故也称为急性窒息性哮喘。以速发性炎症反应为主，主要表现为严重气道痉挛，病理变化表现为气道黏膜下以中性粒细胞浸润为主，而气道内无黏液栓。若治疗及时，病情可迅速缓解。

(二)体征

(1)哮喘急性发作时的典型体征为两肺闻及广泛的哮鸣音。

(2)呼吸频率＞30次/分，形成浅快呼吸。

(3)辅助呼吸肌活动增强，过度收缩。

(4)心率＞120次/分，但是严重的低氧血症也可损害心肌，反使心率减慢。

(5)哮喘严重发作时血压常升高，但当静脉回心血量明显减少、心肌收缩力减低时血压反会下降，因而血压降低是病情严重的指标。

(6)心排血量吸气相降低现象放大，可出现奇脉。但需注意在哮喘患者衰竭时，不能产生显著的胸膜腔内压波动也会导致压差减少，因而不出现奇脉并不总是轻症发作。

(7)不能平卧、出汗、感觉迟钝；不能讲话均提示患者处于严重状态。

二、诊疗常规

(一)诊断

(1)反复发作的哮喘病史，以及存在有上述导致哮喘严重发作持续的因素。

（2）极度呼吸困难、烦躁、端坐呼吸、不能言语或言语不连续、大汗淋漓、胸腹矛盾呼吸、发绀、嗜睡、意识模糊、心率＞120 次/分或心动过缓、出现肺性奇脉、血压下降、哮鸣音可减弱甚至消失。

（3）$PaO_2<8.0$ kPa(60 mmHg)，$PaCO_2>6.0$ kPa(45 mmHg)，$SaO_2\%<90\%$，pH<7.35。

（4）常规平喘治疗无效。

（二）影像学检查

胸部 X 线检查缓解期哮喘患者 X 线多无明显异常，哮喘发作时可见两肺透亮度增加，呈过度充气状态。如并发呼吸道感染，可见肺纹理增加及炎症性浸润阴影。同时要注意肺不张、气胸或纵隔气肿等并发症的存在。

（三）辅助检查

1.肺功能检查

哮喘控制水平的患者其肺通气功能多数在正常范围。在哮喘发作时，由于呼气流速受限，表现为第一秒用力呼气容积（FEV_1）、第一秒率（FEV_1/FVC）、最大呼气中期流量（MMEF）、呼出 50% 与 75%肺活量时的最大呼气流量（$MEF_{50\%}$ 与 $MEF_{75\%}$）及呼气峰值流量（PEFR）均减少。可有用力肺活量减少、残气量增加、功能残气量和肺总量增加，残气占肺总量百分比增高。经过治疗后可逐渐恢复。肺功能检查对确诊哮喘非常有帮助，是评价疾病严重程度的重要指标，同时也是评价疗效的重要指标。哮喘患者应定期复查肺功能。日常监测 PEF 有助于评估哮喘控制程度。

2.痰嗜酸性粒细胞或中性粒细胞计数

痰嗜酸性粒细胞或中性粒细胞计数可用来评估与哮喘相关的气道炎症。

3.呼出气一氧化氮浓度

测定呼出气一氧化氮（FeNO）也可作为哮喘时气道炎症的无创性标志物。痰液嗜酸性粒细胞和 FeNO 检查有助于选择最佳哮喘治疗方案。

4.变应原检查

可通过变应原皮试或血清特异性 IgE 测定证实哮喘患者的变态反应状态，以帮助了解导致个体哮喘发生和加重的危险因素，也可帮助确定特异性免疫治疗方案。

（四）治疗

气道炎症几乎是所有类型哮喘的共同特征，也是临床症状和气道高反应性的基础，气道炎症存在于哮喘的各个阶段。虽然哮喘目前尚不能根治，但以抑制炎症为主的规范治疗能够控制哮喘的临床症状。哮喘应采取综合性治疗手段，包括避免接触变应原及其他哮喘触发因素、规范化的药物治疗、特异性免疫治疗及患者教育。

1.控制哮喘

（1）给氧：给高浓度鼻导管吸氧，及时纠正缺氧，使 $PaO_2>8.0$ kPa(60 mmHg)。缺氧严重时应用面罩或鼻罩给氧。

（2）控制哮喘：急诊治疗急性哮喘主要是吸入 β_2 受体激动剂和抗胆碱能药物。气雾剂/雾化溶液最有效的颗粒大小为 $1\sim5$ μm，更大的颗粒因沉积于口腔而无效，<1 μm 的颗粒则因太小而在气道中进行布朗运动，无法进入更小的气道。标准给药方法：①沙丁胺醇，成人口服每次2～4 mg，3 次/天，或喷雾剂吸入，成人 2 喷/次，3～4 次/天；②对治疗无反应或反应差者，常应用 β_2 受体激动剂有较好效果，如特布他林或肾上腺素皮下注射。

2.药物治疗

(1)糖皮质激素。①局部糖皮质激素:如用丙酸倍氯米松气雾剂,每天可吸入 $400\sim800\ \mu g$,早晨应用 1 次。通过储雾罐吸入,或用碟式干粉吸入器。如用,则用 $200\ \mu g$ 的剂型,每天清晨2~4 药泡,吸入糖皮质激素气雾剂后,应用清水漱口。如全身应用糖皮质激素,则在停用全身激素后应用。②全身应用糖皮质激素:在开始时,应用泼尼松 1 周左右,每天剂量为 $1\sim1.5\ mg/kg$,早晨 1 次或分次服用。1 周后逐渐减量,直至停用口服制剂,以吸入糖皮质激素气雾剂。

(2)β_2 肾上腺素受体激动剂:①吸入治疗;②硫酸沙丁胺醇控释片,每天 2 次,每 12 小时 1 次,每次 4 mg。

(3)色甘酸钠气雾剂:色甘酸钠气雾剂每天 4 次,每次 2 揿,吸入方法同局部糖皮质激素。

(4)茶碱缓释片:每天 2 次,如用茶碱,可按上述剂量将茶碱 1 天总量平均分为 3 次给药。应用茶碱类药物,最好进行血药浓度监测,以使血浆茶碱浓度为 $5\sim15\ \mu g/mL$ 为宜。

(5)细胞膜稳定剂:如用酮替芬,每次用 $0.5\sim1\ mg$(3 岁以下用 0.5 mg,3 岁以上用 1 mg),每 12 小时用药 1 次。

(姜绪森)

第三节　急性呼吸衰竭

一、病因和发病机制

急性呼吸衰竭(acute respiratory failure,ARF)是指患者既往无呼吸系统疾病,由于突发因素,在数秒或数小时内迅速发生呼吸抑制或呼吸功能突然衰竭,在海平面大气压、静息状态下呼吸空气时,由于通气和/或换气功能障碍,导致缺氧伴或不伴二氧化碳潴留,产生一系列病理生理改变的紧急综合征。

病情危重时,因机体难以得到代偿,如不及时诊断,尽早抢救,会发生多器官功能损害,乃至危及生命。必须注意在实际临床工作中,经常会遇到在慢性呼吸衰竭的基础上,由于某些诱发因素而发生急性呼吸衰竭。

(一)急性呼吸衰竭分类

一般呼吸衰竭分为通气和换气功能衰竭两大类,亦有人分为三大类,即再加上混合型呼吸衰竭。其标准如下。

(1)换气功能衰竭(Ⅰ型呼吸衰竭)以低氧血症为主,$PaO_2<8.0\ kPa(60\ mmHg)$,$PaCO_2<6.7\ kPa(50\ mmHg)$,$P_{(A-a)}O_2>3.3\ kPa(25\ mmHg)$,$PaO_2/PaO_2<0.6$。

(2)通气功能衰竭(Ⅱ型呼吸衰竭)以高碳酸血症为主,$PaCO_2>6.7\ kPa(50\ mmHg)$,$PaO_2$ 正常,$P_{(A-a)}O_2<3.3\ kPa(25\ mmHg)$,$PaO_2/PaO_2>0.6$。

(3)混合型呼吸衰竭(Ⅲ型呼吸衰竭):$PaCO_2<8.0\ kPa(60\ mmHg)$,$PaCO_2>6.7\ kPa(50\ mmHg)$,$P_{(A-a)}O_2>3.3\ kPa(25\ mmHg)$。

急性肺损伤和急性呼吸窘迫综合征属于Ⅰ型呼吸衰竭。

(二)急性呼吸衰竭的病因

可以引起急性呼吸衰竭的疾病很多,多数是呼吸系统的疾病。

1.各种导致气道阻塞的疾病

急性病毒感染和细菌感染或烧伤等理化因子所引起的黏膜充血、水肿,造成上呼吸道(指隆突以上至鼻的呼吸道)急性梗阻。异物阻塞也可以引起急性呼吸衰竭。

2.引起肺实质病变的疾病

感染性因子引起的肺炎为此类常见疾病,误吸胃内容物、淹溺或化学毒性物质及某些药物、高浓度长时间吸氧也可引起吸入性肺损伤而发生急性呼吸衰竭。

3.肺水肿

(1)各种严重心脏病、心力衰竭引起的心源性肺水肿。

(2)非心源性肺水肿,有人称之为通透性肺水肿,如急性高山病、复张性肺水肿。急性呼吸窘迫综合征(ARDS)为此种肺水肿的代表。此类疾病可造成严重低氧血症。

4.肺血管疾病

肺血栓栓塞是可引起急性呼吸衰竭的一种重要病因,还包括脂肪栓塞、气体栓塞等。

5.胸部疾病

如胸壁外伤、连枷胸、自发性气胸或创伤性气胸、大量胸腔积液等影响胸廓运动,从而导致通气减少或吸入气体分布不均,均有可能引起急性呼吸衰竭。

6.脑损伤

镇静药和对脑有毒性的药物,电解质平衡紊乱及酸、碱中毒,脑和脑膜感染,脑肿瘤,脑外伤等均可导致急性呼吸衰竭。

7.神经肌肉系统疾病

即便是气体交换的肺本身并无病变,因神经或肌肉系统疾病造成肺泡通气不足也可发生呼吸衰竭。如安眠药物或一氧化碳、有机磷等中毒,颈椎骨折损伤脊髓等可直接或间接抑制呼吸中枢。也可因多发性神经炎、脊髓灰质炎等周围神经性病变,多发性肌炎、重症肌无力等肌肉系统疾病,造成肺泡通气不足而呼吸衰竭。

8.睡眠呼吸障碍

睡眠呼吸障碍表现为睡眠中呼吸暂停,频繁发生并且暂停时间显著延长,可引起肺泡通气量降低,导致缺氧和二氧化碳潴留。

二、病理生理

(一)肺泡通气不足

正常成人在静息时有效通气量约为 4 L/min,若单位时间内到达肺泡的新鲜空气量减少到正常值以下,则为肺泡通气不足。

由于每分钟肺泡通气量(VA)的下降,引起缺氧和二氧化碳潴留,PaO_2 下降,$PaCO_2$ 升高。同时,根据肺泡气公式:$PaO_2 = (PB - PH_2O) \cdot FiO_2 - PaCO_2/R$($PaO_2$,PB 和 PH_2O 分别表示肺泡气氧分压、大气压和水蒸气压力,FiO_2 代表吸入氧气浓度,R 代表呼吸商),由已测得的 $PaCO_2$ 值,就可推算出理论的肺泡气氧分压理论值。

通气功能障碍分为阻塞性和限制性功能障碍。阻塞性通气功能障碍多由气道炎症、黏膜充血水肿等因素引起的气道狭窄导致。由于气道阻力与管径大小呈负相关,故管径越小,阻力越大,肺泡通气量越小,此为阻塞性通气功能障碍缺氧和二氧化碳潴留的主要机制。而限制性通气功能障碍主要机制则是胸廓或肺的顺应性降低导致的肺泡通气量不足,进而导致缺氧或合并二氧化碳潴留。

(二)通气/血流灌流(V/Q)失调

肺泡的通气与其灌注周围的毛细血管血流的比例必须协调,才能保证有效的气体交换。正常肺泡每分通气量为 4 L,肺毛细血管血流量是 5 L,两者之比是 0.8。如肺泡通气量与血流量的比率＞0.8,示肺泡灌注不足,形成无效腔,此种无效腔效应多见于肺泡通气功能正常或增加,而肺血流减少的疾病(如换气功能障碍或肺血管疾病等),临床以缺氧为主。肺泡通气量与血流量的比率＜0.8,使肺动脉的混合静脉血未经充分氧合进入肺静脉,则形成肺内静脉样分流,多见于通气功能障碍,肺泡通气不足,临床以缺氧或伴二氧化碳潴留为主。通气/血流比例失调,是引起低氧血症最常见的病理生理学改变。

(三)肺内分流量增加(右到左的肺内分流)

在肺部疾病如肺水肿、急性呼吸窘迫综合征(ARDS)中,肺泡无气所致肺毛细血管混合静脉血未经气体交换,流入肺静脉引起右至左的分流增加。动-静脉分流使静脉血失去在肺泡内进行气体交换的机会,故 PaO_2 可明显降低,但不伴有 $PaCO_2$ 的升高,甚至因过度通气反而降低,至病程晚期才出现二氧化碳蓄积。另外用提高吸入氧气浓度的办法(氧疗)不能有效地纠正此种低氧血症。

(四)弥散功能障碍

肺在肺泡-毛细血管膜完成气体交换。它由 6 层组织构成,由内向外依次:肺泡表面活性物质、肺泡上皮细胞、肺泡上皮细胞基膜、肺间质、毛细血管内皮细胞基膜和毛细血管内皮细胞。弥散面积减少(肺气肿、肺实变、肺不张)和弥散膜增厚(肺间质纤维化、肺水肿)是引起弥散量降低的最常见原因。因氧的弥散能力仅为二氧化碳的 1/20,故弥散功能障碍只产生单纯缺氧。由于正常人肺泡毛细血管膜的面积大约为 70 m^2,相当于人体表面积的 40 倍,故人体弥散功能的储备巨大,虽是发生呼吸衰竭病理生理改变的原因之一,但常需与其他 3 种主要的病理生理学变化同时发生、参与作用使低氧血症出现。吸氧可使 PaO_2 升高,提高肺泡膜两侧的氧分压时,弥散量随之增加,可以改善低氧血症。

(五)氧耗量增加

氧耗量增加是加重缺氧的原因之一,发热、寒战、呼吸困难和抽搐均将增加氧耗量。寒战耗氧量可达 500 mL,健康者耗氧量为 250 mL/min。氧耗量增加,肺泡氧分压下降,健康者借助增加肺泡通气量代偿缺氧。氧耗量增加的通气功能障碍患者,肺泡氧分压得不到提高,故缺氧也难以缓解。

总之,不同的疾病发生呼吸衰竭的途径不完全相同,经常是一种以上的病理生理学改变的综合作用。

(六)缺氧、二氧化碳潴留对机体的影响

1.对中枢神经的影响

脑组织耗氧量占全身耗量的 1/5～1/4。中枢皮质神经元细胞对缺氧最为敏感,缺氧程度和发生的急缓对中枢神经的影响也不同。如突然中断供氧,改吸纯氮 20 秒可出现深昏迷和全身抽搐。逐渐降低吸氧的浓度,症状出现缓慢,轻度缺氧可引起注意力不集中、智力减退、定向障碍;随缺氧加重,PaO_2 低于 6.7 kPa(50 mmHg)可致烦躁不安、意识恍惚、谵妄;低于 4.0 kPa

（30 mmHg）时，会使意识消失、昏迷；低于 2.7 kPa（20 mmHg）则会发生不可逆转的脑细胞损伤。

二氧化碳潴留使脑脊液 H^+ 浓度增加，影响脑细胞代谢，降低脑细胞兴奋性，抑制皮质活动；随着二氧化碳的增加，对皮质下层刺激加强，引起皮质兴奋；若二氧化碳继续升高，皮质下层受抑制，使中枢神经处于麻醉状态。在出现麻醉前的患者，往往有失眠、精神兴奋、烦躁不安的先兆兴奋症状。

缺氧和二氧化碳潴留均会使脑血管扩张，血流阻力减小，血流量增加以代偿脑供氧不足。严重缺氧会发生脑细胞内水肿，血管通透性增加，引起脑间质水肿，导致颅内压增高，挤压脑组织，压迫血管，进而加重脑组织缺氧，形成恶性循环。

2.对心脏、循环的影响

缺氧可刺激心脏，使心率加快和心搏量增加，血压上升。冠状动脉血流量在缺氧时明显增加，心脏的血流量远超过脑和其他脏器。心肌对缺氧非常敏感，早期轻度缺氧即在心电图上有变化，急性严重缺氧可导致心室颤动或心脏骤停。缺氧和二氧化碳潴留均能引起肺动脉小血管收缩而增加肺循环阻力，导致肺动脉高压和增加右心负荷。

吸入气中二氧化碳浓度增加，可使心率加快，心搏量增加，使脑、冠状动脉舒张，皮下浅表毛细血管和静脉扩张，从而使脾和肌肉的血管收缩，再加上心搏量增加，故血压仍升高。

3.对呼吸影响

缺氧对呼吸的影响远较二氧化碳潴留的影响小。缺氧主要通过颈动脉窦和主动脉体化学感受器的反射作用刺激通气，如缺氧程度逐渐加重，这种反射将变迟钝。

二氧化碳是强有力的呼吸中枢兴奋剂，吸入二氧化碳浓度增加，通气量成倍增加，急性二氧化碳潴留出现深大快速的呼吸；但当吸入二氧化碳浓度超过 12% 时，通气量不再增加，呼吸中枢处于被抑制状态。而慢性高碳酸血症，并无通气量相应增加，反而有所下降，这与呼吸中枢反应性迟钝有关；通过肾脏对 HCO_3^- 再吸收和 H^+ 排出，使血 pH 无明显下降；还与患者气道阻力增加、肺组织损害严重、胸廓运动的通气功能减退有关。

4.对肝、肾和造血系统的影响

缺氧可直接或间接损害肝功能使谷丙转氨酶上升，但随着缺氧的纠正，肝功能逐渐恢复正常。动脉血氧降低时，肾血流量、肾小球滤过量、尿排出量和钠的排出量均有增加；但当 PaO_2 ＜5.3 kPa（40 mmHg）时，肾血流量减少，肾功能受到抑制。

组织低氧分压可增加红细胞生成素促使红细胞增生。肾脏和肝脏产生一种酶，将血液中非活性红细胞生成素的前身物质激活成生成素，刺激骨髓引起继发性红细胞增多。有利于增加血液携氧量，但亦增加血液黏稠度，加重肺循环和右心负担。

轻度二氧化碳潴留会扩张肾血管，增加肾血流量，使尿量增加；当 $PaCO_2$ 超过 8.7 kPa（65 mmHg），血 pH 明显下降，则肾血管痉挛，血流减少，HCO_3^- 和 Na^+ 再吸收增加，使尿量减少。

5.对酸碱平衡和电解质的影响

严重缺氧可抑制细胞能量代谢的中间过程，如三羧酸循环、氧化磷酸化作用和有关酶的活动。这不但降低产生能量效率，还因产生乳酸和无机磷引起代谢性酸中毒。由于能量不足，体内离子转运的钠泵遭损害，使细胞内钾离子转移至血液，而 Na^+ 和 H^+ 进入细胞内，造成细胞内酸中毒和高钾血症。代谢性酸中毒产生的固定酸与缓冲系统中 HCO_3^- 起作用，产生碳酸，使组织二氧化碳分压增高。

pH 取决于 HCO_3^- 与碳酸的比值，前者靠肾脏调节（1～3 天），而碳酸调节靠肺（数小时）。健康人每天由肺排出碳酸达 15 000 mmol 之多，故急性呼吸衰竭二氧化碳潴留对 pH 影响十分迅速，往往与代谢性酸中毒同时存在时，因严重酸中毒引起血压下降，心律失常，乃至心脏停搏。而慢性呼吸衰竭因二氧化碳潴留发展缓慢，肾 HCO_3^- 排出减少，不致使 pH 明显降低。因血中主要阴离子 HCO_3^- 和 Cl^- 之和为一常数，当 HCO_3^- 增加，则 Cl^- 相应降低，产生低氯血症。

三、临床表现

因低氧血症和高碳酸血症所引起的症状和体征是急性呼吸衰竭时最主要的临床表现。由于造成呼吸衰竭的基础病因不同，因此各种基础疾病的临床表现自然十分重要，需要注意。

(一)呼吸困难

呼吸困难是呼吸衰竭最早出现的症状。可表现为频率、节律和幅度的改变。早期表现为呼吸困难，呼吸频率可增加，深大呼吸、鼻翼翕动，进而辅助呼吸肌肉运动增强（三凹征），呼吸节律紊乱，失去正常规则的节律。呼吸频率增加（30～40 次/分）。中枢性呼吸衰竭，可使呼吸频率改变，如陈-施呼吸、比奥呼吸等。

(二)低氧血症

当动脉血氧饱和度＜90％，PaO_2＜6.7 kPa（50 mmHg）时，可在口唇或指甲出现发绀，这是缺氧的典型表现。但患者的发绀程度与体内血红蛋白含量、皮肤色素和心脏功能相关，所以发绀是一项可靠但不特异的诊断体征。因神经与心肌组织对缺氧均十分敏感，在机体出现低氧血症时常出现中枢神经系统和心血管系统功能异常的临床征象，如判断力障碍、运动功能失常、烦躁不安等中枢神经系统症状；缺氧严重时，可表现为谵妄、癫痫样抽搐、意志丧失以致昏迷或死亡。肺泡缺氧时，肺血管收缩，肺动脉压升高，使肺循环阻力增加，右心负荷增加，是低氧血症时血流动力学的一项重要变化。在心血管方面常表现为心率增快、血压升高；缺氧严重时，则可出现各种类型的心律失常，进而心率减慢，周围循环衰竭，甚至心搏停止。

(三)高碳酸血症

由于急性呼吸衰竭时，二氧化碳潴留进展很快，因此产生严重的中枢神经系统和心血管功能障碍。高碳酸血症出现中枢抑制之前可出现兴奋状态，如失眠，躁动，但禁忌给予镇静或安眠药。严重者可出现肺性脑病（"二氧化碳麻醉"），临床表现为头痛、反应迟钝、嗜睡，以至神志不清、昏迷。急性高碳酸血症主要通过降低脑脊液 pH 而抑制中枢神经系统的活动。扑翼样震颤也是二氧化碳潴留的一项体征。二氧化碳潴留引起的心血管系统的临床表现因血管扩张或收缩程度而异，如多汗、球结膜充血水肿、颈静脉充盈、周围血压下降等。

(四)其他重要脏器的功能障碍

严重的缺氧和二氧化碳潴留损伤肝、肾功能，出现血清转氨酶增高，碳酸酐酶活性增加，胃壁细胞分泌增多，出现消化道溃疡、出血。当 PaO_2＜5.3 kPa（40 mmHg）时，肾血流减少，肾功能抑制，尿中可出现蛋白、血细胞或管型，血液中尿素氮、肌酐含量增高。

(五)水、电解质和酸碱平衡的失调

严重低氧血症和高碳酸血症常有酸碱平衡的失调，如缺氧而通气过度可发生急性呼吸性碱中毒；急性二氧化碳潴留可表现为呼吸性酸中毒。严重缺氧时无氧代谢引起乳酸堆积，肾脏功能障碍使酸性物质不能排出体外，二者均可导致代谢性酸中毒。代谢性和呼吸性酸碱失衡又可同

时存在,表现为混合性酸碱失衡。

　　酸碱平衡失调的同时,将会发生体液和电解质的代谢障碍。酸中毒时钾从细胞内逸出,导致高血钾,pH 每降低 0.1 血清钾大约升高 0.7 mmol/L。酸中毒时发生高血钾,如同时伴有肾衰竭(代谢性酸中毒),易发生致命性高钾血症。在诊断和处理急性呼吸衰竭时均应予以足够的重视。

　　又如当测得的 PaO_2 的下降明显超过理论上因肺泡通气不足所引起的结果时,则应考虑存着除肺泡通气不足以外的其他病理生理学变化,因在实际临床工作中,单纯因肺泡通气不足引起呼吸衰竭的情况并不多见。

四、诊断

　　一般说来,根据急、慢性呼吸衰竭基础病史,如胸部外伤或手术后、严重肺部感染或重症革兰阴性杆菌败血症等,结合其呼吸、循环和中枢神经系统的有关体征,及时做出呼吸衰竭的诊断是可能的。但对某些急性呼吸衰竭早期的患者或缺氧、二氧化碳潴留程度不十分严重时,单依据上述临床表现做出诊断有一定困难。动脉血气分析的结果直接提供动脉血氧和二氧化碳分压水平,可作为诊断呼吸衰竭的直接依据。而且,它还有助于我们了解呼吸衰竭的性质和程度,指导氧疗、呼吸兴奋剂的使用和机械通气参数的调节,以及在纠正电解质、酸碱平衡失调方面有重要价值,故血气分析在呼吸衰竭诊断和治疗中具有重要作用。

　　急性呼吸衰竭患者,只要动脉血气证实 $PaO_2 < 8.0$ kPa(60 mmHg),伴 $PaCO_2$ 正常或 < 4.7 kPa(35 mmHg),则诊断为 Ⅰ 型呼吸衰竭,若伴 $PaCO_2 > 6.7$ kPa(50 mmHg),即可诊断为 Ⅱ 型呼吸衰竭。若缺氧程度超过肺泡通气不足所致的高碳酸血症,则诊断为混合型或 Ⅲ 型呼吸衰竭。

　　应当强调的是,不但要诊断呼吸衰竭的存在与否,尚需要判断呼吸衰竭的性质,是急性呼吸衰竭还是慢性呼吸衰竭基础上的急性加重,更应当判别产生呼吸衰竭的病理生理学过程,明确为 Ⅰ 型或 Ⅱ 型呼吸衰竭,以利于采取恰当的抢救措施。

　　此外还应注意在诊治过程中,应当尽快祛除产生呼吸衰竭的基础病因,否则患者经氧疗或机械通气后因得到足够的通气量维持氧和二氧化碳分压在相对正常的水平后可再次发生呼吸衰竭。

五、治疗

　　急性呼吸衰竭是需要抢救的急症。对它的处理要求迅速、果断。数小时或更长时间的犹豫、观望或拖延,可以造成脑、肾、心、肝等重要脏器因严重缺氧发生不可逆性的损害。同时及时、适宜的抢救和处置才有可能为祛除或治疗诱发呼吸衰竭的基础病因争取到必要的时间。治疗措施集中于立即纠正低氧血症,行急诊插管或辅助通气和足够的循环支持。

(一)氧疗

　　通过鼻导管或面罩吸氧,提高肺泡氧分压,增加肺泡膜两侧氧分压差,增加氧弥散能力,以提高动脉氧分压和血氧饱和度,是纠正低氧血症的一种有效措施。氧疗作为一种治疗手段使用时,要选择适宜的吸入氧流量,应以脉搏血氧饱和度 > 90% 为标准,并了解机体对氧的摄取与代谢及它在体内的分布,注意可能产生的氧毒性作用。

　　由于高浓度($FiO_2 > 21%$)氧的吸入可以使肺泡气氧分压提高。若因 PaO_2 降低造成低氧血症或因通气/血流失调引起的 PaO_2 下降,氧疗可以改善。氧疗可以治疗低氧血症,降低呼吸功和减少心血管系统低氧血症。

根据肺泡通气和 PaO_2 的关系曲线，在低肺泡通气量时，吸入低浓度的氧气，即可显著提高 PaO_2，纠正缺氧。所以通气/血流比例失调的患者吸低浓度氧气就能纠正缺氧。

弥散功能障碍患者，因二氧化碳的弥散能力为氧弥散能力的 20 倍，需要更大的肺泡膜分压差才能增强氧的弥散能力，所以应吸入更高浓度的氧（35%～45%）才能改善缺氧。

由肺内静脉分流增加的疾病导致的缺氧，因肺泡内充满水肿液，使肺泡萎陷，尤其是在肺炎症血流增多的患者中肺内分流更多，所以需要增加外源性呼气末正压（PEEP），才可使萎陷肺泡复张，增加功能残气量和气体交换面积，提高 PaO_2、SaO_2，改善低氧血症。

（二）保持呼吸道通畅

进行各种呼吸支持治疗的首要条件是通畅呼吸道。呼吸道黏膜水肿、充血，以及胃内容物误吸或异物吸入都可使呼吸道梗阻。保证呼吸道的畅通才能保证正常通气，所以是急性呼吸衰竭处理的第一步。

1.开放呼吸道

首先要注意清除口咽部分泌物或胃内反流物，预防呕吐物反流至气管，使呼吸衰竭加重。口咽部护理和鼓励患者咳痰很重要，可用多孔导管经鼻孔或经口腔负压吸引法，清除口咽部潴留物。吸引前短时间给患者吸高浓度氧，吸引后立即重新通气。无论是直接吸引或是经人工气道吸引均需注意操作技术，管径应适当选择，尽量避免损伤气管黏膜，在气道内一次负压吸引时间不宜超过 15 秒，以免引起低氧血症、心律失常或肺不张等因负压吸引造成的并发症。此法亦能刺激咳嗽，有利于气道内痰液的咳出。对于痰多、黏稠难咳出者，要经常鼓励患者咳痰；多翻身拍背，协助痰液排出；给予祛痰药使痰液稀释。对于有严重排痰障碍者可考虑用纤维支气管镜吸痰。同时应重视无菌操作，使用一次性吸引管或更换灭菌后的吸引管。吸痰时可同时做深部痰培养以分离病原菌。

2.建立人工气道

当以上措施仍不能使呼吸道通畅时，则需建立人工气道。人工气道就是进行气管插管，即气体通过导管直接抵达下呼吸道，进入肺泡。其目的是为了解除上呼吸道梗阻，保护无正常咽喉反射患者不致误吸和进行充分有效的气管内吸引，以及为了提供机械通气时必要的通道。临床上常用的人工气道为气管插管和气管造口术后置入气管导管 2 种。

气管插管有经口和经鼻插管 2 种。前者借喉镜直视下经声门插入气管，容易成功，较为安全。后者分盲插或借喉镜、纤维支气管镜等的帮助，经鼻沿后鼻道插入气管。与经口插管比较，经鼻插管需要一定的技巧，但容易固定，负压吸引较为满意，与机械通气等装置衔接比较可靠，给患者带来的不适也较经口者轻，神志清醒患者常也能耐受。唯需注意勿压伤鼻翼组织或堵塞咽鼓管、鼻窦开口等，易造成急性中耳炎或鼻窦炎等并发症。

近年来，许多组织相容性较理想的高分子材料制成的导管与插管在临床应用，也有低压、大容量的密封气道用的气囊问世，鼻插管可保留的时间也在延长。具体对人工气道方法的选择，各单位常有不同意见，应当根据病情的需要、手术医师和护理条件的可能，以及人工气道的材料性能来考虑。肯定在 3 天（72 小时）内可以拔管时，应选用鼻或口插管，需要超过 3 周时当行气管造口置入气管导管，留置 3～21 天的情况则当酌情灵活掌握。

使用人工气道后，气道的正常防御机制被破坏，细菌可直接进入下呼吸道；声门由于插管或因气流根本不通过声门而影响咳嗽动作的完成，不能正常排痰，必须依赖气管负压吸引来清除气道内的分泌物;由于不能发音,失去语言交流的功能,影响患者的心理精神状态;人工气道本身存在着可能发生的并发症。基于以上问题,因此人工气道的建立虽是抢救急性呼吸衰竭不可少的操作,但也必须充分认识其弊端,慎重选择,尽力避免可能的并发症,及时撤管。

3.气道湿化

无论是经过患者自身气道或通过人工气道进行氧疗或机械通气,均必须充分注意到呼吸道黏膜的湿化。因为过分干燥的气体长期吸入将损伤呼吸道上皮细胞和支气管表面的黏液层,使黏膜纤毛清除能力下降,痰液不易咳出,发生肺不张,容易导致呼吸道或肺部感染。

保证患者足够的液体摄入是保持呼吸道湿化最有效的措施。目前,已有多种提供气道湿化用的湿化器或雾化器装置,可以直接使用或与机械通气机连接应用。

湿化是否充分最好的标志,是观察痰液是否容易咳出或吸出。应用湿化装置后应当记录每天通过湿化器消耗的液体量,以免湿化过量。

(三)改善二氧化碳的潴留

高碳酸血症主要是由于肺泡通气不足,只有增加通气量才能更好地排出二氧化碳,改善高碳酸血症。现多采用呼吸兴奋剂和机械通气支持,以改善通气功能。

1.呼吸兴奋剂的合理应用

呼吸兴奋剂能刺激呼吸中枢或周围化学感受器,增强呼吸驱动、呼吸频率、潮气量,改善通气,同时耗氧量和二氧化碳的产出也随之增加。故临床上应用呼吸兴奋剂时要严格掌握适应证。

常用的药物有尼可刹米(可拉明)和洛贝林,用量过大可引起不良反应,近年来在西方国家几乎被淘汰。取而代之的有多沙普仑,对外周化学感受器和延髓呼吸中枢均有作用,增加呼吸驱动和通气,对原发性肺泡低通气、肥胖低通气综合征有良好疗效,可防止慢性阻塞性肺疾病呼吸衰竭氧疗不当所致的二氧化碳麻醉。其治疗量和中毒量有较大差距故安全性大,一般用 $0.5 \sim$ 2 mg/kg静脉滴注,开始滴速 1.5 mg/min,以后酌情加快;其可致心律失常,长期用有肝毒性及并发消化性溃疡。阿米三嗪通过刺激颈动脉体和主动脉体的化学感受器兴奋呼吸,无中枢兴奋作用,通过对肺泡通气不良部位的血流重新分配而改善 PaO_2,阿米三嗪不用于哺乳期、孕妇和严重肝病者,也不主张长期应用以防止发生周围神经病变。

慢性阻塞性肺疾病合并意识障碍的呼吸衰竭患者　临床常见大多数慢性阻塞性肺疾病患者的呼吸衰竭与意识障碍程度呈正相关,患者意识障碍后自主翻身、咳痰动作、对呼吸兴奋剂的反应均迟钝,并易发生感染。

间质性肺疾病、肺水肿、ARDS 等疾病无气道阻塞但有呼吸中枢驱动增强,这种患者 PaO_2、$PaCO_2$ 常降低。由于患者呼吸功能已增强,故无应用呼吸兴奋剂的指征,且呼吸兴奋剂可加重呼吸性碱中毒的程度而影响组织获氧,故主要应给予氧疗。

慢性阻塞性肺疾病并发膈肌疲劳,无心功能不全和心律失常,心率≤100 次/分的呼吸衰竭可选用氨茶碱,其有舒张支气管、改善小气道通气、减少闭合气量、抑制炎性介质和增强膈肌、提高潮气量作用,已观察到血药浓度达 13 mg/L 时膈肌力量明显增强,且可加速膈肌疲劳的恢复。以上的氨茶碱综合作用使呼吸功减少、呼吸困难程度减轻,同时由于呼吸肌能力的提高对咳嗽、排痰等气道清除功能加强,还有助于药物吸入治疗,以及对呼吸机撤离的辅助作用;剂量以 5 mg/kg于 30 分钟内静脉滴入使达有效血浓度,继以 $0.5 \sim 0.6$ mg/(kg·h)静脉滴注维持有效剂量,在应用中注意对心率、心律的影响,及时酌情减量和停用。

慢性阻塞性肺疾病、肺源性心脏病呼吸衰竭合并左心功能不全、肺水肿的患者,应先用强心利尿剂使肺水肿消退以改善肺顺应性,用抗生素控制感染以改善气道阻力,再使用呼吸兴奋剂才可取得改善呼吸功能的较好疗效。否则,呼吸兴奋剂虽可兴奋呼吸,但增加 PaO_2 有限,且呼吸功耗氧和生成二氧化碳量增多,反使呼吸衰竭加重。此类患者不宜应用增加心率和影响心律的茶碱类和较大剂量的阿米三嗪,小剂量阿米三嗪($<1.5 \text{ mg/kg}$)静脉滴注后即可达血药峰值,增强通气较差部位的缺氧性肺血管收缩,和增加通气较好部位的肺血流,从而改善换气使 PaO_2 增高,且此剂量很少发生不良反应,但剂量$>1.5 \text{ mg/kg}$可致全部肺血管收缩,使肺动脉压增高、右心负荷增大。

不宜使用呼吸兴奋剂的情况:①使用肌肉松弛剂维持机械通气者,如破伤风肌强直时、有意识打掉自主呼吸者。②周围性呼吸肌麻痹者:多发性神经根神经炎、严重重症肌无力、高颈髓损伤所致呼吸肌无力、全脊髓麻痹等。③自主呼吸频率>20次/分,而潮气量不足者:呼吸频率能够增快,说明呼吸中枢对缺氧或二氧化碳潴留的反应性较强,若使用呼吸兴奋剂不但效果不佳,反而加速呼吸肌疲劳。④中枢性呼吸衰竭的早期:如安眠药中毒早期。⑤患者精神兴奋、癫痫频发者。⑥呼吸兴奋剂慎用于缺血性心脏病、哮喘状态、严重高血压及甲亢患者。

2.机械通气

符合下述条件应实施机械通气:①经积极治疗后病情仍继续恶化。②意识障碍。③呼吸形式严重异常,如呼吸频率>35次/分或<8次/分,或呼吸节律异常,或自主呼吸微弱或消失。④血气分析提示严重通气和/或氧合障碍:$PaO_2<6.7 \text{ kPa}(50 \text{ mmHg})$,尤其是充分氧疗后仍$<6.7 \text{ kPa}(50 \text{ mmHg})$。⑤$PaCO_2$进行性升高,pH 动态下降。

机械通气初始阶段,可给高 FiO_2(100%)以迅速纠正严重缺氧,然后依据目标 PaO_2、PEEP水平、平均动脉压水平和血流动力学状态,酌情降低 FiO_2 至 50% 以下。设法维持 $SaO_2>90\%$,若不能达到上述目标,即可加用 PEEP、增加平均气道压,应用镇静剂或肌肉松弛剂。若适当 PEEP 和平均动脉压可以使$SaO_2>90\%$,应保持最低的 FiO_2。

正压通气相关的并发症,包括呼吸机相关肺损伤、呼吸机相关肺炎、氧中毒和呼吸机相关的膈肌功能不全。

(四)抗感染治疗

呼吸道感染是呼吸衰竭最常见的诱因。建立人工气道机械通气和免疫功能低下的患者易反复发生感染。如果呼吸道分泌物引流通畅,可根据痰细菌培养和药物敏感试验结果选择有效的抗生素进行治疗。

(五)营养支持

呼吸衰竭患者因摄入能量不足、呼吸做功增加、发热等因素,机体处于负代谢状态,出现低蛋白血症,机体的免疫功能降低,使感染不宜控制,呼吸肌易疲劳不易恢复。可常规给予高蛋白、高脂肪和低碳水化合物,以及多种维生素和微量元素,必要时静脉内高营养治疗。

(姜绪森)

第七章

消化系统常见急危重症

第一节　急性上消化道出血

一、概论

上消化道出血是指屈氏韧带以上的消化道包括食管、胃十二指肠、胆管及胰管的出血,胃空肠吻合术后的空肠上段出血也包括在内。大量出血是指短时间内出血量超过 1 000 mL 或达血容量 20%的出血。上消化道出血为临床常见急症,以呕血、黑便为主要症状,常伴有血容量不足的临床表现。

(一)病因

上消化道疾病和全身性疾病均可引起上消化道出血,临床上最常见的病因是消化性溃疡、食管胃底静脉曲张破裂、急性胃黏膜损害及胃癌。糜烂性食管炎、食管贲门黏膜撕裂综合征引起的出血也不少见。其他原因见表 7-1。

表 7-1　上消化道出血的常见病因

类型	常见病因
食管疾病	食管静脉曲张、食管贲门黏膜撕裂症(Mallory-Weiss 综合征)、糜烂性食管炎、食管癌
胃部疾病	胃溃疡、急性胃黏膜损害、胃底静脉曲张、门脉高压性胃黏膜损害、胃癌、胃息肉
十二指肠疾病	溃疡、十二指肠炎、憩室
邻近器官疾病	胆管出血(胆石症、肝胆肿瘤等)、胰腺疾病(假性囊肿、胰腺癌等)、主动脉瘤破裂入上消化道
全身性疾病	血液病(白血病、血小板减少性紫癜等)、尿毒症、血管性疾病(遗传性出血性毛细血管扩张症等)

(二)诊断

1.临床表现特点

(1)呕血与黑便:上消化道出血的直接证据。幽门以上出血且出血量大者常表现为呕血。呕出鲜红色血液或血块者表明出血量大、速度快,血液在胃内停留时间短。若出血速度较慢,血液在胃内经胃酸作用后变性,则呕吐物可呈咖啡样。幽门以下出血表现为黑便,但如出血量大而迅速,幽门以下出血也可以反流到胃腔而引起恶心、呕吐,表现为呕血。黑便的颜色取决于出血的速度与肠道蠕动的快慢。粪便在肠道内停留的时间短,可排出暗红色的粪便。反之,空肠、回肠,甚至右半结肠出血,如在肠道中停留时间长,也可表现为黑便。

(2)失血性外周循环衰竭:急性外周循环衰竭是急性失血的后果,其程度的轻重与出血量及速度有关。少量出血可因机体的代偿机制而不出现临床症状。中等量以上出血常表现为头晕、心悸、口渴、冷汗、烦躁及昏厥。体检可发现面色苍白、皮肤湿冷、心率加快、血压下降。大量出血者可在黑便排出前出现晕厥与休克,应与其他原因引起的休克鉴别。老年人大量出血可引起心、脑方面的并发症,应引起重视。

(3)氮质血症:上消化道出血后常出现血中尿素氮浓度升高,24～28小时达高峰,一般不超过 14.3 mmol/L(40 mg/dL),3～4天降至正常。若出血前肾功能正常,出血后尿素氮浓度持续升高或下降后又再升高,应警惕继续出血或止血后再出血的可能。

(4)发热:上消化道出血后,多数患者在24小时内出现低热,但一般不超过38 ℃,持续3～5天降至正常。引起发热的原因尚不清楚,可能与出血后循环血容量减少,周围循环障碍,导致体温调节中枢的功能紊乱,再加以贫血的影响等因素有关。

2.实验室及其他辅助检查特点

(1)血常规:红细胞及血红蛋白在急性出血后3～4小时开始下降,血细胞比容也下降。白细胞计数稍有反应性升高。

(2)潜血试验:呕吐物或黑便潜血反应呈强阳性。

(3)血尿素氮:出血后数小时内开始升高,24～28小时达高峰,3～4天降至正常。

3.诊断与鉴别诊断

根据呕血、黑便和血容量不足的临床表现,以及呕吐物、黑便潜血反应呈强阳性,红细胞计数和血红蛋白浓度下降的实验室证据,可作出消化道出血的诊断。下面几点在临床工作中值得注意。

(1)上消化道出血的早期识别:呕血与黑便是上消化道出血的特征性表现,但应注意部分患者在呕血与黑便前即出现急性周围循环衰竭的征象,应与其他原因引起的休克或内出血鉴别。及时进行直肠指检可较早发现尚未排出体外的血液,有助于早期诊断。呕血与黑便应和鼻出血、拔牙或扁桃体切除术后吞下血液鉴别,通过询问发病过程与手术史不难加以排除。进食动物血液、口服铁剂、铋剂及某些中药,也可引起黑色粪便,但均无血容量不足的表现与红细胞、血红蛋白降低的证据,可以借此加以区别。呕血有时尚需与咯血鉴别,支持咯血的要点是:①患者有肺结核、支气管扩张、肺癌、二尖瓣狭窄等病史。②出血方式为咯出,咯出物呈鲜红色,有气泡与痰液,呈碱性。③咯血前有咳嗽、喉痒、胸闷、气促等呼吸道症状。④咯血后通常不伴黑便,但仍有血丝痰。⑤胸部X线片通常可发现肺部病灶。

(2)出血严重程度的估计:由于出血大部分积存于胃肠道,单凭呕出或排出量估计实际出血量是不准确的。根据临床实践经验,下列指标有助于估计出血量。出血量每天超过5 mL时,粪便潜血试验则可呈阳性;当出血量超过60 mL,可表现为黑便;呕血则表示出血量较大或出血速度快。若出血量在500 mL以内,由于周围血管及内脏血管的代偿性收缩,可使重要器官获得足够的血液供应,因而症状轻微或者不引起症状。若出血量超过500 mL,可出现全身症状,如头晕、心悸、乏力、出冷汗等。若短时间内出血量>1 000 mL,或达全身血容量的20%时,可出现循环衰竭表现,如四肢厥冷、少尿、晕厥等,此时收缩压可<12.0 kPa(90 mmHg)或较基础血压下

降 25%,心率>120 次/分,血红蛋白<70 g/L。事实上,当患者体位改变时出现血压下降及心率加快,说明患者血容量明显不足、出血量较大。因此,仔细测量患者卧位与直立位的血压与心率,对估计出血量很有帮助。另外,应注意不同年龄与体质的患者对出血后血容量不足的代偿功能相差很大,因而相同出血量在不同患者引起的症状也有很大差别。

(3)出血是否停止的判断:上消化道出血经过恰当的治疗,可于短时间内停止出血。但由于肠道内积血需经数天(约 3 天)才能排尽,因此不能以黑便作为判断继续出血的指征。临床上出现以下情况应考虑继续出血的可能:①反复呕血,或黑便次数增多,粪质转为稀烂或暗红。②周围循环衰竭经积极补液输血后未见明显改善。③红细胞计数、血红蛋白测定与血细胞比容继续下降,网织红细胞持续增高。④在补液与尿量足够的情况下,血尿素氮持续或再次增高。一般来讲,一次出血后 48 小时以上未再出血,再出血的可能性较小。而过去有多次出血史,本次出血量大或伴呕血,24 小时内反复大出血,出血原因为食管胃底静脉曲张破裂、有高血压病史或有明显动脉硬化者,再出血的可能性较大。

(4)出血的病因诊断:过去病史、症状与体征可为出血的病因诊断提供重要线索,但确诊出血原因与部位需靠器械检查。①内镜检查:诊断上消化道出血最常用与准确的方法。出血后24～48 小时的紧急内镜检查价值更大,可发现十二指肠降部以上的出血灶,尤其对急性胃黏膜损害的诊断更具意义,因为该类损害可在几天内愈合而不留下痕迹。有报道,紧急内镜检查可发现约90%的出血原因。在紧急内镜检查前需先补充血容量,纠正休克。一般认为患者的收缩压>12.0 kPa(90 mmHg)、心率<110 次/分、血红蛋白浓度≥70 g/L 时,进行内镜检查较为安全。若有活动性出血,内镜检查前应先插鼻胃管,抽吸胃内积血,并用生理盐水灌洗至抽吸物清亮,然后拔管行胃镜检查,以免积血影响观察。②X 线钡餐检查:上消化道出血患者何时行钡餐检查较合适,各家有争论。早期活动性出血期间胃内积血或血块影响观察,且患者处于危急状态,需要进行输血、补液等抢救措施而难以配合检查。早期行 X 线钡餐检查还有引起再出血的危险,因此目前主张 X 线钡餐检查最好的出血停止和病情稳定数天后进行。③选择性腹腔动脉造影:若上述检查未能发现出血部位与原因,可行选择性肠系膜上动脉造影。若有活动性出血,且出血速度>0.5 mL/min 时,可发现出血病灶。可同时行栓塞治疗而达到止血的目的。④胶囊内镜:用于常规胃、肠镜检查无法找到出血灶的原因未明消化道出血患者,是近年来主要用于小肠疾病检查的新技术。国内外已有较多胶囊内镜用于不明原因消化道出血检查的报道,病灶检出率在50%～75%,显性出血者病变检出率高于隐性出血者。胶囊内镜检查的优点是无创、患者容易接受,可提示活动性出血的部位。缺点是胶囊内镜不能操控,对病灶的暴露有时不理想,也不能取病理活检。⑤小肠镜:推进式小肠镜可窥见 Treitz 韧带远端约 100 cm 的空肠,对不明原因消化道出血的病因诊断率可达 40%～65%。该检查需用专用外套管,患者较痛苦,有一定的并发症发生率。近年应用于临床的双气囊小肠镜可检查全小肠,大大提高了不明原因消化道出血的病因诊断率。据国内外报道双气囊全小肠镜对不明原因消化道出血的病因诊断率在 60%～77%。双气囊全小肠镜的优势在于能够对可疑病灶进行仔细观察、取活检,且可进行内镜下止血治疗,如氩离子凝固术、注射止血术或息肉切除术等。对原因未明的消化道出血患者有条件的医院应尽早行全小肠镜检查。⑥放射性核素[99m]Tc:标记红细胞扫描注射[99m]Tc标记红细胞后,连续扫描10～60分钟,如发现腹腔内异常放射性浓聚区则视为阳性。可依据放射性浓聚区所在部位及其在胃肠道的移动来判断消化道出血的可能部位,适用于怀疑小肠出血的患者,也可作为选择性腹腔动脉造影的初筛方法,为选择性动脉造影提供依据。

(三)治疗

上消化道出血病情急,变化快,严重时可危及患者生命,应采取积极措施进行抢救。这里叙述各种病因引起的上消化道出血的治疗的共同原则,其不同点在随后各节中分别叙述。

1.抗休克

上消化道出血的初步诊断一经确立,则抗休克、迅速补充血容量应放在一切医疗措施的首位,不应忙于进行各种检查。可选用生理盐水、林格液、右旋糖酐或其他血浆代用品。出血量较大者,特别是出现循环衰竭者,应尽快输入足量同型浓缩红细胞或全血。出现下列情况时有紧急输血指征:①患者改变体位时出现晕厥。②收缩压<12.0 kPa(90 mmHg)。③血红蛋白浓度<70 g/L。对于肝硬化食管胃底静脉曲张破裂出血者应尽量输入新鲜血,且输血量适中,以免门静脉压力增高导致再出血。

2.迅速提高胃内 pH

当胃内 pH 提高至 5 时,胃内胃蛋白酶原的激活明显减少,活性降低。而 pH 升高至 7 时,则胃内的消化酶活性基本消失,对出血部位凝血块的消化作用消失,起到协助止血的作用。自身消化作用的减弱或消失,对溃疡或破损部位的修复也起促进作用,有利于出血病灶的愈合。

3.止血

根据不同的病因与具体情况,因地制宜选用最有效的止血措施。

4.监护

严密监测病情变化,患者应卧床休息,保持安静,保持呼吸道通畅,避免呕血时血阻塞呼吸道而引起窒息。严密监测患者的生命体征,如血压、脉搏、呼吸、尿量及神志变化。观察呕血与黑便情况,定期复查红细胞数、血红蛋白浓度、血细胞比容。必要时行中心静脉压测定。对老年患者根据具体情况进行心电监护。

留置鼻胃管可根据抽吸物颜色监测胃内出血情况,也可通过胃管注入局部止血药物,有助于止血。

二、消化性溃疡出血

胃及十二指肠溃疡出血占全部上消化道出血病因的 50%左右。

(一)诊断

(1)根据本病的慢性过程、周期性发作及节律性上腹痛,一般可做出初步诊断。出血前上腹部疼痛常加重,出血后可减轻或缓解。应注意约 15%患者可无上腹痛病史,而以上消化道出血为首发症状。也有部分患者虽有上腹部疼痛症状,但规律性并不明显。

(2)胃镜检查常可发现溃疡灶。对无明显病史、诊断疑难或有助于治疗时,应争取行紧急胃镜检查。若有胃镜检查禁忌证或无条件行胃镜检查,可于出血停止后数天行 X 线钡餐检查。

(二)治疗

治疗原则与上述相同。一般少量出血经适当内科治疗后可于短期内止血,大量出血则应引起高度重视,宜采取综合治疗措施。

1.饮食

目前不主张过分严格的禁食。若患者无呕血或明显活动性出血的征象,可予流质饮食,并逐渐过渡到半流质饮食。但若患者有频繁呕血或解稀烂黑便,甚至暗红色血便,则主张暂时禁食,直至活动性出血停止才予进食。

2.提高胃内 pH 的措施

主要措施是静脉内使用抑制胃酸分泌的药物。静脉使用质子泵抑制剂如奥美拉唑首剂80 mg,然后每 12 小时 40 mg 维持。国外有报道首剂注射 80 mg 后以每小时 8 mg 的速度持续静脉滴注,认为可稳定提高胃内 pH,提高止血效果。当活动性出血停止后,可改口服治疗。

3.内镜下止血

内镜下止血是溃疡出血止血的首选方法,疗效肯定。常用方法包括注射疗法,在出血部位附近注射1∶10 000肾上腺素溶液,热凝固方法(电极、热探头、氩离子凝固术等)。目前主张首选热凝固疗法或联合治疗,即注射疗法加热凝固方法,或止血类加注射疗法。可根据条件及医师经验选用。

4.手术治疗

经积极内科治疗仍有活动性出血者,应及时邀请外科医师会诊。手术治疗仍是消化性溃疡出血治疗的有效手段,其指征为:①严重出血经内科积极治疗仍不止血,血压难以维持正常,或血压虽已正常,但又再次大出血的患者;②以往曾有多次严重出血,间隔时间较短后又再次出血的患者;③合并幽门梗阻、穿孔,或疑有癌的患者。

三、食管胃底静脉曲张破裂出血

其为上消化道出血常见病因,出血量往往较大,病情凶险,病死率较高。

(一)诊断

(1)起病急,出血量往往较大,常有呕血。

(2)有慢性肝病史。若发现黄疸、蜘蛛痣、肝掌、腹壁静脉曲张、脾大、腹水等有助于诊断。

(3)实验室检查可发肝功能异常,特别是白/球蛋白比例倒置、凝血酶原时间延长、血清胆红素增高。血常规检查有红细胞、白细胞及血小板计数减少等脾功能亢进表现。

(4)胃镜检查或食管吞钡检查发现食管静脉曲张。

值得注意的是,有不少的肝硬化消化道出血原因不是食管胃底静脉曲张破裂出血所致,而是急性胃黏膜糜烂或消化性溃疡。急诊胃镜检查对出血原因部位的诊断具有重要意义。

(二)治疗

除按前述紧急治疗、输液及输血抗休克、使用抑制胃酸分泌药物外,下列方法可根据具体情况选用。

1.药物治疗

药物治疗是各种止血治疗措施的基础,在建立静脉通路后即可使用,为后续的各种治疗措施创造条件。

(1)生长抑素及其类似品:可降低门静脉压力。国内外临床试验表明,该类药物对控制食管胃底曲张静脉出血有效,止血有效率在 70%～90%,与气囊压迫相似。目前供应临床使用的有14 肽生长抑素,用法是首剂 250 μg 静脉注射,继而 3 mg 加入 5%葡萄糖液 500 mL 中,250 μg/h 连续静脉滴注,连用3～5 天。因该药半减期短,若输液中断超过 3 分钟,需追加 250 μg 静脉注射,以维持有效的血药浓度。奥曲肽是一种合成的 8 肽生长抑素类似物,具有与 14 肽相似的生物学活性,半减期较长。其用法是奥曲肽首剂 100 μg 静脉注射,继而 600 μg,加入 5%葡萄糖液500 mL中,以 25～50 μg/h速度静脉滴注,连用3～5 天。生长抑素治疗食管静脉曲张破裂出血止血率与气囊压迫相似,其最大的优点是无明显的不良反应。在硬化治疗前使用有利于减少活动性出血,使视野清晰,便于治疗。硬化治疗后再静脉滴注一段时间可减少再出血的机会。

(2)血管升压素:作用机制是通过对内脏血管的收缩作用,减少门静脉血流量,降低门静脉及其侧支的压力,从而控制食管、胃底静脉曲张破裂出血。目前推荐的疗法是 0.2 U/min,持续静脉滴注,视治疗反应,可逐渐增加剂量,至 0.4 U/min。如出血得到控制,应继续用药 8~12 小时,然后停药。如果治疗 4 小时后仍不能控制出血,或出血一度中止而后又复发,应及时改用其他疗法。由于血管升压素具有收缩全身血管的作用,其不良反应包括血压升高、心动过缓、心律失常、心绞痛、心肌梗死、缺血性腹痛等。

目前主张在使用血管升压素同时使用硝酸甘油,以减少前者引起的全身不良反应,取得良好效果,尤以有冠心病、高血压病史者效果更好。具体用法是在应用血管升压素后,舌下含服硝酸甘油 0.6 mg,每 30 分钟 1 次。也有主张使用硝酸甘油 40~400 µg/min 静脉滴注,根据患者血压调整剂量。

2.内镜治疗

(1)硬化栓塞疗法(EVS):在有条件的医疗单位,EVS 为当今控制食管静脉曲张破裂出血的首选疗法。多数报道 EVS 紧急止血成功率超过 90%,EVS 治疗组出血致死率较其他疗法明显降低。

适应证:一般来说,不论什么原因引起的食管静脉曲张破裂出血,均可考虑行 EVS,下列情况下更是 EVS 的指征:重度肝功能不全、储备功能低下如 Child C 级、低血浆蛋白质、血清胆红素升高的病例;合并有心、肺、脑、肾等重要器官疾病而不宜手术者;合并有预后不良或无法切除之恶性肿瘤者,尤以肝癌为常见;已行手术治疗而再度出血,不可再次手术治疗,而常规治疗无效者;经保守治疗(包括三腔二囊管压迫)无效者。

禁忌证:有效血容量不足,血液循环状态尚不稳定者;正在不断大量呕血者,因为行 EVS 可造成呼吸道误吸,加上视野不清也无法进行治疗操作;已濒临呼吸衰竭者,由于插管可加重呼吸困难,甚至呼吸停止;肝性脑病或其他原因致意识不清无法合作者;严重心律失常或新近发生心肌梗死者;出血倾向严重,虽然内科纠正治疗,但仍远未接近正常者;长期用三腔二囊管压迫,可能造成较广泛的溃疡及坏死者,EVS 疗效常不满意。

硬化剂的选择:常用的硬化剂有下列几种:①乙氧硬化醇(AS),主要成分为表面麻醉剂 polidocanol 与乙醇;AS 的特点是对组织损伤作用小,有较强的致组织纤维作用,黏度低,可用较细的注射针注入,是一种比较安全的硬化剂;AS 可用于血管旁与血管内注射,血管旁每点 2~3 mL,每条静脉内 4~5 mL,每次总量不超过 30 mL。②乙醇胺油酸酯(EO),以血管内注射为主,因可引起较明显的组织损害,每条静脉内不超过 5 mL,血管旁每点不超过 3 mL,每次总量不超过 20 mL。③十四羟基硫酸钠(TSS),据报道硬化作用较强,止血效果好,用于血管内注射。④纯乙醇,以血管内注射为主,每条静脉不超过 1 mL,血管外每点不超过 0.6 mL。⑤鱼肝油酸钠,以血管内注射为主,每条静脉 2~5 mL,总量不超过 20 mL。

术前准备:补充血容量,纠正休克;配血备用;带静脉补液进入操作室;注射针充分消毒,检查内镜、注射针、吸引器性能良好;最好使用药物先控制出血,使视野清晰,便于选择注射点。

操作方法:按常规插入胃镜,观察曲张静脉情况,确定注射部位。在齿状线上 2~3 cm 穿刺出血征象和出血最明显的血管,注入适量(根据不同硬化剂决定注射量)硬化剂。每次可同时注射 1~3 条血管,但应在不同平面注射(相隔 3 cm),以免引起术后吞咽困难。也有人同时在出血静脉或曲张最明显的静脉旁注射硬化剂,以达到直接压迫作用,继而化学性炎症、血管旁纤维结缔组织增生,使曲张静脉硬化。每次静脉注射完毕后退出注射针,用附在镜身弯曲部的止血气囊或直接用镜头压迫穿刺点1分钟,以达到止血的目的。若有渗血,可局部喷洒凝血酶或25%孟氏液,仔细观察无活动性出血后出镜。

术后治疗:术后应继续卧床休息,密切注意出血情况,监测血压等生命体征,禁食24小时,补液,酌情使用抗生素,根据病情继续使用降低门静脉压力的药物。首次治疗止血成功后,应在2周后进行重复治疗,直至曲张静脉完全消失或只留白色硬索状血管,多数病例施行3～5次治疗后可达到此目的。

并发症:较常见的并发症有以下几种。①出血:在穿刺部位出现渗血或喷血,可在出血处再补注1～2针,可达到止血作用;②胸痛、胸腔积液和发热:可能与硬化剂引起曲张静脉周围炎症、管溃疡、纵隔炎、胸膜炎的发生有关;③食管溃疡和狭窄、胃溃疡及出血性胃炎:可能与EVS后胃血流淤滞加重、应激、从穿刺点溢出的硬化剂对胃黏膜的直接损害有关。

(2)食管静脉曲张套扎术(EVL):适应证、禁忌证与EVS大致相同。其操作要点是在内镜直视下把曲张静脉用负压吸引入附加在内镜前端特制的内套管中,然后通过牵拉引线,使内套管沿外套管回缩,把原放置在内套管上的特制橡皮圈套入已被吸入内套管内的静脉上,阻断曲张静脉的血流,起到与硬化剂栓塞相同的效果。每次可套扎5～10个部位。和EVS相比,两者止血率相近,可达90%左右。其优点是EVL不引起注射部位出血和系统并发症,值得进一步推广。

3.三腔二囊管

三腔二囊管压迫是传统的有效止血方法,其止血成功率在44%～90%,由于存在一定的并发症,目前大医院已较少使用。主要用于药物效果不佳,暂时无法进行内镜治疗者,也适用于基层单位不具备内镜治疗的技术或条件者。

(1)插管前准备:①向患者说明插管的必要性与重要性,取得其合作。②仔细检查三腔管各通道是否通畅,气囊充气后作水下检查有无漏气,同时测量气囊充气量,一般胃囊注气200～300 mL[用血压计测定内压,以5.3～6.7 kPa(40～50 mmHg)为宜],食管囊注气150～200 mL[压力以4.0～5.3 kPa(30～40 mmHg)为宜],同时要求注气后气囊膨胀均匀,大小、张力适中,并做好各管刻度标记。③插管时若患者能忍受,最好不用咽部麻醉剂,以保存喉头反射,防止吸入性肺炎。

(2)正确的气囊压迫:插管前先测知胃囊上端至管前端的距离,然后将气囊完全抽空,气囊与导管均外涂液状石蜡,通过鼻孔或口腔缓缓插入。当至50～60 cm刻度时,套上50 mL注射器从胃管作回抽。如抽出血性液体,表示已到达胃腔,并有活动性出血。先将胃内积血抽空,用生理盐水冲洗。然后用注射器注气,将胃气囊充气200～300 mL,再将管轻轻提拉,直到感到管子有弹性阻力时,表示胃气囊已压于胃底贲门部,此时可用宽胶布将管子固定于上唇一侧,并用滑车加重量500 g(如500 mL生理盐水瓶加水250 mL)牵引止血。定时抽吸胃管,若不再抽出血性液体,说明压迫有效,此时可继续观察,不用再向食管囊注气。否则应向食管囊充气150～200 mL,使压力维持在4.0～5.3 kPa(30～40 mmHg),压迫出血的食管曲张静脉。

(3)气囊压迫时间:第一个24小时可持续压迫,定时监测气囊压力,及时补充气体。每1～2小时从胃管抽吸胃内容物,观察出血情况,并可同时监测胃内pH。压迫24小时后每间隔6小时放气1次,放气前宜让患者吞入液状石蜡15 mL,润滑食管黏膜,以防止囊壁与黏膜黏附。先解除牵拉的重力,抽出食管囊气体,再放胃囊气体,也有人主张可不放胃囊气体,只需把三腔管向胃腔内推入少许则可解除胃底黏膜压迫。每次放气观察15分钟后再注气压迫。间歇放气的目的在于改善局部血液循环,避免发生黏膜坏死糜烂。出血停止24小时后可完全放气,但仍将三腔管保留于胃内,再观察24小时,如仍无再出血方可拔出。一般三腔二囊管放置时间以不超过72小时为宜,也有报道长达7天而未见黏膜糜烂者。

(4)拔管前后注意事项:拔管前先给患者服用液状石蜡15~30 mL,然后抽空2个气囊中的气体,慢慢拔出三腔二囊管。拔管后仍需禁食1天,然后给予温流质饮食,视具体情况再逐渐过渡到半流质和软食。

三腔二囊管如使用不当,可出现以下并发症:①曲张静脉糜烂破裂。②气囊脱出阻塞呼吸道引起窒息。③胃气囊进入食管导致食管破裂。④食管和/或胃底黏膜因受压发生糜烂。⑤呕吐反流引起吸入性肺炎。⑥气囊漏气使止血失败,若不注意观察可继续出血引起休克。

4.经皮经颈静脉肝穿刺肝内门体分流术(TIPS)

TIPS是影像学X线监视下的介入治疗技术。通过颈静脉插管到达肝静脉,用特制穿刺针穿过肝实质,进入门静脉。放置导线后反复扩张,最后在这个人工隧道内置入1个可扩张的金属支架,建立人工瘘管,实施门体分流,降低门静脉压力,达到治疗食管胃底曲张静脉破裂出血的目的。TIPS要求有相当的设备与技术,费用昂贵,推广普及尚有困难。

5.手术治疗

大出血时有效循环血量骤降,肝供血量减少,可导致肝功能进一步的恶化,患者对手术的耐受性低,急症分流术死亡率达15%~30%,断流术死亡率达7.7%~43.3%。因此,在大出血期间应尽量采用各种非手术治疗,若不能止血才考虑行外科手术治疗。急症手术原则上采取并发症少、止血效果确切及简易的方法,如食管胃底曲张静脉缝扎术、门-奇静脉断流术等。待出血控制后再行择期手术,如远端脾-肾静脉分流术等,以解决门静脉高压问题,预防再出血。

四、其他原因引起的上消化道出血

(一)急性胃黏膜损害

本病是以一组胃黏膜糜烂或急性溃疡为特征的急性胃黏膜表浅性损害,常引起急性出血。主要包括急性出血性糜烂性胃炎和应激性溃疡,是上消化道出血的常见病因。

1.病因

(1)服用非甾体抗炎药(阿司匹林、吲哚美辛等)。

(2)喝大量烈性酒。

(3)应激状态(大面积烧伤、严重创伤、脑血管意外、休克、败血症、心肺功能不全等)。

2.诊断

(1)具备上述病因之一者。

(2)出血后24~48小时急诊胃镜检查发现胃黏膜(以胃体为主)多发性糜烂或急性浅表小溃疡;有时可见活动性出血。

3.治疗

本病以内科治疗为主。一般急救措施及补充血容量、抗休克与前述相同。本病的治疗要点如下。

(1)迅速提高胃内pH,以减少H^+反弥散,降低胃蛋白酶活力,防止胃黏膜自身消化,帮助凝血。可选用质子泵抑制剂如奥美拉唑或潘妥拉唑。

(2)内镜下直视止血:包括出血部位的注射疗法、电凝止血或局部喷洒止血药(凝血酶或去甲肾上腺素溶液等)。

(3)手术治疗:应慎重考虑,因本病病变范围广泛,加上手术本身也是一种应激。对经内科积极治疗无效、出血量大者可考虑手术治疗。

(二)胃癌出血

胃癌一般为持续小量出血,急性大量出血者占 20%～25%,对中年以上男性患者,近期内出现上腹部疼痛或原有疼痛规律消失,食欲下降,消瘦,贫血程度与出血量不符者,应警惕胃癌出血的可能。内镜、活检或 X 线钡餐检查可明确诊断。治疗方法是补充血容量后及早手术治疗。

(三)食管贲门黏膜撕裂综合征

由于剧烈干呕、呕吐或可致腹腔内压力骤增的其他原因,造成食管贲门部黏膜及黏膜下层撕裂并出血。为上消化道出血的常见病因之一,约占上消化道出血病因的 10%,部分患者可致严重出血。急诊内镜检查是确诊的最重要方法,镜下可见纵形撕裂,长 3～20 mm,宽 2～3 mm,大多为单个裂伤,以右侧壁最多,左侧壁次之,可见到病灶渗血或有血痂附着。

治疗上除按一般上消化道出血原则治疗外,可在内镜下使用钛夹、电凝、注射疗法等。使用抑制胃酸分泌药物可减少胃酸反流,促进止血与损伤组织的修复。

(四)胆管出血

本病是指胆管或流入胆管的出血,可分为肝内型和肝外型出血。肝内型出血多为肝外伤、肝脏活检、PTC、感染和中毒后肝坏死、血管瘤、恶性肿瘤、肝动脉栓塞等病因所致。肝外型出血多为胆结石、胆管蛔虫、胆管感染、胆管肿瘤、经内镜胆管逆行造影下十二指肠乳头括约肌切开术后、T 管引流等引起。

1.诊断

(1)有上述致病因素存在,临床上出现三大症状:消化道出血、胆绞痛及黄疸。

(2)经内镜检查未发现食管和胃内的出血病变,而十二指肠乳头部有血液或血块排出,即可确认胆管出血。必要时可行内镜逆行胰胆管造影(ERCP)、PTC、选择性动脉造影、腹部探查中的胆管造影、术中胆管镜直视检查等,均有助于确诊。

2.治疗

首先要查明原发疾病,只有原发病查明后才能制定正确的治疗方案。轻度的胆管出血,一般可用保守疗法止血,急性胆管大出血则应及时手术治疗。除按上述一般紧急治疗、输液及输血、止血药物使用外,以下措施应着重进行。

(1)病因治疗:①控制感染,由于肝内或胆管内化脓性感染所引起的出血,控制感染至关重要,可选用肝胆管系统内浓度较高的抗生素,如头孢菌素类、喹诺酮类等抗生素静脉滴注,可联合两种以上抗生素。②驱蛔治疗,由胆管蛔虫引起者,主要措施是驱蛔、防治感染、解痉镇痛。在内镜直视下钳取嵌顿在壶腹内的蛔虫是一种有效措施。

(2)手术治疗:有下列情况可考虑手术治疗。①持续胆管大出血,经各种治疗仍血压不稳,休克未能有效控制者。②反复的胆管出血,经内科积极治疗无效者。③肝内或肝外有需要处科手术治疗的病变存在者。

(商志刚)

第二节　急性胃扩张

急性胃扩张是指在短期内胃和十二指肠上段的极度扩张,胃腔内大量气体、液体和食物潴留而致的一种综合征。通常为某些内外科疾病或麻醉手术的严重并发症。它可以造成腹胀、腹痛及呕吐,体内严重脱水和电解质丢失,酸碱失衡及血容量缩减和周围循环衰竭。胃壁因过度伸张变薄或因炎性水肿而增厚,或因血运障碍致胃壁坏死穿孔引起腹膜炎,甚至休克。十二指肠横部受肠系膜上动脉的压迫,可能发生压迫性溃疡。任何年龄均可发病,但以 21～40 岁男性多见。病死率在 18%～20%。

一、病因与发病机制

器质性疾病和功能性因素均可引发急性胃扩张。常见有以下原因。

(一)外科手术

外科手术以腹部大手术和迷走神经切断术后常见。这类手术可直接刺激躯体或内脏神经,引起胃自主神经功能失调,胃动力神经反射被抑制,造成胃平滑肌功能失常,胃壁张力减弱而形成扩张。术后给氧、鼻饲物可使大量气体进入胃腔;或未能有效的胃肠减压和过早拔管;或过早、过量进食等因素而发生扩张。由于麻醉的因素造成食管上段括约肌松弛,大量气体进入胃内形成扩张。

(二)压迫、梗阻

各种原因引起的胃肠扭转、嵌顿性食管裂孔疝,以及各种原因所致的十二指肠壅积症、十二指肠肿瘤和异物、小肠梗阻、股疝等均可引起急性胃扩张;幽门附近的病变,如脊柱畸形、环状胰腺、胰腺癌等偶可压迫胃的输出道而引起急性胃扩张;躯体部位上石膏套后 1～2 天引起的"石膏套综合征",可引起脊柱伸展过度,十二指肠受肠系膜上动脉压迫引起急性胃扩张。

(三)创伤

尤以上腹部急性挫伤,致使腹腔神经丛受到强烈刺激所产生的一种应激状态。

(四)暴饮暴食

以进食大量干缩食品和过量饮食后立即劳动或剧烈运动时较常见。它可导致胃壁肌肉过度牵拉而引发反射性麻痹,产生扩张。

(五)其他因素

情绪紧张、精神抑郁、营养不良均可引起自主神经功能紊乱,使胃的张力减低和排空延迟;糖尿病神经病变、抗胆碱能药物的应用;水、电解质代谢失调,严重感染性与代谢性疾病如急性胰腺炎、急性梗阻性化脓性胆管炎、急性腹膜炎、糖尿病酮症酸中毒、尿毒症等,均可影响胃的张力和胃的排空,导致急性胃扩张。某些急性中毒时,过量洗胃同样可导致急性胃扩张。

发病机制目前有两种学说:一种学说认为是由于肠系膜上动脉和小肠系膜将十二指肠横部压迫于脊柱和主动脉之间所致。另一种学说认为是由于胃十二指肠壁原发性麻痹所致。麻痹原因为手术时牵拉、腹膜后引流物的刺激和血肿形成或胃迷走神经切断,或全身中毒,或大量食物过度撑张胃壁所引起的神经反射作用;重体力劳动后疲劳、腹腔内炎症和损伤、剧烈疼痛和情绪波动都可能是促使胃壁肌肉麻痹的因素。"压迫"和"麻痹"可能同时存在,互为因果,而"麻痹"可能起主导作用。胃扩张后将系膜及小肠挤向盆腔,导致肠系膜上动脉压迫十二指肠,造成幽门远端的梗阻,食物和咽下的空气、胃十二指肠液、胆汁、胰液、肠液大量积存于胃内。这些液体的滞留又可以刺激胃十二指肠黏膜,导致更多的液体分泌亢进,加重胃扩张,形成恶性循环。胃和十二指肠高度扩张,占据大部分腹腔,胃壁因过度扩张而变得极薄,胃黏膜也被拉平失去其皱襞。由于胃腔内压力不断增高,>1.96 kPa(20 cmH$_2$O)并超过胃静脉压力,进一步引起胃内血管灌注不足,严重影响胃黏膜的血液循环,胃黏膜可出现多数出血点及糜烂面,最后胃壁可发生坏死和穿孔,继而发生腹膜炎和中毒性休克,此为罕见,但是急性胃扩张最为严重的后果。扩张的胃还可机械地压迫门静脉,使血液淤滞于腹腔内脏,亦可压迫下腔静脉,使回心血量减少,最后导致周围循环衰竭。多次呕吐和胃肠减压还可造成脱水和电解质紊乱。

二、诊断

(一)临床表现特点

起病时间不一,一些手术患者常于术后 3～4 天或第 2 周开始进食流质后发病,而暴食者,则多在餐后 1～2 小时起病。症状有上腹部饱胀,上腹或脐周隐痛,可呈阵发性加剧,超过 90% 的患者出现反复呕吐或持续性呕吐伴恶心。开始量小,次数频繁,表现为不自主及无力的呕吐,实际上为胃内容物自口中溢出,这对急性胃扩张具有诊断意义。随着病情发展,腹部胀痛加重,呕吐量逐渐增多并嗳出大量的气体。呕吐物初为胃液和食物,以后混有胆汁,逐渐变为棕绿色、黑棕色或咖啡样液体,有酸臭味。纵然多次呕吐,但腹胀、腹痛并不减轻。因失水及电解质丢失,口渴多饮,随饮随吐。全身情况呈进行性恶化,烦躁不安,呼吸浅表急促,手足搐搦,表情痛苦,血压下降和休克,甚至昏迷。体检除有一般衰弱和脱水征外,突出体征为上腹部膨胀隆起,可见无蠕动的胃轮廓,局部有压痛,无反跳痛,叩诊为高度鼓音,有振水音,肠鸣音减弱甚至消失。在部分患者可出现典型的"巨胃窦"征,即在患者脐右偏上出现极度膨大的胃窦,它是急性胃扩张所特有的重要体征,可作为临床诊断的有力佐证。如在病程中突然出现剧烈腹痛,全腹有压痛及反跳痛,腹部移动性浊音阳性,则表示胃壁坏死后发生急性胃穿孔和急性腹膜炎。

(二)辅助检查

1.实验室检查

实验室检查可见血液浓缩,红细胞计数和血红蛋白显著增高,血钠、血钾、血氯均降低,出现氮质血症。白细胞总数和中性粒细胞升高。

2.X 线检查

立位腹部 X 线平片或 CT 显示左上腹巨大液平和充满腹腔的巨大胃影及左膈肌抬高。B 超可见胃高度扩张,胃壁变薄,可测量出胃内潴留液的量和在体表的投影,但气体则不易与肠胀气区分。

(三)诊断注意事项

对暴饮暴食后或手术后初期的患者,出现腹胀、恶心及呕吐,吐后腹胀不减轻,并有腹部高度膨隆,振水音阳性,插入胃管后,吸引出大量的液体,即可诊断为急性胃扩张。在诊断时,须注意与以下疾病相鉴别。

1.弥漫性腹膜炎

常有原发病灶可寻,全身感染中毒症状较重,体温常升高,腹膜刺激征明显,肠腔呈普遍性胀气,胃肠减压后并不消失,肠鸣音消失,腹部诊断性穿刺吸出脓液。

2.高位机械性肠梗阻

有阵发性绞痛,肠鸣音亢进,呕吐次数较多并为喷射状,含小肠内容物(有粪臭),胃肠减压抽出胃液量不多且抽出胃内容物后症状仍不缓解。腹部 X 线平片可见多个扩大的梯形液平面。

3.消化性溃疡合并幽门梗阻

有溃疡病典型病史,发病不如急性胃扩张迅速,可见胃型和逆蠕动波,胃扩张程度较轻,呕吐内容物为食物和胃液,不含胆汁或血液。X 线钡餐或胃镜检查可见溃疡所致的器质性狭窄。

4.急性胃肠炎

呕吐及腹泻,腹胀不明显,呕吐后腹胀减轻。

5.十二指肠慢性梗阻综合征

有长期反复发作呕吐病史,餐后发病,呈自限性。X 线检查见有十二指肠扩张和壅滞,进食后站立位与坐位易诱发,而卧位可缓解或减轻。

三、治疗

(一)非手术疗法

对于急性胃扩张,尤其是手术后或暴饮暴食所致的急性胃扩张,预防很重要。一旦发生,除并发胃壁坏死或穿孔者外,一般均应采用非手术疗法。

(1)胃肠减压:放置胃肠减压管,吸出全部积液,用温等渗盐水洗胃,并持续胃肠减压,一般胃肠减压一次性就能引流出 3～4 L 胃内容物,有时达 6 L。可随意饮水,饮入后即刻吸出,吸出的液量逐一记录,当吸出的液量逐渐减少并清晰时,可在饮水后夹住 1～2 小时,如无不适或饱胀,可考虑拔出胃管,但一般应为 36 小时左右。对暴饮暴食所致的急性胃扩张,因胃内有大量的食物和黏稠的液体,用一般的胃肠减压管吸出,常需要用较粗的胃管洗胃,但应注意不要用水量过多或过猛,防止胃穿孔的发生。手术后急性胃扩张内容物以液体为主,胃肠减压效果好,常能获得有效地缓解,不需再次手术。

(2)体位:患者应经常改变卧位姿势,以解除十二指肠横部的压迫,促进胃内容物流动。病情允许时,可采用俯卧位或膝胸卧位。

(3)饮食:在持续胃肠减压期间应禁食。吸出的胃液变为正常,腹胀显著减轻,且蠕动恢复后,可开始给予少量流质饮食。

(4)维持水与电解质平衡。

(5)加强对原发疾病的治疗。

(6)禁用阿托品、丙胺太林(普鲁本辛)等胆碱能阻滞剂。

(二)手术疗法

胃神经调节功能紊乱、腹部损伤、十二指肠梗阻压迫等,经过 8～12 小时非手术治疗,腹部或全身情况无好转或恶化者,应及时手术治疗。暴饮暴食后发生者或其他原因引起,同时伴有胃内大量食物积聚,通过胃肠减压,洗胃难以清除,仍需采用手术治疗,可行单纯胃切开减压、胃修补及胃造瘘术。对有腹腔内感染、气腹或疑有胃壁坏死导致胃穿孔或大量胃出血的患者需行胃部分或全部切除加食管空肠吻合术。

(李　昌)

第三节　消化性溃疡急性发作

消化性溃疡泛指胃肠道黏膜在某种情况下被胃消化液所消化所致的溃疡,可发生于食管、胃及十二指肠,也可发生于胃-空肠吻合口以上,以及含胃黏膜的梅克尔憩室内。因为胃溃疡和十二肠溃疡最常见,故一般所谓的消化性溃疡,是指胃溃疡(GU)和十二指肠溃疡(DU)。

一、病因及发病机制

消化性溃疡的发生是一种或多种有害因素对黏膜破坏超过黏膜抵御损伤和自我修复的能力所引起的综合结果。本病的病因和发病机制目前尚未完全阐明。1910 年,Schwartz 首次提出"无酸无溃疡"的概念,这是消化性溃疡的病因认识起点,也是治疗消化性溃疡的理论基础之一。1983 年,Marshall 和 Warren 从人体胃黏膜活检标本中找到了幽门螺杆菌(Hp),晚近认为 Hp 与消化性溃疡有密切的关系。

(一)胃酸和胃蛋白酶

胃酸和胃蛋白酶自身消化是形成消化性溃疡的原因之一。胃酸的存在是溃疡发生的决定因素之一。胃酸分泌受神经体液调节,经过不同步骤引起的质子泵泌酸的一个最终的共同环节。引起胃酸分泌的因素:①壁细胞数量增多;②壁细胞对刺激物质的敏感性增强;③胃酸分泌正常反馈抑制机制的缺陷;④迷走神经张力增高。

(二)幽门螺杆菌

大量研究证实 Hp 感染是引起胃溃疡发作的重要原因。十二指肠溃疡患者 Hp 感染率高达 95%～100%,胃溃疡为 70% 以上。Hp 感染导致消化性溃疡的发生机制尚未完全阐明。目前有以下几种假设。

(1)Hp-胃泌素-胃酸学说:Hp 感染引起高胃泌素血症,机制如下。①Hp 的尿素酶产生氨,局部的黏膜 pH 增高,破坏胃酸对 G 细胞释放胃泌素反馈抑制作用。②Hp 引起胃窦黏膜 D 细胞的数量减少,影响生长抑素的释放,减少胃泌素的分泌,高胃泌素刺激胃酸的分泌。

(2)屋漏顶学说:Hp 感染损害了局部黏膜防御和修复。Hp 的某些抗原成分与胃黏膜的某些细胞成分相似,导致胃黏膜细胞免疫原性损伤,胃黏膜的屏障功能减弱,如"漏雨的屋顶",在胃酸作用下形成溃疡,给予抑酸治疗后,溃疡愈合,只能获得短期疗效,根除 Hp 后,溃疡不易复发。

(3)十二指肠胃上皮化生学说:十二指肠胃上皮化生是十二指肠对酸负荷的一种代偿发硬,Hp 感染导致十二指肠炎症,黏膜屏障破坏,最终导致 DU 发生。

(三)非甾体抗炎药

常见的有阿司匹林、舒林酸、对乙酰氨基酚(扑热息痛)和保泰松等。通过直接局部作用和系统作用损伤黏膜。其是弱酸脂溶性药物,在胃酸环境下溶解成非离子状态,药物使黏膜的通透性增加,破坏黏液碳酸氢盐的屏障稳定性,干扰细胞的修复和重建。非甾体抗炎药(NSAID)进入血液循环后和血浆清蛋白结合,抑制环氧合酶-1(COX-1)活性,导致内源性的前列腺素的合成减少,削弱胃黏膜屏障对侵袭因子的防御能力。

（四）胃黏膜防御机制的障碍

正常的胃黏膜的防御机制包括黏膜屏障的完整性、丰富的黏膜血流、细胞更新、前列腺素、生长因子等。当外界的食物、理化因素和酸性胃液损伤上述屏障后，可导致溃疡的发生。

（五）胃十二指肠运动异常

胃排空加快，十二指肠的酸负荷增加，导致黏膜受损，诱发十二指肠溃疡，胃溃疡患者存在胃排空的延迟和十二指肠-胃反流，影响食糜的推进速度，刺激胃窦部 G 细胞分泌胃泌素，增加胃酸分泌。

（六）遗传因素

消化性溃疡患者一级亲属中发病率明显高于对照组人群，单卵双生儿患相同溃疡病者占50％，因此遗传特质可能是消化性溃疡的因素之一。

（七）环境因素

本病具有显著地理环境的差异和季节性，在美英等国，十二指肠溃疡比胃溃疡多见，在日本则相反，秋冬和冬春之交是溃疡的好发季节。

（八）精神因素

心理因素可影响胃酸的分泌，例如，愤怒使胃酸分泌增加，抑郁使胃酸分泌减少。

（九）与消化性溃疡相关的疾病

有些疾病的胃溃疡的发病率明显增高，密切相关的疾病有胃泌素瘤、系统性肥大细胞储积病、肝硬化、尿毒症、肾结石等。

二、临床表现及特征

（一）临床表现

本病的临床表现不一，多表现为中上腹部反复发作性节律性疼痛，少数患者无症状，或以出血穿孔等并发症为首发症状。

（1）疼痛部位：多数以中上腹部疼痛为主要症状。十二指肠溃疡的疼痛多位于中上腹部，或在脐上方；胃溃疡的疼痛多位于中上腹部偏高处，或剑突下、剑突下偏左处。胃或十二指肠后壁溃疡，特别是穿透性溃疡可放射至背部。

（2）疼痛的程度和性质：多呈隐痛、钝痛、刺痛、灼痛或饥饿样疼痛，一般可以耐受，剧烈疼痛提示溃疡穿透或者穿孔。

（3）疼痛的节律性：溃疡疼痛与饮食之间可有明显的关系。十二指肠溃疡的疼痛好发于两餐之间，持续到下次进食时，表现为"饥饿痛"，个别患者由于夜间胃酸偏高，可发生"夜间痛"。胃溃疡的疼痛发生不规则，常在餐后一小时内发生，经1～2小时缓解，下次进餐时再次出现。

（4）疼痛的周期性：反复发作时消化性溃疡的特征之一，尤以十二指肠溃疡更为突出。秋末至春初季节常见。

（5）影响因素：疼痛受精神刺激、过度劳累、饮食不慎、药物影响、气候变化时加重，休息、进食、服用制酸药、以手按压疼痛部位、呕吐等方法而减轻和缓解。

（二）体征

溃疡发作期，中上腹部可有局限性的压痛，程度不重，其压痛部位多于溃疡的位置基本一致，有消化道出血者可有贫血和营养不良的体征。

（三）辅助检查

1.内镜检查

内镜检查是确诊消化性溃疡的主要方法,在内镜直视下可确定溃疡的部位、大小、形态、数目,结合活检组织病理检查,可以判断溃疡的良恶性及分期。日本内镜学会将消化性溃疡的内镜表现分为 3 期:活动期(A 期)、愈合期(H 期)、缓解期(S 期)。

2.X 线钡餐检查

钡剂填充溃疡的凹陷部分所造成的龛影是诊断溃疡的直接征象。正面观龛影呈圆形或者椭圆形,边缘整齐。四周皱襞呈放射状向壁龛集中,直达壁龛边缘。

3.Hp 检测

对消化性溃疡进行 Hp 检测已成为消化性溃疡的常规检查项目,但应该在排除近期使用质子泵抑制剂、铋剂、胃黏膜保护剂和抗生素等药物造成的假阴性结果。

三、诊断及鉴别诊断

病史是诊断消化性溃疡的初步依据,根据本病的具有的慢性病程,周期性发作、节律性中上腹部疼痛等。可作出初步诊断。内镜检查和 X 线钡餐检查是确诊手段。鉴别诊断如下。

（1）胃癌:两者的鉴别比较困难,除病史和报警症状外,主要依靠内镜活检组织病理学检查。

（2）功能性消化不良:患者常表现为上腹部疼痛、反酸、嗳气、胃灼热、上腹部饱胀不适等。内镜检查呈正常或仅为轻度的胃炎。

（3）慢性胆囊炎并胆结石:疼痛与进食油腻有关,位于右上腹部、并放射至背部,伴发热、黄疸的典型病例不难鉴别,不典型者可通过腹部超声或者 ERCP 鉴别。

（4）胃泌素瘤:又称 Zollinger-Ellison 综合征,由于胰腺非 B 细胞瘤分泌大量的胃泌素所致,肿瘤往往较小,生长慢,多为恶性。大量的胃泌素可致胃酸的分泌量显著增高,引起顽固的多发的溃疡,异位溃疡,易发生出血、穿孔、多伴有腹泻和明显消瘦。胃液分析、血清胃泌素检查和激发试验有助于胃泌素瘤的定性诊断。

四、急诊处理

本病的治疗应该采取综合性的措施,治疗目的是在于缓解临床症状,促进溃疡愈合,防止溃疡复发,减少并发症。

（一）基本治疗

避免过度紧张和劳累,溃疡活动期应该卧床休息,少食多餐,戒烟酒,避免食用咖啡、浓茶、辛辣刺激性食物及损伤胃黏膜的药物;不过饱,防止胃窦部过度扩张而增加胃泌素的分泌,适当镇静,避免服用诱发溃疡的药物:非甾体抗炎药、利血平等,若必须使用,应同时服用黏膜保护剂和抑酸剂。

（二）抑酸治疗

常用的降低胃酸的药物主要有:①碱性制酸药。能够中和胃酸,降低胃蛋白酶的活性,缓解疼痛,促进溃疡的愈合,包括碳酸氢钠、碳酸钙、氢氧化铝等。②H_2 受体拮抗剂。选择性竞争结合 H_2 受体,使胃酸的分泌减少,促进溃疡的愈合,现多选用不良反应小的二代药物雷尼替丁 20 mg,2 次/天,维持量 20 mg,1 次/天。一代药物西咪替丁因其不良反应较大而逐渐被淘汰。③质子泵抑制剂(PPI)。能减少任何通路引起的酸分泌,有奥美拉唑、兰索拉唑、泮托拉唑、雷贝拉唑等。

(三)保护胃黏膜治疗

(1)胶体铋:在酸性环境下铋剂与溃疡表面的粘蛋白形成螯合剂,覆盖于胃黏膜上发挥作用,促进胃上皮细胞分泌黏液,抑制胃蛋白酶的活性,促进前列腺素的分泌,对胃黏膜是保护作用,干扰 Hp 的代谢,使菌体和黏膜上皮失去黏附作用,有杀灭 Hp 的作用。

(2)硫糖铝:在酸性胃液中,凝聚成糊状黏稠物,附于黏膜表面,阻止蛋白酶侵袭溃疡面,有利于黏膜上皮细胞的再生和阻止氢离子向黏膜内弥散,促进溃疡愈合。宜在饭前 1 小时口服,每次 1 g,3 次/天,连服4~6 周为 1 个疗程。

(3)前列腺素:米索前列醇能够抑制胃酸的分泌,增加胃十二指肠黏液-碳酸氢盐分泌,增加黏膜的供血量加强胃黏膜的防护能力,使黏膜免受伤害,加快黏膜的修复。

(四)根除 Hp 治疗

临床上常用的一线方案是质子泵抑制剂或铋剂加两种抗生素,为减少耐药的发生,也可选用铋剂加质子泵抑制剂加两种抗生素的四联治疗方案。

(五)并发症的治疗

消化性溃疡常见的并发症出血、穿孔、幽门梗阻、癌变。

(1)大量出血:有休克者,密切观察生命体征,补充血容量,纠正酸中毒;局部应用止血药物;生长抑素和 PPI 抑制胃酸分泌;内镜下止血治疗。

(2)急性穿孔:禁食,胃肠减压,防止腹腔继发性感染,饱食后穿孔需在 6~12 小时实施手术。

(3)幽门梗阻:静脉输液,纠正水、电解质紊乱和酸碱平衡失调,放置胃管、胃肠减压,解除胃潴留,口服 H_2RA 或 PPI 制剂;不全肠梗阻可应用促动力药。

(六)外科手术治疗

主要应用于急性溃疡穿孔、穿透性溃疡、大量反复出血、内科治疗无效、器质性肠梗阻、胃溃疡癌变或者癌变不能排除、顽固性或难治性溃疡。

(李　昌)

第四节　急性出血性坏死性肠炎

急性出血性坏死性肠炎(AHNE)是一种危及生命的暴发性疾病,病因不清,其发病与肠道缺血、感染等因素有关,以春秋季节发病为多。病变主要累及小肠,呈节段性,但少数病例可有全部小肠及结肠受累,以出血、坏死为特征。主要临床表现为腹痛、腹胀、呕吐、腹泻、便血,重症可出现败血症和中毒性休克。

一、病因与发病机制

急性出血坏死性肠炎的病因仍不十分清楚,目前认为可能是感染、免疫、饮食不当等多因素共同作用、相互影响的结果,其中产气荚膜杆菌感染在本病发病中的作用受到相当的关注,被认为可能起重要作用。

产气荚膜杆菌感染假说认为,当产气荚膜杆菌感染时,此菌产生 β 毒素,由于机体肠腔内缺

乏能破坏 β 毒素的蛋白酶,致 β 毒素使肠绒毛麻痹破坏肠道的保护屏障,使细菌引起肠黏膜的变态反应,肠黏膜微循环发生障碍,进而引起肠黏膜的坏死性改变。

二、病理

本病病理表现以累及小肠,多以空肠下段为重,也可出现胃、十二指肠、结肠受累。病变多呈节段性分布,可融合成片。病变多自黏膜下层发生,向黏膜层发展,出现黏膜肿胀增厚、黏膜粗糙呈鲜红色或暗褐色,可见片状坏死和散在溃疡,黏膜下层水肿。患者则表现以腹泻为主,出现黏膜广泛坏死脱落则有大量便血。病变向浆肌层发展时,可出现肠蠕动障碍,患者出现麻痹性肠梗阻,肠壁肌层或全层炎症、坏死,肠内细菌或毒素外渗,甚而肠壁穿孔,出现严重的腹膜炎和中毒性休克。

三、诊断要点

(一)症状

1.腹痛、腹胀

腹痛、腹胀多为急性起病,起初较轻,渐加重,腹痛以脐周或上腹部多见,也可表现为左下腹或右下腹,甚至全腹,腹痛渐呈持续性,剧烈,难以忍受,可有阵发性加剧。疼痛部位常有压痛,可有反跳痛提示存在腹膜炎,病情较重。

2.腹泻、便血

病初常为黄色稀水样便或蛋花样便,每天 2~10 次,不久出现血便,可以为鲜血、果酱样或黑便,有恶臭。多无里急后重。轻症只表现腹泻无便血,但大便潜血多为阳性。

3.恶心、呕吐

与腹痛、腹泻常同时出现。呕吐物可有胆汁或咖啡样胃内容物。

4.中毒症状

早期发热在 38 ℃左右,有时可达 40 ℃以上,可出现四肢厥冷、皮肤花纹、血压下降等中毒性休克症状,及抽搐、昏迷、贫血、腹水、电解质紊乱、DIC 等表现。

(二)体征

查体可见腹部饱满,有时可见肠型,腹部有压痛。有腹肌紧张和反跳痛时,提示有急性腹膜炎。渗出液较多时可叩出移动性浊音,腹水可呈血性。早期肠鸣音亢进,有肠梗阻时可有气过水声或金属音,腹膜炎加重时肠鸣音减弱或消失。

(三)辅助检查

1.血常规检查

可有不同程度的贫血,中性粒细胞可正常或升高,肠坏死明显时可出现类白血病反应,核左移明显,部分患者可出现中毒性颗粒。

2.大便常规检查

粪便呈血水样或果酱样,镜检可见发现大量红细胞,中等量白细胞,大便潜血实验阳性。部分病例大便培养可获得产气荚膜梭状芽孢杆菌可确诊。

3.X 线检查

早期可发现局限性小肠积气和胃泡胀气,部分患者可有胃内液体潴留。其后可见肠管扩张、黏膜皱襞、模糊、粗糙,肠腔内有大小不等的液平面,肠壁水肿增厚,肠间隙增宽。坏死肠段可显示规则致密阴影,肠穿孔时可有膈下游离气体。急性期为避免加重出血和肠穿孔,一般不做钡灌肠检查。

四、分型

临床一般分为 5 型。各型之间无严格界限,以临床表现特点突出为主,病程中可发生转化。

(一)肠炎型

临床最常见,以腹痛、腹泻、恶心、呕吐等症状为主要表现。病变常侵犯黏膜和黏膜下层,以渗出性炎症为主。

(二)便血型

本型以便血为主要表现,是由肠黏膜及黏膜下层的严重出血坏死所致。

(三)肠梗阻型

患者恶心、呕吐、腹胀、腹痛,伴停止排气、排便,肠鸣音消失。腹透有肠梗阻表现。肠壁肌层受累导致麻痹性肠梗阻所致。

(四)腹膜炎型

本型主要表现为腹痛较重,有腹膜刺激征表现。与肠壁缺血坏死炎症反应较强及肠壁穿孔有关。

(五)中毒休克型

本型患者全身症状较重,发热、谵妄、昏迷、低血压、休克表现突出。其发生与病变广泛,大量毒素和血管活性物质吸收有关。本型最为凶险、病死率很高。

五、病情判断

本病肠炎型、便血型,病情多轻、预后好。肠梗阻型、腹膜炎型、中毒休克型,病情多重,预后差,病死率可达 30%。

六、治疗

(一)内科治疗

1.禁食

轻症患者可进食流质易消化的碳水化合物。病情较重腹胀、腹痛、恶心、呕吐明显者应禁食,并行胃肠减压。经治疗病情好转可逐渐由流质、半流质、软饭过渡到普通饮食。

2.支持治疗

急性出血坏死性肠炎发病后,由于经消化道进食摄入营养受限,机体消耗增加,应注意加强静脉补液及能量和营养物质的补偿。一般成人每天补液在 2 000～3 000 mL,使尿量维持在 1 000 mL 以上。能量补给注意葡萄糖、氨基酸、脂肪乳剂的合理搭配,注意微量元素、维生素的补充。重症患者适当补充悬浮红细胞,血浆或清蛋白。有休克表现的应积极抗休克治疗。包括补足血容量,适当补充胶体液,对血压恢复不好的可应用血管活性药物。

3.抗生素治疗

应针对病原菌选用抗生素,常用抗生素有氨基糖苷类、青霉素类、头孢类、喹诺酮类及尼立达唑类。抗生素宜早期、足量联合应用。多主张两种作用机制不同的药物联合应用,可得到较好的疗效。

4.肾上腺皮质激素治疗

肾上腺皮质激素可抑制炎症反应,改善和提高机体的应激能力,减轻中毒症状。一般可每天用地塞米松 10～20 mg 或氢化可的松 200～400 mg,静脉滴注。一般用药 3～5 天,不宜过长。

5.对症治疗

腹痛可用阿托品、山莨菪碱,如效果不佳可在严密观察下用布桂嗪(强痛定)、曲马多,甚至哌替啶。

便血可用维生素 K、酚磺乙胺(止血敏)、巴曲酶(立止血)等,大出血可用善宁或施他宁静脉滴注,有输血指征者可输血治疗。

(二)外科治疗

本病经内科积极治疗,大多可痊愈。对积极治疗,病情无明显好转,有如下情况者应积极考虑手术治疗。①有明显肠坏死倾向;②疑有肠穿孔;③疑有绞窄性肠梗阻及不能排除其他急腹症者;④便血或休克经内科积极保守治疗无效者。

(李　昌)

第五节　急性肠梗阻

急性肠梗阻是由于各种原因使肠内容物通过障碍而引起一系列病理生理变化的临床症候群。由于病因多种多样,临床表现复杂,病情发展迅速,使诊断比较困难,处理不当可导致不良后果。中医学对肠梗阻也早有记载,如关格、肠结、吐粪等均指此病。近年来对该病的认识虽然有了提高,但绞窄性肠梗阻的死亡率仍高达 10% 以上,是死亡率较高的急腹症之一。

一、病因及分类

(一)病因分类

肠梗阻是由不同原因引起,根据发病原因可分为三大类。

1.机械性肠梗阻

在临床中最为常见,是由于肠道的器质性病变,形成机械性的压迫或堵塞肠腔而引起的肠梗阻。机械性肠梗阻的常见原因有肠粘连、肿瘤、嵌顿疝、肠套叠、肠扭转、炎症狭窄、肠内蛔虫团或粪块、先天性肠畸形(旋转不良、肠道闭锁)等。

2.动力性肠梗阻

动力性肠梗阻是由于神经抑制或毒素作用使肠蠕动发生暂时性紊乱,使肠腔内容物通过障碍。根据肠功能紊乱的特点,又有麻痹性和痉挛性之分。麻痹性是由于肠管失去蠕动功能以致肠内容物不能运行,常见于急性弥漫性腹膜炎、腹部创伤或腹部手术后,当这些原因去除后,肠麻痹仍持续存在即形成麻痹性肠梗阻。痉挛性是由于肠壁肌肉过度收缩所致,在急性肠炎、肠道功能紊乱或慢性铅中毒时可以见到。

3.血运性肠梗阻

由于肠系膜血管血栓形成而发生肠管血液循环障碍,肠腔内虽无梗阻,但肠蠕动消失,使肠内容物不能运行。

在临床上,以机械性肠梗阻最多见,麻痹性肠梗阻也有见及,而其他类型的肠梗阻少见。

(二)其他分类

(1)根据是否有肠管血运障碍,肠梗阻可以分为单纯性和绞窄性肠梗阻两种。肠梗阻的同时不合并有肠管血液循环障碍者称为单纯性肠梗阻,如肠腔堵塞、肠壁病变引起的狭窄或肠管压迫等一般无血运障碍,都属于单纯性肠梗阻。肠梗阻同时合并有血液循环障碍者称为绞窄性肠梗阻,如嵌顿疝、肠套叠、肠扭转等随着病情发展,均可发生肠系膜血管受压,都属于绞窄性肠梗阻。在临床上鉴别是单纯性还是绞窄性对治疗有重要意义,绞窄性肠梗阻如不及时解除,可以很快导致肠坏死、穿孔,以致发生严重的腹腔感染和中毒性休克,死亡率很高。但有时鉴别困难,粘连性肠梗阻可能是单纯性的,也可能是绞窄性的。

(2)根据肠梗阻的部位,可分为高位小肠梗阻、低位小肠梗阻和结肠梗阻。梗阻部位不同,临床表现也有不同之处。如果一段肠襻两端受压,如肠扭转,则称为闭襻性肠梗阻,结肠梗阻时回盲瓣可以关闭防止逆流.也形成闭襻性肠梗阻。这类梗阻时,肠腔往往高度膨胀,容易发生肠壁坏死和穿孔。

(3)根据肠梗阻的程度,分为完全性肠梗阻和不完全性肠梗阻。

(4)根据梗阻发生的缓急,分为急性与慢性肠梗阻。

肠梗阻的这些分类主要是为了便于对疾病的了解及治疗上的需要,而且肠梗阻是处于不断变化的过程中,各类肠梗阻,在一定条件下是可以转化的。如单纯性肠梗阻治疗不及时,可能发展为绞窄性肠梗阻。机械性肠梗阻,梗阻以上的肠管由于过度扩张,到后来也可发展为麻痹性肠梗阻。慢性不完全性肠梗阻,也可由于炎症水肿加重而变为急性完全性肠梗阻。

二、病理生理

肠梗阻急性发生后,肠管局部和机体全身都将出现一系列复杂的病理生理变化。

(一)局部变化

主要是肠蠕动增加,肠腔膨胀、积气积液、肠壁充血水肿、通透性增加而引起变化。

1.肠蠕动增加

正常时肠蠕动由自主神经系统、肠管本身的肌电活动和多肽类激素的调节来控制。当发生肠梗阻时各种刺激增加而使肠管活动增加,梗阻近端肠管肠蠕动的频率和强度均增加,这是机体企图克服障碍的一种抗病反应。在高位肠梗阻时肠蠕动频率较快,每3~5分钟即可有1次,低位小肠梗阻时间隔较长,可10~15分钟1次。因此,在临床上可以出现阵发性腹痛、反射性呕吐、肠鸣音亢进、腹壁可见肠型等。如梗阻长时间不解除,肠蠕动又可逐渐变弱甚至消失,出现肠麻痹。

2.肠腔膨胀、积气积液

肠梗阻的进一步发展,在梗阻以上肠腔出现大量积气积液,肠管也随之逐渐扩张、肠壁变薄。梗阻以下肠管则塌陷空虚。肠腔内气体70%是咽下的空气,30%是血液弥散至肠腔内和肠腔内细菌发酵所产生。这些气体大部分为氮气,很少能向血液内弥散,因而易引起肠腔膨胀。肠腔内的液体,一部分是饮入的液体,大部分则是胃肠道的分泌液。肠腔膨胀及各种刺激使分泌增加,但扩张、壁薄的肠管吸收功能障碍,因而使肠腔积液不断增加。

3.肠壁充血水肿、通透性增加

若肠梗阻再进一步发展,则出现肠壁毛细血管和小静脉的淤血、肠壁水肿、肠壁通透性增加、液体外渗,肠腔内液体可渗透至腹腔,血性渗液可进入肠腔。如肠腔内压力增高,使小动脉血流受阻,肠壁上出现小出血点,严重者,可出现点状坏死和穿孔。此时肠壁血运障碍,细菌和毒素可以透过肠壁渗至腹腔内,引起腹膜炎。

(二)全身性病理生理变化

由于不能进食、呕吐、脱水、感染而引起的体液、电解质和酸碱平衡失调以致中毒性休克等。

1.水和电解质缺失

大量体液丧失是急性肠梗阻引起的一个重要的病理生理变化。正常时胃肠道分泌液每天约8 000 mL,绝大部分在小肠吸收回到血液循环,仅约 500 mL 通过回盲瓣到达结肠。肠梗阻时回吸收障碍而液体自血液向肠腔继续渗出,于是消化液不断地积聚于肠腔内,形成大量的第三间隙液,实际上等于丧失到体外。再加上梗阻时呕吐丢失,可以迅速导致血容量减少和血液浓缩。体液的丢失也伴随大量电解质的丢失,高位肠梗阻时更为显著,低位肠梗阻时,积存在肠管内的胃肠液可达 5~10 L。这些胃肠液约与血浆等渗,所以在梗阻初期是等渗性的脱水。胆汁、胰液及肠液均为碱性,含有大量的 HCO_3^-,加上组织灌注不良,酸性代谢产物增加,尿量减少,很容易引起酸中毒。胃液中钾离子浓度约为血清钾离子的两倍,其他消化液中钾离子浓度与血清钾离子浓度相等,因此,肠梗阻时也丧失大量钾离子,血钾浓度降低,引起肠壁肌张力减退,加重肠腔膨胀。

2.对呼吸和心脏功能的影响

由于肠梗阻时肠腔膨胀使腹压增高,横膈上升,腹式呼吸减弱,可影响肺泡内气体交换。同时可影响下腔静脉血液回流,使心排血量明显减少,出现呼吸循环功能障碍,甚至加重休克。

3.感染和中毒性休克

梗阻以上的肠内容物郁积、发酵、细菌繁殖并生成许多毒性产物,肠管极度膨胀,肠壁通透性增加,在肠管发生绞窄,失去活力时,细菌和毒素可透过肠壁到腹腔内引起感染,又经过腹膜吸收进入血液循环,产生严重的毒血症状甚至中毒性休克。这种感染性肠液在手术时如不经事先减压清除,梗阻解除后毒素可经肠道吸收迅速引起中毒性休克。再由于肠梗阻时,大量失水引起血容量减少,一旦发生感染和中毒,往往造成难复性休克,既有失液、失血,又有中毒因素的严重休克,可致脑、心、肺、肝、肾及肾上腺等重要脏器的损害,休克难以纠正。

总之,肠梗阻的病理生理变化程度随着梗阻的性质和部位不同而有差别。高位小肠梗阻容易引起脱水和电解质失衡,低位肠梗阻容易引起肠膨胀和中毒症状,绞窄性肠梗阻容易引起休克,结肠梗阻或闭襻性肠梗阻容易引起肠坏死、穿孔和腹膜炎。梗阻晚期,机体抗病能力明显低下,各种病理生理变化均可出现了。

三、临床表现

(一)症状

由于肠梗阻发生的急缓、病因不同、部位的高低及肠腔堵塞的程度不同而有不同的临床表现,但肠内容物不能顺利通过肠腔而出现腹痛、呕吐、腹胀和停止排便排气的四大症状是共同的临床表现。

1.腹痛

腹痛是肠梗阻最先出现的症状。腹痛多在腹中部脐周围,呈阵发性绞痛,伴有肠鸣音亢进,这种疼痛是由于梗阻以上部位的肠管强烈蠕动所致。腹痛是间歇性发生,在每次肠蠕动开始时出现,由轻微疼痛逐渐加重,达到高峰后即行消失,间隔一段时间后,再次发生。腹痛发作时,患者常可感觉有气体在肠内窜行,到达梗阻部位而不能通过时,疼痛最重,如有不完全性肠梗阻时,气体通过后则感疼痛立即减轻或消失。如腹痛的间歇期不断缩短,或疼痛呈持续性伴阵发性加剧,且疼痛较剧烈时,则肠梗阻可能是单纯性梗阻发展至绞窄性梗阻的表现。腹痛发作时,还可出现肠型或肠蠕动波,患者自觉似有包块移动,此时可听到肠鸣音亢进。当肠梗阻发展至晚期,梗阻部位以上肠管过度膨胀,收缩能力减弱,则阵痛的程度和频率都减低,当出现肠麻痹时,则不再出现阵发性绞痛,而呈持续性的胀痛。

2.呕吐

呕吐的程度和呕吐的性质与梗阻程度和部位有密切关系。肠梗阻的早期呕吐是反射性的,呕吐物为食物或胃液。然后有一段静止期,再发呕吐时间视梗阻部位而定,高位小肠梗阻,呕吐出现较早而频繁,呕吐物为胃液、十二指肠液和胆汁,大量丢失消化液,短期内出现脱水、尿少、血液浓缩,或代谢性酸中毒。如低位小肠梗阻时呕吐出现较晚,多为肠内容物在梗阻以上部位郁积到相当程度后,肠管逆蠕动出现反流性呕吐,吐出物可为粪样液体,或有粪臭味。如有绞窄性梗阻,呕吐物为血性或棕褐色。结肠梗阻仅在晚期才出现呕吐。麻痹性肠梗阻的呕吐往往为溢出样呕吐。

3.腹胀

腹部膨胀是肠腔内积液、积气所致。一般在梗阻发生一段时间后才出现,腹胀程度与梗阻部位有关。高位小肠梗阻由于频繁呕吐,腹胀不显著,低位小肠梗阻则腹胀较重,可呈全腹膨胀,或伴有肠型。闭襻性肠梗阻可以出现局部膨胀,叩诊鼓音。而结肠梗阻如回盲部关闭可以显示腹部高度膨胀而且不对称。慢性肠梗阻时腹胀明显,肠型与蠕动波也较明显。

4.停止排便排气

有无大便和肛门排气,与梗阻程度有关。在完全性梗阻发生后排便排气即停止。少数患者因梗阻以下的肠管内尚有残存的粪便及气体,由于梗阻早期,肠蠕动增加,这些粪便及气体仍可排出,不能因此而否定肠梗阻的存在。在某些绞窄性肠梗阻如肠套叠、肠系膜血管栓塞,患者可自肛门排出少量血性黏液或果酱样便。

(二)体征

1.全身情况

单纯性肠梗阻早期多无明显全身变化。但随梗阻后症状的出现,呕吐、腹胀、丢失消化液,可发生程度不等的脱水。若发生肠绞窄、坏死穿孔,出现腹膜炎时,则出现发热、畏寒等中毒表现。

一般表现为急性痛苦病容,神志清楚,当脱水或有休克时,可出现神志萎靡、淡漠、恍惚、甚至昏迷。肠梗阻时由于腹胀使膈肌上升,影响心肺功能,呼吸受限、急促,有酸中毒时,呼吸深而快。体温在梗阻晚期或绞窄性肠梗阻时,由于毒素吸收,体温升高,伴有严重休克时体温反而下降。由于水和电解质均有丢失,多属等渗性脱水,表现全身乏力,眼窝、两颊内陷,唇舌干燥,皮肤弹性减弱或消失。急性肠梗阻患者必须注意血压变化,可由于脱水、血容量不足或中毒性休克发生,而使血压下降。患者有脉搏快、面色苍白、出冷汗、四肢厥冷等外周循环衰竭时,血压多有下降,表示有休克存在。

2.腹部体征

腹部体征可按视、触、叩、听的顺序进行检查。

(1)急性肠梗阻的患者,一般都有不同程度的腹部膨胀,高位肠梗阻多在上腹部,低位小肠梗阻多在脐区,麻痹性肠梗阻呈全腹性膨隆。闭襻性肠梗阻可出现不对称性腹部膨隆。机械性梗阻时,常可见到肠型及蠕动波。

(2)腹部触诊时,可了解腹肌紧张的程度、压痛范围和反跳痛等腹膜刺激征,应常规检查腹股沟及股三角,以免漏诊嵌顿疝。单纯性肠梗阻时腹部柔软,肠管膨胀可出现轻度压痛,但无其他腹膜刺激征。绞窄性肠梗阻时,可有固定性压痛和明显腹膜刺激征,有时可触及绞窄的肠襻或痛性包块。压痛明显的部位,多为病变所在,痛性包块常为受绞窄的肠襻。回盲部肠套叠时,腊肠样平滑的包块常在右中上腹;蛔虫性肠梗阻时可为柔软索状团块,有一定移动度;乙状结肠梗阻扭转时包块常在左下腹或中下腹;癌肿性包块多较坚硬而疼痛较轻;腹外疝嵌顿多为圆形突出腹壁的压痛性肿块。

(3)腹部叩诊时,肠管胀气为鼓音,绞窄的肠襻因水肿、渗液为浊音。因肠管绞窄腹腔内渗液,可出现移动性浊音,必要时腹腔穿刺检查,如有血性腹水,则为肠绞窄证据。

(4)腹部听诊主要是了解肠鸣音的改变。机械性肠梗阻发生后,腹痛发作时肠鸣音亢进,随着肠腔积液增加,可出现气过水声,肠管高度膨胀时可听到高调金属音。麻痹性肠梗阻或机械性肠梗阻的晚期,则肠鸣音减弱或消失。正常肠鸣音一般在 3～5 次/分,5 次/分以上为肠鸣音亢进,少于 3 次为减弱,3 分钟内听不到肠鸣音为消失。

(三)实验室检查

单纯性肠梗阻早期各种化验检查变化不明显。梗阻晚期或有绞窄时,由于失水和血液浓缩,化验检查为判断病情及疗效可提供参考。

(1)血常规:血红蛋白、红细胞比容因脱水和血液浓缩而升高,与失液量成正比。尿比重升高,多在1.025～1.030。白细胞计数对鉴别肠梗阻的性质有一定意义,单纯性肠梗阻正常或轻度增高,绞窄性肠梗阻可达$(15～20)×10^9$/L,中性粒细胞亦增加。

(2)血 pH 及二氧化碳结合力下降,说明有代谢性酸中毒。

(3)血清 Na^+、K^+、Cl^- 等离子在早期无明显变化,但随梗阻存在,自身代谢调节的作用,内生水和细胞内液进入循环而稀释,使 Na^+、Cl^- 等逐渐下降,在无尿或酸中毒时,血清 K^+ 可稍升高,随着尿量的增加和酸中毒的纠正而大量排 K^+,血清 K^+ 可突然下降。

(四)X 线检查

X 线检查是急性肠梗阻常用的检查方法,常能对明确梗阻是否存在、梗阻的位置、性质及梗阻的病因提供依据。

1.腹部平片检查

肠管的气液平面是肠梗阻特有的 X 线表现。摄片时最好取直立位,如体弱不能直立时可取侧卧位。在梗阻发生 4 小时后,由于梗阻近端肠腔内积存大量气体和液体,肠管扩张,小肠扩张在 3 cm 以上,结肠扩张在 6 cm 以上,黏膜皱襞展平消失,小肠皱襞呈环形伸向腔内,呈"鱼骨刺"样的环形皱襞,多见于空肠梗阻。而回肠梗阻时,黏膜皱襞较平滑,至晚期时小肠肠襻内有多个液平面出现,典型的呈阶梯状。根据 Mall 描述将小肠分布位置分为五组:空肠上段为第一组,位于左上腹;第二组为空肠下段,在左下腹;第三组为回肠上段在脐周围;第四组为回肠中段,在右上腹;第五组为回肠下段,在右下腹。这样可以判断梗阻在小肠的上段、中段还是下段。结肠梗阻与小肠梗阻不同,因梗阻结肠近端肠腔内充气扩张,回盲瓣闭合良好时,形成闭襻性梗阻,结肠扩张十分显著,尤以壁薄的右半结肠为著,盲肠扩张超过 9 cm。结肠梗阻时的液平面,多见于升、降结肠或横结肠的凹下部分。由于结肠内有粪块堆积,液平面可呈糊状。如结肠梗阻时回盲瓣功能丧失,小肠内也可出现气液平面,此时应注意鉴别。

2.肠梗阻的造影检查

考虑有结肠梗阻时,可作钡剂灌肠检查。检查前清洁灌肠,以免残留粪块造成误诊。肠套叠、乙状结肠扭转和结肠癌等,可明确梗阻部位、程度及性质。多数为肠腔内充盈缺损及狭窄。在回结肠或结肠套叠时,可见套入的肠管头部呈新月形或杯口状阴影。乙状结肠扭转时,钡柱之前端呈圆锥形或鹰嘴状狭窄影像。另外钡剂或空气灌肠亦有治疗作用。早期轻度盲肠或乙状结肠扭转,特别是肠套叠,在钡(或空气)灌肠的压力下,就可将扭转或套叠复位,达到治疗目的。

肠梗阻时的钡餐检查,由于肠道梗阻,通过时间长,可能加重病情或延误治疗,多不宜应用。而水溶性碘油造影,视梗阻部位,特别是高位梗阻时,可以了解梗阻的原因及部位。

(五)B超检查

B超检查有助于了解肠管积液扩张的情况,判断梗阻的性质和部位,观察腹水及梗阻原因。肠梗阻患者B超常见到梗阻部位以上的肠管有不同程度的扩张,管径增宽,肠腔内有形态不定的强回声光团和无回声的液性暗区。如为实质性病变显示更好,在肠套叠时B超横切面可见"靶环"状的同心圆回声,纵切面可显示套入肠管的长度。蛔虫团引起的肠梗阻可见局部平行旋涡状光带回声区。如肠管扩张明显、大量腹水、肠蠕动丧失,可能发生绞窄性肠梗阻或肠坏死。

四、诊断与鉴别诊断

急性肠梗阻的诊断,首先需要确定是否有肠梗阻存在,还必须对肠梗阻的程度、性质、部位及原因作出较准确的判断。

(一)肠梗阻是否存在

典型的肠梗阻具有阵发性腹部绞痛、呕吐、腹胀、停止排气排便四大症状及肠型、肠鸣音亢进等表现,诊断一般并不困难。但对于不典型病例、早期病例及不完全性肠梗阻,诊断时有一定困难,可借助X线检查给予帮助。一时难以确诊者,可一边治疗,一边观察,以免延误治疗。诊断时应特别注意与急性胰腺炎、胆绞痛、泌尿系统结石、卵巢囊肿扭转等鉴别,应做相关疾病的有关检查,以排除这些疾病。

(二)肠梗阻的类型

鉴别是机械性肠梗阻还是动力性肠梗阻(尤以麻痹性肠梗阻)。机械性肠梗阻往往有肠管器质性病变,如粘连、压迫或肠腔狭窄等,晚期虽可出现肠麻痹,但X线平片检查有助于鉴别。动力性肠梗阻常继发于其他原因,如腹腔感染、腹部外伤、腹膜后血肿、脊髓损伤或有精神障碍等,麻痹性肠梗阻虽有腹部膨胀,但肠型不明显、无绞痛、肠鸣音减弱或消失,这些与机械性梗阻的表现不同。

(三)肠梗阻的性质

鉴别是单纯性还是绞窄性肠梗阻。在急性肠梗阻的诊断中,这两者的鉴别极为重要。因为绞窄性肠梗阻肠壁有血运障碍,随时有肠坏死和腹膜炎、中毒性休克的可能,不及时治疗可危及生命。但两者的鉴别有时有一定困难,有以下表现时应考虑有绞窄性肠梗阻的可能。

(1)腹痛剧烈:阵发绞痛转为持续性痛伴阵发性加重。

(2)呕吐出现较早且频繁,呕吐物呈血性或咖啡样。

(3)腹胀不对称,有局部隆起或有孤立胀大的肠襻。

(4)出现腹膜刺激征或有固定局部压痛和反跳痛,肠鸣音减弱或消失。

（5）腹腔有积液，腹腔穿刺为血性液体。

（6）肛门排出血性液体或肛指检查发现血性黏液。

（7）全身变化出现早，如体温升高、脉率增快、白细胞计数升高，很快出现休克。

（8）X线腹部平片显示有孤立胀大的肠襻，位置固定不变。

（9）B超提示肠管扩张显著，大量腹水。

单纯性与绞窄性梗阻的预后不同，有人主张在两者不能鉴别时，在积极准备下以手术探查为妥，不能到绞窄症状很明显时才手术探查，以免影响预后。

（四）肠梗阻的部位

鉴别高位小肠梗阻还是低位小肠梗阻或是结肠梗阻。由于梗阻部位不同，临床表现也有所差异。高位小肠梗阻呕吐早而频，腹胀不明显；低位小肠梗阻呕吐出现晚而次数少，呕吐物呈粪样，腹胀显著；结肠梗阻，由于回盲瓣作用，阻止逆流，以致结肠高度膨胀形成闭襻性梗阻，其特点是进行性结肠胀气，可导致盲肠坏死和破裂，而腹痛较轻，呕吐较少，腹胀不对称，必要时以钡灌肠明确诊断。

（五）梗阻的程度

鉴别是完全性还是不完全性肠梗阻。完全性肠梗阻发病急，呕吐频，停止排便排气，腹部X线平片显示小肠内有气液平面呈阶梯状，结肠内无充气；不完全性肠梗阻发病缓，病情较长，腹痛轻，间歇较长，可无呕吐或偶有呕吐，每有少量排便排气，常在腹痛过后排少量稀便，腹部平片示结肠内少量充气。

（六）肠梗阻的原因

肠梗阻的病因要结合年龄、病史、体检及X线检查等综合分析，尽可能作出病因诊断，以便进行正确的治疗。

1.年龄因素

新生儿肠梗阻以肠道先天性畸形为多见，1岁以内小儿以肠套叠最为常见，1～2岁嵌顿性腹股沟斜疝的发生率较高，3岁以上的儿童应注意蛔虫团引起的肠梗阻，青壮年以肠扭转、肠粘连、绞窄性腹外疝较多，老年人则以肿瘤、乙状结肠扭转、粪便堵塞等为多见。

2.病史

如有腹部手术史、外伤史或腹腔炎症疾病史多为肠粘连或粘连带压迫所造成的肠梗阻；如患者有结核病史，或有结核病灶存在，应考虑有肠结核或腹腔结核引起的梗阻；如有长期慢性腹泻、腹痛应考虑有节段性肠炎合并肠狭窄；饱餐后剧烈活动或劳动考虑有肠扭转；如有心血管疾病，突然发生绞窄性肠梗阻，应考虑肠系膜血管病变的可能。

3.根据检查结果

肠梗阻患者除了腹部检查外，一定要注意腹股沟部检查，除外腹股沟斜疝、股疝嵌顿引起的梗阻，直肠指诊应注意有无粪便堵塞及肿瘤等，指套有果酱样大便时应考虑肠套叠。腹部触及肿块应多考虑为肿瘤性梗阻。大多数肠梗阻的原因比较明显，少数病例一时找不到梗阻的原因，需要在治疗过程中反复检查，再结合X线表现，或者在剖腹探查中才能明确。

五、治疗

肠梗阻的治疗要根据病因、性质、部位、程度和患者的全身性情况来决定，包括非手术治疗和手术治疗。不论是否采取手术治疗，总的治疗原则：①纠正肠梗阻引起的全身生理紊乱，纠正水、电解质及酸碱平衡紊乱。②去除造成肠梗阻的原因,采用非手术治疗或手术治疗。

(一)非手术治疗

非手术治疗措施也适用于每一个肠梗阻的患者,部分单纯性肠梗阻患者,经非手术疗法症状完全解除可免予手术,麻痹性肠梗阻,主要采用非手术疗法。对于需要手术的患者,这些措施为手术治疗创造条件也是必不可少的。

1.禁食、胃肠减压

禁食、胃肠减压是治疗肠梗阻的重要措施之一。肠梗阻患者应尽早给予胃肠减压,有效的胃肠减压可减轻腹胀,改善肠管的血运,有利于肠道功能的恢复。腹胀减轻还有助于改善呼吸和循环功能。胃肠减压的方法是经鼻将减压管放入胃或肠内,然后利用胃肠减压器的吸引或虹吸作用将胃肠中气体和液体抽出,由于禁饮食,下咽的空气经过有效的减压,可使扭曲的肠襻得以复位,肠梗阻缓解。减压管有较短的单腔管(Levin 管),可以放入胃或十二指肠内,这种减压管使用简便,对预防腹胀和高位小肠梗阻效果较好,另一种为较长的单腔或双腔管(Miller-Abbot 管),管头端附有薄囊,待通过幽门后,囊内注入空气,利用肠蠕动,可将管带至小肠内梗阻部位,对低位小肠梗阻可能达到更有效的减压效果。缺点是插管通过幽门比较困难,有时需在透视下确定管的位置,比较费时。

2.纠正水、电解质和酸碱平衡紊乱

失水和电解质酸碱平衡紊乱是肠梗阻的主要生理改变,必须及时给予纠正。补给的液体应根据病史、临床表现及必要的化验结果来决定,掌握好"缺什么,补什么;缺多少,补多少"和"边治疗、边观察、边调整"的原则。

(1)补充血容量:由于大量体液的丧失,引起血容量不足,甚至休克。应快速按"先快后慢"来补充液体。失水的同时有大量电解质的丧失,也应按"先盐后糖"(先补充足够的等渗盐水,然后再补充葡萄糖溶液)来补给,绞窄性肠梗阻患者有大量血浆和血液的丢失,还需补充血浆或全血。一般按下列方法来决定补液量:当天补液量=当天正常需要量+当天额外丧失量+既往丧失量的一半。

当天正常需要量:成人每天 2 000~2 500 mL,其中等渗盐水 500 mL,余为 5%或 10%葡萄糖液。

当天额外丧失量:指当天因呕吐、胃肠减压等所丧失的液体。胃肠液一般按等渗盐水:糖=2:1 补给。

既往丧失量:指发病以来,因呕吐、禁食等所欠缺的液体量,可按临床症状来估计。

在补液过程,必须注意血压、脉搏、静脉充盈程度、皮肤弹性及尿量和尿比重的变化,必要时监测中心静脉压(CVP)变化,在 CVP 不超过 1.18 kPa(12 cmH$_2$O)时认为是安全的。

肠梗阻时,一般都缺钾,待尿量充分时可适量补充钾盐。

(2)纠正酸中毒:肠梗阻患者大多伴有代谢性酸中毒,患者表现为软弱、嗜睡、呼吸深快,血液 pH、HCO$_3^-$、BE 均降低。估计碱量补充的常用方法。

补充碱量(mmol)=(正常 CO$_2$CP-测得患者 CO$_2$CP)mmol×患者体重(kg)

1 g NaHCO$_3$含 HCO$_3^-$ 12 mmol,1 g 乳酸钠含 HCO$_3^-$ 9 mmol。

补碱时可先快速给予 1/2 计算量,以后再做血气分析,根据结果及患者呼吸变化情况决定是否继续补充。

3.抗生素的应用

应用抗生素可以减低细菌性感染,抑制肠道细菌,减少肠腔内毒素的产生和吸收,减少肺部

感染等。一般单纯性肠梗阻不需应用抗生素,但对绞窄性肠梗阻或腹腔感染者,需应用抗生素以控制感染。抗生素选择应针对肠道细菌,以广谱抗生素及对厌氧菌有效的抗生素为好。

4.中医中药治疗

(1)针刺治疗:针刺疗法具有增强和调整胃肠蠕动作用,对较轻病例可达治疗目的,特别对麻痹性肠梗阻效果较好。常用主穴:足三里、合谷、天枢、中脘。呕吐者加上脘,腹胀重者加大肠俞,腹痛加内关。可用强刺激手法,或用电针,留针半小时至1小时。还可用耳针:交感、大肠、小肠。也有水针穴位注射,可选用新斯的明,双侧足三里各注射0.25 mg,或10%葡萄糖各注射10 mL。

(2)其他疗法。①颠簸疗法:适用于早期肠扭转的患者。②推拿、按摩疗法:适用于腹胀不重,无腹膜刺激症状的单纯性肠梗阻、肠粘连、肠扭转、蛔虫性肠梗阻时。③总攻疗法:在一段时间内,综合各种中西医有效措施,发挥协同作用,产生最大的通下作用,以克服肠内容物通过障碍,缩短疗程。但总攻疗法应慎重,时间应控制在20小时之内。

5.中转手术治疗

在非手术治疗过程中,要严格观察患者的全身和腹部变化,必要时进行X线检查,随时判断梗阻是否解除,或是否需要中转手术。

肠梗阻解除的指征:全身情况改善,患者安静入睡;自觉腹痛明显减轻或基本消失;腹胀明显减轻或消失,肠型包块消散;高调肠鸣音消失;通畅的排气排便;X线腹部平片液平面消失。

在非手术治疗过程中,观察不宜过长,一般单纯性肠梗阻可观察24~48小时,而绞窄性肠梗阻不宜超过6小时,根据情况及时中转手术。

中转手术指征:全身情况恶化,神志恍惚,烦躁甚至昏迷,脉率增快,体温升高;腹痛加重,由阵发性疼痛转为持续性疼痛,或腹痛很重转为无腹痛反应;腹软或轻压痛变为腹肌紧张及反跳痛,肠鸣音亢进转为减弱或消失;出现移动性浊音,腹腔穿刺有血性液体;白细胞及中性粒细胞计数增多;腹部X线平片显示肠管膨胀加重,横径增宽,液平面增大;粘连性肠梗阻或反复发作的肠梗阻,梗阻缓解不满意,有复发因素存在者;老年肠梗阻患者,有肿瘤可能时亦应考虑中转手术。

(二)手术治疗

手术是急性肠梗阻的重要治疗方法,大多数急性肠梗阻需要手术解除。手术治疗原则:争取较短时间内以简单可靠的方法解除梗阻,恢复肠道的正常功能。手术大致有四种:①解决引起梗阻的原因;②肠切除肠吻合术;③短路手术;④肠造瘘或肠外置术。肠梗阻的手术方式应根据梗阻的性质、原因、部位及患者的具体情况决定,各种术式有其不同的适应证和要求,选择得当则可获得最佳临床效果。

1.肠切除术

由于某种原因使一段肠管失去生理功能或存活能力,如绞窄性肠坏死、肠肿瘤、粘连性团块、先天性肠畸形(狭窄、闭锁)需要行肠段切除术。切除范围要视病变范围而决定。

在绞窄性肠梗阻行肠切除时要根据肠襻的血运情况而决定部分肠切除术,合理判断肠壁生机是否良好,这是正确处理绞窄性肠梗阻的基础,如将可以恢复生机的肠襻行不必要的切除,或将已丧失活力的肠襻纳回腹腔,均会给患者带来损害,甚至危及生命。首先应正确鉴定肠壁生机,在肠襻的绞窄已经解除以后,用温热盐水纱布包敷5~10分钟,或在肠系膜根部用0.5%普鲁卡因行封闭注射以解除其可能存在的血管痉挛现象,如仍有下列现象存在,可作为判断肠管坏死的依据:①肠管颜色仍为暗紫色或发黑无好转;②肠管失去蠕动能力,可用血管钳等稍加挤压刺激仍无收缩反应者;③肠管终末动脉搏动消失。根据这些特点,受累肠襻不长,应将肠及其内容物立即予以切除并行肠吻合术。但有时虽经上述处理,仔细观察,肠管生机界限难以判断,且受累肠襻长度较长时,应延长观察时间,可用布带穿过系膜并将肠管放回腹腔,维持观察半小时、一小时乃至更长时间,同时维持血容量及正常血压,充分供氧,对可疑肠襻是否坏死失去生机作出肯定的判断,再进行适当处理。如患者情况极为严重,血压不易维持,可将坏死及可疑失去生机的肠襻做肠外置术,如以后肠管的色泽转好,生机已恢复时,或坏死分界更加明确后,再做适当的肠切除吻合术。

肠切除术大致可分3步:①处理肠系膜,在预定切除肠曲的相应肠系膜上做扇形切口,切断并结扎系膜血管,注意不要损伤切除区邻近肠管的供应血管,肠管在切除线以外清除其系膜约1 cm,确保系膜缘做浆肌层缝合。②切除肠曲的两端各置有齿钳两把,可适当斜行钳夹,保证对系膜缘有较好的血供,并可加大吻合口。离两侧钳夹约5 cm处,各放置套有橡胶管的肠钳一把,以阻断两侧肠内容物,切除病变肠段,吸去两端间肠内容物,肠壁止血。③将两断端靠拢,1号丝线做间断全层内翻吻合,然后在前后壁做间断浆肌层缝合,缝闭肠系膜缺口,以防内疝。

2.肠短路术

肠短路术又称肠捷径手术适用于急性炎症期的粘连、充血水肿严重、组织脆弱易撕裂、不能切除的粘连性肿块或肿瘤晚期不能切除而仅为解除梗阻的一种姑息性手术。其方法是在梗阻部位上下方无明显炎症、肠壁柔软的肠管间行短路吻合。肠短路手术有两种方式:一种是侧侧式,即在梗阻部位近、远端的肠管间做侧侧吻合;另一种是端侧式,即先将梗阻近侧胀大肠襻切除,远切端予以缝合关闭,近侧端与梗阻远端萎陷的肠襻做端侧吻合。两种术式的优劣各异,可根据病变的情况决定。如患者情况较差,手术以解除梗阻而病变不能再切除者或为完全性梗阻者,则以简单有效的侧侧吻合术为宜,以免在端侧吻合后梗阻近端的肠襻盲端有胀破的可能。如需做二期手术,且能根除梗阻病变者,作为二期病灶切除术前的准备手术,可行端侧式吻合。

3.肠造瘘术

肠造瘘术肠造瘘术包括小肠造瘘及结肠造瘘,主要用于危重患者,由于患者周身状况危急不能耐受更大手术操作时仍不失为一种有效地解除梗阻的外科疗法。但在小肠梗阻时,因术后营养,水、电解质平衡都不易维持,造瘘口周围皮肤护理也很麻烦,因此,应竭力避免小肠造瘘术。对不能切除的结肠肿瘤或直肠肿瘤所致梗阻,或肿瘤虽能切除但因肠道准备不足,患者情况较差等情况下,适宜行结肠造瘘术或永久性人工肛门手术。肠造瘘术分为3种。

(1)断端造瘘,如为绞窄性肠梗阻、肠管已坏死,则须将坏死肠段切除,近端肠管从侧腹壁造瘘口处拖出并缝合固定,远端缝闭,待病情许可时再行二期手术。

(2)双口造瘘:将梗阻上方肠管提出行双口造瘘,主要适用于结肠梗阻或粘连性梗阻,肠管虽无坏死但无法分离,造瘘目的为单纯减压。

(3)插管造瘘:单纯插管造瘘作为解除肠道梗阻效果不理想,只有在坏死肠管切除后一期吻合,预防术后发生吻合口瘘时,可在吻合口上端肠管内插入减压管,并包埋固定在侧腹壁的腹膜上,戳孔引出,术后减压,避免吻合口瘘的发生。小肠高位插管造瘘又可作为供给肠内营养的备用通道。

4.其他手术

(1)肠粘连松解术及肠管折叠或肠排列。

(2)肠套叠复位术:使套叠的肠管退出并恢复原位。手术要求尽量在腹腔内操作,术者用手挤压套入部远端,轻柔地将套入部挤出。待完全复位后,仔细观察肠壁血运及蠕动情况,确认有无坏死表现。如为回结肠套叠,可将末端回肠与升结肠内侧壁稍稍固定,以免再发生套叠。

(3)肠扭转复位术:将扭转的肠管复位后,恢复原来的功能位置。复位前应注意肠管血运情况及肠腔内容物多少,当肠腔内积存大量液体气体时,应先行减压后再复位,以免突然复位而使大量毒素吸收导致中毒性休克。

(4)肠减压术:如果术中见肠管极度扩张致手术有困难时,可先行肠管减压。常用减压方法有以下几种。①穿刺减压:用一粗针头接上吸引装置,直刺入膨胀的肠管,尽可能吸出肠内气体和液体,拔针后缝合针眼。因针头易堵塞,减压不满意。②橡皮管减压:在肠壁上做一小切口,置入橡皮管或导尿管,还可接上三通管,管周固定后进行吸引减压,可用生理盐水灌洗肠腔,减少中毒机会。③切开减压:对较游离肠管可提至切口外,周围保护好后可直接切开肠管进行减压,这种方法减压效果好,但易污染腹腔。

总之,肠梗阻的手术治疗应视患者梗阻情况而定。单纯性肠梗阻可采用解除引起梗阻机制的手术,如粘连松解术、肠切开取出堵塞异物术等,如肠管的病变为肿瘤、炎症可行肠切除、肠吻合术,狭窄病变不能切除时可做肠短路术。绞窄性肠梗阻应尽快采取解除梗阻机制的手术,如肠套叠或肠扭转的复位术、肠管坏死应行肠切除吻合术等。结肠梗阻时由于回盲瓣关闭作用,形成闭襻型肠梗阻,结肠血供也不如小肠丰富,单纯性肠梗阻也容易发生局部坏死和穿孔,应早期进行手术治疗。如患者全身情况差,腹胀严重,梗阻位于左半结肠时,可先以横结肠造瘘,待情况好转再行肠切除吻合,如肠管坏死,应将坏死肠段切除,做肠造瘘术,待全身情况好转后二期手术。由于结肠梗阻时出现的问题较多,手术治疗时需审慎的处理。

急性肠梗阻的预后与梗阻的病因、性质、诊治的早晚、术前后的处理及手术选择是否得当有关,多数良性梗阻效果较好,但单纯性肠梗阻的死亡率仍在 3% 左右,绞窄性肠梗阻的死亡率在 8% 左右,如诊治过晚死亡率可达 25% 以上。死亡多见于老年患者,主要原因是难复性休克、腹膜炎、肺部并发症、肠道术后并发症及全身衰竭等,因此应及时诊断、恰当的处理,减少死亡率。

急性肠梗阻的预防在某些类型的肠梗阻是可能的。如术后粘连性肠梗阻,在进行腹部手术时,操作轻柔,尽量减少脏器浆膜和腹膜的损伤,防止或减少术中胃肠道内容物对腹腔的污染,术后尽早恢复胃肠道蠕动功能,对预防粘连性肠梗阻有积极作用。有报道近年来在腹部手术后,腹腔内置入透明质酸酶可有效减少肠粘连的发生。积极防治肠蛔虫病是预防蛔虫团堵塞性肠梗阻的有效措施。避免饱食后强体力劳动或奔跑,可减少肠扭转的发生。腹腔内炎症及结核等病变,应积极治疗避免发展成粘连或狭窄,如患者存在发生肠梗阻的因素,应嘱患者注意饮食,以防止或减少肠梗阻的发病。

(李　昌)

第六节　肝　性　脑　病

肝性脑病(hepatic encephalopathy,HE)又称肝性昏迷,是由严重肝病引起的、以代谢紊乱为基础、中枢神经系统功能失调的综合征。

一、病因与诱因

(一)肝性脑病的常见病因

(1)肝硬化,约占 1/2,尤以肝炎后肝硬化最为常见,次为血吸虫病性、胆汁性、脾源性(斑替病)、酒精性肝硬化。也可由为改善门静脉高压的门体分流手术引起。

(2)重症病毒性肝炎,约占 1/4。

(3)其他肝病,如重症中毒性肝炎、药物性肝病、原发性肝癌、肝豆状核变性(Wilson 病)。

(二)肝性脑病的少见原因

妊娠急性脂肪肝,内脏脂肪变性综合征(Regts 综合征)、核黄疸(Crigler-Najiars 综合征),严重胆道感染、门静脉血栓形成和原无肝病的严重休克。

(三)肝性脑病的诱发因素

(1)上消化道大量出血,占有明显诱因的 1/3 左右。血液在消化道内分解产氨,使血氨增高的大量出血,可致严重贫血、缺氧、休克,更加重肝细胞坏死。这两种因素均是出血诱发肝性脑病的主要原因。

(2)摄入过量蛋白质,包括一些芳香族氨基酸,如蛋氨酸、酪氨酸、苯丙氨酸、细氨酸和色氨酸等。过多蛋白质的摄入可加重已趋衰竭肝脏的负荷。含氮物质的代谢不全,尤其血氨的增高是此类患者发生肝性脑病的直接诱因。

(3)药物如含氨类药物,麻醉镇静药(吗啡、可待因)及一些镇静药(巴比妥类、氯丙嗪、水合氯醛等)均能诱发肝性脑病。

(4)大量利尿或腹腔放液一方面引起循环血容量减少,肝、肾可因供血不足而使功能损害加重。另一方面,大量排钾利尿,可致电解质紊乱,进一步发生碱中毒。低钾合并碱中毒容易诱发肝性脑病。

(5)外科手术大手术创伤及失血量过多,麻醉药物均能诱发肝性脑病。尤其门腔分流手术,门静脉血液直接进入腔静脉,肠道吸收的氨不经肝脏直接进入体循环,使血及脑脊液中氨含量增高。

(6)感染占有诱因者的 1/3 左右。原发病为肝硬化者,以胆道感染、肺炎、败血症、原发性腹膜炎等较为常见。感染可增加肝脏的负荷或损害。

(7)其他包括饮酒、便秘或腹泻、分娩或流产、肝肾综合征及严重的精神创伤等,可因增加脑、肝、肾的代谢负担或加剧大脑功能抑制而诱发肝性脑病。

二、发病机制

HE 的发病机制,以氨中毒学说开其先河,其后相继有新的学说问世,但迄今尚无一种学说能完备的解释 HE 发病机制的全貌,多数学者认为,是多种因素协同作用的结果。Zieve 等研究认为:NH_3、硫醇、短链脂肪酸之间有协同毒性作用,以小于 HE 的 NH_3 剂量时,动物不发生昏迷,若同时加用硫醇、脂肪酸则可诱发昏迷。在多种因素中,尽管有不少学者对氨中毒学说提出异议,但迄今尚无一种新学说能完全取代氨中毒学说。GABA 递质学说是继氨中毒学说之后备受关注的一种,现代认为它在 HE 发病学上的作用不亚于氨中毒,但追源溯流,GABA 对中枢神经系统(CNS)的抑制作用,也是由 NH_3 介导的。首先,NH_3 对血-脑屏障的致损害作用,为 GABA 进入 CNS 打开了方便之门;其次,GABA 在突触后神经元内的蓄积,也与 NH_3 的毒性作用有关,突触后神经元内的 GABA 在正常情况下,经 GABA-a-酮戊二酸转氨酶转氨基作用,生成琥珀酸半醛,再经脱氢酶作用生成琥珀酸,参与三羧酸循环,以维持神经元内 GABA 的动态平衡。高氨血症时,神经元内的 NH_3 抑制 GABA 转氨酶的活性,导致 GABA 在突触后神经元内蓄积,对 CNS 产生抑制作用。由此可见,NH_3 与 GABA 也有协同作用。至于假性神经递质/氨基酸失衡学说,已有逐渐被否定的趋势,其在 HE 发病学上的地位,更难以与氨中毒学说相提并论。

三、诊断要点

(一)排除非肝性脑病

引起脑病的疾病甚多,首先必须排除其他原因所致。对昏迷或有"精神错乱"的患者应全面了解病史,系统而仔细地体检,必要时辅以化验或相应的辅助检查,一般说来不难确定或除外肝性脑病的诊断。需要排除的疾病有低血糖、糖尿病酮症酸中毒、中枢神经系统疾病(包括感染、脑血管意外、肿瘤、外伤等)、尿毒症、安眠及镇静药中毒、癫痫持续状态、呼吸衰竭、循环衰竭等引起的脑病。

(二)原发病及诱因的诊断

HE 的原发疾病中,大部分由各型肝硬化引起。其中多为肝炎后肝硬化,其次为重症病毒性肝炎,其他尚有严重胆道感染、肝癌等。多数国人有急慢性肝脏病病史。体检时应注意肝脏病的特征性表现,如黄疸、蜘蛛痣、肝掌、胸腹壁静脉曲张、脾大、腹水、水肿等,部分患者可有肝大,同时多伴有肝功能异常。一般不难作出诊断,但应警惕少数隐匿型肝硬化。

HE 的诱发因素中,以上消化道出血最为常见。原发病为肝硬化者,易发生食管胃底静脉曲张破裂出血,也可发生胃或十二指肠、胆道及产后出血。肝功能严重异常者,可因凝血因子缺乏引起出血。在部分患者中存在 DIC 及(或)继发性纤维蛋白溶解亢进症引起出血,尤其在重症病毒性肝炎患者中多见。急性感染,长期应用大量利尿剂或摄入大量含蛋白的食物亦为肝性脑病的常见诱因。也有因大量的腹水而诱发者。有 $20\%\sim30\%$ 的肝性脑病患者,可无明显诱发因素。其中有的是进行性严重肝病的终末期,即所谓的内源性或原发性肝性脑病者,但也可能与对病情未能深入全面了解,以致如不典型的感染等被漏诊有关。

(三)典型表现

(1)一期(前驱期):轻度性格、情绪和行为的改变,通常表现冷漠不言或欣快激动、衣冠不整、随地便溺、应答尚能准确,但吐字不清且较缓慢。无明显的神经和精神异常,多无扑翼样震颤,脑电图正常。此期历时数天至数周,有时症状不明显,易被忽视。

(2)二期(昏迷前期):以意识错乱、行为失常、睡眠障碍为主要表现。最早表现为理解力与近事记忆的迟钝或减退,继之出现睡眠障碍和精神失常,一般概念混乱,不能完成简单计算、言语不清或语无伦次,举止反常,如违拗、向隅哭泣、喃喃自语,甚至有幻觉、恐惧、狂躁、抑郁或目光呆滞、表情茫然、答非所问、步态蹒跚,或呈木僵状态。睡眠障碍最初表现为嗜睡或失眠,继之出现睡眠时间倒错,昼睡夜醒。同时,常有腱反射亢进、肌张力增高等神经体征,还可出现踝阵挛及锥体束征。此期存在扑翼样震颤,脑电图出现特征性异常。

(3)三期(昏睡期):以昏睡和严重精神错乱表现为主。患者由嗜睡逐渐进入昏睡状态,但可以唤醒。对疼痛等刺激尚有反应,偶尔出现短暂的躁动或幻觉,扑翼样震颤尚可引出,肌张力增加,锥体束征常呈阳性,脑电图异常。

(4)四期(昏迷期):意识完全丧失。浅昏迷时对外界刺激尚有反应;深昏迷时,则各种反射均消失,肌张力降低,瞳孔可散大,对光反射减弱或消失,可出现阵发惊厥、高热、踝阵挛和库(Kussmanl)氏呼吸等。

以上各期的分界有时并非均如此明确,前后期表现可有重叠,病情可迅速发展、升级,亦可经治疗好转退级或暂终止于某一期。肝硬化所致的肝性脑病,起病多较缓慢,多数患者可呈上述各期典型表现,易于判断。但重症病毒性肝炎、妊娠急性脂肪肝、内脏脂肪变性综合征(Reges综合征)等起病多急骤,由于肝细胞大量坏死,肝功能严重损害,常在起病后几天至十几天内即出现精神、神经症状,并迅速进入昏迷,上述临床分期的界限常不明显,且极易误诊,应引起重视。

四、病情判断

HE是各种类型急、慢性严重肝病的主要死亡原因。重症病毒性肝炎或肝硬化晚期的肝性脑病,虽经内科严格的治疗,病死率仍在85%以上。从昏迷到死亡的时间常为数天,但短者仅数小时,长者可达两个多月。由肝硬化所致肝性脑病者,可再次或多次发作,昏迷两次以上约占半数,因此早期诊断、及时治疗非常必要。

有明显诱因的HE患者,其预后一般比无明显诱因者险恶,诱因明确且容易消除者病情大多能缓解。由于门-腔静脉分流术后进食高蛋白饮食引起的HE预后最好;原发病为肝硬化者,有腹水、黄疸、出血倾向等提示肝功能甚差,其预后亦不佳;重症病毒性肝炎、妊娠急性脂肪肝等所致HE预后最差。

五、治疗

HE的治疗在消除诱因的基础上,支持疗法、维护重要器官功能及控制肠腔毒物的来源、生成与吸收,仍是最重要的治疗对策;毒物的代谢清除及神经递质的复常,仅居次要地位。HE的防治,必须结合原有肝病状况予以综合考虑,强调综合治疗,在严密监护病情基础上,应采取以下措施。

(一)急性肝性脑病的治疗

1.去除病因

(1)积极控制上消化道出血:如食管静脉曲张破裂或门静脉高压胃黏膜病变出血。

(2)及时防治感染:如败血症、自发性腹膜炎、肺炎等。

(3)纠正水、电解质、酸碱平衡失调:尤应注意低钾、低钠及代谢性碱中毒。

(4)避免医源性诱因:慎用强烈排钠、排钾利尿剂,避免大量放腹水、输注库血或应用含氮药物,止痛、安眠、镇静药物。

2.维持正氮平衡

每天热量1 200~1 600 kcal(1 kcal=4.1 kJ)。包括高渗糖液,富含BCAA的氨基酸注射液及新型脂肪乳剂。所谓新型脂肪乳剂是由中链甘油三酯(MCT)与长链甘油三酯(LCT)按一定比例配制而成的。新型MCT-LCT脂肪乳剂主要在外周组织线粒体内的脂蛋白脂酶水解,能补充必需脂肪酸的缺乏,纠正血浆脂肪酸谱,补充单纯依赖糖所不能满足机体所需的热量,在重症肝病及HE的应用是安全的,但应掌握适当用量及静脉滴注速度,每天每千克体质量低于1 g为安全用量,宜缓慢静脉滴注。

3.维持水、电解质平衡

在无额外液体丧失的情况下,每天输液量为前一天尿量加500~700 mL,疑有功能性肾衰竭或稀释性低钠血症时,宜酌情限制液量;每天尿量在 700 mL 以上者,宜常规补充氯化钾 3～4 g,有低钾、低氯血症时,还应酌情增加剂量;有稀释性低血钠者(Na^+<125 mmol/L)首先限制水摄入量,加用排水多于排钠的渗透性利尿剂如 20% 甘露醇,酌情适量输注生理盐水;有低钾血症时,常伴有低镁血症、低钙血症,前者可用门冬氨酸钾镁,后者可用氯化钙或 11.2% 谷氨酸钙。

4.维持酸碱平衡

代谢性碱中毒除补充氯化钾以纠正低钾低氯性碱中毒外,还可应用 25% 精氨酸溶液 40～80 mL 加入葡萄糖液中静脉滴注,亦可加用维生素 C 溶液静脉滴注。血 pH 宜矫正至正常偏酸。呼吸性碱中毒多由通气过度所致,宜针对引起的原发病因进行处理,同时用 5% 氧间断吸入,改善低氧血症,提高 PaO_2 水平。代谢性酸中毒多见于晚期并发功能性肾衰竭患者,可用适量谷氨酸钠液静脉滴注,碳酸氢钠溶液只宜小量,切忌大量。

5.维持肝功能及其他脏器功能

急性 HE 容易并发多脏器功能衰竭,在维持肝功能基础上,宜同时重视维持其他脏器功能。主要注意事项及措施:①避免应用肝毒性、肾毒性及影响脑功能的药物;②小量多次输注新鲜血制品(新鲜血或新鲜血浆);改善有效血浆容量不足,提高肝、肾重要脏器的灌流量,并能补充多种凝血因子及提供调理素;③促肝细胞生长因子(肝细胞生长素):由哺乳动物胎肝或再生肝中分离的复合因子,是一种耐酸、耐碱的小分子多肽,刺激肝细胞 DNA 合成及促进其再生,每天 120～200 mg 加入葡萄糖液中静脉滴注;④前列腺素 E_1(PGE_1):它直接作用肝细胞使其不受细胞毒性因子(如内毒素)的影响,能提高肝细胞内 cAMP 含量,抑制磷脂酶活性,保护肝细胞膜系统,还能抑制肿瘤坏死因子($TNF-\alpha$),减轻肝坏死,具有舒张血管改善重要器官循环作用;用法 200 μg 加入 10% 葡萄糖液内缓慢静脉滴注,每天一次,10～20 天为 1 个疗程;但有腹痛、恶心、呕吐、腹泻、发热等不良反应,从而限制其应用,其临床疗效亦有待进一步评定。

6.减少肠源性毒物的来源、生成与吸收

(1)调整食物蛋白质摄入:已有意识障碍或前驱期患者,应及时禁食蛋白质饮食,神志恢复后逐渐增加蛋白质摄入量,由 0.5 g/(kg·d),渐增至 1.0 g/(kg·d),开始宜选择植物蛋白质,因其含硫氨基酸少,含纤维素丰富,能保持大便通畅,调整肠道菌群,降低毒物的来源;在以植物蛋白质摄入为主时,可配以奶类制品,两者在蛋白质组分上有互补作用。

(2)清洁肠道:消化道积血宜及时清除,便秘者予以通便。清洁肠道可口服轻泻剂如山梨醇、乳果糖、大黄等,剂量以个体耐受情况而异,以每天 1～2 次软便为宜。必要时清洁灌肠,用弱酸性(pH 5.5～6)灌肠液 500～1 000 mL,禁用肥皂液灌肠,灌肠时宜变更体位,以灌肠液抵达右半结肠者效果较佳。

(3)抗生素:抑制肠道具有尿毒酶及氨基酸氧化酶的细菌,阻断 NH_3 及其他毒物的生成。①新霉素:是传统常用药,每天 2 g,久用可引起肾毒性及前庭神经损害,还可影响肠黏膜对营养物质的吸收,一般用药不超过 30 天;②甲硝唑/替硝唑:因革兰阴性厌氧菌亦有助于胃肠道内 NH_3 的生成,该类药对厌氧菌有较强抑制作用,其疗效与新霉素相似;用法:每天 0.6～0.8 g,分次吸用,不能口服者亦可减量滴注;③利福新明:为大环内酯类抗生素,不从肠道吸收,口服耐受性好,不良反应少,与巴龙霉素及乳果糖疗效一致,但易产生耐药性;用法:每天 1 200 mg,分次口服,15 天为 1 个疗程;④其他:每天庆大霉素 16 万 U 或卡那霉素 1～2 g,分次口服,其抑菌作用与新霉素相同;巴龙霉素、头孢唑啉等亦可选用。上述药物可交替使用,以避免不良反应与耐药。

（4）乳果糖或乳梨醇：①乳果糖（lactulose，β-半乳糖果糖）是一种合成的双糖，口服后在小肠不会被分解，到达结肠后被乳酸杆菌、类肠球菌等细菌分解为乳酸、乙酸而降低肠道的 pH。肠道酸化后对产尿素酶的细菌不利，但有利于不产尿素酶的乳酸杆菌的生长，使肠道细菌产氨减少；此外，酸性的肠道环境可减少氨的吸收并促进血液中的氨渗入肠道排出。结肠细菌对乳糖的代谢能力有一定限度，最大的代谢能力为每天 95 g，每天给予 90 g 以上时，可引起渗透性腹泻，并发脱水、高钠血症。适宜的剂量为每天 30～60 g，分 3 次口服，剂量以每天 1～2 次软便为宜。乳果糖已作为 HE 的标准治疗，其疗效与新霉素相似，但起效快，且不良反应较少，主要有腹胀、腹痛、恶心、呕吐等。②乳梨醇（lactitol，β-半乳糖山梨醇）是另一种合成的双糖，其作用机制与乳果糖相似且疗效出现快，24 小时的改善率较乳果糖高。其剂量为每天 30～40 g，分 3 次口服，以每天 1～2 次软便为宜。对于昏迷患者，由于回肠功能缺失，口服用药不便，可用 20% 乳果糖或 20% 乳梨醇保留灌肠，优于口服给药。

7.促进体内氨的代谢

（1）L-鸟氨酸-L-门冬氨酸（ornithine-clspartate，OA）：鸟氨酸是尿素循环启动的底物，又能刺激启动尿素循环的酶系统，促进尿素的合成与 NH_3 的利用；门冬氨酸也是尿素循环的底物，它与瓜氨酸结合形成琥珀酰精氨酸，亦有助于尿素的形成与利用。此外，OA 为双羧酸盐，它是 α-酮戊二酸的底物，故可被肝中心静脉的肝细胞摄取，并与 NH_3 结合，合成谷氨酰胺，每天静脉滴注 20 g 的 OA 可使 60%～90% 的 HE 患者血氨含量降低。

（2）苯甲酸钠：该药能与 NH_3 结合形成马尿酸，从而降低血氨。它不影响肠道运动功能，对有腹泻而不能用乳果糖者，用之较为合适，其最大缺点是加重患者的钠负荷，从而限制其使用。用量每天 10 g，分 2 次口服。

（3）谷氨酸：是传统用于代谢清除血 NH_3 的药，目前对其疗效评价贬多褒少，应掌握应用时机与用量。谷氨酸有谷氨酸钠和谷氨酸钾两种，可根据血钾和血钠调整两者的使用比例。目前多主张 28.75% 谷氨酸钠 60～80 mL，31.5% 谷氨酸钾 10～20 mL（每 20 mL 含钾当量相当于 10% 氯化钾 25 mL 的含量），配合用药。

（4）精氨酸：可促进尿素循环而降低血氨，其临床疗效远逊于 OA，该制剂属酸性溶液，适用于有碱中毒倾向者。用量每天 10～20 g，加入葡萄糖液内静脉滴注。

8.GABA/BZ 复合受体拮抗剂

氟马西尼，可以拮抗内源性苯二氮䓬所致的神经抑制。对于Ⅲ-Ⅳ期患者具有促醒作用。静脉注射氟马西尼起效快，往往在数分钟内，但维持时间很短，通常在 4 小时之内，其用量为 0.5～1 mg 静脉注射；或 1 mg/h 持续静脉滴注。

有关氟马西尼治疗 HE 的疗效，虽然尚有争议，但对选择性病例用后可明显改善 PSE 的级别及 NCT 积分。

9.减少或拮抗假神经递质

支链氨基酸（BCAA）制剂是一种以亮氨酸、异亮氨酸、缬氨酸等 BCAA 为主的复合氨基酸。其机制为竞争性抑制芳香族氨基酸进入大脑，减少假神经递质的形成，其疗效尚有争议，但对不能耐受蛋白质的营养不良者，补充 BCAA 有助于改善其氮平衡。

10.预防急性 HE 并发症

急性 HE 最突出的并发症为脑水肿，其发生率约为 30%。脑水肿的临床表现常与 HE 的临床表现相重叠，容易漏诊。急性 HE 患者如出现烦躁、抽搐、收缩压高于发病前 2.67 kPa 时，应警惕有脑水肿可能,宜进行脱水治疗。

(二)慢性肝性脑病的治疗

慢性 HE 的治疗是一个长期过程,旨在防治异常 CNS 功能反复波动,并使其精神状况恢复至正常基线水平。去除诱因仍是治疗的重要举措,再根据个体病情,选用相应的治疗对策,减少肠道 NH_3 的来源、生成和吸收,方法简便易行,最适于慢性 HE 的长期治疗。其次为 NH_3 的清除,使 NH_3 转变为无毒性物质,其中以 OA 最为合适。BCAA 酮类似物即氨基酸脱氨基后生成的酮酸,它能与 NH_3 结合,重新生成母体氨基酸,但目前供应有困难,从而限制其应用。因门脉高压反复上消化道大出血者,在考虑门体分流/断流或施行 TIPS,必须高度重视保留一定的肝灌流,把 HE 的发生减少到最低限度;对于已确定的不可逆性严重肝病所致的慢性 HE(也包括急性 HE),应考虑人工肝或肝移植治疗。肝移植是治疗各种终末期肝病的一种有效手段,严重和顽固的 HE 有肝移植的指征。

(李　昌)

第七节　重症急性胰腺炎

重症急性胰腺炎(severe acute pancreatitis,SAP)是指急性胰腺炎伴有脏器功能障碍,或出现坏死、脓肿或假性囊肿等局部并发症者,血钙低于 1.87 mmol/L(7.5 mg/L),APACHE Ⅱ 评分在 8 分或 8 分以上,Balthazar CT 评分在 Ⅱ 级或 Ⅱ 级以上者。器官功能分两级,Ⅰ 级不伴有 MODS,Ⅱ 级伴有 MODS。SAP 的临床表现和病程,取决于其病因、病理类型和治疗是否及时。重症急性胰腺炎预后凶险,病死率高达 30%。近年来,随着对 SAP 的研究的逐渐深入,其临床检测手段和诊治措施都有了显著提高。

一、病因

近年来,随着人民生活水平的提高,生活方式及饮食习惯的改变,酒精性饮料消耗的增加,急性胰腺炎的发病率有逐年增高的趋势,虽然大部分为轻型及自限性,但有 25% 可发展为致命的重症胰腺炎。

(一)梗阻因素

1.胆道疾病

本病的病因以胆道疾病最为常见。在我国有 50%~70% 的 SAP 由胆道结石、炎症或胆道蛔虫引起。传统的观点认为胆石嵌顿于胆总管下端或胰胆管共同的通道引起胆汁反流,激活了胰蛋白酶,引起胰腺腺泡损伤。目前认为这可能是其诱因。

2.奥迪括约肌功能紊乱

奥迪括约肌功能紊乱可使壶腹部的压力升高,影响胆汁与胰液的排泄,甚至使富含肠激酶的十二指肠液反流入胰管,激活胰腺消化酶,产生 SAP。

3.胰管梗阻

胰管结石、狭窄,肝胰壶腹、胰腺及十二指肠肿瘤均可使胰液外流受阻,胰管内压增高,产生胰腺腺泡损伤,引致 SAP。

(二)饮食因素

暴饮暴食,特别是进食油腻或饮酒等,可使胰液分泌旺盛。饮酒可引起胃和十二指肠炎、奥迪括约肌痉挛,上述因素均可引起胰液分泌增加、排泌障碍而发病。酒精可刺激 G 细胞分泌胃泌素,从而使胃酸分泌增多,高酸进入十二指肠后刺激缩胆囊素及胰泌素分泌,导致胰液胆汁分泌增多,十二指肠液反流入胰管,引起胰管内压力增高,胰管上皮增生,以及消化功能紊乱等。如伴有剧烈呕吐而致十二指肠内压力骤增,亦可导致十二指肠液反流。大量脂质饮食除刺激胰腺分泌外还导致短暂的高脂血症,使血液黏滞度增高,加重胰腺的血液循环障碍。国外资料多强调过度饮酒是本病的主要原因。

(三)代谢因素

1.高甘油三酯血症

推测是由于脂质分解增加,引起毛细血管内脂酶活性增高,造成局部缺血、毛细血管损伤形成微血栓,后者又引起胰腺酶活性增高,促使胰腺组织破坏。

2.内分泌因素

甲状旁腺功能亢进症并发急性胰腺炎者达 7%～19%。可能是由于血清钙升高导致胰管内钙化和甲状旁腺素对胰有直接毒性。有报道孕妇易并发急性胰腺炎,可能是由于子宫胀大,腹腔压力增高,增加胰管的阻力,妊娠中毒症也能导致胰腺炎。孕妇易并发胆道疾病可能也是原因之一。多数孕妇的急性胰腺炎发生于临产前或产后。

(四)创伤因素

1.事故

腹部挫伤。

2.医源性

手术后胰腺炎占 5%～10%。手术直接损伤胰腺、感染、低血压及低血流灌注均可诱发 SAP。近年来经内镜逆行胰胆管造影开展较快,由经内镜逆行胰胆管造影及内镜下奥迪括约肌切开术或测压术引致的 SAP 的概率也有所增加,主要是由于机械损伤和造影剂刺激胰腺及逆行带入炎性分泌物所致。

(五)先天性因素

随着经内镜逆行胰胆管造影技术的发展,越来越多地发现先天性异常如胰腺分裂、胰胆管汇流异常等可引起 SAP。

(六)其他

如感染(如流行性腮腺炎、病毒性肝炎、伤寒等)可损及胰腺而发生急性炎症;血管病变及过敏均可使胰腺受损、供血障碍而诱发本病;十二指肠降部阻塞或淤积可使十二指肠液反流入胰管而致胰腺炎。某些药物如肾上腺皮质激素、噻嗪类利尿剂、呋塞米、吲哚美辛、水杨酸制剂、免疫抑制剂,也可引起 SAP。

二、发病机制

SAP 的发生发展是众多因素的综合结果,何者是唯一或主要始动因素尚有争议。

(一)消化酶的作用

这是发生胰腺炎的最直接因素。在正常情况下,胰腺有一系列保护机制使胰腺免受蛋白酶的损害。在胰液排放受阻、胰腺缺血和大量饮酒等致病因素的作用下,胰蛋白酶大量激活,还激活糜蛋白酶、弹力蛋白酶、血管舒缓素和磷脂酶 A_2（PLA_2）等，造成胰腺自身消化。

（二）胰腺微循环障碍

微循环变化包括缺血和血管结构及代谢改变。其中在缺血中起重要作用的是血栓素 A_2（TXA_2）和前列腺素 Ia（$PGFIa$）及血管紧张素转化酶（ACE）。AP 时 PLA_2 的释放加速花生四烯酸的释放，在环氧化酶、前列腺素合成酶和血栓素合成酶的作用下，生成大量的 PGI_2 和 TXA_2，后者可致血管强烈收缩和血小板聚集而形成微血栓，其造成急性胰腺炎时胰腺的血液灌注下降，使已有水肿的胰腺转化为坏死性胰腺炎。胰腺微血管的痉挛、通透性改变、滋养组织灌流损坏、缺血-再灌注损伤、白细胞黏附、氧自由基损害和血液流变学影响均可引起胰腺微循环淤滞和障碍。

（三）炎性介质与瀑布效应

SAP 的发病不仅局限于胰腺本身，还可进一步触发体内单核-巨噬细胞、中性粒细胞和淋巴细胞等产生多种细胞因子，加剧胰腺和全身反应。磷脂酶 A_2 可诱导前列腺素和血小板活化因子的合成，后者是一种强力的炎性介质，可引起血小板和中性粒细胞积聚、毛细血管通透性增强和消化道出血等损害。其他炎性介质有肿瘤坏死因子（TNF）和白介素 IL-2、IL-6 等，过量的 TNF-α进入血液循环，不但自身激活，还能促进其他细胞因子的产生，引起连锁和放大反应，即所谓的瀑布效应，致使脏器结构和功能损害，产生低血压、弥散性血管内凝血（DIC）、急性呼吸窘迫综合征（ARDS）等病理生理学改变，是 AP 易于从局部病变迅速发展为全身反应综合征（systemic inflammatory response syndrome，SIRS）及多器官功能衰竭的重要原因。

（四）细菌及毒素移位

AP 时机体应激过度，肠道微循环损害、缺血甚至麻痹梗阻，必损害肠黏膜屏障，使细菌很容易从肠腔内移位，引起受损胰腺的继发感染，并可能发生多器官衰竭。

三、诊断要点

（一）临床表现

AP 的临床表现和病程，取决于其病因、病理类型和治疗是否及时。

1.症状及体征

(1)腹痛：为本病的主要表现，多数为突然发病，常在饱餐和饮酒后发生。轻重不一，轻者上腹钝痛，重者呈腹绞痛、钻痛或刀割痛。疼痛常呈持续性伴阵发性加剧。疼痛的部位可因病变的部位不同而异，通常在中上腹部，如主要病变在胰体、尾部，则腹痛以中上腹及左上腹为主，并向左腰背放射。若病变在胰头部，或为胆源性胰腺炎，则以右上腹痛为主，并向右肩背部放射，若病变累及全胰，则腹痛呈上腹部束带状疼痛。疼痛的强度与病变的程度相一致，即病变越重则疼痛也越剧烈。随着渗出液扩散到腹腔及炎症的扩散，疼痛可弥漫至全腹，呈弥漫性腹膜炎。少数年老体弱患者有时腹痛轻微，甚至无腹痛。患者腹肌常紧张，并可有反跳痛。但急性胰腺炎的腹肌紧张不像消化道穿孔时那样表现为肌强硬。

(2)恶心、呕吐：大多数患者有恶心及呕吐，常在进食后发生，呕吐物为胃内容物，重者呕吐胆汁甚至血样物。呕吐系机体对腹痛或胰腺炎症刺激的一种防御性反射，亦可由肠道胀气、麻痹性肠梗阻或腹膜炎引起。酒精性胰腺炎者的呕吐常于腹痛时出现，胆源性胰腺炎者的呕吐则常在腹痛发生之后。

(3)腹胀：腹胀一般都比较严重，腹胀的程度，通常也反映了病情的严重程度，重症胰腺炎较急性胰腺炎的腹胀更为严重。腹胀主要因胰腺炎大量渗出及产生炎症反应造成肠麻痹所致。

(4)发热：多为中度以上的发热，少数为高热，一般持续3～5天。如发热持续不退或逐日升高，提示合并感染或并发胰腺脓肿。发热系胰腺炎症或坏死产物进入血液循环，作用于中枢神经系统体温调节中枢所致。

(5)黄疸：临床上约有1/4患者出现黄疸，由于胰头水肿压迫胆总管引起，但大多数情况下是由于伴发胆总管结石和胆道感染而致。病后1～2周出现黄疸者，多由于胰腺假性囊肿压迫胆总管所致。少数患者后期可因并发肝损害而引起肝细胞性黄疸。

(6)低血压及休克：重症急性胰腺炎时常发生低血压休克。患者烦躁不安，皮肤苍白、湿冷、呈花斑状，脉细弱，血压下降，少数严重者可在发病后短期内猝死。发生休克机制为：①血液和血浆渗出到腹腔或后腹膜腔，引起血容量不足，血压下降；体液丧失可达血容量的30％；②腹膜炎时大量液体流入腹腔或积聚于麻痹的肠腔内；③胰舒血管素原释放，被胰蛋白酶激活后致血浆中缓激肽生成增多；缓激肽可引起血管扩张，毛细血管通透性增加，使血压下降；④呕吐引起体液及电解质丢失；⑤坏死的胰腺释放心肌抑制因子(MDF)使心肌收缩不良；⑥并发肺栓塞、胃肠道出血。

(7)腹水、胸腔积液：胰腺炎时常有少量胸腔积液、腹水，是由于胰腺和腹膜在炎症过程中液体渗出或漏出引起。淋巴管阻塞或引流不畅可能也起作用。偶尔出现大量顽固性胸腹水。胰性胸腹水中淀粉酶含量甚高，可以区别其他原因的腹水。

(8)电解质紊乱：胰腺炎时，机体代谢紊乱，可以发生电解质平衡失调，特别是血钙降低，常低于2.25 mmol/L，如低于1.75 mmol/L提示预后不良。血钙降低是由于大量钙沉积于脂肪坏死区，被脂肪酸结合形成灶钙所致，同时也由于胰高糖素分泌增加刺激降钙素分泌，抑制肾小管对钙的重吸收。

(9)胸膜炎和肺炎：是腹腔内炎性渗出物透过横膈微孔进入胸腔所致。

(10)皮下瘀斑：在重症急性胰腺炎中，由于血性渗出物透过腹膜后渗于皮下，可在肋腹部形成蓝绿-棕色斑，称为Grey-Turner征；如果在脐周出现蓝色斑，称为Cullen征。

2.并发症

(1)局部并发症：有急性液体积聚、胰腺假性囊肿、胰漏、胰腺脓肿及胰腺坏死等。是由于胰酶的激活与释放、细胞因子、低蛋白血症等的作用使血管通透性增加，液体渗出，导致液体积聚，形成囊肿，由于肠腔细菌移位，使胰腺及胰周继发细菌感染而形成脓肿。此时高热不退、持续腹痛，检查局部有包块，全身有感染中毒症状。囊肿可累及周围组织，引起相应的压迫症状。

(2)系统性并发症：①肺间质水肿和ARDS，磷脂酶A_2(PLA$_2$)由循环抵达肺，破坏Ⅱ型上皮细胞，使表面张力活性物质不能产生；同时巨噬细胞发生空泡化，失去吞噬和消化蛋白酶的清除能力；中性粒细胞受趋化在肺内积聚，释出破坏肺组织的弹力蛋白酶和氧自由基；PAF受PLA$_2$激活，损伤内皮细胞，增加血管通透性，导致肺间质水肿及ARDS。②DIC，由于大量腹腔渗液、低蛋白血症、低血容量性休克，导致微循环淤滞，凝血-纤溶系统失平衡，可有 D-二聚体、纤维蛋白降解产物变化。③胰性脑病，主要由PLA$_2$引起脑灰、白质脱髓鞘作用所致，PAF引起脑血管通透性增加，血管内渗透压低，容易发生弥漫性脑水肿。④急性肾衰竭，认为发病与胰腺释出血管活性多肽有关。胰蛋白酶激活激肽释放酶-激肽系统。该物质具有强烈的肾毒性，可导致肾血管收缩，肾小球通透性增加；胰蛋白酶可显著地激活肾素-血管紧张素系统，对肾内血管强烈作用造成肾血管阻力增高；另外休克、感染、电解质紊乱、DIC均可诱发急性肾衰竭。⑤心律失常、心功能不全,由于有效血容量减少、心肌抑制因子、胰蛋白酶、弹力蛋白酶及 PLA_2 等的释放,患者可发生心肌缺血和损害,临床上表现为心律失常和急性心力衰竭。⑥消化道出血,上消化道出血常由于胃黏膜糜烂或应激性溃疡,或因脾静脉阻塞引起食管静脉破裂;下消化道出血常由于结肠本身或支配结肠血管受累所致。还可源于各种胰漏。

(二)实验室检查

1.血液检查

血液检查包括:①白细胞计数,发病早期白细胞计数就已升高,轻型一般达 $(10\sim20)\times10^9/L$,并发胆道感染时白细胞升高更明显;②HCT,急性胰腺炎时由于大量液体丢失,HCT 升高,可 $>50\%$;③3P 试验,病程中出现血小板减少和 3P 试验阳性时,提示有凝血机制障碍;④血糖,疾病早期常出现暂时性血糖升高,可能与胰岛素释放减少和胰高血糖素释放增加有关;⑤血钙,重型患者血钙降低,低血钙与病情呈正相关,血钙 <1.75 mmol/L 时提示病情严重;⑥血脂,主要是血清甘油三酯,其升高可能是疾病的原因,也可能是病变的后果;⑦CRP,CRP 在发病 48 小时后显著升高,且与病变严重程度有关,也具有预测、判断急性坏死型胰腺炎的价值;⑧血清正铁血红蛋白(MHA),在急性水肿性胰腺炎时为阴性,出血坏死性胰腺炎时为阳性,对于估计有无出血及预后有参考价值;⑨细胞因子,白细胞介素-6、TNF-α 等参与介导急性胰腺炎局部和全身的病理损害,IL-6 在反映胰腺炎严重程度方面,比 CRP 更早 $24\sim36$ 小时。急性胰腺炎患者症状开始 $24\sim36$ 小时 >140 U/L,作为重症病例的判断界值,其敏感性为 90%,特异性为 83%。

2.酶类测定

酶类测定包括:①淀粉酶,目前仍是用于诊断急性胰腺炎的基本项目,血清淀粉酶常于起病后 $2\sim6$ 小时开始上升,$12\sim24$ 小时达高峰。病情严重程度与淀粉酶升高并不一致,重症急性胰腺炎,由于腺泡广泛破坏,血清淀粉酶可正常或低于正常。②血清脂肪酶,对急性胰腺炎诊断特异性强,正常值 $2\sim7.5$ U/mL(改良浊度测定法),该酶在病程中升高较晚,且维持时间较长,达 $7\sim10$ 天,故对起病后就诊较晚的急性胰腺炎有诊断价值。③胰蛋白酶,该酶也仅存在于胰。正常人血清放免法测定值为 $400\ \mu g/L$。急性胰腺炎时可高达 $10\sim40$ 倍。④血清 PLA_2,正常值 $5.5\ \mu g/L$,重型患者可升至 $42.6\ \mu g/L$,敏感性达 90.9%。⑤多形核细胞弹力蛋白酶,当该酶超过 $400\ \mu g/L$ 时,能够在急性胰腺炎发病后的 $1\sim2$ 天时区分重型或轻型。对重型的阳性或阴性预示率均为 80%。

(三)影像基础

影像学检查在急性胰腺炎的诊断上起很大的作用,有助于对本病的确诊和对其严重程度的判断。

1.X 线检查

腹部平片在急性胰腺炎时可显示哨兵襻(邻近胰腺的小肠扩张)、结肠截断征、腹膜前方的脂肪线消失、累及全部小肠的肠梗阻,还可观察有无游离气体以判断是否有胃肠穿孔。胸片若有间质性绒毛样浸润性肺水肿而不伴有心脏扩大时,应视为要发生 ARDS 的征兆。

2.超声检查

对假性囊肿可显示出液性暗区,出血性坏死型胰腺炎时,肿大的胰腺内可出现斑片状坏死灶。

3.经内镜逆行胰胆管造影

可了解胆道系统有无异常,如结石、狭窄等。同时亦可了解胰管情况,但经内镜逆行胰胆管造影作为侵入性检查不可能用于常规诊断。

4.CT 检查

薄层动态 CT 增强扫描是目前最为理想的无创性影像学检查方法。目前对用 CT 进行胰腺炎分级意见不一。Perez 将 CT 变化分为 6 级：①正常；②局限或弥漫的胰腺增大，包括轮廓不规则，非出血性腺体增强及腺体内少量液体积聚；③内在胰腺异常现象模糊及发现炎性改变的条纹样密度；④单个胰外液体积聚；⑤两个或更多的胰外液体积聚；⑥胰腺及其邻近部位气体积聚或胰外液体大量累及腹膜后间隙。动态的增强 CT 成为临床诊断胰腺有无坏死或坏死程度的金标准。

5.MRI 检查

MRI 检查无创伤性，无 X 线辐射，软组织分辨率高，可做任意切面的成像。急性胰腺炎时胰腺明显肿大，边缘模糊不清，由于炎症和水肿的改变，在 T_1 加权像上表现为低信号，T_2 加权像上出现高信号。但 MRI 所获得的影像并不比 CT 更清晰。

四、诊断及病程分期

重症急性胰腺炎指急性胰腺炎伴有脏器功能障碍，或出现坏死、脓肿或假性囊肿等局部并发症者或两者兼有。腹部体征包括明显的压痛、反跳痛、肌紧张、腹胀、肠鸣音减弱或消失、可以有腹部包块、偶见腰肋部皮下瘀斑征（Grey-Turner 征）和脐周皮下瘀斑征（Cullen 征）。可以并发一个或多个脏器功能障碍，也可伴有严重的代谢紊乱，包括低钙血症，血钙低于 1.87 mmol/L（7.5 mg/dL）。增强 CT 为诊断胰腺坏死的最有效方法。B 超及腹腔穿刺对诊断有一定的帮助。重症急性胰腺炎的 APARCHE Ⅱ 评分在 8 分或 8 分以上。Balthazar CT 分级在 Ⅱ 级或 Ⅱ 级以上。重症急性胰腺炎无脏器功能障碍者为 Ⅰ 级，伴有脏器功能障碍者为 Ⅱ 级。

病程可分为三期，但不是所有患者都有三期病程，有的只有第一期，有的有两期，有的有三期。

(一)急性反应期

自发病至 2 周左右，常可以有休克、呼吸衰竭、肾衰竭、脑病等主要并发症。

(二)全身感染期

2 周～2 个月，以全身细菌感染、深部真菌感染（后期）或双重感染为其主要临床表现。

(三)残余感染期

时间为 3 个月以后，主要临床表现为全身营养不良，存在后腹膜或腹腔内残腔，常常引流不畅，窦道经久不愈，伴有消化道瘘。

五、鉴别诊断

(一)穿透性或穿孔性消化性溃疡

消化性溃疡尤其是后壁溃疡如发生穿透或穿孔，临床上可与胰腺炎时表现类似。上消化道 X 线造影和胃镜检查对于诊断消化性溃疡有价值，但不一定能除外胰腺炎。腹部平片或腹部透视如显示腹腔内游离气体，则可诊断为内腔穿孔，但约 2/3 的穿孔性消化性溃疡患者腹腔内可无游离气体。典型的胰腺炎时，疼痛往往逐渐加剧，以仰卧位为甚，坐位和前倾位可减轻，并向左腰背部放射。由于胰腺位于胃之后，炎症处于深部，通常只引起轻度肌紧张，不致达到板硬的程度。

（二）胆石症

胆石症与急性胰腺炎都有腹痛、背部痛、发热、黄疸及高淀粉酶血症的特点，胆总管结石主要临床表现是上腹部或右上腹阵发性剧烈绞痛，阻塞性黄疸，寒战与发热，称为 Charcot 三联征。镇静剂、麻醉剂、镇痛剂常有效，而重症急性胰腺炎的疼痛多位于上腹部，疼痛较急性胆囊炎或胆石症更为剧烈，且向左腰部放射，疼痛一般不能被镇痛解痉剂所缓解。重症急性胰腺炎的血、尿淀粉酶常升高，而急性胆囊炎、胆石症患者的血、尿淀粉酶多正常。B 超、CT 检查可发现结石及胆道系统扩张，高度提示胆石的诊断，X 线检查对胆石症诊断意义也很大，含钙质的胆石在 X 线平片上呈不透 X 线的阴影，胆道造影可发现胆囊与胆总管内透 X 线的结石影像。不过本病也可诱发 AP。

（三）急性胆囊炎

急性胆囊炎多见于女性，发病年龄以 20～40 岁最多。急性胆囊炎疼痛一般位于右上腹部胆囊区，程度较剧烈而持久，常有间歇性加剧，可向右肩放射，墨菲征是一个有重要诊断意义的体征。胆囊平片可发现结石，B 超可发现胀大和充满积液的胆囊和结石征象。急性胆囊炎尤其是胆囊炎穿孔引起胆汁性腹膜炎与急性胰腺炎特别是坏死性胰腺炎更易混淆，一般言之，SAP 的疼痛较之胆囊炎激烈，疼痛较持久，不易为解痉、止痛药所缓解。

（四）急性肠梗阻

急性机械性肠梗阻腹痛为急性发作，呈阵发性、波浪式绞痛，多位于脐周或下腹部；绞痛时伴有肠蠕动增加，可见膨胀的肠轮廓和肠型；X 线腹部透视可见梗阻以上的肠管扩张，其中充以液体及气体，形成液气平面。急性胰腺炎时发生的胰腺、腹腔的炎症和缺血是引起肠梗阻的主要原因，有时也可以看到上腹部有少数肠襻因肠麻痹而充气现象，故仅凭 X 线检查并不能作出鉴别。唯急性肠梗阻的腹痛阵发性加剧更为明显，而急性胰腺炎引致的肠梗阻常随胰腺炎病情的好转而消失，当然也随着胰腺炎病情的加重而加重。腹部穿刺均为血性渗出液，而后者其淀粉酶可明显增高。

（五）心绞痛和心肌梗死

少数急性心肌梗死患者可仅表现为上腹部的急性疼痛，伴恶心、呕吐，甚至可有腹肌紧张，上腹压痛，类似外科急腹症，有时可被误诊为急性胰腺炎。因此，临床上遇到 40 岁以上的患者，罹患病因未明的急性腹痛，尤其是有高血压、动脉粥样硬化，或过去有心绞痛发作史者，要警惕急性心肌梗死的可能性。

（六）异位妊娠破裂

异位妊娠破裂发病年龄多在 26～35 岁妇女，大多可追问到停经史；大多有不规则阴道流血，量少；腹痛急性发作，大多位于全下腹，其次为右下腹与左下腹；腹部检查有明显压痛，腹肌紧张不一定存在；阴道检查发现宫颈疼痛明显，后穹隆饱满膨出及触痛明显；腹腔穿刺或后穹隆穿刺可抽到不凝固之血液；妊娠试验及 B 超检查有助于确诊。

（七）急性胃肠炎

急性胃炎一般起病较急，在进食污染食物后数小时至 24 小时发病，散发性急性胃肠炎患者如就诊时未发生腹泻，而以剧烈的腹痛为主诉，可能误诊为 AP。但急性胃炎一般有水样泻，呕吐之后腹痛往往减轻，病情常于短期内好转。

六、病情判断

由于重症急性胰腺炎病情变化迅速，预后凶险，单凭临床经验难以正确估计，因此严重度的评估具有十分重要的临床意义。

（一）Ranson 评分标准

该评分标准与病死率有明显关系,3 分以下为 0.9%,3~4 分为 16%,5~6 分为 40%,6 分以上为 100%。该标准为临床重症急性胰腺炎的判断提供了方便,是目前使用最广泛的标准。

（二）Glasgow 评分标准

虽然 Ranson 分级指标有助于对 AP 的预后作出评估,但对 AP 病情的严重程度判定还不够准确,主要适用于酒精中毒所致的急性胰腺炎,对胆道疾病所致的 AP 并不完全适用。因此,Imric 建议修正上述标准,提出改良的 Glasgow 分级标准(以入院 48 小时的结果为依据)。

（三）APACHE Ⅱ 评分标准

由于上述两种评分是根据入院 24 小时或 48 小时内的病情,不能动态估计严重度,而且评分未包括患者以往的身体状况,因此又产生了 APACHE 评分系统来评估 AP 的严重程度。

（四）局部评分系统

全身评分系统是针对疾病严重度,不具备对急性胰腺炎的特异性,因而人们又从胰腺病变的局部来研究对急性胰腺炎严重程度的估计。Mc Mahon 根据腹水量和颜色评价急性胰腺炎的严重程度。凡符合下列 3 个标准中任何一项即为重症胰腺炎:①腹水可容易抽出 10 mL,5 年后学者将液体量改为 20 mL;②腹水为深紫红色,不论其量的多少;③用 1 L 生理盐水灌注腹腔后,仍能抽吸到较深颜色的液体。该判断标准的缺点是只能在入院时采用,不能动态观察病情,对颜色的判断有主观性,目前已很少应用。20 世纪 80 年代中期,CT 技术相当成熟,因其检查准确可靠、无创伤,可动态观察,成为临床诊断胰腺有无坏死和坏死程度的金标准。Balthazar 的 CT 评分系统包括了胰腺和胰外病变,定量较为准确,简单、实用,最有代表性。

根据胰腺炎的分级和胰腺坏死范围的两方面积分评定胰腺炎的严重程度:Ⅰ级,0~3 分;Ⅱ级,4~6 分;Ⅲ级,7~10 分。并发症的发生率和病死率随评分的累计而明显增加:<2 分无死亡,7~10 分的病死率为 17%,大于 7 分可以做手术治疗;A、B 级无并发症,C、D、E 级脓肿发生率 34.6%,D 级病死率 8.3%,E 级病死率 17.4%。我国 1996 年对急性胰腺炎的临床诊断及分级标准的第二次方案中将 Balthazar CT 评分在Ⅱ级或Ⅱ级以上者定为重症胰腺炎。

七、治疗

（一）监护

对于所有急性胰腺炎患者都应加强护理与观察。重型患者应住入监护病房。心电监护;血气分析;血清电解质测定;中心静脉压测定;动态观察腹部体征和肠鸣音改变。

（二）抑制或减少胰液分泌

包括:①禁食及胃肠减压;②抑制胃酸分泌,H_2 受体拮抗剂和质子泵抑制剂既可减少胃酸分泌,减少对胰酶分泌的刺激,又可防止应激性胃黏膜病变的发生;③生长抑素及其衍生物、生长激素,生长抑素及其类似物(奥曲肽)可以通过直接抑制胰腺外分泌而发挥作用,主张在 SAP 治疗中应用。联合应用生长激素+生长抑素可以在多个环节阻断炎性介质的释放,减少肠道细菌和毒素移位,阻断炎性细胞因子链启动后产生的瀑布反应;④缩胆囊素;⑤胰酶抑制剂,抑肽酶、加贝酯等可有抑制胰蛋白酶、糜蛋白酶、弹性酶、脂肪酶的作用;⑥前列腺素族,前列腺素族(PG,包括 PGE_1、PGE_2 及 PGI_2)能抑制多种外源性及内源性刺激引起的胰液分泌;⑦氧自由基清除剂。

（三）血管活性物质的应用

由于微循环障碍在 SAP 发病中起着重要作用,推荐应用改善胰腺和其他器官微循环的药

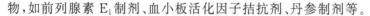

物,如前列腺素 E_1 制剂、血小板活化因子拮抗剂、丹参制剂等。

(四)抗生素的应用

胰腺感染的致病菌主要为革兰阴性菌和厌氧菌等肠道常驻菌。抗生素的应用应遵循:抗菌谱为革兰阴性菌和厌氧菌为主、脂溶性强、有效通过血-胰屏障三大原则。推荐使用喹诺酮类药物联和甲硝唑,疗效不佳时改用其他广谱抗生素,要注意真菌感染的诊断,临床上无法用细菌感染来解释的发热等表现时,应考虑到真菌感染的可能,可经验性应用抗真菌药,同时进行血液或体液真菌培养。也可经供应胰腺血管内注入抗生素。

(五)腹腔灌洗

对于 SAP 可采取腹腔灌洗疗法,目的在于清除腹腔内的渗出液、各种活性酶、血管活性物质和细菌及其毒素。

(六)血液滤过

72 小时短时血滤可使促炎因子下降,患者 SIRS 表现缓解。

(七)营养支持

SAP 患者常先施行肠外营养,待病情趋向缓解,则考虑实施肠内营养,肠内营养的实施是指将螺旋型鼻空肠管放置 Treitz 韧带远端,输注要素营养物质并观察患者反应,如能耐受则逐渐加大剂量,应注意补充谷氨酰胺制剂。对于高脂血症患者,应减少脂肪类物质的补充。进行肠内营养时,应注意患者的腹痛、肠麻痹、腹部压痛等胰腺炎症状和体征是否加重。

(八)预防和治疗肠道衰竭

对于 SAP 患者,应密切观察腹部体征及排便情况,检测肠鸣音的变化,及早给予促肠道动力药,包括生大黄、硫酸镁、乳果糖等;给予微生态制剂调节肠道菌群;应用谷氨酰胺制剂提高肠道免疫功能;同时可应用中药如皮硝外敷腹部。病情允许下尽快饮食或实施肠内营养对预防肠道衰竭具有重要意义。

(九)中医中药

单味中药,如生大黄 50 g 胃管内注入或直肠内滴注,每天 2 次,复方制剂如清胰汤、柴芍承气汤等。中药制剂通过降低血管通透性、抑制巨噬细胞和中性粒细胞活性、清除内毒素达到治疗功效。

(十)内镜治疗

在有条件的单位,对于怀疑或已经证实的胆源性 SAP,应尽早(48 小时内)行鼻胆管引流术或内镜下括约肌切开术(EST)。目前认为,只要操作得当,急性胆源性胰腺炎(ABP)发作时行经内镜逆行胰胆管造影、EPT 术是安全的,不会增加并发症及死亡。

(十一)并发症的处理

急性呼吸窘迫综合征是 SAP 的严重并发症,处理包括机械通气和大剂量、短程糖皮质激素的应用,如甲泼尼龙。必要时行气管镜下肺泡灌洗术;急性肾衰竭主要是支持治疗,稳定血流动力学检测,静脉补液,必要时使用血管活性药物。SAP 胰液积聚者部分会发展为胰腺假性囊肿,对于胰腺假性囊肿应密切观察,部分会自行吸收,若假性囊肿直径>6 cm,且有压迫现象和临床表现,可行穿刺引流或外科手术引流。胰腺脓肿是外科干预的绝对指征。

(十二)手术治疗

坏死胰腺组织继发感染者在严密观察下可考虑外科手术,对于重症病例,主张在重症监护和强化保守治疗的基础上,经过 72 小时,病情仍未稳定或进一步恶化者可进行手术治疗。

（李　昌）

第八章

泌尿系统常见急危重症

第一节 肾脏损伤

一、病因与分类

(一)闭合性损伤

造成肾脏闭合性损伤的外力因素可以是直接外力,也可以是间接外力。直接外力引起的闭合性损伤往往是钝性外力直接撞击腹部、腰部或背部造成的肾实质损伤。由交通事故、体育活动撞击或暴力冲突等产生的外力挤压肾脏,并导致肾脏与脊柱、肋骨相撞,引起肾实质损伤或裂伤。

间接外力引起的闭合性损伤主要是指身体剧烈运动或体位变化导致的肾实质损伤。机动车突然减速、高处坠落等可以诱发瞬间的肾脏过度活动,进而导致肾实质裂伤、肾血管内膜撕脱或肾盂输尿管连接部断裂等。由轻微外力引起肾损伤的患者,其肾脏往往存在某种先天性或病理性改变,如肾盂输尿管连接部狭窄导致的肾积水、肾肿瘤等。

(二)开放性损伤

开放性肾脏损伤主要以刀刺伤、枪击伤多见。刀刺伤引起的肾损伤往往为肾脏贯通伤,严重时可以同时穿透肾实质、集合系统及肾血管。此外,肾损伤的程度与刀具或匕首的长短、粗细、刺入部位和深度密切相关。枪击伤引起的肾脏贯通伤通常伴有延迟性出血、尿外渗、感染及脓肿形成等表现,这是由于子弹穿过肾脏可产生放射性或爆炸性能量,其气流冲击作用使软组织呈洞状损坏,其组织破坏程度与发射子弹的速度相关,并易出现延迟性组织坏死。

(三)医源性损伤

医源性损伤是在疾病诊断或治疗过程中发生的肾损伤,如体外冲击波碎石、肾盂输尿管镜、经皮肾镜以及腹腔镜检查或治疗时造成的损伤。常见的医源性肾损伤是肾血管损伤引起的大量出血、肾实质损伤引起的肾周血肿、肾裂伤以及肾脏集合系统损伤引起的尿外渗等。

(四)自发性肾破裂

自发性肾破裂是在无明显外伤情况下突然发生的肾实质、集合系统或肾血管的损伤,临床较罕见。自发性肾破裂的发生往往由肾脏本身病变所致,如巨大肾错构瘤或肾癌、肾动脉瘤、肾积水以及肾囊肿等疾病。

二、发病机制

肾损伤的发生机制和肾损伤的分类密切相关。

对于闭合性肾损伤的患者,直接外力和间接外力引起损伤的机制也有所不同。直接外力引起的闭合性肾损伤是由于肾脏局部承受的压力突然增加,导致肾脏移位并撞击邻近骨骼,或肾被膜破裂而产生。间接外力引起的闭合性肾损伤主要是由于肾脏随呼吸正常活动的范围突然加大,导致肾脏过度活动而产生。

显而易见,开放性肾损伤的发生就是肾脏直接受到外界创伤的结果。一般认为,80%贯通性肾损伤约同时合并多处脏器的损伤。肾损伤的发生机制也与是否发生泌尿系统以外的脏器损伤相关,累及肾脏的腹部贯通伤占6%～17%。文献报道,贯通性肾损伤合并胸腔或腹腔脏器损伤的比例高达85%～95%,而贯通性肾损伤的发生与体表受伤的部位相关。当刀刺进入部位在腋前线或腋后线时,同时合并其他脏器损伤的肾损伤仅占12%。

肾蒂血管损伤的发生主要见于开放性肾损伤的患者,但是也有20%左右闭合性肾损伤的患者可以表现为肾血管损伤。国内外的文献报道显示,在肾蒂血管损伤的患者中,肾动脉、肾静脉均损伤者占47%,肾静脉损伤者占34%,而肾动脉损伤者仅占19%。

三、诊断

在肾损伤的诊断中,最主要的一项内容就是了解创伤或外伤史,同时配合全面的体格检查和各种辅助检查,对患者进行全面的评估,获得明确的诊断。

(一)创伤史

对于创伤史的了解,应该首先考虑患者的受伤程度和病情的危急状况,在尽可能短的时间内了解外伤或创伤现场的情况,有无体表创伤的发生,体表创伤的部位,深度和利器的种类。无论损伤是来自钝器直接暴力或刀刺贯通伤,根据体表解剖特点,如果受伤部位是后背、侧腰部、上腹部或下胸部,均可能导致肾损伤。贯通伤的利器或子弹类型等也是需要询问并记录的重要内容,这不仅可评估损伤程度,也有助于确定失去血供组织清创术的范围。如创伤是因机动车交通事故所致,需了解机动车车速,伤者是司机、乘客还是行人。对于高处坠落伤,应了解坠落高度及坠落现场地面情况。无论是机动车还是高处坠落突然减速致伤,即使未出现血尿也不能忽略有肾损伤的可能,必须进一步检查以明确有无肾损伤和是否需要外科治疗。

(二)临床表现

患者受到各种创伤后的临床表现非常复杂,同时,临床表现会随时发生变化,因此,在了解创伤史的同时,应该掌握其临床表现的特征,达到不延误治疗时机的目的。

1.休克

患者受到各种创伤后发生的休克包括创伤性休克和失血性休克。创伤性休克是由于创伤后腹腔神经丛受到创伤引起的强烈刺激,导致血管张力下降和心排血量下降,出现暂时性血压下降所致,一般情况下,经输液治疗后可以获得恢复。而失血性休克是因为肾损伤伴随大量出血和血容量的减少,导致血压下降,需要及时输血补充患者的血容量,并同时采用各种方法止血,迅速达到救治目的。

2.血尿

尽管血尿被认为是肾损伤最常见、最重要的临床表现,但是我们不能忽略的是,有5%～

10％肾损伤的患者可以暂时没有血尿的表现。出现肉眼血尿通常预示着患者有较严重的肾损伤，但是血尿的严重程度并不完全与损伤机制及肾损伤的程度相关。某些重度肾损伤，如肾血管断裂、肾盂输尿管连接部破裂、输尿管断裂或血块阻塞输尿管，可能表现为镜下血尿，甚至无血尿。而在受到创伤前有明确肾脏疾病的患者，如肾肿瘤、肾血管畸形、肾囊肿患者等，有时较轻的创伤也会导致不同程度的血尿。

3.疼痛

疼痛往往是患者受到外伤之后的第一个症状。一般情况下，疼痛部位和程度与受创伤的部位和程度是一致的。疼痛症状可以由肾被膜下出血导致的张力增加引起，表现为腹部或伤侧腰部的剧烈胀痛等疼痛症状，输尿管血块梗阻引起的疼痛常表现为钝痛。血块在输尿管内移动可导致痉挛，出现肾绞痛症状。肾损伤后出现的肾周血肿和尿外渗通常伴随明显的进行性局部胀痛，部分患者可以触到腰部或侧腹部肿块。

如果肾损伤引起的出血仅局限于腹膜后，则症状以腰肌紧张、僵直以及较剧烈的疼痛为主。如果腹膜后血肿或尿液刺激腹膜或后腹膜破裂，血肿进入腹膜腔，就会出现明显的腹痛和腹膜刺激征。同时合并腹腔脏器损伤的患者也会表现出明显的腹膜刺激征，但是出现腹膜刺激征并非一定有腹腔脏器损伤。在我国一项250例肾损伤患者的调查中，有腰痛症状者占96％，有腹膜刺激者占30％，而合并腹腔脏器损伤者仅占8.8％。

4.多脏器损伤

肾损伤合并其他脏器损伤的发生率和创伤部位与创伤程度有关，与肾损伤同时出现的合并伤主要涉及与肾相邻的脏器，如肝、脾、胰腺、胸腔、腔静脉、主动脉、胃肠道、骨骼及神经系统等。有合并伤的肾损伤患者其临床表现更为复杂。合并腹腔内脏器损伤者主要表现为急腹症及腹胀等症状，合并胸腔脏器损伤者多表现为呼吸循环系统症状，合并大血管损伤的患者可以表现为失血性休克，合并不同部位骨折及神经系统损伤的患者也会出现相应的临床表现。近期，国内多篇报道显示，肾损伤合并其他脏器损伤者占14％～41％，而国外报道明显高于国内，闭合性损伤合并其他脏器损伤者占44％～100％。贯通性肾损伤合并腹腔胸腔脏器损伤者占80％～95％，其中，枪伤全部合并其他脏器损伤。

（三）体格检查

对所有创伤患者，首先应该积极监测其各项生命体征的变化，定时监测其血压、脉搏、呼吸及意识等。如果患者的收缩压小于12.0 kPa(90 mmHg)，应该考虑有发生休克的可能。在进行全面体格检查时，注意观察创伤的部位和创伤程度，如果受伤部位在下胸部、上腹部、腰部并伴随有血尿等症状时，应考虑有肾损伤的可能。若腰部或腹部可触及肿块，表明有严重肾损伤和腹膜后出血的可能。对于体表或体内有利器残留的患者，应该观察利器扎入体内的深度，是否伴随出血或尿液样体液的流出，以及利器是否随呼吸移动等特征。

因肾损伤同时合并腹部脏器损伤发生率高达80％，临床检查时要排除是否合并腹部脏器损伤。对于已经明确有腹部脏器损伤的患者，应该注意有无同时发生肾损伤的可能。

（四）尿液检查与分析

对于疑有肾损伤的患者，应尽早获取其尿液标本，进行检测，判断有无血尿的发生。血尿的判断分为肉眼血尿和镜下血尿两种，出现肉眼血尿的患者，同时还应该通过血尿的状况，如有无血块等，初步判断出血量以及是否需要留置尿管进行膀胱冲洗等。尿液标本收取过程中，应特别注意收集伤后第一次尿液，因为有些伤者在受伤后第一次排尿为血尿，而之后的几次排尿会由于

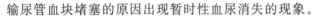

输尿管血块堵塞的原因出现暂时性血尿消失的现象。

(五)影像学检查

影像学检查包括腹部平片、静脉尿路造影、CT、肾动脉造影、超声检查、MRI及逆行造影等各种类型检查手段。

1.B超

由于B超检查的普及,以及其快捷方便的特点,对于怀疑有肾损伤,尤其是闭合性损伤的患者,应该尽早进行B超检查,必要时可以反复进行B超检查,进行动态对比,目的是对肾损伤获得早期诊断。由于B超具有方便可靠的特点,在肾损伤的影像学检查中,B超检查被认为是首选检查手段。

B超检查可以判断肾脏体积的变化,有无严重肾实质损伤的存在,肾血管的血流是否正常等,同时也能够对肾脏有无积水,肿瘤占位等病变作出判断。B超检查可作为对造影剂过敏、不能接受X线检查的患者(如妊娠妇女)及群体伤员的一种筛查性手段。

2.腹部平片与静脉尿路造影

腹部平片应包括双肾区、双侧输尿管及膀胱区。在获得腹部平片后,应该首先观察骨骼系统有无异常、伤侧膈肌是否增高等泌尿系统之外的变化,及时判断有无多脏器损伤的可能。对于开放性肾损伤的患者,通过腹部平片还可以了解体内有无金属利器、断裂刀具以及子弹或碎弹片的残留。

静脉尿路造影通常采用大剂量造影剂快速静脉推入后连续观察的方法,当静脉尿路造影显示患肾不显影时,表明肾功能严重受损,可能为肾损伤严重或肾动脉栓塞,而肾动脉栓塞的可能性约占50%。

3.CT

CT对肾周血肿及尿外渗范围的判断能力均优于静脉尿路造影。采用增强扫描可观察肾实质缺损部位、程度,辨别有无肾动脉或分支的损伤和栓塞;采用螺旋CT可更清晰地显示复杂肾损伤的生理解剖学图像。CT应包括全腹及盆腔,必要时口服对比剂或灌肠,以排除胃肠道的破裂,达到了解腹膜内脏器有无合并伤的目的,为重度肾损伤患者是否能采用非手术治疗提供更多信息,避免过多开放手术导致有肾切除的风险,尤其是孤立肾及双肾损伤患者。

CT平扫对创伤部位、深度,肾血管损伤,有无尿外渗及肾功能的判断效果差,常需增强扫描补充。临床经验认为,无论是闭合性还是贯通性损伤,常常以CT作为首选,可减少过多地搬动患者,并能为病情判断提供更快、更有价值的信息。

四、分级

肾损伤的分级在肾损伤的诊断与治疗中意义重大,对肾损伤严重程度的正确评估是制订合理的进一步检查和处理措施的基础。而根据肾损伤的分级判断患者能否进行进一步检查,选择何种治疗手段,可以最大限度地达到救治患者及保护患肾的目的。

最初,肾损伤按其损伤机制进行分类,即分为闭合性损伤及贯通性损伤,其中包括医源性损伤及自发性肾破裂等。

为了方便临床诊治,有研究者提出肾损伤只分轻度和重度。轻度损伤为肾挫伤、被膜下少量血肿、肾浅表裂伤;重度损伤为肾深层实质裂伤、裂伤深达髓质及集合系统、肾血管肾蒂损伤、肾破碎、肾周大量血肿。轻度损伤占70%,破碎肾和肾蒂损伤占10%~15%。也有研究者将肾损伤分为轻度、中度、重度。轻度损伤为肾挫伤和小裂伤,占70%;中度损伤为较大裂伤,约占

20％;重度损伤为破碎伤及肾蒂损伤,约占10％。

然而,这些分级及分类方法只是根据肾脏本身的损伤程度而定的,并不完全反映伤者的整体状况。创伤患者的特点和整体状况密切相关,如肾损伤常常同时合并多脏器的损伤。然而,目前研究者关注更多的问题是对肾损伤的评估应该建立在对患者全身状况正确评估的基础上,尤其是合并多脏器损伤的患者,在进一步的临床检查和治疗过程中常常需要多个科室医师的密切配合。因此,任何肾损伤的分级方法都不能代替对患者全身状况的评估。

五、肾脏损伤的治疗

在肾损伤的临床治疗中,如何选择手术时机和手术方法一直都是泌尿外科医师关注的问题。在决定治疗方式之前,更重要的一点就是需要判断患者是否具有手术适应证,主要是根据患者的创伤史、损伤的种类与程度、送入急诊室后的临床表现及全面检查的结果决定。

(一)急诊救治

实际上,对于被送入急诊室的创伤患者,临床治疗和检查是同步进行的。通过对血压、脉搏、呼吸及体温等生命体征的监测,需要立即决定患者是否需要输血、输液或复苏处理,在询问创伤史的同时,完成各项常规检查。根据创伤的分类,初步判断患者是单纯肾损伤还是多脏器损伤。对于仅被怀疑为单纯肾损伤的患者,应该根据患者有无血尿、血尿常规检查和B超等辅助检查的结果决定患者进一步的治疗计划。如果患者是多脏器损伤,需要与相关科室的医师取得联系,共同决定下一步临床检查的内容和救治方案。

(二)保守治疗

90％以上的肾脏闭合性损伤的患者可以通过保守治疗获得治疗效果。近年来,随着影像技术的进展与普及,尤其是CT检查可以对闭合性肾损伤患者肾脏损伤的程度获得明确的判断,手术探查发生率明显下降。手术探查往往会出现难以控制的出血而导致患肾切除,因此,需要严格把握手术探查的适应证。一般认为,接受保守治疗的患者应该具备以下条件:①各项生命体征平稳;②闭合性损伤;③影像学检查结果显示肾损伤分期为Ⅰ、Ⅱ期的轻度损伤;④无多脏器损伤的发生。

在保守治疗期间,应密切观察患者的各项生命体征是否平稳,输液,必要时输血补充血容量,行维持水、电解质平衡等支持疗法,并给以抗生素预防感染。注意血尿的轻重,腹部肿块扩展及血红蛋白、血细胞比容的改变。若患者尿量减少,要注意患者有无休克或伤后休克期过长,发生急性肾衰竭的可能。若患者有先天性畸形肾或伤前有病理性肾病,如先天性孤立肾,对侧肾有病理性肾功能丧失而发生肾血管栓塞,尿路血块梗阻等均可导致尿量减少或无尿。必要时进行影像学检查或复查,随时对是否出现肾损伤进展或并发症进行临床判断。在观察期间,当患者病情有恶化趋势时,应及时处理或手术探查。

接受保守治疗的患者需要绝对卧床2周以上,直到尿液变清,并限制活动至镜下血尿消失。因伤后损伤组织脆弱,或局部血肿,尿外渗易发生感染,因此,伤后1～3周患者常因活动不当而导致继发出血。

(三)介入治疗

随着血管外科介入治疗的发展,越来越多的肾损伤患者可以通过介入治疗获得明确的效果。若患者合并出血但血流动力学平稳,或由于其他损伤不适宜开腹探查或发生延迟性再出血,或术后肾动静脉瘘及肾动脉分支损伤,均可采用选择性动脉插管技术,在动脉造影的同时栓塞出血的肾动脉。由于介入治疗失败后还存在外科治疗的可能,因此对暂时不具备外科治疗适应证,同时存在出血风险的患者,可以考虑进行血管造影及介入治疗。目前,介入治疗可以达到超选择性血管栓塞的效果,对止血以及保护肾功能都具有临床意义。介入治疗尤其适用于对侧肾缺如,或对侧肾功能不全的肾损伤患者。肾损伤患者介入治疗后需要卧床休养和观察,在此期间,一旦病情发生变化,应该积极准备下一步的外科治疗。

(四)外科治疗

对于肾损伤患者,在决定外科治疗时应该考虑的几个问题是:该患者是否需要手术治疗,手术是治疗的目的是外科探查的手术还是目标明确的肾修补术。在外科治疗之前一定要明确对侧肾脏的状况,同时要告知患者及其家属有切除伤侧肾脏的可能。因为不论是手术探查还是肾修补术,手术前都很难判断伤侧肾脏的具体情况,必要时术者需要术中向患者家属交代病情,决定手术方式。

1.外科探查

外科探查主要见于下列几种状况。

(1)难以控制的出血:对于由于肾外伤导致大量的持续性显性出血的患者或全身支持疗法不能矫正休克状态的患者,应立即行手术止血,挽救生命。可以在手术中进行静脉尿路造影了解双肾功能。

(2)腹部多脏器损伤:腹部脏器损伤是手术适应证。肾损伤往往伴有腹部多脏器损伤,采用CT、超声波等综合诊断后可以进行手术,同时探查肾脏损伤状况。

(3)大量尿外渗:尿外渗是由于肾损伤导致肾脏集合系统,包括肾盂、输尿管连接部损伤断裂所致。少量的尿外渗大部分可以自然愈合,大量的尿外渗可形成尿性囊肿,继发感染后导致脓肿及肾出血。对于肾损伤后出现大量尿外渗的患者,应该积极进行手术探查,尽早修补集合系统的损伤。

2.外科探查原则

外科探查原则主要有以下几点。

(1)对于外科探查前或打开腹膜后血肿前未做影像学检查者,应于手术中行大剂量静脉尿路造影,了解肾损伤严重程度及对侧肾功能。对于对侧肾脏有病理性改变及先天缺如者,应尽力保留伤肾。对于对侧肾功能正常者,原则上也须尽力保留伤肾,不能轻易切除伤肾。

(2)在打开后腹膜清除肾周血肿暴露肾脏前,必须控制肾脏的血液循环,以避免出现难以控制的出血而导致生命危险及患肾切除。

(3)探查时需控制肾血管温度,缺血时间不应超过60分钟,如超时60分钟,需用无菌冰降温并给予肌酐以保护肾功能的恢复。

(4)暴露整个肾脏并仔细检查肾实质、肾盂、输尿管及肾血管,评估其损伤程度,注意有无失去活力组织及尿外渗。

(5)需彻底清创,尤其是因枪伤所致的肾损伤,清除因子弹爆炸效应出现的组织缺血坏死,可减少术后感染、出血及高血压等并发症。

(6)腹膜后留置导管引流。因肾损伤常累及集合系统,术后尿外渗及渗血可经引流管导出,避免术后尿性囊肿及感染等并发症。

3.外科探查手术入路

(1)急性肾创伤的手术探查最好采取经腹途径,以便探查腹腔脏器和肠管,通常取剑突下至耻骨的腹正中切口,此入路能在打开肾周筋膜清理血肿前游离并控制双肾的动脉及静脉。

(2)迅速进入腹腔,在出血不严重时探查腹腔脏器并可修补,在探查肾脏之前,如有必要,应先对大血管、肝脏、脾脏、胰腺和肠管创伤进行探查及处理。当证实出血主要来自肾脏时,应尽快暴露肾血管及肾脏控制出血。

(3)由于腹膜后有大量血肿,导致正常解剖关系被破坏至变形,需仔细辨别,可提起小肠暴露后腹膜,在肠系膜下动脉、主动脉前壁向下剪开后腹膜。当血肿过大,难以辨认主动脉时,可以肠系膜静脉作为标志,祛除血肿找到主动脉前壁向下剪开后腹膜。

(4)从左肾静脉与下腔静脉连接处提起左肾静脉,较易暴露双侧肾动脉和腹主动脉。游离双肾的动脉与静脉,应注意,约25%患者双侧有多个肾动脉而15%患者有多个肾静脉。约80%多个肾静脉者发生在右侧肾脏。

(5)将游离的肾脏血管分别用橡皮带提起或用无损伤血管钳夹住,确保肾血管已得到控制后,提起伤肾侧结肠,剪开侧腹膜并打开肾周筋膜,清理肾周血肿并完全暴露肾脏,观察肾脏损伤程度及范围。也可分别从升结肠或降结肠外侧腹膜处剪开,上至肝区或脾区,将结肠推向中线,暴露肾脏血管。

4.肾修补缝合术和肾部分切除术

当肾裂伤比较局限时,可行肾脏修补缝合术控制出血。若肾上极或下极有严重裂伤,也可采用肾部分切除术。在控制肾血管及暴露肾脏之后,剥离肾包膜并尽可能保留肾包膜,锐性清除破碎及无活力组织。若肾创伤断面有撕裂肾盏或肾盂及较大血管,可用蚊式钳夹住并以4-0可吸收铬制线间断缝扎,关闭破碎集合系统及止血,再以2-0铬制缝线通过肾包膜贯穿褥式缝合裂开的肾实质,以游离的包膜遮盖肾裂伤处,避免术后出血。结扎缝线时应松紧适度,于裂伤及缝线处置垫备好的脂肪或可吸收的明胶海绵,避免结扎缝线用力过度,撕裂肾实质。若包膜短缺,也可用带蒂网膜或邻近裂伤处腹膜遮盖创面并缝合止血。行网膜中间切开时,勿损伤主要血管。将其网膜片由外侧裹向前方,可用1-0可吸收肠线绑扎数道,避免大网膜滑脱。开放肾循环观察无出血后,冲洗伤口并于腹膜后留置引流管一根,缝合伤口。大网膜包裹伤肾,取材方便,能增加伤肾血供,可促进其恢复。

肾脏损伤后的修复技术可影响损伤的愈合,过多缝合肾实质可能导致局部压迫性坏死,破坏肾实质的结构。因此,应尽可能缝合肾包膜而少缝肾实质。包膜不够时可用腹膜或大网膜移植皮片或特殊结构网套(聚乙醇酸网)包绕肾脏,该网套60天内可完全吸收。肾被膜重建完整,而用肠线缝合者,3个月仍有肠线残留且伴炎性反应。因此,合成缝线较铬制肠线更佳。

5.肾切除术

若术中发生难以控制的出血、肾蒂损伤、集合系统断裂无法修复与吻合,或肾栓塞时间过长,功能难以恢复时,在对侧肾功能良好的情况下可考虑行肾切除术。以肾蒂钳双重钳夹肾蒂,剪断肾蒂血管,用10号丝线双重结扎及缝扎肾蒂血管,钳夹及剪断上段输尿管,以7号丝线结扎输尿管远端。切除伤肾后清除血肿并冲洗肾窝,如止血充分可不置引流管,如放置引流,可于术后1~3天去除。

6.肾切除术的适应证

肾创伤修补术受很多因素影响,对于体温低、凝血功能差的病情不稳定的患者,如果对侧肾脏功能良好,则不应冒险进行肾修补术。如前所述,24小时内有计划的紧急处理(包扎伤口、控制出血、纠正代谢和凝血异常)为治疗提供了选择机会。对于广泛肾创伤,如行肾修补术危及患者生命,应立即采取完整肾切除术。纳什(Nash)和同伴回顾因肾创伤而行肾切除术的患者时发现,77%肾切除手术的施行是因为肾实质、血管创伤和严重的复合伤,其余的23%是在肾修补术中因血流动力学不稳定而被迫施行肾切除术。

7.肾损伤外科治疗术后观察要点

(1)注意观察生命体征,包括血压、脉搏、体温、尿量、尿颜色、伤口出血、血红蛋白、血细胞比容等变化,必要时可用止血药物。

(2)保持卧床2周以上,直到尿液变清。

(3)引流管无血性液体或尿等分泌物排出,可于术后5~10天去除。

(4)抗感染治疗一个月。

(5)定期检测肾功能及进行影像学检查。

(6)观察可能发生的并发症,如延迟性出血、局部血肿、尿性囊肿、脓肿形成及高血压等,必要时应用超声及CT检查。根据不同情况选择穿刺引流、选择性肾动脉栓塞或再次手术肾切除等方法治疗。

(五)医源性损伤的救治

在医源性损伤的救治过程中,及时明确诊断非常重要,由于医源性损伤主要是由各种腔镜操作不当引起的,因此,规范化的腔镜操作是预防医源性损伤的唯一途径。一旦发生医源性损伤,应该及时进行治疗,以免延误最佳治疗时机。

1.肾血管损伤引起的大量出血

腔镜操作引起肾血管或腔静脉损伤继发的大量出血往往来势迅猛,突然之间,腔镜的视野全部被出血掩盖。这时,需要迅速判断可能的出血部位。若经过迅速的腔内处理仍然达不到止血效果,应该及时改开放手术,在清晰的视野下完成损伤血管的修复手术。

腹腔镜操作引起肾静脉或腔静脉损伤的另一个特点是,由于气腹的高压状态,即使发生了损伤也可能无明显的出血,当解除或降低气腹压力后,才能表现出明显的出血。对于这类状况,最好的处理是及时发现出血,可以在降低气腹压力后再次观察,或及时观察引流管的引流液,一旦确认有活动性出血,应积极处理。

2.肾周血肿、肾裂伤或尿外渗

一般,通过手术中的缝合处理,腔镜操作引起的肾周血肿、肾裂伤或尿外渗都能够达到救治的目的,但是需要引起重视的,是手术后应该按照肾外伤的处理原则观察引流液的状况,行必要的卧床休息和追加抗感染治疗。

六、肾脏损伤的并发症

(一)尿外渗和尿性囊肿

据国外报道,闭合性肾损伤尿外渗发生率为2%~18%,而贯通伤为11%~26%。未处理的尿外渗,一般伤后2~5天可在腹膜后的脂肪组织蓄积,随着尿液蓄积增多,周围组织发生纤维化反应,形成纤维包膜或囊壁而形成尿性囊肿。尿性囊肿可在伤后数周内形成,也可在数年后形成,尿外渗或尿性囊肿的出现表明肾的集合系统损伤,也可能因血块、输尿管壁及周围血肿压迫导致尿液引流不畅而外渗。

持久的尿外渗可以导致尿囊肿、肾周感染和肾功能受损。应早期给予这些患者全身抗生素治疗,同时严密观察病情。在多数情况下,尿外渗会自然消退。如果尿外渗持续存在,那么置入输尿管支架常常可以解决问题。对于尿性囊肿,可采用在超声或 CT 引导下的穿刺引流,将 22 号穿刺针经腰部皮肤穿入囊腔,抽取液体标本做常规检查、培养,用扩张器逐个扩张通道,使 F12~F16 导管等进入囊内,排空渗出的尿液。长期引流尿液不能减少或消失,应考虑损伤严重或远端输尿管有狭窄或梗阻因素。尿性囊肿长期刺激和梗阻可使肾周组织纤维化,影响肾脏功能,当肾已失去功能,破坏严重时,在对侧肾功能良好情况下可考虑肾切除术。

(二)延迟性出血

迟发的肾脏出血在创伤后数周内都有发生可能,但通常不会超过 3 周,最基本的处理方法为绝对卧床和补液。迟发性出血的处理应该根据患者全身状况、出血严重程度及影像学检查结果而定,大量出血危及生命时应行急诊手术。如果患者表现为持续性的出血,可以进行血管造影,确定出血部位后栓塞相应的血管。

(三)肾周脓肿

肾创伤后极少发生肾周脓肿,但持续性的尿外渗和尿囊肿是其典型的前兆,肾周脓肿可有急性及慢性两种表现。急性患者可在伤后 5~7 天出现高热、腰背疼痛、叩击痛,甚至腹胀、肠梗阻症状,慢性患者仅表现为低热、盗汗、食欲下降、体重下降,当出现感染迹象时,应特别注意有发生继发性出血的可能,其诊断依据主要是超声与 CT 检查。

对于肾周脓肿患者,早期可以经皮穿刺引流,必要时切开引流,应注意肾周脓肿往往是多房性,当引流不畅时,应手术将其间隔破坏,保证引流通畅,或切除已被破坏的肾脏。根据感染细菌类型及敏感性选用相应抗生素控制感染。

(四)肾性高血压

创伤后很少有早期发生高血压的报道,多数患者出现肾损伤后高血压,一般在伤后一年内。然而,临床发现有早在伤后一天内就有高血压表现的患者,也有在 20 年后才出现高血压的患者。创伤后发生肾性高血压的机制:①肾血管外伤直接导致血管狭窄或阻塞;②尿外渗压迫肾实质;③创伤后发生肾动静脉瘘。在以上因素的作用下,肾素-血管紧张素系统由于部分肾缺血而受到刺激,进而引起高血压。

(牛家林)

第二节 输尿管损伤

一、病因

输尿管是位于腹膜后间隙的细长管状器官,位置较深,有一定的活动范围,一般不易受外力损伤,输尿管损伤多为医源性。

(一)外伤损伤

1.开放性损伤

外界暴力所致输尿管损伤率约为 4%,主要是由刀伤、枪伤、刃器刺割伤引起,损伤不仅可以直接造成输尿管的穿孔、割裂或切断,而且继发感染,导致输尿管狭窄或漏尿。

2.闭合性损伤

闭合性损伤多发生于车祸、高处坠落及极度减速事件中,损伤常造成胸腰椎错位、腰部骨折等。损伤机制有两方面:一方面,由于腰椎的过度侧弯或伸展,直接造成输尿管的撕脱或断裂;另一方面,由于肾脏有一定的活动余地,可以向上移位,而相对固定的输尿管则被强制牵拉,造成输尿管的断裂,最常见的就是肾盂输尿管连接处断裂。

(二)手术损伤

医源性损伤是输尿管损伤最常见的原因,常见于外科、妇产科的腹膜后手术或盆腔手术,如子宫切除术、卵巢切除术、剖宫产、髂血管手术、结肠或直肠的肿瘤切除术等,临床上尤以子宫切除术和直肠癌根治术损伤输尿管最为常见。

(三)器械损伤

随着腔内泌尿外科的发展及输尿管镜技术的不断进步,输尿管镜引起的输尿管损伤率也由7%下降至1%~5%。

1.输尿管插管损伤

在进行逆行肾盂造影、经皮肾镜取石术(PCNL)的术前准备,留置肾盂尿标本等的检查或操作时,需行输尿管插管,若输尿管导管选择不当、操作不熟练会引起输尿管损伤,尤其是在狭窄段和交界段损伤。轻者黏膜充血水肿,重者撕裂穿孔。

2.输尿管镜检查损伤

输尿管扭曲成角或连接、交界处弯曲时,行硬性输尿管镜检查,如果操作不当或输尿管镜型号选择不当,就会损伤输尿管,形成假道或穿孔,甚至输尿管完全断裂。

3.输尿管碎石损伤

无论是选择取石钳、套石篮还是输尿管镜下钬激光碎石,由于较大的结石长期嵌顿刺激,结石周围黏膜水肿,甚至形成息肉,对于这种情况,如果强制通过输尿管镜或导丝,可能损伤输尿管。

4.其他碎石损伤

腔镜下使用激光或体外冲击波碎石治疗输尿管结石,可能会导致不同程度的管壁损伤。

(四)放疗损伤

宫颈癌、前列腺癌等放疗后,输尿管管壁易水肿、出血、坏死,进而形成纤维瘢痕或尿瘘。

二、临床表现

输尿管损伤的临床表现复杂多样,有可能出现较晚,也有可能不典型或被其他脏器损伤所掩盖,常见的临床表现如下。

(一)尿外渗

开放性手术所致输尿管穿孔、断裂,或其他原因引起输尿管全层坏死、断离者,都会有尿液从伤口流出,尿液流入腹腔会引起腹膜炎,出现腹膜刺激征,流入后腹膜,则引起腹部、腰部或直肠周围肿胀、疼痛,甚至形成积液或尿性囊肿。

(二)血尿

部分输尿管损伤中会出现血尿,可表现为镜下或肉眼血尿,具体情况要视输尿管损伤类型而定。输尿管完全离断时,可以表现为无血尿。

(三)尿瘘

溢尿的瘘口一周左右就会形成瘘管,瘘管形成后常难以完全愈合,尿液不断流出,常见的尿瘘有输尿管皮肤瘘、输尿管腹膜瘘和输尿管阴道瘘等。

(四)感染症状

输尿管损伤后,自身炎症反应、尿外渗及尿液聚集等很快引起机体炎症反应,轻者局部疼痛、发热、脓肿,重者发生败血症或休克。

(五)无尿

如果双侧输尿管完全断裂或被误扎,伤后或术后就会导致无尿,但也要与严重外伤后所致休克、急性肾衰竭引起的无尿相鉴别。

(六)梗阻症状

放射性或腔内器械操作等导致的输尿管损伤,由于长期炎症、水肿、粘连等,晚期会出现受损段输尿管狭窄甚至完全闭合,进而引起患侧上尿路梗阻,表现为输尿管扩张、肾积水、腰痛、肾衰竭等。

(七)合并伤表现

合并伤表现为受损器官的相应症状,严重外伤者会有休克表现。

三、诊断

(一)病史

外伤、腹盆腔手术及腔内泌尿外科器械操作后,如果出现伤口内流出尿液或一侧持续性腹痛、腹胀等症状时,均应警惕输尿管损伤的可能性。

(二)辅助检查

1.静脉尿路造影

部分输尿管损伤可以通过静脉尿路造影显示。

(1)输尿管误扎:被误扎的输尿管可能完全梗阻或者通过率极低,导致造影剂排泄障碍,出现输尿管不显影或造影剂排泄受阻。

(2)输尿管扭曲:输尿管可以表现为单纯弯曲,也可以表现为弯曲处合并狭窄,引起完全或不完全梗阻。前者可以显示扭曲部位,后者表现为病变上方输尿管扩张,造影剂排泄受阻。

(3)输尿管穿孔、撕脱、完全断裂:表现为造影剂外渗。

2.逆行肾盂造影

逆行肾盂造影表现为在受损段输尿管插管比较困难,通过受阻,造影剂无法显示,自破裂处流入周围组织。该检查可以明确损伤部位,了解有无尿外渗及外渗范围,需要时可以直接留置导管引流尿液。

3.膀胱镜检查

膀胱镜不仅可以在直视下了解输尿管开口损伤情况,观察有无水肿、黏膜充血,而且可以观察输尿管口有无喷尿或喷血尿,判断中上段输尿管损伤、梗阻的情况。

4.CT

CT可以良好显示输尿管的梗阻、尿外渗范围、尿瘘及肾积水等,配合增强影像可以进一步提高诊断准确率。

5.B超

B超简易方便,可以初步了解患侧肾脏、输尿管梗阻情况,同时发现尿外渗。

6.放射性核素肾图

放射性核素肾图对了解患侧肾功能及病变段以上尿路梗阻情况有帮助。

(三)术中辨别

手术中,如果高度怀疑输尿管损伤,可以应用亚甲蓝注射来定位诊断,方法是将1~2 mL亚甲蓝从肾盂注入,仔细观察输尿管外是否有蓝色液体出现。注射时不宜太多太快,因为过多亚甲蓝可以直接溢出或污染周围组织,影响判断。

四、治疗

处理输尿管损伤时,既要考虑输尿管损伤的部位、程度、时间及肾脏膀胱情况,又要考虑患者的全身情况,了解有无严重合并伤及休克。

(一)急诊处理

(1)首先抗休克治疗,积极处理引起输尿管损伤的病因。

(2)对于术中发现的新鲜无感染输尿管伤口,应一期修复。

(3)如果输尿管损伤24小时以上,组织发生水肿或伤口有污染,一期修复困难,可以先行肾脏造瘘术,引流外渗尿液,避免继发感染,待情况好转后再修复输尿管。

(二)手术治疗

1.输尿管支架置放术

对于输尿管小穿孔、部分断裂或误扎松解者,可放置双J管或输尿管导管,保留2周以上,一般能愈合。

2.肾造瘘术

当输尿管损伤所致的完全梗阻不能解除时,可以肾脏造瘘引流尿液,待情况好转后再修复输尿管。

3.输尿管成形术

对于完全断裂、坏死、缺损的输尿管损伤者或保守治疗失败者,应尽早手术修复损伤的输尿管,恢复尿液引流通畅,保护肾功能。同时,彻底引流外渗尿液,防止感染或形成尿液囊肿。

手术中,可以通过向肾盂注射亚甲蓝,观察术野蓝色液体流出来寻找断裂的输尿管口。当输尿管吻合时,需要仔细分离输尿管并尽可能多保留其外膜,以保证营养与存活。

(1)输尿管-肾盂吻合术:近肾盂处输尿管或肾盂输尿管连接处撕脱断裂者可以行输尿管-肾盂吻合术,但要保证无张力,若吻合处狭窄明显,可以留置双J管作支架,2周后取出。近年来,腹腔镜下输尿管-肾盂吻合术取得了成功,将是一个新的治疗方式。

(2)输尿管-输尿管吻合术:若输尿管损伤范围在2 cm以内,则可以行输尿管端端吻合术,输尿管一定要游离充分,保证无张力的吻合,双J管留置2周。

(3)输尿管-膀胱吻合术:对于输尿管下段的损伤,如果损伤长度在3 cm之内,尽量选择输尿管-膀胱吻合术,该手术并发症少,但要保证无张力及抗反流,双J管留置时间依具体情况而定。

(4)交叉输尿管-输尿管端侧吻合术:如果一侧输尿管中端或下端损伤超过1/2,端端吻合张力过大或长度不足时,可以将损伤侧输尿管游离,跨越脊柱后与对侧输尿管行端侧吻合术。尽管该手术成功率高,但也有研究者认为该手术不适用于泌尿系统肿瘤和结石的患者,以免累及对侧正常输尿管,提倡输尿管替代术或自体肾脏移植术。

(5)输尿管替代术:如果输尿管损伤较长,一侧或双侧病变较重,无法或不适宜行上述各种术式时,可以选择输尿管替代术,常见的替代物为回肠,也有应用阑尾替代输尿管取得手术成功者。近年来,组织工程学材料的不断研制与使用,极大地方便并降低了该手术的难度。

4.放疗性输尿管损伤

长期放疗往往会使输尿管形成狭窄性瘢痕,输尿管周围也会纤维化或硬化,且范围较大,一般手术修补输尿管困难,且患者身体情况较差时,宜尽早行尿流改道术。

5.自体肾脏移植术

当输尿管广泛损伤,其长度明显不足以完成以上手术时,可以将肾脏移植到髂窝中,以缩短距离。该手术要将肾脏缝在腰肌上,注意保护输尿管营养血管及外膜,不过需要注意的是,有8%的自体移植肾者术后出现移植肾无功能。

6.肾脏切除术

损伤侧输尿管所致肾脏严重积水或感染,肾功能严重受损或肾脏萎缩者,如对侧肾脏正常,则可施行肾脏切除术。另外,内脏严重损伤且累及肾脏无法修复者,或存在长期输尿管瘘无法重建者,也可以行肾脏切除术。

(牛家林)

第三节 膀 胱 损 伤

一、病因

膀胱位于盆腔深部,耻骨联合后方,周围有骨盆保护,通常很少发生损伤,其受伤原因大体分为以下三种。

(一)外伤性

外伤性膀胱损伤最常见的原因为各种因素引起的骨盆骨折,如车祸、高处坠落等;其次为膀胱在充盈状态下突然遭到外来打击,如下腹部遭受撞击、摔倒等;少见原因尚有火器、利刃所致穿通伤等。

(二)医源性

医源性膀胱损伤最常见于妇产科、下腹部手术,以及某些泌尿外科手术,如经尿道膀胱肿瘤切除术、经尿道前列腺切除术及输尿管镜检查等均可导致膀胱损伤,尤其是近年来,随着腹腔镜手术的日益开展,医源性损伤更加不容忽视。

(三)自身疾病

自身疾病引起的膀胱损伤比较少见,可由意识障碍引起,如醉酒或精神疾病;病理性膀胱,如肿瘤、结核等可致自发性破裂。

二、临床表现

无论何种原因,膀胱损伤在病理上可大体分为挫伤及破裂两类。前者伤及膀胱黏膜或肌层,

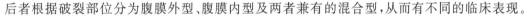

后者根据破裂部位分为腹膜外型、腹膜内型及两者兼有的混合型,从而有不同的临床表现。

轻微损伤者仅出现血尿、耻骨上或下腹部疼痛等;损伤重者可出现血尿、无尿、排尿困难、腹膜炎等。

(一)血尿

血尿可表现为肉眼或镜下血尿,其中肉眼血尿最具有提示意义,有时伴有血凝块,大量血尿者少见。

(二)疼痛

疼痛多为下腹部或耻骨后的疼痛,伴有骨盆骨折时,疼痛较剧。腹膜外破裂者,疼痛主要位于盆腔及下腹部,可有放射痛,如放射至会阴部、下肢等。膀胱破裂至腹腔者,表现为腹膜炎的症状及体征,如全腹疼痛、压痛及反跳痛、腹肌紧张、肠鸣音减弱或消失等。

(三)无尿或排尿困难

膀胱发生破裂,尿液外渗,表现为无尿或尿量减少,部分患者表现为排尿困难,与疼痛、恐惧或不习惯卧床排尿等有关。

(四)休克

休克常见于严重损伤者,由创伤及大出血所致,如腹膜炎或骨盆骨折。

三、诊断

膀胱损伤的病理类型关系到治疗效果,因而应尽量做出准确诊断,和其他疾病一样,需结合病史(如外伤、手术史等)、症状、体征,以及辅助检查综合分析,做出诊断。

膀胱损伤常被腹部、骨盆外伤引起的症状干扰或掩盖,若患者诉耻骨上或下腹部疼痛,排尿困难,结合外伤、手术史,耻骨上区触疼,腹肌紧张,以及肠鸣音减弱等,应考虑膀胱损伤。

(一)导尿检查

一旦怀疑膀胱损伤,应马上给予导尿,如尿液清亮,可初步排除膀胱损伤,如尿液很少或无尿,应行注水试验,即向膀胱内注入 200~300 mL 生理盐水,稍待片刻后抽出,如出入量相差很大,提示膀胱破裂。尽管该方法简便,但准确性差,易受干扰。

(二)膀胱造影

膀胱造影是诊断膀胱破裂最有价值的方法,尤其是对于骨盆骨折合并肉眼血尿的患者。导尿成功后,经尿管注入稀释后的造影剂(如 15%~30% 的复方泛影葡胺),分别行前后位及左右斜位摄片,将造影前后 X 线片进行比较,观察有无造影剂外溢及其外溢部位。腹膜内破裂者,造影剂溢出至肠系膜间相对较低的位置或到达膈肌下方,腹膜外破裂者可见造影剂积聚在膀胱颈周围,也有人采用膀胱注气造影法,向膀胱内注气,观察气腹症,以帮助诊断。需要指出的是,由于 10%~29% 的患者常同时出现膀胱和尿道损伤,故在发现血尿或导尿困难时,应行逆行尿道造影,以排除尿道损伤。

(三)CT 及 MRI

CT 及 MRI 的临床应用价值低于膀胱造影,不推荐使用。但若患者合并其他伤需行 CT 或 MRI 检查,有时可发现膀胱破口或难以解释的腹部积液,应考虑膀胱破裂。

(四)静脉尿路造影

在考虑合并有肾脏或输尿管损伤时,行静脉尿路造影检查,同时观察膀胱区有无造影剂外溢,可辅助诊断。

四、治疗

除积极处理原发病及危及生命的并发症外,对于膀胱损伤,应根据不同的病理损伤类型,采用不同的治疗方法。

(一)膀胱挫伤

对于膀胱挫伤,一般仅需保守治疗,卧床休息,多饮水,视病情持续导尿数天,预防性应用抗生素。

(二)腹膜外膀胱破裂

对于钝性暴力所致的下腹部闭合性损伤,如患者情况较好,不伴有并发症,可仅予以尿管引流,主张采用大口径尿管(22 F),以确保充分引流,2 周后拔除尿管,但拔除尿管前推荐行膀胱造影,同时持续应用抗生素至尿管拔除后 3 天。

以下情况应考虑行膀胱修补术:①钝性暴力所致腹膜外破裂,有发生膀胱瘘、伤口不愈合、菌血症的潜在可能性;②因其他脏器损伤行手术探查时,如怀疑膀胱损伤,应同时探查膀胱,发现破裂,予以修补;③骨盆骨折在行内固定时,应同时修补破裂的膀胱,防止尿外渗,从而减少内固定器械发生感染的机会。而对于膀胱周围血肿,除非手术必须,否则不予处理。

(三)腹膜内膀胱破裂

腹膜内膀胱破裂的裂口往往比膀胱造影所见的裂口要大得多,往往难以自行愈合,因此,一旦怀疑腹膜内破裂,应马上手术探查,同时检查有无其他脏器损伤。若术中发现破裂,应用可吸收线分层修补,并在膀胱周围放置引流管,根据情况决定是单纯行留置导尿管,还是加行耻骨上膀胱高位造瘘,但最近的观点是后者并不优于单独留置导尿管。术后应用抗生素。有时,膀胱造影提示膀胱裂口很小,或患者病情不允许,可暂时行尿管引流,根据病情决定下一步是否行手术探查或修补。

需注意以下两点:①在修补膀胱裂口前,应检查输尿管有无损伤,通过观察输尿管口喷尿情况,静脉注射亚甲蓝或试行逆行插管来判定。对于输尿管壁内段或邻近管口的损伤,放置双 J 管或行膀胱输尿管再植术;②术中如发现直肠或阴道损伤,应将损伤的肠壁或阴道壁游离,重叠缝合加以修补,同时在膀胱与损伤部位之间填塞有活力的邻近组织,或者在修补的膀胱壁处注入生物胶,尽量减少膀胱直肠(阴道)瘘的发生;但当结肠或直肠损伤时,如粪便污染较重,应改行结肠造瘘,二期修补。

(四)膀胱穿通伤

对于膀胱穿通伤,应马上手术探查,目的有二:①观察有无腹内脏器损伤;②观察有无泌尿系统损伤。若发现膀胱破裂,应分层修补,同时观察有无三角区、膀胱颈部或输尿管损伤,视损伤情况做对应处理。当并发直肠或阴道损伤时,处理同上。

对于膀胱周围的血肿,应予以清除,留置的引流管需在腹壁另外戳洞引出,术后应用抗生素。

(牛家林)

第九章

血液系统常见急危重症

第一节　再生障碍危象

在慢性溶血过程中,突然发生短暂的骨髓红细胞系统生血抑制,而引起一过性的严重贫血称再生障碍危象,与再生障碍性贫血不同。本病为自限性、病程短、预后良好。在缺铁性贫血及恶性营养不良等疾病中亦可见到。

一、病因

慢性溶血性疾病发生再生障碍危象的病因,过去一直不为人所知,直到 1981 年 Pattison 等在 6 例呈现再生障碍危象的镰状细胞贫血患儿的血清中发现了人类细小病毒(human parvovirus,HPV)B19,才证明了 HPV 与慢性溶血性贫血再生障碍危象的联系。PVB19 为体积微小、无包膜的单链 DNA 病毒,衣壳呈 20 面体立体对称,直径为 20~25 nm,基因组全长为 516 kb,相对分子质量为 $1.55 \times 10^6 \sim 1.97 \times 10^6$,DNA 占病毒体全重的 1/2。X 线晶体衍射分析重组 B19 样颗粒分辨率为 3.5 A,是第一个接近原子状态的红病毒结构。主要衣壳蛋白多肽折叠呈"果冻卷"样,上有类似于其他 20 面体的 β 桶式模序,与 β 桶相连的 Loop 区形成的结构特性可以区别 B19 和其他细小病毒。在 8 A 分辨率时,B19 不像犬和猫细小病毒,在三维 20 面体的轴线上缺乏针状突起物,这种针状区所含的氨基酸残基可能与宿主识别和抗原性有关,亦表明在自主细小病毒的亚群间存在明显差异。PVB19 衣壳由 58 kD 主要结构蛋白(VP2)和 83 kD 次要结构蛋白(VP1)构成。VP2 占整个衣壳的 95%,VP1 则占 5%。VP1 和 VP2 来源于重叠的 ORF,其蛋白序列为共线性,即在羧基端完全一样;但 VP1 还包含一个区别于氨基端的、由 227 个氨基酸组成的亚基。VP1 和 VP2 由基因组右侧 ORF 编码,而基因组左侧 ORF 则编码 77 kD 的非结构蛋白 NS1。NS1 是一种磷蛋白,具有重要的调节功能,包括解螺旋酶和位点特异性内切酶的活性,以及核定位信号。研究表明,NS1 能影响红系细胞 UT7/Epo-S1 的 G1 阻抑,而非 G2。B19 通过 p6 启动子分别表达结构基因和非结构基因。已有证据表明,NS1 可直接与 p6 启动子和细胞转录因子 Sp1/Sp3 相互作用,以影响转录调控。由于 NS1 的细胞毒作用,目前尚无能在体外持续培养 B19 的细胞系。此外,在被感染细胞中还发现两种多肽的拼接转录。这两种小分子多肽,一个由基因组中段的区域编码,相对分子质量为 7.5,另一个由基因组最右边的区域编码,相对分子质量为 11,但功能不清楚。在 B19 基因组的两末端各由 338 个核苷酸组成反向重复序列,折叠成发夹状结构,此保守序列与病毒的复制有关。PVB19 是一种红病毒。近年来至少发现 3 种红病毒株(B19、A6/K71 和 V9)以及 B19 的新基因型。Servant 等建议将 B19 株归类于基因型-1 红病毒,而新发现的 A6 和 K71 分离株归于基因型-2,红病毒 V9 株则归于基因型-3 的原型。V9 株的核苷酸序列与 B19 相比有 12% 的变异。大多数的变异位于 5' 端 VP1 区;但序列变异点并不局限于这一区域,而是散布于整个基因组中。K71 株分离自感染者皮肤,与 B19 和 V9 相比,分别有 10.8% 和 8.6% 的变异。最新的系统发生和进化动力学分析发现细小病毒更类似于 RNA 病毒,存在高变异率,如 B19 红病毒株大约每年每个位点有 $10(-4)$ 个核苷酸被置换。HPV-B19 与其他病毒不同,对热敏感,56 ℃ 30 分钟时,其生物活性明显降低。HPV 的传播方式仍不清楚,最有可能是粪—口、口—口或呼吸道传播,血液及血浆制品亦被认为是一种传播途径,但不是一个主要的途径。HPV 感染往往在家庭内暴发,除慢性溶血性贫血发生再生障碍危象外,家庭中的其他正常成员亦可同时受到感染。

二、发病机制

人是 PVB19 的唯一宿主。B19 感染有严格的组织特异性或亲嗜性,其亲嗜性决定簇和氨基酸残基(317 和 321)位于 20 面体表面的结构域中,决定着病毒-宿主的相互作用。B19 病毒仅在人骨髓和血中原始红细胞(晚期红系前体细胞和红系祖细胞)中复制增殖。在这些细胞表面存在 B19 的受体——P 血群抗原,为红细胞糖苷酯(Gb4),即红细胞膜上的一种中性糖鞘脂类(glyco-sphingolipids,GSLs),在人体内呈限制性分布,主要存在于红系细胞,也见于血小板以及来自心、肝、肺、肾和内皮的组织以及滑膜上。中性 GSLs 表达及与病毒衣壳结合的组织趋向性,与机体 B19 相关疾病发生部位一致。P 抗原的表达始于胚胎时期,在胎盘的绒毛膜滋养母细胞上能检测到 P 抗原。妊娠前 3 个月,P 抗原呈高表达,4~6 个月开始下降,约第 8 个月时几乎检测不到。B19 通过妊娠早期高水平表达的 P 抗原通路从母体传给胎儿,感染原始红细胞并得以增殖。有学者用 ^{125}I 标记 VP2 蛋白证明了 B19 和绒毛膜滋养母细胞的相互作用是通过 P 抗原介导的。人群中红细胞 P 抗原缺乏者无 B19 感染,但这类人非常少见,大约每 20 万人中有 1 人缺乏 P 抗原。有研究发现细胞 P 抗原表达水平并不与病毒结合效率直接相关。尽管观察到有 P 抗原表达及与病毒结合,但有些细胞系仍不能被 B19 所转换,这表明细胞表面还存在一种协同受体,对于该病毒进入人体细胞是必需的,研究发现多种 β 整合素可能是 B19 感染的协同受体。B19 病毒进入细胞后,在宿主细胞核内复制,形成核内包涵体的大细胞。由于病毒的直接作用或病毒蛋白介导的细胞毒作用,引起感染细胞溶解。NS1 蛋白可能与肿瘤坏死因子和凋亡因子的产生有关,并可通过激活促凋亡蛋白(bax)的过度表达和/或抑制凋亡蛋白(bcl-2)的表达,从而加速感染的组织细胞凋亡。研究表明缺氧[1%(V/V)O_2]能引起 B19 表达的上调,同时伴有病毒复制和感染性病毒体产生的增加。慢性溶血性贫血患儿感染 B19 病毒后,其血清中用电镜可发现病毒颗粒,随后可检出特异性 HPV-IgM,HPV 特异性抗体的检出,除能确诊本病外,并能证实为新近感染。再生障碍危象已见于椭圆形细胞增多症、遗传性球形红细胞增多症、镰状细胞贫血及其他血红蛋白病、丙酮酸激酶缺乏症,以及自身免疫性溶血性贫血等先天性慢性溶血性疾病。

三、临床表现

95% 以上的再生障碍危象是由 B19 感染引起的,大多发生在 15 岁以下慢性溶血性疾病的儿童,如镰状细胞贫血和遗传性球形红细胞增多症。正常人 B19 感染后血红蛋白虽暂时下降至 100 g/L 左右,但一般不出现临床症状。约 70% 慢性溶血性贫血患者,由于血红蛋白减少,红细胞生存期缩短,B19 感染能导致再生障碍危象的发生,表现为虚弱、嗜睡和皮肤苍白等,亦偶见皮疹。血红蛋白降至 40 g/L 以下时,网织红细胞缺乏,骨髓细胞学显示细胞系的再生不良或再生障碍,此时可出现发热、寒战、嗜睡及干咳、咽痛、恶心、呕吐、腹痛、腹泻等急性呼吸道和胃肠道症状。因血红蛋白急剧下降,患儿面色苍白、乏力,但无溶血、黄疸或黄疸加重等表现。本症预后良好,多在 7～10 天恢复,常需输血治疗,不然会有生命危险。经治疗症状消退,血液学改变恢复正常。再生障碍危象快速恢复的原因,可能是恢复期产生中和抗体,使 HPV 失去活性的结果。

四、实验室检查

(1)血红蛋白急剧下降或原有贫血突然加重。血红蛋白常降至 20～60 g/L。

(2)白细胞、血小板正常,少数病例两者均减少。

(3)网织红细胞较发病前明显减少,可降至 1% 以下,甚至为 0。

(4)骨髓细胞学:红细胞系统增生受抑制,有核红细胞很少,粒红比例约为 8:1,可见巨大的原红细胞,绝大多数的患儿可发现,是再生障碍危象的特征之一。粒细胞系统可减少或相对增高,巨核细胞在有血小板减少的病例常减少,淋巴细胞往往相对增多。

(5)胆红素不增加甚或减少。

(6)血清铁、血清铁饱和度增加,血中促红细胞生成素增高,当骨髓造血功能恢复时,三者可突然下降。

(7)有关先天性慢性溶血性贫血的实验室检查,以确定原发病的诊断。

(8)细胞免疫的检测:一直以来体液免疫反应被认为是抗 B19 感染的最重要方式,因此 B19 的细胞免疫研究相对滞后。1996 年首次观察到针对大肠埃希菌表达的 VP1、VP2 和 NSl 抗原的 B19 特异 $CD4^+$ T 细胞反应。分析 16 例无 B19 急性感染的献血者(10 例血清学阳性,6 例为阴性)T 细胞反应,经体外 VP2 抗原刺激后,90% 血清学阳性的献血者出现特异性 T 细胞反应; VP1 抗原刺激后有 80% 出现 VP1 介导的特异反应。血清学阳性和阴性的献血者针对 NSl 的 T 细胞增生没有显著性差异。另外,发现 HLAII 类特异性单克隆抗体能抑制 T 细胞增殖,表明 B19 的效应 T 细胞群是 $CD4^+$ T 细胞。在外周血单个核细胞(PBMC)中去除 $CD4^+$ 或 $CD8^+$ T 细胞以及刺激残余细胞群亦证实了这一结果。有人采用 B19 候选疫苗、B19 重组蛋白以及 VP1 和 VP2,在近期和既往 B19 感染者 PBMC 中观察到显著的体外 T 细胞反应。近期感染者中针对 B19 衣壳的 T 细胞反应非常显著,平均 T 细胞刺激指数(SI)为 36;既往感染者的 T 细胞刺激率也与之相似,血清学阴性者的 SI 值大约为 3.3,而所有 T 细胞反应群均为 $CD4^+$ T 细胞。采用 MHC 四倍体复合物结合法,检测 21 例健康志愿者、HIV 感染者的成人和儿童针对 NSl 表位的 $CD8^+$ T 细胞特异性识别的免疫反应,其中 16 例志愿者为 HLA 相匹配(HLAB35),6 例不匹配。 63% 相匹配者中出现特异性 $CD8^+$ T 细胞反应。采用干扰素-1(IFN-1)ELI 斑点法也在上述人群中观察到 72% 相匹配者的 T 细胞反应;还发现健康人群和 HIV 感染者的 B19 特异性 $CD8^+$ T 细胞水平相似。上述结果表明细胞毒性 T 细胞在对抗 B19 感染中起到重要的作用,而 B19 特异性的 T 细胞反应可提供诊断 B19 既往感染的新方法。评估 T 细胞反应对认识 B19 感染的机制非常重要。有人发现 1 例持续性 B19 感染的 AIDS 患者,在 B19 感染恢复中没有出现特异性抗体反应。用 IFN-γELI SPOT 和四倍体结合法,在 2 例健康成人和 2 例 B19 阴性的

HIV感染者中进一步观察到B19特异的$CD8^+$ T细胞反应。提示在没有体液免疫反应的情况下存在细胞免疫反应,更表明细胞免疫在抗B19病毒感染中的重要作用。

(9)细胞因子的检测:细胞因子的遗传多态性可能影响B19感染者的临床症状,如转化生长因子β($TGF2\beta$)等位基因与B19急性感染时皮疹的发生有关;而IFN-γ等位基因则与B19NS1抗体的产生有关。有报道在急性B19感染者体内观察到明显的T细胞转录激活现象,引起白细胞介素(IL)-1β、IL-6和IFN-γ的mRNA水平增高。研究急性B19感染者血清发现,急性期IL-1β、IL-6、IFN-γ和肿瘤坏死因子-α(TNF-α)分泌,且IFN-γ和TN-Fα维持高水平,并在2个月至3年后仍可检测到。NS1蛋白的表达可引起许多培养细胞(包括造血细胞系和人脐静脉内皮细胞)中炎性细胞因子IL-6水平的增高,IL-6与滑膜细胞增生和关节炎有关。在风湿性关节炎患者的关节中发现高水平的IL-6和其他炎性细胞因子,抗IL-6抗体能抑制风湿性关节炎的临床症状。近期B19感染的儿童与恢复期成人相比,体内T辅助细胞(Th_1)产生IFN-γ减少,IL-2则无影响。在B19相关性急性心肌炎的婴儿体内可检测到高水平的IL-6、IFN-γ、TNF-α和IL-8。在B19抗体阴性的孕妇中观察到IFN-γ和IL-2的体外生成较健康非孕者低,说明孕妇的免疫反应可能出现双抑制,因而增加了胎儿感染B19的危险。此外,在B19血清学阳性的孕妇,母体和胎儿体内IL-2的水平可以决定妊娠结果,胎儿高水平的IL-2预示妊娠结局不良。

五、并发症

PVB19能引起传染性红斑(erythema infectiosum,EI)又称第五病、自发性流产和急性关节炎等多种临床疾病综合征。

(一)宫内感染

妊娠期B19感染会导致严重并发症,包括胎儿贫血、自发性流产、非免疫性胎儿水肿(NIHF)和宫内死亡(IUFD)。30%~40%的女性血清抗体阴性,为易感者。胎儿垂直感染率为33%,甚至可高达51%。欧洲每年新生婴儿约为400万,而30%的孕妇B19抗体阴性,所以每年超过120万孕妇为易感者。假定总感染率和胎儿流产率为0.2%,保守估计每年有将近3000例胎儿流产。疾病暴发时,学校里感染率为25%,家中感染率为50%。孕妇感染B19的2周后可出现NIHF,10%~20%的NIHF病例与B19感染有关。而与胎儿水肿相关的IUFD病例常发生于妊娠第4~6个月。B19感染关键时期在怀孕前16周内,多数胎儿死亡病例发生在妊娠第4~6个月。此时胎儿免疫系统发育不成熟,且B19只感染原始红系细胞,胎儿体内红细胞寿命短,红细胞大量生成造成容积迅速扩大3~4倍。B19可诱导细胞凋亡,最终抑制红细胞生成,导致严重的胎儿贫血。妊娠期PCR筛查是诊断B19宫内感染最敏感的方法。

(二)关节病

B19感染常引起关节炎和关节痛,主要侵犯手、腕和膝部小关节,女性(60%)多于男性。平均50%的传染性红斑患者有长达1个月以上的持续关节症状,多数症状在3周内消退,对关节无任何损害。但约20%的女性会出现持续性或复发性关节病。大约有75%合并皮疹。发病者多数都有近期B19感染史和血中高水平抗B19抗体。研究发现B19相关性关节炎与患者人类白细胞抗原(HLA)单倍体有关,HLA DR4或B27的个体最易患。关节炎的发病机制尚不清楚,其症状通常出现在B19特异性抗体产生之后,可能是由于免疫复合物所致。B19可侵入具有B19受体、但分裂不活跃的细胞,导致细胞毒性NSl蛋白过量表达,引起炎性细胞因子前体的分泌增加,最终会引起炎症和细胞损伤。这些改变常见于B19相关性关节炎和B19引起的自身免疫紊乱患者。B19 亦可能由抗磷脂抗体介导参与诱导自身免疫反应,在 B19 持续感染者体内发现有这种抗体。

六、诊断

(一)B19 抗体的检测

B19 抗体的检测是目前诊断 B19 感染和流行病学调查的主要方法。病毒血症出现在感染1 周后,通常持续 5 天。在病毒血症后期(感染第 10 或 12 天)可检测到 B19 特异性 IgM 抗体,持续 5 个月以上,大约在感染 15 天后能检测到特异性 IgG 抗体,并维持高滴度数月,或长期存在体内。临床症状出现后的短时期内可检测到 IgA 抗体。抗体的产生与病毒的清除有关,对大多数免疫功能正常的个体,B19 感染所产生的抗体可以预防 B19 相关疾病的发生。

(二)抗原的选择

近期或既往 B19 感染的准确诊断有赖于采用真核表达(杆状病毒表达系统)的衣壳蛋白进行特异性抗体检测,或采用 PCR 筛查血浆标本。而以大肠埃希菌表达的 B19 蛋白为靶抗原的抗体检测会出现假阴性,因为原核表达蛋白在操作过程中易发生变性,从而失去构象性表位。杆状病毒真核表达系统的优点在于能直接进行翻译后的蛋白折叠,对产生可溶性的、构象完整的VP2 衣壳蛋白非常关键。VP1 与 VP2 蛋白不同,不产生可溶性衣壳结构,但可表达"构象完整"的衣壳,能维持天然病毒的构象性表位。现已完成真核表达系统 VP1 和 VP2 的共表达,产生无病毒核酸的空衣壳,其抗原性与天然病毒颗粒相似。这种具有共同衣壳蛋白的构象性表位,对于准确检测 B19 感染非常重要。

(三)B19 IgM 的检测

急性 B19 感染可检出特异性 IgM 抗体。针对 VP1 和 VP2 线性表位及构象性表位的 IgM抗体,通常在感染后第 7~10 天出现;而针对 VP1 和 VP2 构象性表位和针对 VP1 线性表位的IgM 抗体在感染后以相同的频度同时出现。同时还发现,针对次要衣壳蛋白(VP1)的 IgM 抗体可在感染后维持较长时间。VP1 抗体可能不是诊断急性 B19 感染的合适指标。诊断 B19 感染时,衣壳蛋白构象性表位的 IgM 反应性没有差别,且 VP1 和 VP2 天然抗原和线性抗原的 IgM反应性也无差别。目前还没有 B19 IgM 抗体制备的国际标准。利用 B19 重组 VP2 蛋白检测人血清或血浆中的特异性 IgM 抗体,其敏感度为 89.1%,特异性为 99.4%,广泛用于近期 B19 感染诊断,特别是检测免疫缺损者和儿童低滴度 B19 特异性 IgM 抗体。检测 B19 病毒 NSl 蛋白 IgM抗体可作为近期 B19 感染的标志。用 ELISA 检测发现 27.5%(11/40)的 VP2 IgM 抗体阳性的标本也含有 B19 NSl IgM 抗体;但采用 Westernblot 分析时,没有出现 NSl IgM 抗体反应,表明构象性表位对于检测非常关键。检测 B19 病毒 NSl IgG 和 IgM 抗体对诊断急性感染也非常有意义,是对常规以 B19 衣壳蛋白作为诊断抗原的补充。

(四)B19 IgG 的检测

既往感染可检查 B19 IgG 抗体,主要是 VP1 和 VP2 构象性表位的 IgG 抗体。IgG 抗体的产生伴随着 IgM 抗体的下降。感染后针对 VP1 和 VP2 构象性表位的 IgG 抗体持续存在;但针对 VP1 和 VP2 线性表位的抗体却在感染后下降(VP2 抗体下降突然,而 VP1 抗体则下降缓慢)。针对 VP2 线性表位的抗体通常在感染后 6 个月内消失,其初始反应直接针对一种急性期血清中的七肽(第 344/350 位氨基酸)。过去认为 VP1 蛋白,尤其是 VP1 独特区域是抗原决定簇,因此对血清学检测非常关键。现已经证实,即使在没有 VP1 独特区 IgG 抗体时,VP2 的抗体亦一直存在。尽管针对 B19 衣壳蛋白线性表位的抗体反应会消失,但针对两种衣壳蛋白构象陆表位的抗体会持续存在。经 FDA 批准的 B19 IgG 抗体(作为既往感染的标志)检测试剂盒采用微孔板免疫分析法,以杆状病毒系统表达的 VP2 来检测 B19 病毒和红病毒 V9 IgG 抗体,要比大肠埃希菌表达的 VP1 免疫试验盒检测准确、可靠。研究发现检测 B19 NSl 抗体有助于 B19 感染的诊断。既往感染的对照组和慢性感染患者 NSl IgG 抗体水平没有显著差异。采用大肠埃希菌表达系统调查近期感染的孕妇血清,其 NSl IgG 抗体检出率最高(61%)。近期感染的标本几乎都有 NSl IgG 抗体反应。当病毒被清除时,NSl 特异性 IgG 抗体反应开始下降。因此,在检测抗 VP2 线性表位抗体 IgG 的同时,检测 NSl IgG 抗体,可作为近期感染的标志。目前采用 B19 衣壳蛋白 VP2 检测 IgM 和 IgG 抗体是免疫学检测方法中最可靠的。当联合应用 VP2 和 NSl 蛋白进行检测时,IgG 和 IgM 抗体的检出可能有助于诊断 B19 近期感染。同样采用 VP2 检测红病毒 V9 抗体也是可行的。

(五)PCR 检测 B19 DNA

PCR 可作为临床 B19 抗体筛查的补充,并能提高 B19 诊断的敏感性,但应用时必须特别慎重,因为:①B19 感染常出现高浓度的病毒血症,形成大量复制拷贝,可能会引起其他组织 PCR 假阳性,尤其是采用巢式 PCR 检测时;②B19 DNA 的检出并不一定表示急性感染;③许多 PCR 采用敏感性不明确的内部引物对;④因序列间的差异微小,可能会出现非 B19 病毒株的假阳性(如红病毒 V9、K71 或者 A6);⑤许多抽提技术只适合从血清或仅从血浆中而不适合从固体组织(如胎盘或胎儿组织)纯化 DNA。急性 B19 感染时,病毒滴度能达到相当于每毫升血约 1 012 基因组当量。免疫力正常的个体,在感染至少一个月后可以检测到病毒 DNA。慢性 B19 感染时,在体内无 B19 IgM 或 IgG 抗体情况下,病毒可持续存在。免疫力正常机体 B19 DNA 可长时间维持在低水平。因此,采用定性 PCR 检测 B19 DNA 并不总能表示近期感染。采用实时定量 PCR 追踪从急性感染到恢复期的 B19 DNA,急性期病毒载量可达 8.8×10^9 基因组当量/毫升血,而特异性抗体 IgM 阳性,IgG 则为阴性。恢复期病毒载量下降至 95 基因组当量/毫升血,IgM 抗体消失,构象性 IgG 抗体反应增强,此后的标本则查不到 B19 DNA。免疫力正常的宿主清除 B19 DNA 非常缓慢,这使定性 PCR 很难鉴别近期感染或慢性感染。世界卫生组织(WHO)建立了细小病毒 B19 检测的国际标准(NIBSC 99/800)。采用 WHO 标准,联合应用 PCR-ELISA 可以检出低至 1.6×10^3 IU/mL 的 B19 DNA;而用实时定量 PCR 可以达到 15.4 IU/mL 的灵敏度。这些标准化的方法不仅可以用于实验室诊断,也可以用于血浆和血制品的快速筛查,还可以用于确定 B19 DNA 含量和提高产品的安全性。PCR 还可以在 B19 DNA 阴性但有 B19 感染临床症状的患者中筛查红病毒 V9。巢式 PCR 法同时可以精确扩增 V9 和 B19 DNA,该法先用一对通用引物进行第一轮扩增,然后用不同引物对 B19 和 V9 进行随后的扩增。而 TaqMan 系统则能检测 3 种基因型的 B19 病毒。

(六)病毒颗粒

电镜可以直接在患儿血清中看到。

七、治疗

(1)对贫血严重者给予输血、更昔洛韦治疗、激素治疗等。
(2)治疗原有的慢性溶血性贫血。

(牛家林)

第二节　溶　血　危　象

溶血性贫血的患儿,由于某些诱因加重红细胞破坏,突然出现一系列明显而严重的大量急性溶血发作的表现,如寒战、高热、烦躁不安,较大儿童能诉腰痛、四肢疼痛、腹痛、少尿或尿闭,血红蛋白大幅度下降、贫血、黄疸骤然加重,肝脾较前明显肿大等称为溶血危象。

一、病因

(一)急性感染

急性感染是最常见的原因,与病原菌毒素对红细胞的直接作用,以及感染时脾脏反应性增加,加强了对循环血液中红细胞的清除,使短时间内大量红细胞在脾脏内破坏。感染时白细胞大量被激活,吞噬入侵的微生物,产生大量具有细胞毒性的氧自由基,这种氧自由基,一方面能杀死入侵的微生物,另一方面也杀死组织细胞,而引起血管内溶血。

(二)蚕豆与药物

在红细胞 G-6-PD 缺陷患儿中,除急性感染可诱发急性溶血外,蚕豆与有氧化作用的药物亦可诱发,前者称蚕豆病,后者称药物性溶血性贫血,G-6-PD 缺陷是发病的内在因素,感染、蚕豆与药物是外在因素,内外因素必须相互作用始能发病。

二、临床表现

(一)症状

起病急骤,患儿突然贫血加重、面色苍白、全身乏力、心悸、气短,随后黄疸深,同时伴寒战、发热、烦躁不安。较大儿童能诉四肢、腰背、腹部及肝脾区疼痛,脾脏明显增大,肝不大或轻度肿大,急性血管内溶血者出现棕红色或酱油色尿,持续 7 天后会自然缓解,急性肾衰竭及休克等危重表现,在小儿不多见。溶血危象可反复发作,特别是在新生儿或婴儿。

(二)实验室检查

血红蛋白急剧下降,或原有贫血突然加重。外周血中出现幼稚红细胞,可见豪-周(Howell-Jolly)小体、卡波(Cabot)环、嗜碱性红细胞、多染性或点采红细胞;白细胞数可显著增高,血小板正常。网织红细胞增加更为显著,可达 60%。血清间接胆红素突然或较前明显增高。血管内溶血者,尿液可呈棕红色或酱油色,尿隐血试验和 Rous 试验阳性。骨髓红细胞系增生极度活跃,中、晚幼红细胞显著增高,粒红比例倒置。溶血性疾病有关的实验室检查以确定原发病的诊断。

三、治疗

(一)输血

输血量一般每次 10 mL/kg,但对自身免疫性溶血性贫血所致的溶血危象,输血应采取慎重态度,必要时可输入红细胞悬液或洗涤红细胞 5 mL/(kg·d)。G-6-PD 缺陷的患儿,供血者宜先作 G-6-PD 筛选检查,并应尽量避免采用亲属血,以免输入 G-6-PD 缺陷者的血液,导致再次溶血。

(二)肾上腺皮质激素

有减轻溶血和抑制抗体产生的作用,除治疗自身免疫性溶血而发生的溶血危象外,对疾病本身的治疗亦是首选药物。发病急而症状严重的可给予氢化可的松 10 mg/(kg·d),一般患儿可用泼尼松,剂量为 2～2.5 mg/(kg·d),大剂量泼尼松于出现治疗反应后逐渐减量,于 4 周内停药。

(三)其他

肾上腺皮质激素连用 3 周无效者,应减量并逐渐停药改用其他疗法,如脾切除术或免疫抑制剂如硫唑嘌呤 1.25～2.5 mg/(kg·d),达那唑 15～20 mg/(kg·d)等、对 G-6-PD 缺陷者的应用目前尚有争论,大多认为对控制溶血无明显效果。输液、补碱、纠酸,补钾应特别慎重,以防止高血钾症。去除诱因,南蚕豆或药物引起者,需及时停食蚕豆或停药。伴感染者应用抗生素。

(牛家林)

第三节　急性贫血危象

急性贫血危象指的是入院时或住院期间化验血红蛋白<50 g/L,常见原因有急性外伤出血、先天性或继发性凝血机制障碍引起的出血、急性溶血和骨髓造血功能障碍或无效应红细胞生成所致。由于血红蛋白迅速下降,导致机体缺氧,出现多器官功能障碍,如心功能不全、肾功能不全、休克等,严重者可致死亡,因此临床上必须予以重视。

一、临床表现

除原发病的表现外,急性贫血危象主要临床表现为进行性面色及皮肤黏膜苍白、肢体乏力、食欲减退、恶心、呕吐、活动性气促、心悸、头晕、烦躁不安或嗜睡、出冷汗、脉搏快而细、四肢末端凉。病情严重可并发有休克、充血性心力衰竭及急性肾衰竭。

实验室检查最重要的是发现红细胞及血红蛋白值降低至正常值的一半或一半以下。

二、诊断

对于临床上怀疑贫血的患儿,应首先明确是否有贫血,然后考虑是否发生急性贫血危象,此为急诊中的常见症,需紧急处理,最后再进一步明确贫血病因。

(一)是否存在贫血

贫血是指单位容积内血红蛋白和/或红细胞数低于正常的病理状态。由于婴儿和儿童的红细胞数和血红蛋白随年龄不同而有差异,因此诊断贫血时必须参照不同年龄的正常值。根据世界卫生组织的资料,血红蛋白的低限值在 6 个月至 6 岁者为 110 g/L,6～14 岁为 120 g/L,海拔每升高 1 000 m,血红蛋白上升 4%,低于此值为贫血。6 个月以下的婴儿由于生理性贫血等因素,血红蛋白值变化较大,目前尚无统一标准。我国小儿血液会议暂定:血红蛋白在新生儿期时<145 g/L,1～4 个月时<90 g/L,4～6 个月时<100 g/L者为贫血。但需注意贫血诊断要排除血容量改变(如脱水或水潴留)的因素。

（二）是否为贫血危象

根据外周血血红蛋白或红细胞数贫血可分为四度：①轻度，血红蛋白从正常下限～90 g/L；②中度，血红蛋白为 60～90 g/L；③重度，血红蛋白为 30～60 g/L；④极重度，＜30 g/L。新生儿血红蛋白 144～120 g/L 为轻度，90～120 g/L 者为中度，60～90 g/L 为重度，＜60 g/L 为极重度。

急性贫血危象指的是患儿入院时或住院期间化验血红蛋白＜50 g/L。

（三）明确贫血病因

对于任何贫血患儿，必须寻找出其贫血的原因，才能进行合理和有效的治疗。因此详细询问病史、全面体格检查和必要的实验室检查是作出贫血诊断的重要依据。实验室为贫血病因诊断的主要手段，但与贫血有关的实验检查项目繁多，应由简到繁，有步骤有针对性进行检查。

三、急救处理

贫血危象的急救处理最基本原则是去除或纠正贫血的病因，并进行积极的对症处理，并应输血以改善其缺氧状态。

（一）一般治疗

吸氧应首当其冲，以纠正因贫血造成全身组织器官缺血缺氧，阻止病情发展。患儿应卧床休息，限制活动，以减少氧耗。密切监护，注意脉搏、呼吸、血压及尿量变化。加强护理，增强营养，给予富含蛋白质、多种维生素及无机盐的饮食，消化道大出血者应暂禁食。

急性贫血危象患儿由于血红蛋白急剧下降，机体抵抗力低，易发感染，感染又可加重贫血，增加氧耗，因此应注意防治感染。

应避免应用影响血液系统的药物，切忌在未弄清诊断前滥用抗贫血药物，对疑有巨幼细胞性贫血的患儿，骨髓检查应在使用叶酸或维生素 B_{12} 前进行，怀疑白血病或淋巴瘤患儿在骨髓检查和/或组织活检前应避免使用肾上腺皮质激素类药物，以免延误诊断及治疗。

（二）病因治疗

对病因明确的贫血，如能去除引起贫血的病因，则贫血可从根本上得以纠正。如外伤性出血应及时清创止血；维生素 K 缺乏引起者给予补充维生素 K_1，每天 10～20 mg，分 2 次静脉注射，连用 3～5 天；由血浆凝血因子缺乏引起者应及时输入血液凝血因子，如因血小板减少引起者必要时输浓缩血小板；由蚕豆病引起者应立即停吃蚕豆及豆制品。由于感染导致的溶血性贫血或患儿抵抗力下降合并肺部和肠道感染，应用抗生素治疗。

（三）输血治疗

急性贫血危象是输血的绝对指征，总的原则是一般可先输等张含钠或胶体溶液以补充血容量，改善组织灌注，然后给予输注浓缩红细胞或洗涤红细胞（强调凡有条件均应输红细胞），每次 5 mL/kg。注意贫血越严重，一次输血量宜越少，且速度宜慢。

对于贫血危象患儿，应根据不同病因给予输血治疗，溶血性贫血患儿致贫血危象，如是 6-磷酸葡萄糖脱氢酶（G-6-PD）缺陷症所致，应避免输入 G-6-PD 缺陷症者的血液，自身免疫性溶血应输入洗涤红细胞，并在输血同时应用大剂量皮质激素，血型不合者应给予换血治疗。由于贫血危象可导致心功能不全，因此首先应判断有无心力衰竭，如有则应抗心力衰竭治疗，应用洋地黄药物，注意剂量不宜太大，然后再输浓缩红细胞。对于外伤后出血所致的贫血危象，应快速大量输血。而慢性贫血基础上出现贫血危象，输血、输液速度不宜过快，过多，以防加重心脏负荷。血红蛋白上升至 70 g/L 以上者可不输血。

(四)保护重要器官功能

1.抗休克

并发失血性休克者,应迅速止血,并补充血容量,常首先使用右旋糖酐-40 或 2∶1 等张含钠液或其他等张含钠液 10～20 mL/kg 快速扩容,然后输注同型全血或浓缩红细胞。并应根据患儿的血压、心率、尿量、周围循环情况、中心静脉压及出血速度和量决定输液和输血量。

2.防治心功能不全

并发心力衰竭者,首选快速类洋地黄制剂,于 24 小时内达到饱和量,并限制液体摄入、在短时间内纠正心力衰竭,必要时应用利尿剂。对并发休克但尚未发生心力衰竭者快速扩容纠酸后给予半量速效洋地黄制剂支持心功能,然后再输血,同时密切观察心率、血压变化。并应护心治疗。

3.肾功能不全的处理

贫血危象所致肾功能损害多为一过性肾前性肾衰竭,主要通过液体疗法来纠正细胞外液量和成分,改善肾血流量,增加肾小球滤过率,对已补足血容量仍少尿者,常规使用呋塞米每次 1～2 mg/kg。治疗中不用收缩肾血管药物。禁用对肾脏有毒性药物。

(牛家林)

第四节　暴发性紫癜

暴发性紫癜(purpura fulminans,PF)又名坏疽性紫癜、坏死性紫癜、出血性紫癜,是儿科危重症,病死率目前仍高达 40% 以上,主要为广泛血管内血栓形成,临床表现酷似弥散性血管内凝血(DIC)。

一、临床表现

为突然迅速进展的对称性皮肤紫癜,累及全身皮肤,以下肢密集,与其他暴发性皮肤损伤不同的是皮疹可在几小时内由瘀点迅速增大融合为直径为数厘米的瘀斑,基底肿胀坚硬与周围组织分界清楚,颜色由鲜红渐变为暗紫色,坏死后成为黑色焦痂,浆液坏死区发生水疱或血疱,可融合成大疱,发疹的肢体可出现明显肿胀疼痛,主要死亡原因为器官功能衰竭、DIC、肾出血。本病病因不明,可发生于以下三种情况:急性感染引起的急性感染性暴发性紫癜,遗传性或获得性蛋白 C 缺陷或其他凝血障碍所致的凝血障碍性暴发性紫癜,以及原因不明的特发性暴发性紫癜。

二、治疗

目前治疗主张将患者安排在重症监护室进行综合治疗,包括抗生素、类固醇激素、液体复苏、儿茶酚胺等的治疗,以及低血钙、低血糖的防治,至于抗凝血酶、蛋白 C、组织纤溶酶原活性因子、血管扩张药的治疗尚有争议。

(一)抗感染治疗

暴发性紫癜的主要病因为细菌感染,以脑膜炎球菌败血症最为常见,肺炎球菌、A 组溶血性链球菌、流感嗜血杆菌、肺炎克雷伯杆菌、金黄色葡萄球菌也可引起,有学者主张在无病原学证据之前,对有感染征象且伴有皮肤瘀斑的患儿,首选第三代头孢菌素或联合使用能覆盖上述主要病原菌的抗生素治疗早期 PF,一旦病原菌明确后再重新调整抗生素,研究报道,早期有效使用抗生素可以使 PF 总体死亡率从 70% 降至 40%。值得注意的是,水痘带状疱疹病毒、EB 病毒等病毒感染也可并发暴发性紫癜,对于病毒感染患儿,早期抗病毒治疗有助于疾病康复。

(二)蛋白 C 或活化蛋白 C 替代治疗

蛋白 C 是一种具有抗凝活性的维生素 K 依赖蛋白酶,近来发现蛋白 C(proteinC)基因突变,导致血浆蛋白 C 缺陷或其活性下降,易于发生微血管内血栓形成,与严重感染合并暴发性紫癜密切相关,是患者发生 PF 的根本原因,因此,提出在抗感染和抗休克的同时,使用外源性蛋白 C 或活化蛋白 C(APC)替代治疗,有助于凝血失衡纠正,可以减轻 PF 的组织损伤。临床使用重组人活化蛋白 C(rhAPC 商品名)Drotrecoginalfa 具有抗凝、抗炎活性,研究发现中心静脉持续给药每小时 24 μg/kg,持续 96 小时,可使蛋白 C 活性增加,凝血功能改善,使用安全,并且发现血小板小于 30×10^9/L 并非绝对禁忌。Fourrier 等通过对 15 例脑膜炎球菌并暴发性紫癜患者研究发现所有患者血浆蛋白 C 水平明显降低,给予蛋白 C 替代治疗获得了较好疗效,并且发现蛋白 C 替代治疗时最小负荷剂量为 250 IU/kg,每天维持剂量分别为 200 IU/kg,没有发现任何不良反应。至于蛋白 C 治疗的最佳时期、最佳给药剂量仍需进一步研究。此外,单纯同源蛋白 C 缺陷,新鲜冷冻血浆可以有效替代。

(三)抗凝血酶Ⅲ(AT-Ⅲ)

PF 时抗凝血酶Ⅲ减少,予抗凝血酶Ⅲ替代治疗,可促其恢复正常,改善 DIC,且可促进脑膜炎球菌 PF 血浆蛋白 C 水平升高。另有研究发现所有脑膜炎球菌并暴发性紫癜患者抗凝血酶水平明显降低,给予抗凝血酶替代治疗获得了较好疗效,并且发现 AT 替代治疗时最小负荷剂量为150 IU/kg,每天维持剂量分别为 150 IU/kg,安全有效。

(四)重组组织纤溶酶原活性因子(rt-PA)

PF 时,纤溶酶原活性抑制因子浓度增加,纤维蛋白沉积,血管内血栓形成,多器官功能衰竭,rt-PA 有助于溶解血栓、改善外周灌注,半衰期 5 分钟,剂量为每小时 0.25~0.5 mg/kg,重复使用,对脑膜炎球菌 PF 治疗有助。但 Zenz 等通过对 62 例需要截肢或伴有顽固性休克的 PF 患儿使用 rt-PA 研究发现,其中 5 例患儿并发颅内出血,因缺乏对照,使用 rt-PA 是否引起出血尚不能确定。

(五)肝素

对处于高凝状态的患儿,肝素与抗凝血酶Ⅲ结合抑制血栓形成,减轻皮肤坏死,早期可持续滴注肝素 100~200 U/(kg·d)或低分子肝素 75 U/(kg·d),同时输注新鲜冷冻血浆和抗凝血酶Ⅲ,使用时须注意肝素耐受、停药后反复、血小板减少和出血等现象。但也有学者认为其并无肯定疗效。

(六)外科治疗

部分 PF 患儿经内科抢救存活后,虽然生命体征基本稳定,但约 90% 患儿全层皮肤软组织坏死,有时可深达肌肉、骨骼,愈后残留瘢痕,需要外科进一步处理,包括筋膜切开术、截肢术、皮肤移植术。外科治疗分为二期,一期清创、植皮、截肢,二期松解肌肉挛缩、治疗残肢溃疡,及时外科清创、截肢对降低死亡率起关键作用。PF 时肢体肿胀,可引起筋膜腔综合征,并发横纹肌溶解使器官功能恶化,故所有患者都要监测筋膜腔压力,当筋膜腔压力大于 4.0 kPa(30 mmHg)时,立即实行筋膜腔切开术。尽早实施筋膜切开术,可能减轻软组织坏死的深度,减少截肢。此外,对有遗传性 PC 基因突变的患儿,在手术、外伤、感染时可及时给予 PC 或 APC 制剂,以预防 PF 的发生。

总之,目前暴发性紫癜的治疗是包括原发疾病在内的一系列综合治疗,其中支持治疗、有效的血液成分(包括新鲜冷冻血浆及凝血因子)、抗感染仍是主要的治疗手段,蛋白 C、抗凝血酶Ⅲ缺陷时给予蛋白 C、抗凝血酶Ⅲ替代治疗。鉴于血栓和出血这一矛盾,抗凝剂的使用仍有争议,且剂量必须个体化。容量负荷过重时可考虑采用血浆去除术,难治病例可试用甲泼尼龙冲击或免疫抑制剂环磷酰胺治疗。随着继发感染的控制、支持治疗,以及其他治疗方法的应用,原发性 PF 死亡率明显降低;感染合并暴发性紫癜,液体复苏、抗生素及血管活性药应用非常重要,纠正酸碱失衡、电解质紊乱、早期给氧、机械通气有助于疾病康复。

(牛家林)

第五节　弥散性血管内凝血

弥散性血管内凝血(DIC)是一种继发于多种疾病的出血综合征。在一些致病因素的作用下,血液中的凝血机制被激活,启动凝血过程,在毛细血管和小动脉、小静脉内大量的纤维蛋白沉积,血小板凝集,从而产生广泛的微血栓。由于凝血过程加速,大量的凝血因子和血小板被消耗,纤维蛋白溶解系统被激活,产生继发性纤溶亢进,临床上表现为广泛性出血倾向、微循环障碍、栓塞表现及溶血等。

一、诊断

(一)病史
常有原发病的病史,诱发弥散性血管内凝血的常见原发病有以下几方面。

1.各种感染

如细菌、病毒及疟原虫等。

2.组织损伤

如外科大手术、严重外伤、挤压伤、严重烧伤等。

3.免疫性疾病

如溶血性输血反应、流脑等所致的暴发性紫癜等。

4.某些新生儿疾病

如新生儿寒冷损伤综合征、新生儿窒息、新生儿溶血、新生儿呼吸窘迫综合征等。

5.其他

如巨大血管瘤、急性出血性坏死性小肠炎等。

(二)临床表现
有原发病的症状和体征,且有下述表现。

1.出血

皮肤黏膜出血,注射部位或手术野渗血不止,消化系统、泌尿系统、呼吸系统出血。

2.休克

一过性或持续性血压下降,不能用原发病解释的微循环衰竭。婴幼儿常为精神萎靡、面色青灰、黏膜发绀、肢端冰冷、尿少等。

3.栓塞

表现为各脏器(如肾、肺、脑、肝等)功能障碍,出现如血尿、少尿、无尿或肾衰竭、发绀、呼吸困难、昏迷、抽搐、黄疸、腹水等。

4.溶血

表现为高热、黄疸、腰背痛及血红蛋白尿。

(三)辅助检查

由于凝血及纤溶系统均受累,有多种出、凝血方面检查的异常,主要诊断指标有以下几项。

1.血小板计数

血小板数量低于正常或进行性下降。

2.凝血酶原时间和白陶土部分凝血活酶时间

凝血酶原时间(PT)延长 3 秒以上或白陶土部分凝血活酶时间(KPTT)延长 10 秒以上。

3.纤维蛋白原

低于 1.6 g/L(肝病 DIC 时小于 1 g/L),或进行性下降。

4.血浆鱼精蛋白副凝试验(3P 试验)

阳性或 FDP 大于 20 mg/L(肝病 DIC 时,FDP 大于 60 mg/L)。

5.血片中破碎红细胞

数值可大于 20%。

(四)诊断标准

存在易引起 DIC 的基础疾病,有出血、栓塞、休克、溶血表现,或对抗凝治疗有效,则要考虑DIC 的可能性。实验室检查中的主要指标如有 3 项或 3 项以上异常即可确诊。如异常者少于3 项,则做进一步检查帮助确诊。DIC 低凝期及纤溶亢进期用上述指标确定,而高凝期因持续时间很短,临床不易发现,如在高凝期做检查,则表现为抽血时血液易凝固、凝血时间缩短、AFYF缩短,血小板数可正常或稍增高,纤维蛋白原正常或稍增高。

第五届中华血液学会全国血栓与止血学术会议制订的诊断标准如下。

1.临床表现

(1)存在易引起 DIC 的基础疾病。

(2)有下列两项以上表现:①多发性出血倾向;②不易用原发病解释的微循环衰竭或休克;③多发性微血管栓塞的症状和体征,如皮肤、皮下、黏膜栓塞坏死及早期出现的肾、肺、脑等脏器功能不全;④抗凝治疗有效。

2.实验室检查

(1)主要诊断指标同时有下列 3 项以上异常:①血小板计数低于 $100 \times 10^9/L$ 或呈进行性下降(肝病、白血病患者要求血小板数低于 $50 \times 10^9/L$),或有下述两项以上血浆血小板活化产物升高:β 血小板球蛋白(β-TG);血小板第 4 因子(PF_4);血栓素 B_2(TXB_2);颗粒膜蛋白(GMP)140。②血浆纤维蛋白原含量小于 1.5 g/L 或进行性下降或超过 4 g/L(白血病及其他恶性肿瘤小于1.8 g/L,肝病小于 1.0 g/L)。③3P 试验阳性或血浆 FDP 大于 20 mg/L(肝病时 FDP 大于60 mg/L),或 D-二聚体水平升高或阳性。④凝血酶原时间缩短或延长 3 秒以上,或呈动态变化

（肝病者延长 5 秒以上）。⑤纤溶酶原含量及活性降低。⑥抗凝血酶Ⅲ（AT-Ⅲ）含量及活性降低。⑦血浆因子Ⅷ：C 活性低于 50%（肝病患者为必备项目）。

（2）疑难病例应有下列一项以上异常：①因子Ⅷ：C 降低，vWF：Ag 升高，Ⅷ：C/vWF：加比值降低。②血浆凝血酶-抗凝血酶试验（TAT）浓度升高或凝血酶原碎片 $1+2(F_{1+2})$ 水平升高。③血浆纤溶酶与纤溶酶抑制复合物（PIC）浓度升高。④血（尿）中纤维蛋白肽 A（FPA）水平增高。

二、鉴别诊断

与其他类似的微血管性溶血性贫血如血栓性血小板减少性紫癜和溶血尿毒综合征鉴别。

三、治疗

（一）一般治疗

治疗引起 DIC 的原发病。

（二）特异性治疗

1.肝素

（1）一般在 DIC 的早期使用，应用肝素的指征有以下几方面。①处于高凝状态者；②有明显栓塞表现者；③消耗性凝血期表现为凝血因子、血小板、纤维蛋白原进行性下降，出血逐渐加重，血压下降或休克者；④准备补充凝血因子如输血或血浆，或应用纤溶抑制药物而未能确定促凝物质是否仍在发挥作用者。

（2）以下情况应禁用或慎用肝素：①颅内出血或脊髓内出血、肺结核空洞出血、溃疡出血；②有血管损伤或新鲜创面者；③DIC 晚期以继发性纤溶为主者；④原有重度出血性疾病，如血友病等；⑤有严重肝脏疾病者。肝素 60～125 U/kg，每 4～6 小时 1 次，静脉注射或静脉滴注，用药前后监测试管法凝血时间（CT），如果 CT 延长 2 倍以上，则应减量或停用，肝素过量者用等量鱼精蛋白中和。

2.抗血小板聚集药物

常用于轻型 DIC、疑似 DIC 而未肯定诊断者或高凝状态者，常用药物有以下所述。

（1）阿司匹林：10～20 mg/（kg·d），分 2～3 次口服。用到血小板数恢复正常数天后才停药。

（2）双嘧达莫：5 mg/（kg·d），分 2～3 次口服，疗程同阿司匹林。

3.抗凝血因子

（1）抗凝血酶Ⅲ：常用于 DIC 的早期，补充减少抗凝血酶Ⅲ量，其有抗凝血酶及抑制活化的 Ⅹ 因子的作用，能保证肝素的疗效。常用剂量为首剂 80～100 U/kg，1 小时内滴完，以后剂量减半，12 小时 1 次，连用 5 天。

（2）蛋白 C 浓缩剂：对感染等所致的内毒素引起的 DIC，应用蛋白 C 浓缩物可以提高肝素的疗效。

4.其他抗凝制剂

脉酸酯、MD-850、刺参酸性黏多糖、重组凝血酶调节蛋白、水蛭素等均有抗凝血作用，可用于 DIC 早期即高凝期。

5.血液成分输注

有活动性 DIC 时，可补充洗涤红细胞、浓缩血小板、清蛋白等。如果 DIC 过程已停止，或者肝素化后仍持续出血,应该补充凝血因子,可输注新鲜血浆、凝血酶原复合物。

6.抗纤溶药物

在 DIC 早期,为高凝状态时禁用抗纤溶药物,当病情发展到以纤溶为主时,可在肝素化的基础上慎用抗纤溶药,如 EACA、PAMBA等。

(三)对症治疗

(1)改善微循环:①右旋糖酐-40。②血管活性药物如消旋山莨菪碱、多巴胺等。

(2)纠正酸中毒及水、电解质的平衡紊乱。

四、疗效评价

(一)预后评估

DIC 的预后与原发病表现、DIC 治疗早晚等因素相关。

(二)痊愈标准

1.痊愈

(1)出血、休克、脏器功能不全等 DIC 表现消失。

(2)低血压、瘀斑等体征消失。

(3)血小板计数、纤维蛋白原含量以及其他实验室指标全部恢复正常。

2.显效

以上 3 项指标中,有 2 项符合要求者。

3.无效

经过治疗,DIC 症状和实验室指标无好转,或病情恶化死亡者。

（牛家林）

第十章

内分泌系统常见急危重症

第一节　垂　体　危　象

垂体危象是指垂体功能减退症的应激危象，又称为垂体卒中。遇到应激状态（感染、创伤、手术等）而未经正规治疗或治疗不当，则可能诱发代谢紊乱和器官功能障碍。

临床表现多样。垂体分为腺垂体、神经垂体或前叶后叶，分泌多种激素，调节神经内分泌网络，故影响是全身性的，因受损部位和程度不同而产生多种类型。腺垂体分泌多种促激素，如促甲状腺素（TSH）、促肾上腺皮质激素（ACTH）、促性腺激素（GnH），以及生长激素（GH）。神经垂体贮存和释放神经内分泌激素如抗利尿激素（ADH）、催产素（OXT）。以上激素的减少则影响应激反应、生长生殖、身心发育、物质与能量代谢。

一、病因

主要病因依次为垂体肿瘤、席汉综合征、颅咽管肿瘤、松果体瘤，以及脑瘤手术或放疗以后。

(一)垂体肿瘤

垂体肿瘤占颅内肿瘤的 10% 以上，多为良性，但瘤体生长、浸润损伤正常脑组织。垂体瘤多位于腺垂体部分，可分为功能性、非功能性两大类，功能性者如嗜酸细胞瘤，因生长激素增多而引起巨人症、肢端肥大症，催乳素腺瘤引起闭经泌乳症或男性阳痿，促肾上腺皮质激素腺瘤引起皮质醇增多症，促甲状腺激素腺瘤引起垂体性甲亢。当垂体腺瘤破坏、挤压正常垂体腺或手术、出血、坏死时则致垂体危象或垂体卒中。无功能垂体瘤压迫正常脑组织产生多种功能低下症，如垂体性侏儒症、尿崩症、视交叉损害的偏盲、癫痫、脑积水等。

(二)颅咽管瘤

颅咽管瘤为较常见的先天性肿瘤，好发于蝶鞍之上，囊性，压迫视神经交叉而发生偏盲，压迫下丘脑或第三脑室引起脑积水、尿崩症或其他垂体功能障碍，是儿童期垂体危象的常见原因。

(三)席汉综合征

席汉综合征见于产科大出血、DIC。产科大出血常因胎盘前置、胎盘残留、羊水栓塞、产后宫缩无力、产褥热（感染）所致，此时继发垂体门静脉系统缺血、血管痉挛，从而使得孕期增大的垂体梗死，功能减退，表现为乏力、怕冷、低血压、性器官和乳房萎缩等，若遇诱因则可能出现急性垂体卒中（垂体危象）或典型席汉综合征。本症常有基础病或伴发病如糖尿病、系统性红斑狼疮、某些

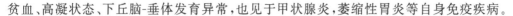

贫血、高凝状态、下丘脑-垂体发育异常,也见于甲状腺炎,萎缩性胃炎等自身免疫疾病。

(四)其他病因

如中枢神经系统感染,颅脑外伤、脑卒中等疾病引起垂体功能减退或衰竭。

二、临床表现

患者在发病前多已有性腺、甲状腺、肾上腺皮质功能减退的症状与体征,如面色苍白,皮肤色素减少,消瘦。产后缺乳,头发及阴毛、腋毛脱落,闭经,性欲减退,生殖器及乳房萎缩,怕冷,反应迟钝,虚弱无力,厌食、恶心,血压降低等。本病起病急骤,大多数患者则在应激或服用安眠镇静药情况下发病,少数患者则可由于使用甲状腺激素治疗先于肾上腺皮质激素,代谢率增加使肾上腺皮质功能减退进一步加重。在诱发因素作用下,患者易于发生意识不清和昏迷。临床表现有多种类型,其中以低血糖型为多见,患者每于清晨空腹时发病,感头晕、出汗、心慌,精神失常,癫痫样发作,最后进入昏迷。感染引起者,患者高热,瞬即显现神志不清、昏迷,多伴有血压降低甚至休克。低体温型,多发生于冬季,严重者体温可低于 30 ℃,是由甲状腺功能减退所致。患者皮质醇不足,对水负荷后的利尿反应较差,因此在饮水过多或进行水试验时容易引起水中毒,表现恶心、呕吐、烦躁不安、抽搐、昏迷等。垂体卒中起病突然,患者感剧烈头痛,恶心、呕吐,视力减退以至失明,继而意识障碍以至昏迷,多有脑膜刺激征,脑脊液检查可发现红细胞、含铁血黄素、蛋白质增高等;患者在起病前已有肢端肥大症、皮质醇增多症、纳尔逊综合征等临床表现与体征,但在无功能的垂体肿瘤则可缺如。垂体肿瘤或糖尿病视网膜病变等需作垂体切除治疗的患者,术后可因局部损伤、出血和垂体前叶功能急剧减退以致昏迷不醒,患者可有大小便失禁,对疼痛刺激仍可有反应,血压可以正常或偏低,如术前已有垂体前叶功能不全和/或手术前后有水、电解质平衡紊乱者则更易发生。

三、实验室检查

本病涉及多种内分泌功能改变,个体临床表现不同,故实验室检查也因人因病而异,但总以血液检验和影像检查为主。颅脑 CT、MRI 可见垂直肿瘤或其他占位性病变,席汉综合征者可见垂体坏死、萎缩,以蝶鞍部明显(表 10-1)。

表 10-1　垂体危象综合征鉴别简表

激素缺乏类型	临床特点	实验室检查
促甲状腺激素(TSH)	怕冷、呆滞、黏液水肿	血 TSH↓,CRH 负荷试验无反应
促肾上腺皮质激素(ACTH)	低血糖、低血压、乏力	血 ACTH、皮质醇、尿 17-OH、17-KS
促性腺激素(GnH)	性器官萎缩、性功能低下	血酮、雌二醇、黄体酮↓、PRL↓、FSH、LH↓、PRL↓
生长激素(GH)	低血糖、发育迟滞	血 GH↓
抗利尿激素(ADH)	烦渴、多饮、多尿、低比重尿,继发脱水、电解质紊乱	血 ADH↓,血、尿的渗透压↓

注:17-OH:17-羟皮质醇;17-KS 酮皮质醇;PRL:催乳素;LH:黄体生成素;FSH:卵泡刺激素;CRH:促肾上腺皮质激素释放激素。

四、治疗

(一)一般治疗

防治感染、创伤,心理调节,劳逸适度,饮食平衡、二便通畅,防治并发症,处理相关疾病。

(二)垂体功能不足的替代疗法

酌情补充靶组织激素,尤其注意防止肾上腺皮质功能减退或肾上腺危象。①肾上腺皮质激素替代:常用氢化可的松,5 mg/d,一般于早晨 8 时口服,并注意昼夜曲线,应激状态时加量,严重低血压者可加用醋酸去氧皮质酮(DOCA)1 mg/d;②甲状腺激素替代:选用干甲状腺片,小量开始,首日 4～10 mg,逐渐增至最佳量 60～120 mg/d;③性激素替代,育龄妇女可用雌激素-孕激素人工周期疗法,男性用丙睾酮 25 mg 每周 1～2 次,或 11 酸睾酮(长效)250 mg,每月肌内注射一次,促性腺释放激素(促黄体生成素释放激素 LRH),每次 0.1～0.2 mg,静脉滴注或喷鼻;④其他激素替代,儿童生长激素缺乏,可用基因重组生长素 0.1 U/kg 皮下注射,治疗持续 1 年左右。尿崩症则要补充抗利尿激素,升压素 0.2～0.5 mL,每周肌内注射一次。

(三)垂体危象的抢救

常用肾上腺皮质激素和甲状腺素,经 1 周病情稳定,继续激素维持治疗,同时治疗原发病(如脑瘤)、诱因(如感染)、相关病(贫血、风湿性疾病、甲状腺炎、糖尿病、下丘脑-垂体发育异常)。垂体危象一般勿用加重病情的药物如中枢神经抑制药、胰岛素、降糖药。因感染诱发者,于抗感染同时加大肾上腺皮质激素用量。具体措施:①静脉注射高渗葡萄糖,以纠正低血糖。50%葡萄糖溶液 40～60 mL 静脉注射,继以 10%葡萄糖盐水静脉滴注维持,并依病情调整滴速。②静脉滴注氢化可的松或其他肾上腺皮质激素,氢化可的松用量可达 300 mg 以上,适用于肾上腺皮质功能不足、水中毒、体温过低等多种类型。③甲状腺素口服、鼻饲或保留灌肠,尤适于水中毒型、低温型、低钠型或混合型。常用甲状腺干片每天 3～5 片。左甲状腺素($L\text{-}T_4$)为人工合成品,可供口服或静脉滴注,首剂 200～500 mg。④维持水与电解质平衡,失钠型常用生理盐水纠正脱水、补充钠盐;水中毒型补充甲状腺素、利尿、脱水,同时酌情补充糖和多种激素。⑤高热型,常有感染、创伤等诱因,或在激素替代时发生,应紧急处理,包括物理降温,正确补充多种激素等综合措施。

(樊晓东)

第二节　甲状腺毒症危象

甲状腺功能亢进症(简称甲亢)的患者由于某些诱因,以致原有症状急性加重,常达到有生命危急的程度,称甲状腺毒症危象(简称甲亢危象)。绝大部分患者表现为异常烦躁或昏迷、高热、大汗、极度心动过速和呕吐、腹泻等,如不及时抢救,可导致死亡。

一、诱因及发病机制

(1)内科所见的甲亢危象最多为感染所诱发,其次为情绪激动、精神创伤等应激情况所致。这两个因素,一方面可使甲状腺激素分泌骤然增多,另一方面由于身体处于应激状态,可引起儿茶酚胺释放增多,组织对甲状腺激素的反应增加,导致甲亢症状突然增重。危象多出现于感染或精神刺激的高峰阶段。另外,甲亢治疗过程中,症状未缓解,就突然停用抗甲状腺药物,也可使甲状腺激素释放增多,引起危象。

(2)外科所见的甲亢危象几乎都是甲状腺手术后或其他手术所诱发,其中多数是在术前甲亢没有得到很好控制的情况下,也有的是在进行其他手术前,忽视了甲亢的存在。手术的刺激,以及术中过分挤压甲状腺,而使大量甲状腺激素急剧地排入血液中去,使血清甲状腺激素格外升高,同时由于应激,组织对甲状腺激素的敏感性增加,所以容易使甲亢症状突然增重,而引起危象。手术因素诱发的危象多出现在术后第 2 天内。

(3)在进行放射性同位素碘(^{131}I)治疗过程中发生的甲亢危象,多是甲状腺显著肿大或病情较重,在治疗前未预用抗甲状腺药物者,用^{131}I治疗后,可发生放射性甲状腺炎,致甲状腺激素释放增多入血,而引起危象。危象多出现在治疗后 1~2 周中。

(4)妊娠期甲亢控制不好,而处于分娩时,由于身体处于应激状态,可引起儿茶酚胺释放增多,组织对甲状腺激素的反应增加,导致甲亢症状突然增重。而引起危象。

近年来,许多学者观察到,甲亢危象患者血清 T_3 及 T_4 并不比一般的甲亢(没有危象)者为高,所以不支持甲亢危象是由于过多 T_4 或 T_3 生成所引起的这一学说。甲亢患者体内组织中儿茶酚胺的受体数目增多,因而心脏及神经系统对血循环中的儿茶酚胺过度敏感。甲亢患者血清 T_4 及 T_3 与 TBG 结合的能力降低,游离 T_4(FT$_4$)及 T_3(FT$_3$)增多。故目前认为甲亢危象的发生是各种因素综合作用引起的。

二、临床表现及特征

甲亢危象的临床表现是原有的甲亢症状突然加重。特征性的是代谢率高度增高及过度肾上腺素能反应症状:高热同时有大汗。这一特征有别于退热时才出汗的感染性疾病的高热患者。甲亢危象的临床表现如下。

(一)高代谢率及高肾上腺素能反应症状

(1)高热,体温升高一般都在 40 ℃上下,常规退热措施难以收效。

(2)心悸,气短,心率显著加快,一般在 160 次/分以上,脉压显著增宽,常有心律失常(心房颤动、心动过速)发生,抗心律失常的药物往往不奏效。有的可出现心力衰竭。

(3)全身多汗、面色潮红、皮肤潮热。

(二)消化系统症状

消化系统症状常见于食欲减退、恶心、呕吐、腹泻,严重时可出现黄疸,多以直接胆红素增高为主。

(三)神经系统症状

极度乏力,烦躁不安,最后可导致脑细胞代谢障碍而陷入谵妄、甚至昏迷。

(四)不典型表现

不典型的甲亢患者发生甲亢危象,不具备以上症状和体征,如淡漠型甲亢发生甲亢危象的表现如下。

(1)表情淡漠、迟钝、嗜睡,甚至呈木僵状态,体质虚弱、无力,消瘦甚或恶病质,体温一般仅中度升高,出汗不多,心率不太快,脉压差小。

(2)一些患者仅以某一系统症状加重为突出表现:①以神经系统症状为主:烦躁不安、谵妄,甚至昏迷;②以循环系统症状为主:心率极度增快、心力衰竭;③以消化系统症状为主:食欲减退、恶心、呕吐、腹泻。死亡原因多为高热脱水,休克,严重的水、电解质紊乱及心力衰竭等。

三、诊断及鉴别诊断

(一)诊断

(1)有明确甲亢病史或典型甲亢表现的患者,在有诱因的情况下,突然出现下列症状和体征,就可诊为甲亢危象:①烦躁不安、谵妄或昏迷;②高热同时有大汗,一般退热措施难以收效;③心率极度增快、超过 160 次/分,常伴有心房颤动或心动过速,抗心律失常的药物常不奏效;④恶心、呕吐、腹泻。甲亢危象中的绝大多数患者靠病史、症状和体征即可作出诊断,只有极少数不典型的甲亢患者需要进一步作甲状腺功能检查才可肯定诊断。

(2)实验室检查主要为 TT_4、TT_3、FT_4、FT_3、TSH 等甲状腺激素的测定。甲状腺摄[131]I 率、甲状腺B超和甲状腺核素扫描在甲亢危象时不作为一线检查指标。检测血、尿、便常规,血生化、电解质,心电图等相关项目。

(二)鉴别诊断

因甲亢危象有明确的甲亢病史、明显的症状和体征,较少有其他疾病被误诊为甲亢危象的,但常被误诊为其他疾病。误诊的大部都是以某一系统表现为主的或淡漠型的甲亢患者中,既未问出甲亢病史,甲状腺肿大和眼征也不明显者。

(1)以高热、大汗和白细胞计数增高为主要表现者,常被当成重症感染。这时应注意到高热为持续性,一般退热措施不显,高热同时有大汗,心率异常增快,脉压加大及起病即有烦躁等与重症感染一般规律不同的征象,就会想到甲亢危象的可能。

(2)以快速型心律失常、心力衰竭和烦躁为主要表现者,有的因患者年龄较大、脉压大和心肌缺血的心电图改变,而被当成冠心病合并心力衰竭。这时应注意到第一心音增强,胆固醇偏低,扩冠药、强心苷和抗心律失常的药物疗效不佳等与冠心病一般规律不符的情况,多能考虑到甲亢危象。

(3)以食欲减退、恶心、呕吐、腹泻为主要表现者,常被误为急性胃肠炎。危象的吐泻多不伴腹痛,溏便居多,便中无红、白细胞,吐泻的同时有高热,大汗,脉压增大,一般能与急性胃肠炎鉴别。

(4)以昏睡、显著消瘦、黄疸为主要表现者,有时被误为肝脏病引起的昏迷。如果检查未发现常见的肝硬化的皮肤改变,门静脉高压的表现,黄疸指数、谷丙转氨酶升高和清蛋白降低的程度和肝脏大小又不符合急性重型肝炎,甲胎球、转肽酶和肝脏触诊又不支持肝癌,这时应进一步查甲状腺激素,以免将甲亢危象漏诊。

目前也经常用积分法来诊断甲亢危象。如表 10-2。

表 10-2　甲亢危象的诊断标准

观察项目	分数	观察项目	分数
体温(℃)		心率(次/分)	
37.2	5		
37.8	10	99~109	5
38.3	15	110~119	10

续表

观察项目	分数	观察项目	分数
38.9	20	120～129	15
39.4	25	130～139	20
≥40	30	≥140	25
中枢神经系统症状		充血性心力衰竭	
无	0	无	0
轻(焦虑)	10	轻度(脚肿)	5
中度(谵妄、精神病、昏睡)	20	中度(双侧肺底湿润)	10
重度(癫痫、昏迷)	30	重度(肺水肿)	15
消化系统症状		心房颤动	
无	0	无	0
中度(腹泻、恶心/呕吐、腹痛)	10	有	10
重度(不能解释的黄疸)	20	诱因	
		无	0
		有	10

注:分数≥45甲亢危象;分数25～44危象前期;分数<25无危象。

四、甲亢危象预防

甲亢危象是可危及患者生命的急重病症,对甲亢患者应注意预防危象的发生。有效地、满意地控制甲亢是防止甲亢危象发生的最主要措施。

(1)积极进行合理的抗甲亢治疗,向患者说明治疗的必要性和重要性,坚持定期服药,避免产生以为症状缓解,而自行停药或怕麻烦不坚持用药的现象,避免因突然停药后出现"反跳"现象而诱发甲亢危象。

(2)指导患者了解有关药物治疗常见的不良反应及药物性甲减,以便及时发现及时得到处理,并嘱患者定期门诊复查血常规、肝功能、甲状腺激素水平,在医师指导下调整服药剂量,避免并发症发生,促进早日康复。

(3)在高代谢状态未能改善以前,患者可采用高蛋白、高热量饮食,除糖类外,可使用牛奶、豆浆、瘦肉、鸡蛋、鱼、肝等食物,在两餐基本饮食之间可加牛奶、豆浆、甜食品。禁食含碘食物,如海带。患者出汗多,丢失水分多,应保证足够的饮料,平时不宜喝浓茶、咖啡等刺激性饮料。

(4)预防并积极治疗感染。如已发生,应在积极抗感染治疗中,严格注意危象的征兆。

(5)指导患者了解加重甲亢的有关因素,尤其是精神愉快与身心疾病的关系,避免一切诱发甲亢危象的因素,如感染、劳累、精神创伤,以及未经准备或准备不充分而手术等。

(6)指导患者学会进行自我心理调节,增强应对能力,并注意合理休息,劳逸结合;同时也向患者家属提供有关甲亢的知识,让家属理解患者的现状,多关心、爱护和支持患者。

(7)行甲状腺次全切除术治疗者术前准备要充分,严格掌握手术时机。术后两天之内,应严密观察病情变化,可遵医嘱补充适量的糖皮质激素,并做好甲亢危象的急救准备。

(8)对于甲亢病情较重或甲状腺肿大明显患者在给予同位素治疗前,应先应用抗甲状腺药物,待病情较平稳后再给同位素治疗,治疗后的 $1\sim2$ 周中需注意观察危象征兆,并勿挤压甲状腺,防止大量甲状腺激素,突然释放入血,从而引起甲亢危象。

五、急诊处理

一旦发生危象则需积极抢救。

(一)抑制甲状腺激素合成

此项措施应在甲亢危象确诊后立即并最先进行。首选丙硫氧嘧啶(PTU),首次剂量 600 mg 口服或经胃管注入。如无 PTU 时可用等量甲巯咪唑(MM)60 mg。继用 PTU 200 mg 或 MM 20 mg,1 次/$6\sim8$ 小时,每天 $3\sim4$ 次,口服,待症状减轻后改用一般治疗剂量(在北京协和医院用抗甲状腺药物,PTU 用量一般不超过 600 mg/d 或 MM 60 mg/d)。还可用 PTU 或 MM 与普萘洛尔和琥珀酸氢化可的松(50 mg),三者合用,每 6 小时一次,可加强抑制 T_4 转变为 T_3。

(二)抑制甲状腺激素释放

服 PTU 后 $1\sim2$ 小时再加用口服复方碘溶液(即卢戈液,含碘 5%),首剂 $2\sim3$ mL($30\sim45$ 滴),以后每 $6\sim8$ 小时 2 mL(30 滴),至危象消失为止。不能口服者由直肠注入,紧急时以注射用复方碘溶液 $4\sim12$ mL(溶于 1 000 mL 0.9% 的盐水中),24 小时内,或用 12.5% 的碘化钠 $0.5\sim1.0$ g 加入 5% 的葡萄糖生理盐水 500 mL 中静脉滴注 $12\sim24$ 小时,以后视病情逐渐减量,一般使用 $3\sim7$ 天停药。如患者对碘剂过敏,可改用碳酸锂 $0.5\sim1.5$ g/d,分 3 次口服,连服数天。

(三)抑制组织中 T_4 转换为 T_3 和/或抑制 T_3 与细胞受体结合

PTU、碘剂、β 受体阻滞剂和糖皮质激素均可抑制组织中 T_4 转换为 T_3。

(1)碘剂:如甲亢危象是由于甲状腺炎或应用过量甲状腺激素制剂所致,用碘剂迅速抑制 T_4 转换为 T_3 比抑制甲状腺激素合成更重要。而且,大剂量碘剂还可抑制 T_3 与细胞受体结合。

(2)β 受体阻滞剂:如无哮喘或心功能不全,应加用普萘洛尔 $30\sim50$ mg,每 $6\sim8$ 小时口服一次,对控制心血管症状的效果显著,必要时用 $1\sim2$ mg 经稀释后缓慢静脉注射,视需要可间歇给 $3\sim5$ 次。可在心电图监护下给药。

(3)氢化可的松:此药除抑制 T_4 转换为 T_3、阻滞甲状腺激素释放、降低周围组织对甲状腺激素的反应外,还可增强机体的应激能力。用 $200\sim400$ mg 氢化可的松加入 5%$\sim$10% 葡萄糖盐水中静脉滴注,以后 100 mg 每 $6\sim8$ 小时一次。

(四)降低血甲状腺激素浓度

在上述常规治疗效果不满意时,可选用血液透析、腹膜透析或血浆置换等措施迅速降低血甲状腺激素浓度;一般说来,患者血清甲状腺激素水平不太高。极个别患者需用血液透析术或腹膜透析法以去除过高的血清甲状腺激素。

(五)抗交感神经药物

如有严重的心力衰竭及哮喘时不宜用普萘洛尔,可用利血平 $1\sim2.5$ mg 肌内注射,每 $6\sim8$ 小时一次。

(六)支持治疗

(1)应监护心、肾、脑功能,迅速纠正水、电解质和酸碱平衡紊乱,静脉输液,补充足够的葡萄糖、热量和多种维生素等,维持水与电解质平衡。

(2)积极治疗诱发因素,必要时给予抗生素、抗过敏药物及加强手术后的护理等。去除诱因,防治基础疾病是预防危象发生的关键。尤其要注意积极防治感染和做好充分的术前准备。出现心力衰竭时,应给予吸氧,使用利尿剂及洋地黄制剂。

(七)对症治疗

(1)高热者给予物理降温:必要时,可用中枢性解热药,如对乙酰氨基酚等,但应注意避免应用乙酰水杨酸类解热剂(因可使 FT_3、FT_4 升高)。必要时可试用异丙嗪、哌替啶各 50 mg 静脉滴注。

(2)镇静剂:地西泮口服或肌内注射;亦可用冬眠药物。苯巴比妥钠是最好的镇静剂,它使 T_4 及 T_3 分解代谢增快,使其活性降低,最终使血清 T_4 及 T_3 水平降低。

(3)降温:乙醇擦浴或冰袋冷敷,必要时冰水灌肠,与冬眠药物合用。

(八)预防再发

待危象控制后,应根据具体病情,选择适当的甲亢治疗方案,并防止危象再次发生的可能。

(九)护理

(1)严密观察病情变化,注意血压、脉搏、呼吸、心率的改变,观察神志、精神状态、腹泻、呕吐、脱水的改善情况。

(2)保持环境的安静、安全,嘱患者绝对卧床休息,室内光线不宜太强,以免影响患者休息。

(3)加强精神心理护理,解除患者精神紧张,给予安慰解释。应指导患者家属避免紧张情况,多给予患者情绪上的支持。

(4)手术后密切注意脉搏、血压、呼吸和体温改变,警惕发生危象,一旦出现,应立即采取措施,并报告有关医师。

(5)高热患者应迅速降温:①降低室内温度;②头敷冰帽;③大血管处放置冰袋;④遵医嘱采用人工冬眠。

(6)迅速建立静脉输液途径,并按医嘱完成治疗任务。

(7)给予高热量饮食,鼓励患者多饮水,饮水量每天不少于 2 000 mL,昏迷者给予鼻饲饮食,注意水电解质平衡。

(8)呼吸困难,发绀者给予半卧位、吸氧(2~4 L/min)。

(9)对谵妄、躁动者注意安全护理,使用床挡,防止坠床。

(10)昏迷者防止吸入性肺炎,防止各种并发症的发生。

(牛家林)

第三节　低血糖危象

低血糖危象是由多种原因引起的糖代谢紊乱,致血糖水平降低的一种反应。因血糖下降速度过快、血糖水平过低或个体对低血糖的耐受性较差,患者可突然出现神经系统和心血管系统异常,严重者可造成死亡。

一、病因与发病机制

(一)病因

凡有食物摄入不足,肝糖原贮存减少,糖原异生障碍或胰岛素分泌过多,拮抗胰岛素的激素分泌相对或绝对减少等原发病者。遇有延长进食时间、饮酒、剧烈运动、寒冷、月经来潮、发热等促发因素,均可导致低血糖危象的发生。

产生低血糖危象的原因很多,最常见的是功能性胰岛 β 细胞瘤分泌过多的胰岛素所致。少数是由于非胰腺的中胚叶肿瘤(如某些纤维瘤、纤维肉瘤、平滑肌瘤等,约 80% 发生于腹腔内)产生有胰岛素活性的物质如胰岛素生长因子(IGF-Ⅰ、Ⅱ)过多。也有因应用岛素或口服降糖药物过量或酒精中毒引起。

(二)发病机制

正常人血浆葡萄糖维持在一个较恒定的水平,24 小时内波动范围很少超过 2.8 mmol/L(50 mg/dL)。这种葡萄糖内环境的稳定是通过多种激素及酶来维持的。血液循环中的葡萄糖是细胞、特别是脑细胞能量的主要来源,而脑细胞贮存葡萄糖较少,主要依靠血中葡萄糖随时供给。中枢神经系统每分钟大约需要葡萄糖 100 mg,即每小时 6 mg 或每天 144 g,超过了肝脏可动员的糖原贮存量。如果血中完全没有葡萄糖时,脑内贮备的葡萄糖只需 10~15 分钟即被消耗完。当低血糖症状反复发作并历时较久时,可使脑细胞变性、脑组织充血、坏死。大脑皮质、中脑、延脑活动受抑制,皮层下中枢包括基底节、下丘脑及自主神经中枢相继受累而发生躁动不安、神志不清、痉挛及舞蹈样动作,患者有心动过速、脉搏细弱、瞳孔散大、呼吸浅快、血压下降,甚至发生强直性惊厥,最后进入昏迷。

二、诊断

(一)临床表现

临床症状与血糖下降速度、持续时间长短、个体反应性及基础疾病有关。通常血糖下降越明显、持续时间越久、下降速度越快、器质性疾病越严重,临床症状越明显。

(1)交感神经兴奋及肾上腺素分泌增多的症状:在低血糖发生早期或血糖下降速度较快时,可出现面色苍白、腹痛、晕厥、震颤等交感神经兴奋症状群。

(2)中枢神经系统症状群:轻者仅有烦躁不安、焦虑,重者出现语无伦次,视力障碍,精神失常,定向力丧失,痉挛、癫痫样小发作,偶可偏瘫。如低血糖严重而持久时则进入昏迷,各种反射均消失,最后死亡。新生儿及婴儿低血糖表现以惊厥为重。上述两组症状可先后发生,也可同时出现,但往往以某一组症状较为突出。也可以第一组症状不明显,而很快出现第二组症状发生昏迷。

(二)辅助检查

(1)血糖危象发作时血糖多低于 2.8~1.12 mmol/L(50~20 mg/dL),甚至更低,个别情况下可测不出。

(2)血浆胰岛素:血浆胰岛素水平高低与血糖水平有关。正常人空腹血浆胰岛素值不超过 24 mU/L,当空腹血糖低于 2.8 mmol/L(50 mg/dL)时血浆胰岛素值常低于 10 mU/L,空腹血糖低于 2.2 mmol/L(40 mg/dL)时,空腹血浆胰岛素值常低于 5 mU/L(5 μU/mL)。血浆胰岛素与血糖比值[血胰岛素(mU/L)/血糖(mg/dL)]正常人小于 0.3,比值大于 0.3 疑高胰岛素血症,比值大于 0.4 提示胰岛 β-细胞瘤。而在胰岛 β-细胞瘤、异位胰岛素分泌瘤患者,血浆胰岛素水平高,即在低血糖危象发作时其胰岛素水平也不降低。有人提出[血浆胰岛素(μU/mL)×100]/血浆葡萄糖(mg/dL)-30]的比值,正常情况下小于 50;如果大于 50 为可疑;如比值大于150,则对胰岛 β 细胞瘤有诊断意义。

(3)口服葡萄糖耐量试验:将该试验延长至 4~5 小时,有可能出现低血糖,对诊断有意义。

(4)激发试验:胰岛素释放试验中胰岛素高峰超过 150 μU/mL;胰高血糖素试验血浆胰岛素水平超过 260 μU/mL;亮氨酸试验血浆胰岛素水平上升超过 40 μU/mL,对低血糖诊断有意义。但上述这些激发试验均有假阳性和假阴性出现,仅能作为辅助诊断。

三、急救措施

一经确诊低血糖危象,应立即静脉给予葡萄糖,以尽量减少低血糖对神经系统的损害。其具体措施如下。

(1)患者意识尚清楚者,可口服糖水或含糖饮料,如严重而持久的意识丧失或有抽搐者,应立即静脉注射 50%葡萄糖 60~100 mL,若仍未改善,可重复注射。然后给 10%葡萄糖 500~1 000 mL,持续静脉滴注,直到患者清醒为止。若心肺肝肾功能减退者,可鼻饲糖水。

(2)严重低血糖危象发作,若无肝脏疾病可给予 0.1%肾上腺素 0.5 mL 皮下注射,以促进糖原分解,减少肌肉利用葡萄糖,提高血糖浓度。也可给予胰高血糖素 1~2 mg 肌内注射,以加强糖原分解,刺激肾上腺素分泌。如因肾上腺皮质功能低下引起的低血糖危象,经上述处理仍不清醒者,可给予氢化可的松 100~300 mg 静脉滴注,抑制胰岛素分泌,增加糖原异生。如因垂体危象、甲状腺危象、肾上腺危象所致低血糖危象,除补充葡萄糖外,还应给予相应激素的替代治疗。

(3)针对病因治疗,如行肿瘤切除手术,不能手术者行药物或放射治疗等。

(颜培娥)

第四节 糖尿病酮症酸中毒

糖尿病酮症酸中毒(DKA)为最常见的糖尿病急症,是由于体内胰岛素缺乏引起的以高血糖、高血酮和代谢性酸中毒为主要表现的临床综合征。当代谢紊乱发展至脂肪分解加速、血清酮体积聚超过正常水平时称为酮血症,尿酮体排出增多称为酮尿,临床上统称为酮症。当酮酸积聚而发生代谢性酸中毒时称为酮症酸中毒,常见于 1 型糖尿病患者或 B 细胞功能较差的 2 型糖尿病患者伴应激时。

一、病因

DKA 发生在有糖尿病基础,在某些诱因作用下发病。DKA 多见于年轻人,1 型糖尿病易发,2 型糖尿病可在某些应激情况下发生。发病过程大致可分为代偿性酮症酸中毒与失代偿性酮症酸中毒两个阶段。诱发 DKA 的原因如下。

(一)急性感染

以呼吸系统、泌尿系统、胃肠道和皮肤的感染最为常见。伴有呕吐的感染更易诱发。

(二)胰岛素和药物治疗中断

这是诱发 DKA 的重要因素,特别是胰岛素治疗中断。有时也可因体内产生胰岛素抗体致使胰岛素的作用降低而诱发。

(三)应激状态

糖尿病患者出现精神创伤、紧张或过度劳累、外伤、手术、麻醉、分娩、脑血管意外、急性心肌梗死等。

(四)饮食失调或胃肠疾病

严重呕吐、腹泻、厌食、高热等导致严重失水,过量进食含糖或脂肪多的食物,酗酒,或每天糖类摄入过少(<100 g)时。

(五)不明病因

发生 DKA 时往往有几种诱因同时存在,但部分患者可能找不到明显诱因。

二、发病机制

主要病理基础为胰岛素相对或绝对不足、拮抗胰岛素的激素(胰高血糖素、皮质醇、儿茶酚胺类、生长激素)增加及严重失水等,因此产生糖代谢紊乱,血糖不能正常利用,导致血糖增高、脂肪分解增加、血酮增高和继发性酸中毒与水、电解质平衡失调等一系列改变。本病发病机制中各种胰岛素拮抗激素相对或绝对增多起重要作用。

(一)脂肪分解增加、血酮增高与代谢性酸中毒的出现

DAK 患者脂肪分解的主要原因:①胰岛素的严重缺乏,不能抑制脂肪分解。②糖利用障碍,机体代偿性脂肪动员增加。③生长激素、胰高血糖素和糖皮质激素的作用增强,促进脂肪的分解。此时因脂肪动员和分解加速,大量脂肪酸在肝经 B 氧化生成乙酰辅酶 A。正常状态下的乙酰辅酶 A 主要与草酰乙酸结合后进入三羧酸循环。DAK 时,由于草酰乙酸的不足,使大量堆积的乙酰辅酶 A 不能进入三羧酸循环,加上脂肪合成受抑制,使之缩合为乙酰乙酸,再转化为 β-羟丁酸、丙酮,三者总称为酮体。与此同时,胰岛素的拮抗激素作用增强,也成为加速脂肪分解和酮体生成的另一个主要方面。在糖、脂肪代谢紊乱的同时,蛋白质的分解过程加强,出现负氮平衡,血中生酮氨基酸增加,生糖氨基酸减少,这在促进酮血症的发展中也起了重要作用。当肝内产生的酮体量超过了周围组织的氧化能力时,便引起高酮血症。

病情进一步恶化将引起:①组织分解加速。②毛细血管扩张和通透性增加,影响循环的正常灌注。③抑制组织的氧利用。④先出现代偿性通气增强,继而 pH 下降,当 pH<7.2 时,刺激呼吸中枢引起深快呼吸(Kussmaul 呼吸),pH<7.0 时,可导致呼吸中枢麻痹,呼吸减慢。

(二)胰岛素严重缺乏、拮抗激素增高及严重脱水

当胰岛素严重缺乏和拮抗激素增高情况下,糖利用障碍,糖原分解和异生作用加强,血糖显著增高,可超过 19.25 mmol/L,继而引起细胞外高渗状态,使细胞内水分外移,引起稀释性低钠。一般来说,血糖每升高 5.6 mmol/L,血浆渗量增加 5.5 mmol/L,血钠下降 2.7 mOsm/L。此时,增高的血糖经肾小球滤过时,可比正常的滤过率[5.8~11 mmol/(L·min)]高出 5~10 倍,大大超过了近端肾小管回吸收糖[16.7~27.8 mmol/(L·min)]的能力,多余的糖由肾排出,带走大量水分和电解质,这种渗透性利尿作用必然使有效血容量下降,机体处于脱水状态。此外,由此而引起的机体蛋白质、脂肪过度分解产物(如尿素氮、酮体、硫酸、磷酸)从肺、肾排出,同时厌食、呕吐等症状,都可加重脱水的进程。在脱水状态下的机体,胰岛素利用下降与反调节激素效应增

强的趋势又必将进一步发展。这种恶性循环若不能有效控制,必然引起内环境的严重紊乱。

(三)电解质失衡

因渗透性利尿作用,从肾排出大量水分的同时也丢失 K^+、Na^+ 和 Cl^- 等离子。血钠在初期可由于细胞内液外移和排出增多而引起稀释性低钠,但若失水超过失钠程度,血钠也可增高。血钾降低多不明显,有时由于 DKA 时组织分解增加使大量细胞内 K^+ 外移而使测定的血钾不低,但总体上仍以低钾多见。

三、临床表现

绝大多数 DKA 见于 1 型糖尿病患者,有使用胰岛素治疗史,且有明显诱因,小儿则多以 DKA 为首先症状出现。一般起病急骤,但也有逐渐起病者。早期患者常感软弱、乏力、肌肉酸痛,是为 DKA 的前驱表现,同时糖尿病本身症状也加重,常因大量尿糖及酮尿使尿量明显增加,体内水分丢失,多饮、多尿更为突出,此时食欲缺乏、恶心、呕吐、腹痛等消化道症状及胸痛也很常见。老年有冠心病者可并发心绞痛,甚而心肌梗死及心律失常或心力衰竭等。由于 DKA 时心肌收缩力减低,每搏量减少,加以周围血管扩张,血压常下降,导致周围循环衰竭。

(一)严重脱水

皮肤黏膜干燥,弹性差,舌干而红,口唇樱桃红色,眼球下陷,心率增快,心音减弱,血压下降;并可出现休克及中枢神经系统功能障碍,如头痛、神志淡漠、恍惚,甚至昏迷。少数患者尚可在脱水时出现上腹部剧痛、腹肌紧张并压痛,酷似急性胰腺炎或外科急腹症,胰淀粉酶亦可升高,但非胰腺炎所致,与严重脱水和糖代谢紊乱有关,一般在治疗 2 天后可降至正常。

(二)酸中毒

酸中毒可见深而快的 Kussmaul 呼吸,呼出气体呈酮味(烂苹果味),但患者常无呼吸困难感觉,少数患者可并发呼吸窘迫综合征。酸中毒可导致心肌收缩力下降,诱发心力衰竭。当 pH < 7.2 时中枢神经系统受抑制则出现倦怠、嗜睡、头痛、全身痛、意识模糊和昏迷。

(三)电解质失衡

早期低血钾常因病情发展而进一步加重,可出现胃肠胀气、腱反射消失和四肢麻痹,甚至有麻痹性肠梗阻的表现。当同时合并肾功能损害,或因酸中毒致使细胞内大量钾进入细胞外液时,血钾也可增高。

(四)其他

肾衰竭时少尿或无尿,尿检出现蛋白、管型;部分患者可有发热,病情严重者体温下降,甚至降至 35 ℃ 以下,这可能与酸血症时血管扩张和循环衰竭有关;尚有少数患者可因 6-磷酸葡萄糖脱氢酶缺乏而产生溶血性贫血或黄疸。

四、实验室检查

(一)尿糖、尿酮检查

尿糖、尿酮强阳性,但当有严重肾功能损害时由于肾小球滤过率减少而导致肾糖阈增高时,尿糖和尿酮亦可减少或消失。

(二)血糖、血酮检查

血糖明显增高,多高达 16.7~33.3 mmol/L,有时可达 55.5 mmol/L 以上;血酮体增高,正常 < 0.6 mmol/L,> 1.0 mmol/L 为高血酮,> 3.0 mmol/L 提示酸中毒。

(三)血气分析

代偿期 pH 可在正常范围，HCO$_3^-$ 降低；失代偿期 pH<7.35，HCO$_3^-$ 进一步下降，BE 负值增大。

(四)电解质测定

血钾正常或偏低，尿量减少后可偏高，血钠、血氯多偏低，血磷低。

(五)其他

肾衰竭时，尿素氮、肌酐增高，尿常规可见蛋白、管型，白细胞计数多增加。

五、诊断及鉴别诊断

DKA 的诊断基于如下条件：①尿糖强阳性。②尿酮体阳性，但在肾功能严重损伤或尿中以 β-羟丁酸为主时尿酮可减少甚至消失。③血糖升高，多为 16.7～33.3 mmol/L，若>33.3 mmol/L，要注意有无高血糖高渗状态。④血 pH 常<7.35，HCO$_3^-$<15 mmol/L。在早期代偿阶段血 pH 可正常，但 BE 负值增大。关键在于对临床病因不明的脱水、酸中毒、休克、意识改变进而昏迷的患者应考虑到 DKA 的可能。若尿糖、尿酮体阳性，血糖明显增高，无论有无糖尿病史，都可结合临床特征而确立诊断。

DKA 可有昏迷，但在确立是否为 DKA 所致时，除需与高血糖高渗状态、低血糖昏迷和乳酸性酸中毒进行鉴别外，还应注意脑血管意外的出现，应详查神经系统体征，特别要急查头颅 CT，以资鉴别，必须注意二者同时存在的可能性。

六、急诊处理

治疗原则为尽快纠正代谢紊乱，去除诱因，防止各种并发症。补液和胰岛素治疗是纠正代谢紊乱的关键。

(一)补液

输入液体的量及速度应根据患者脱水程度、年龄及心脏功能状态而定。一般每天总需量按患者原体重的 10% 估算。首剂生理盐水 1 000～2 000 mL，1～2 小时静脉滴注完毕，以后每 6～8 小时输 1 000 mL 左右。补液后尿量应在每小时 100 mL 以上，如仍尿少，表示补液不足或心、肾功能不佳，应加强监护，酌情调整。昏迷者在苏醒后，要鼓励口服液体，逐渐减少输液，较为安全。

(二)胰岛素治疗

常规以小剂量胰岛素为宜，这种用法简单易行，不必等血糖结果；无迟发低血糖和低血钾反应，经济、有效。实施时可分两个阶段进行。

1.第 1 阶段

患者诊断确定后(或血糖>16.7 mmol/L)，开始先静脉滴注生理盐水，并在其中加入短效胰岛素，每小时给予每千克体重 0.1 U 胰岛素，使血清胰岛素浓度恒定达到 100～200 μU/mL，每 1～2 小时复查血糖，如血糖下降<30%，可将胰岛素加量；对有休克和/或严重酸中毒和/或昏迷的重症患者，应酌情静脉注射首次负荷剂量 10～20 U 胰岛素；如下降>30%，则按原剂量继续静脉滴注，直至血糖下降为≤13.9 mmol/L 后，转第 2 阶段治疗；当血糖≤8.33 mmol/L 时，应减量使用胰岛素。

2.第 2 阶段

当患者血糖下降至≤13.9 mmol/L 时，将生理盐水改为 5% 葡萄糖(或糖盐水)，胰岛素的用量则按葡萄糖与胰岛素之比为(3～4)：1(即每3～4 g糖给胰岛素1 U)继续滴注,使血糖维持在11.1 mmol/L左右,酮体阴性时,可过渡到平日治疗剂量,但在停止静脉滴注胰岛素前1小时酌情皮下注射胰岛素1次,以防血糖的回升。

(三)补钾

DKA者从尿中丢失钾,加上呕吐与摄入减少,必须补充。但测定的血钾可因细胞内钾转移至细胞外而在正常范围内,因此,除非患者有肾功能障碍或无尿,一般在开始治疗即进行补钾。补钾应根据血钾和尿量:治疗前血钾低于正常,立即开始补钾,开始的2～4小时通过静脉输液每小时补钾为13～20 mmol/L(相当于氯化钾1.0～1.5 g);血钾正常、尿量>40 mL/h,也立即开始补钾;血钾正常、尿量<30 mL/h,暂缓补钾,待尿量增加后再开始补钾;血钾高于正常,暂缓补钾。使用时应随时进行血钾测定和心电图监护。如能口服,用肠溶性氯化钾1～2 g,3次/天。用碳酸氢钠时,鉴于它有促使钾离子进入细胞内的作用,故在滴入5%碳酸氢钠150～200 mL时,应加氯化钾1 g。

(四)纠正酸中毒

患者酸中毒系因酮体过多所致,而非HCO_3^-缺乏,一般情况下不必用碳酸氢钠治疗,大多可在输注胰岛素及补液后得到纠正。反之,易引起低血钾、脑水肿、反常性脑脊液pH下降和因抑制氧合血红蛋白解离而导致组织缺氧。只有pH<7.1或CO_2CP<4.5～6.7 mmol/L、HCO_3^-<5 mmol/L时给予碳酸氢钠50 mmol/L。

(五)消除诱因,积极治疗并发症

并发症是关系到患者预后的重要方面,也是酮症酸中毒病情加重的诱因,如心力衰竭、心律失常、严重感染等,都须积极治疗。此外,对患者应用鼻导管供氧,严密监测神志、血糖、尿糖、尿量、血压、心电图、血气、血浆渗量、尿素氮、电解质及液体出入量等,以便及时发现病情变化,及时予以处理。

（颜培娥）

第五节　糖尿病非酮症高渗性昏迷

糖尿病非酮症高渗性昏迷(HNDC)是糖尿病的严重急性并发症。特点是血糖极高,没有明显的酮症酸中毒,因高血糖引起血浆高渗性脱水和进行性意识障碍的临床综合征。

一、病因及发病机制

常见诱发因素:大量口服或静脉输注糖液,使用糖皮质激素、利尿剂(如呋塞米、噻嗪类、山梨醇)、免疫抑制剂、氯丙嗪、苯妥英钠、普萘洛尔等药物,急性感染,手术,以及脑血管意外、急性心肌梗死、心力衰竭等应激状态,腹膜透析和血液透析等。详细的发病机制还有待于进一步阐明。可能由于本病患者体内仍有一定数量的胰岛素,虽然由于各种不同原因而使其生物效应不足,但其数量足以抑制脂肪细胞脂肪分解,而不能抑制肝糖原分解和糖原异生,肝脏产生葡萄糖增加释入血流,同时葡萄糖因胰岛素不足不能透过细胞膜而为脂肪、肌肉摄取与利用,导致血糖上升。脂肪分解受抑制,游离脂肪酸增加不多,使肝脏没有足够的底物形成较多的酮体。加以本病患者抗胰岛素激素(如生长激素、糖皮质激素等)水平虽然升高,但其出现时间较酮症酸中毒患者为迟,且其上升程度不足以引起生酮作用。血糖升高,大量尿糖从肾排出,引起高渗性利尿,从而导致脱水和血容量减少。

二、临床表现

(一)前驱期表现

HNDC 起病多隐蔽,在出现神经系统症状和进入昏迷前常有一段过程,即前驱期,表现为糖尿病症状如口渴、多尿和倦怠、无力等症状的加重,反应迟钝,表情淡漠,引起这些症状的基本原因是由于渗透性利尿失水。这一期可由几天到数周不等,发展比糖尿病酮症酸中毒慢,如能对HNDC 提高警惕,在前驱期及时发现并诊断,则对患者的治疗和预后大有好处,但可惜往往由于前驱期症状不明显,一则易被患者本人和医师所忽视,再者常易被其他并发症症状所掩盖和混淆,而使诊断困难和延误。

(二)典型期的临床表现

如前驱期得不到及时治疗,则病情继续发展,由于严重的失水引起血浆高渗和血容量减少,患者主要表现为严重的脱水和神经系统两组症状和体征,观察的全部患者都有明显的脱水表现,外观患者的唇舌干裂、眼窝塌陷、皮肤失去弹性,由于血容量不足,大部分患者有血压减低、心跳加速,少数患者呈休克状态,有的由于严重脱水而无尿,神经系统方则表现为不同程度的意识障碍,从意识模糊、嗜睡直至昏迷,可以有一过性偏瘫。病理反射和癫痫样发作,出现神经系统症状常是促使患者前来就诊的原因,因此常误诊为一般的脑血管意外而导致误诊、误治,后果严重。和酮症酸中毒不一样,HNDC 没有典型的酸中毒呼吸,如患者出现中枢性过度换气现象时,则应考虑是否合并有败血症和脑血管意外。

三、实验室及其他检查

(1)血常规。由于脱水血液浓缩,血红蛋白增高,白细胞计数多$>10 \times 10^9$/L。

(2)血糖极高>33.3 mmol/L(多数>44.4 mmol/L)。

(3)血电解质改变不明显。

(4)尿糖强阳性,尿酮体阴性或弱阳性。

(5)血浆渗透压增高血浆渗透压可按下面公式计算:

$$血浆渗透压(mOsm/L) = 2(Na^+ + K^+) + \frac{血糖(mg/dL)}{18} + \frac{BUN(mg/dL)}{2.8}$$

正常范围 280~300 mOsm/L,HNDC 多>340 mOms/L。

其他血肌酐和尿素氮多增高,原因可由于肾脏本身因素,但大部分患者是由于高度脱水肾前因素所致,因而血肌酐和尿素氮一般随急性期补液治疗后而下降,如仍不下降或特别高者预后不良。

四、诊断

HNDC 的死亡率极高,能否及时诊断直接关系到患者的治疗和预后。从上述 HNDC 的临床表现看,对本症的诊断并不困难,关键是所有的临床医师要提高对本症的警惕和认识,特别是对中、老年患者有以下临床症状者,无论有无糖尿病历史,均提示有 HNDC 的可能,应立即做实验室检查：①进行性意识障碍和明显脱水表现者。②中枢神经系统症状和体征，如癫痫样抽搐和病理反射征阳性者。③合并感染、心肌梗死、手术等应激情况下出现多尿者。④大量摄糖，静脉输糖或应用激素、苯妥英钠、普萘洛尔等可致血糖增高的药物时出现多尿和意识改变者。⑤水入量不足、失水和用利尿药、脱水治疗与透析治疗等。

实验室检查和诊断指标：对上述可疑 HNDC 者应立即取血查血糖、血电解质（钠、钾、氯）、尿素氮和肌酐、CO_2CP，有条件做血酮和血气分析，查尿糖和酮体，做心电图。HNDC 实验室诊断指标：①血糖>33.3 mmol/L。②有效血浆渗透压>320 mmol/L，有效血浆渗透压指不计算血尿素氮提供的渗透压。③尿糖强阳性，尿酮体阴性或弱阳性。

五、鉴别诊断

首先，需与非糖尿病脑血管意外患者相鉴别，这种患者血糖多不高，或有轻度应激性血糖增高，但不可能>33.3 mmol/L。需与其他原因的糖尿病性昏迷相鉴别。

六、危重指标

所有的 HNDC 患者均为危重患者，但有下列表现者大多预后不良。①昏迷持续 48 小时尚未恢复者。②高血浆渗透压于 48 小时内未能纠正者。③昏迷伴癫痫样抽搐和病理反射征阳性者。④血肌酐和尿素氮增高而持续不降低者。⑤患者合并有革兰阴性细菌性感染者。

七、治疗

尽快补液以恢复血容量，纠正脱水及高渗状态，降低血糖，纠正代谢紊乱，积极查询并清除诱因，治疗各种并发症，降低死亡率。

（一）补液
迅速补液，扩充血容量，纠正血浆高渗状态，是本症治疗中的关键。

1.补液的种类和浓度

具体用法可按以下 3 种情况。①有低血容量休克者，应先静脉滴注等渗盐水，以较快地提高血容量，升高血压，但因其含钠高，有时可造成血钠及血浆渗透压进一步升高而加重昏迷，故应在血容量恢复，血压回升至正常且稳定而血浆渗透压仍高时，改用低张液（4.5 g/L 氯化钠或 6 g/L 氯化钠）。②血压正常，血钠>150 mmol/L，应首先静脉滴注 4.5～6 g/L 氯化钠溶液，使血浆渗透压迅速下降。因其含钠量低，输入后可有 1/3 进入细胞内，大量使用易发生溶血或导致继发性脑水肿及低血容量休克危险，故当血浆渗透压降至 330 mmol/L 以下，血钠在 140～150 mmol/L 时，应改输等渗氯化钠溶液。若血糖降至 13.8～16.5 mmol/时，改用 50 g/L 有萄糖液或葡萄糖盐水。③休克患者或收缩压持续>10.7 kPa（80 mmHg）者，除补等渗液外，应间断输血浆或全血。

2.补液量估计

补液总量可按体重的 10% 估算。

3.补液速度

一般按先快后慢的原则，头 4 小时补总量的 1/3，1.5～2 L，头 8、12 小时补总量的 1/2 加尿量，其余在 24～48 小时内补足。但在估计输液量及速度时，应根据病情随时调整仔细观察并记录尿量，血压和脉率，应注意监测中心静脉压和心电图等。

4.鼻饲管内补给部分液体

可减少静脉补液量,减轻心肺负荷,对部分无胃肠道症状患者可试用,但不能以此代替输液,以防失去抢救良机。

(二)胰岛素治疗

本症患者一般对胰岛素较敏感,有的患者尚能分泌一定量的胰岛素,故患者对胰岛素的需要量比酮症酸中毒者少。目前多采用小剂量静脉滴注,一般 5～6 U/h 与补液同时进行,大多数患者在 4 小时后血糖降至 14 mmol/L 左右时,改用 50 g/L 葡萄糖液或葡萄糖盐水静脉注射,病情稳定后改为皮下注射胰岛素。应 1～2 小时监测血糖 1 次,对胰岛素却有抵抗者,在治疗 4 小时内血糖下降不到 30%者应加大剂量。

(三)补钾

尿量充分,宜早期补钾。用量根据尿量、血钾值、心电监护灵活掌握。

(四)补充碱剂

无须补充碱剂。

(五)治疗各种诱因与并发症

1.控制感染

感染是本症最常见的诱因,也是引起患者后期死亡的主要因素,必须积极控制各种感染并发症。强调诊断一经确立,即应选用强有力抗生素。

2.维持重要脏器功能

合并心脏疾病患者,如心力衰竭,应控制输液量及速度,避免引起低血钾和高血钾;保持血渗透压,血糖下降速度,以免引起脑水肿;加强支持疗法等。

（颜培娥）

第十一章

骨科常见急危重症

第一节 胸腰椎损伤

一、概述

胸腰椎骨折与脱位占脊柱损伤的首位,伤情严重,治疗比较复杂,严重者常造成残废。胸椎遭受损伤的机会相对较少,胸廓的支撑、固定作用,将胸椎联合成一个整体,较小的暴力,由于胸廓的吸收作用而衰减,不至于引起明显损伤,因此临床所见的胸椎骨折,多由严重的直接暴力所致。巨大的暴力,往往同时造成胸廓损伤,治疗比较复杂,应首先处理直接威胁患者生命的合并伤,病情稳定后,再着手胸椎骨折的治疗;胸椎椎管较小,其内容纳脊髓,骨折块突入椎管或发生骨折脱位,脊髓缓冲空间有限,容易损伤,加之胸段脊髓血供不丰富,伤后神经功能的恢复可能性极小。腰椎椎管较胸椎椎管大得多,加之其容纳的主要为马尾神经,因而腰以下的腰椎骨折,发生完全性截瘫者少见,多保留下肢部分神经功能,早期减压复位,有望取得明显的手术效果。胸腰椎损伤最常发生在胸椎和腰椎交界处,因此临床上把 $T_{11} \sim L_2$ 称为脊椎的胸腰段。胸腰段具有较大的活动度,又是胸椎后凸和腰椎前凸的转折点,在脊柱屈曲时以胸腰段为弯曲的顶点,因此最易由传导暴力造成脊椎骨折。胸段骨折合并截瘫通常是脊髓圆锥与马尾神经混合伤,伤后主要神经症状表现为以双下肢瘫痪、括约肌功能障碍为主。

二、胸椎骨折

(一)发生机制

造成胸椎骨折的主要暴力包括间接暴力和直接暴力,常见于坠落伤、车祸和重物打击伤后。根据暴力的类型、方式和体位,损伤各不相同,常见的暴力类型有以下数种。

1.屈曲暴力

屈曲暴力致伤,脊柱的前部承受压应力,脊柱后部承受张应力。主要造成椎体的前缘压缩骨折,当暴力很大时椎体前缘压缩超过其高度的1/2,常伴有椎体后上缘骨折块突入椎管。椎体后缘高度往往无明显改变。

2.压缩暴力

在轴向压缩载荷的作用下椎体产生爆裂骨折,横截面上整个椎体的各径线均增大。骨折块向椎体左右和前后碎裂,椎体后部碎骨块突出进入椎管,造成脊髓神经不同程度的损伤。

3.屈曲分离暴力

屈曲分离暴力常见于车祸中,又名安全带损伤。高速行驶的汽车发生车祸时,由于安全带的作用,下肢和躯干下部保持不动,上半身高速前移,造成以安全带附近脊椎为支点,脊柱后部结构承受过大的张力而撕裂,受累的结构以后柱和中柱为主。

4.屈曲扭转暴力

屈曲和扭转两种暴力同时作用于脊柱,损伤严重,椎体旋转、前中柱骨折,单侧或双侧小关节突交锁。

5.水平暴力

水平剪力往往较大,造成上下位椎体前后脱位,对脊髓和马尾神经的损伤严重,预后差。

6.伸展分离暴力

在胸腰椎比较少见,此种主要造成脊柱前部张力性破坏,黄韧带皱褶突入椎管,压迫脊髓。

(二)分类

根据 Dennis 的脊柱三柱理论,脊柱的稳定性依赖于中柱的形态,而不是后方的韧带复合结构。三柱理论的基本概念是:前纵韧带、椎体及椎间盘的前半为前柱;后纵韧带,椎体和椎间盘的后半构成中柱,而后柱则包括椎弓、黄韧带、关节突、关节囊和棘间、棘上韧带。椎体单纯性楔形压缩骨折,不破坏中柱,仅前柱受累为稳定性骨折。爆裂性骨折,前、中柱均受累,则为不稳定骨折,屈曲牵张性的损伤引起的安全带骨折,中柱和后柱均破坏,亦为不稳定损伤,而骨折脱位,由于前、中、后三柱均破坏,自然属于不稳定损伤。

1.根据暴力类型分类

(1)爆裂骨折:以纵向垂直压缩暴力为主,根据暴力垂直程度分下列几个类型:非完全纵向垂直暴力;椎体上下方终板破裂;椎体上方终板破裂;椎体下方终板破裂;合并旋转移位;椎体一侧严重压缩粉碎骨折。

非完全纵向垂直暴力:A 型,一般上、下终板均破裂。B 型,略前屈终板损伤,多见。C 型,略前屈终板损伤,少见。D 型,伴旋转损伤。E 型,略带侧弯伴一侧压缩。

爆裂骨折特点:两椎弓间距增宽;椎板纵裂;CT 示突入椎管的骨块往往比较大,多数病例之椎体后上骨块突入椎管,椎管受压较重。严重爆裂骨折,脊柱三柱损伤,椎管狭窄严重,截瘫发生率高。

(2)压缩骨折:根据压缩暴力的作用方向,可分屈曲压缩性骨折和侧向压缩骨折,前者椎体前柱压缩,中柱无变化或轻度压缩,椎弓根间距正常,棘突无分离,属稳定性骨折,可用非手术方法治疗;后者造成椎体一侧压缩骨折,多伴有明显脊柱侧弯,临床比较少见。

(3)分离骨折:常见的主要有 Chance 骨折,椎体楔形变,椎后韧带复合结构破坏,棘突间距离增宽,关节突骨折或半脱位,而椎弓根间距正常。不论损伤是经骨-骨、骨-软组织,还是软组织,此种损伤均为三柱破坏,属不稳定骨折,需手术内固定。受压往往较轻,不伴脱位的病例,截瘫发生率较低;过伸分离骨折比较少见,由过伸暴力作用引起,严重者因后方黄韧带皱褶突入椎管压迫脊髓造成不全性截瘫。

(4)水平移位型骨折:引起本类骨折的暴力有水平暴力与旋转暴力。暴力主要集中于椎间盘,故多数为经椎间盘损伤,椎体之间的联结破坏,极易发生脱位,截瘫发生率高。根据暴力的特点,本类骨折又可分为两种类型。①剪力型:由水平暴力引起。水平移位型骨折脱位发生率高,多经椎间隙发生,椎体无压缩骨折,有时可伴有椎体前上缘小分离骨折,棘突间距不增宽,后凸畸形较轻,如伴有旋转脱位,往往有旋转移位、横突、肋骨和关节突骨折,脱位纠正后,损伤椎间隙变窄,截瘫恢复差。②旋转型:椎间隙变窄,可合并肋骨、横突骨折,并伴有脊椎骨折和关节突骨折,有时在脱位部位下一椎体的上缘发生薄片骨折,此骨折片随上一椎体移位;多数骨折伴有一侧关节突交锁。

2.根据脊柱骨折稳定程度分类

(1)稳定性脊柱骨折:骨折比较单纯,多不伴有中柱和后部韧带复合结构的损伤,骨折发生后,无论是现场急救搬运或是患者自身活动,脊柱均无移位倾向,见于单纯屈曲压缩骨折。椎体的前部压缩,而中柱高度不变,后柱完整,此种骨折多不伴有脊髓或马尾神经的损伤。

(2)不稳定性骨折:脊柱遭受严重暴力后,发生骨折或骨折脱位,并伴有韧带复合结构的严重损伤。由于参与脊柱稳定的结构大多破坏,因而在患者的搬运或脊柱活动时,骨折损伤部位不稳定,若同时伴有后纵韧带和纤维环后半损伤,则更加不稳。根据 Dennis 三柱理论,单纯前柱损伤为稳定骨折,如单纯椎体压缩骨折;中柱在脊柱稳定方面发挥重要作用,前柱合并中柱损伤,如椎体爆裂骨折,为不稳定性骨折;前中后三柱同时受累的 Chance 骨折、伴后柱损伤的爆裂骨折、骨折脱位,均为极度不稳定性骨折。

(三)病理变化

1.成角畸形

胸腰椎骨折大部分病例为屈曲损伤,椎体的前部压缩骨折,脊柱的中后柱高度不变,前柱缩短,形成脊柱后凸畸形,前柱压缩的程度越严重,后凸畸形越明显。当椎体前部压缩超过1/2,后柱的韧带复合结构受到牵张力。较轻者深筋膜、棘上、棘间韧带纤维牵拉变长,韧带变薄,肉眼观察,韧带的连续性尚存在前柱继续压缩,后柱复合结构承受的牵张力超过生理负荷,纤维发生部分断裂,严重者韧带撕裂,裂隙内充满积血,黄韧带和小关节囊撕裂,小关节可发生骨折或关节突交锁;骨折和软组织损伤的出血,渗透到肌组织内形成血肿,血肿机化后产生瘢痕,萎缩和粘连,影响肌纤维的功能,妨碍脊柱的正常活动功能并引起腰背疼痛。在椎体的前部,前纵韧带皱褶,在前纵韧带和椎体之间形成血肿,血肿压迫和刺激自主神经,使胃肠蠕动减弱,致患者伤后腹胀和便秘。

2.椎体后缘骨折块对脊髓神经的压迫

垂直压缩暴力造成椎体爆裂骨折,骨折的椎体厚度变小而周径增加,骨折的碎块向四周裂开并发生移位。X 线片显示椎体左右径与前后径显著增宽,向前移位的骨块,由于前纵韧带的拉拢,除产生血肿刺激神经引起患者胃肠功能紊乱外,无大的危害性,而在椎体的后缘,暴力瞬间,后纵韧带处于牵张状态,破裂的椎体后上部骨块向椎管内移位仅受后纵韧带的张力阻拦,易突破后纵韧带移入椎管内,碎骨块所携带的功能,足以将脊髓摧毁,造成脊髓圆锥和马尾神经的损害。

3.椎间盘对脊髓的压迫

屈曲压缩和爆裂骨折占椎骨折的绝大部分,而此种损伤都伴有椎体的屈曲压缩性改变,前柱的高度丧失均大于中柱,椎间隙呈前窄后宽形态,间隙内压力增高,髓核向张力较低的后方突出,当屈曲压缩的力量大于后纵韧带和纤维环的抗张强度,后纵韧带和纤维环相继破裂,椎间盘进入椎管内,使属于脊髓的有限空间被椎间盘所占据,加重脊髓的损伤。

4.来自脊髓后方压迫

Chance 骨折或爆裂骨折,脊柱的破坏相当严重,黄韧带断端随同骨折的椎板,由后向前压迫脊髓的后部,未发生断裂的黄韧带,张于两椎板之间,有如绷紧的弓弦,挤压硬膜囊。在过伸性损伤中,黄韧带形成皱缩,凸向椎管,同样构成脊髓后部压迫。

5.骨折脱位椎管容积丧失

水平移位性损伤产生的骨折脱,对脊髓的损伤最为严重。在此种损伤中,暴力一般都比较大,脊柱的三柱均遭到严重破坏,脊柱稳定功能完全丧失。上位椎体向一个方向移位 1 mm,相应下位椎体向相反的方向移动 1 mm。脊髓的上、下部分别受到来自相反方向的压迫,脊髓内部的压力急剧增加,血供迅速破坏,伤后脊髓功能恢复的可能性极小。

6.脊柱成角、脱位导致脊柱损伤

慢性不稳定脊柱骨折脱位或成角,破坏了脊柱正常的负重力线,长期非生理情况下的负荷,导致成角畸形缓慢加重,引起慢性不稳定,对于那些骨折早期无神经压迫症状的患者,后期由于脊柱不稳定产生的异常活动造成迟发性脊髓损伤,此外脊柱成角本身可造成椎管狭窄,脊髓的血供发生障碍。

(四)临床表现

有明确的外伤史,重者常合并脑外伤或其他内脏损伤,神志清醒者主诉伤区疼痛,肢体麻木,活动无力或损伤平面以下感觉消失。检查见伤区皮下淤血、脊柱后凸畸形。严重骨折脱位者,脱位局部有明显的空虚感,局部触痛,常可触及棘突有漂浮感觉。由于损伤的部位及损伤程度不一,故神经功能可以是双下肢活动正常,亦可表现双下肢完全性瘫痪。神经功能检查,临床常用 Frankel 分级法。括约肌功能障碍,如表现为排便无力、尿潴留、便秘或大小便完全失禁。男性患者阴茎不能有意识勃起,被动刺激会阴或阴茎表现为不自主勃起,如脊髓颈胸段损伤而圆锥功能仍存在者;如为脊髓圆锥部的骨折脱位,脊髓低级性中枢遭到摧毁,勃起功能完全丧失。

(五)诊断要点

根据外伤史及外伤后的症状、体征可初步确定为胸腰椎骨折或脱位,并可依感觉、运动功能丧失而初步确定损伤节段,便于进一步选择影像学检查部位。X 线平片是胸腰椎骨折的最基本的影像学检查手段,应常规应用。通常拍正侧位片,根据病情需要可加照斜位或其他位置。单纯压缩骨折正位片可见椎体高度变扁,左右横径增宽,侧位片可见椎体楔形变,脊柱后凸畸形,椎体后上缘骨折块向后上移位,处于椎间水平。爆裂骨折侧位片显示椎体后上缘有大块骨块后移,致伤椎椎体后上部弧形突向椎管内小关节正常解剖关系破坏。骨折脱位者侧位片显示两椎体相对位置发生明显变化,以上位脊椎向前方或前方偏一侧移位摄常见。CT 扫描比普通 X 线检查能提供更多的有关病变组织的信息,因而优越性极大,有条件者应该常规应用。CT 片可以显示骨折的类型和损伤的范围,用于单纯椎体压缩骨折,可以显示椎体后缘有无撕脱骨块,骨块是否对硬膜囊形成压迫,有助于决定治疗方法。爆裂骨折 CT 扫描可以观察爆裂的椎体占据椎管的程度,有助于决定采用何种手术方法减压,并为术中准确解除压迫提供依据。MRI 能够较清楚地显示椎管内部软组织的病损情况,在观察脊髓损伤的程度(水肿、压迫、血肿、萎缩)和范围方面较CT 优越,对脊柱后柱结构的损伤亦有良好显示,有助于判断脊柱稳定性。

(六)治疗原则

根据脊柱的稳定程度可以采用非手术治疗或手术治疗。非手术治疗主要用于稳定性脊柱骨折,目的在于通过缓慢的逐步复位恢复伤椎的解剖关系,通过脊柱肌肉的功能训练,为脊柱提供外源性稳定,从而避免患者晚期常见的损伤后背痛。手术治疗脊柱损伤的目的在于:解除脊髓神经压迫,纠正畸形并恢复脊柱的稳定性。手术早期稳定性由内固定材料提供,坚强的内固定可以保证患者早下地活动,防止长期卧床导致的各种并发症,加速创伤愈合,恢复机体的生理功能。脊柱稳定性的远期重建,依赖正规的植骨融合。

(七)治疗选择

1.非手术治疗

(1)适应证:用于稳定性脊柱骨折,如椎体前部压缩<50%,且不伴神经症状的屈曲压缩骨折,脊柱附件单纯骨折。

(2)方法:伤后仰卧硬板床,腰背后伸,在伤椎的后侧背部垫软垫。根据椎体压缩和脊柱后凸成角的程度及患者耐受程度,逐步增加枕头的厚度,于12周内恢复椎体前部高度。X线片证实后凸畸形已纠正,继续卧床3周,然后床上行腰背肌锻炼。床上腰背肌锻炼为目前临床上较常用的功能疗法,腰背肌锻炼的目的是恢复肌力,为后期脊柱稳定性重建提供动力基础、预防后期腰背痛与骨质疏松症的出现,过早下地负重的做法不宜提倡,因为有畸形复发可能,尤其是老年骨质疏松的患者,临床上出现慢性不稳定者,大多源于此。

(3)优点:治疗方法简单,无须长时间住院,治疗费用较低。

(4)缺点:卧床时间长,老年患者易出现肺部并发症和压疮,部分病例遗留晚期腰背痛和骨质疏松症,适应证较局限等。

2.手术治疗的目标和适应证

(1)手术治疗的目标:为损伤脊髓恢复功能创造条件(减压和避免再损伤);尽快恢复脊柱的稳定性,使患者能尽早起床活动,减少卧床并发症;植骨融合后提供长期稳定性,预防顽固性腰背痛的发生。

(2)适应证:适用于多数不稳定性骨折与伴脊髓有明显压迫的骨折、陈旧性骨折椎管狭窄、后凸或侧凸畸形者,近年来,随着微创脊柱外科技术的发展,适应证已进一步扩大,包括单纯压缩骨折、骨质疏松症所致压缩骨折等。

3.手术方法

(1)对有神经症状者应行脊髓神经减压术:脊柱骨折脊髓压迫的因素主要来自硬膜的前方,包括脊柱脱位,伤椎椎体后上缘压迫脊髓前方;压缩骨折,椎体后上角突入椎管压迫脊髓;爆裂骨折,骨折块向后移位压迫脊髓;单纯椎间盘突出压迫脊髓;脊柱呈锐弧后凸或侧凸畸形>20°,椎管受到压迫性和张力性两种损伤,故应采用硬膜前方减压,经一侧椎弓根的侧前方减压或经两侧椎弓根的环形减压或侧前方入路下直接减压。

(2)内固定:以短节段为主。Lcuque棒或Harrington器械固定,由于节段过长,有一定的缺点,目前应用较少。减压完成后,应使患者维持于脊柱过伸位,在此基础上行内固定,可望使椎体达到良好的复位要求。目前应用的内固定器械包括后路与前路两大类,后路多采用短节段椎弓根螺钉系列,前路多采用短节段椎体螺钉钢板系列或椎体螺钉棒系列。

(3)植骨融合:脊柱融合的要点如下。内固定只能提供早期稳定,后期的永久性稳定需依赖于植骨融合,因而植骨是处理胸腰椎骨折的一个常规手段,必须保证正规、确实的植骨操作。植骨数量要足够,由于植骨是在非生理情况下的骨性融合,因而骨量少,骨痂生成少,有限的骨痂难以承受生理活动所施加的载荷。植骨的质量要保证,异体骨应避免单独应用于脊柱融合,有不少失败的报道,有的后果相当严重,但在前路大量植骨时,自体骨量不够,可混合少量异体骨或骨传导活性载体。大块髂骨植骨质量可靠,并可起到支撑和承载作用,而火柴棒样植骨增加了生骨面积,能较早发生骨性融合,两者可联合应用。究竟是采用前路椎体间融合还是采用后路椎板、横突间融合应根据具体情况决定,决定因素取决于骨折类型、脊髓损伤程度、骨折时间、脊髓受压的主要来源以及患者的一般状况等。通常后路张力侧能同时做到固定与减压,但在脊柱稳定性方面远不如前路椎体间植骨。

三、单纯椎体压缩骨折

单纯椎体压缩骨折为稳定性骨折,临床比较常见,一般不伴有神经损伤,个别患者有一过性肢体麻木乏力,多能在短时间自行恢复,非手术方法治疗能取得良好的效果。

(一)发生机制

多为遭受较轻微的屈曲暴力作用,老年者骨质疏松多由摔倒臀部着地引起,临床病理改变主要体现为脊柱前柱压缩呈楔形改变,不伴有中柱的损伤,后柱棘间韧带部分损伤,少有韧带断裂及关节突骨折与交锁者;因中柱结构完整,椎管形态无改变,脊髓除少数因冲击作用直接损伤外,一般无明显骨性压迫损伤。如椎体压缩不超过 50%,脊柱稳定性无破坏。

(二)临床表现

伤后腰背部疼痛,脊柱活动受限。伤区触痛和叩痛(+),少数患者可见轻度脊柱后凸畸形,早期双下肢主动抬腿肌力减弱,这是由于髂腰肌、腰大肌痉挛,伤区疼痛等间接原因所致,不应与神经损伤相混淆。

(三)诊断要点

(1)明确外伤史及伤后腰背部疼痛、伤区触痛及叩击痛。

(2)X 线检查:正位片显示伤椎椎体变扁,侧位片示椎体方形外观消失,代之以伤椎前低后高呈楔形变。测量伤椎前缘的高度,一般不低于后缘高度的 50%,个别患者在伤椎后上缘可见小的撕脱骨块,骨块稍向上后移位,脊柱中柱、后柱完整性多无破坏。

(3)CT 扫描:可见椎体前上部骨折,椎体后部多数正常,椎管各径线无变化。

(4)MRI 示骨折区附近硬膜前方有局限性高密度改变,为伤区水肿、充血所致,脊髓本身无异常;后凸严重时可显示椎后软组织区水肿甚至韧带断裂。

(5)青少年患者,就与 Scheuermann 病相鉴别,后者又称青年性驼背、脊椎骨骺炎或脊椎骨软骨炎,其特点为胸椎长节段、均匀的后凸,相邻多个椎体楔形变。老年患者,尤其是老年妇女,应与骨质疏松胸腰椎楔形变相鉴别,后者无外伤史,骨质疏松明显,亦为多个椎体改变;MRI 检查椎体或椎后软组织的信号改变可鉴别。

(四)治疗选择

1.非手术治疗

(1)适应证:单纯椎体压缩骨折。

(2)方法:伤后立即卧硬板床,腰下垫枕,使伤区脊柱前凸以达复位之目的。腰背部垫枕厚度应逐步增加,应以患者能够耐受为度,不可操之过急,尤其是高龄患者,复位过于急促,可导致严重的消化道症状。垫枕开始时,厚度 5~8 cm,适应数天后,再增加高度,1 周后达 15~20 cm。

(3)优点:方法简单,有一定效果。

(4)缺点:不可能达到解剖复位,卧床时间相对较长。

2.手术治疗

少数骨折后腰背部疼痛严重,长时间不能缓解或老年患者不能耐受伤后疼痛和长期卧床者,可采用手术治疗行椎体成形或后凸成形术。

（1）优点：缓解疼痛快，卧床时间短。

（2）缺点：手术有风险，费用开支大。

（五）康复指导

患者伤后 1～2 周疼痛症状基本消失，此时即应积极行腰背肌功能锻炼。具体做法是：开始时采用俯卧位抬高上半躯体和双下肢（燕子背飞）的方法；腰部力量有所恢复后采用双肩（力量较强者头顶）顶住垫在床头板的枕头上，双手扶床，膝关节屈曲，双足着床，挺腹，将躯干中部上举，以获脊柱过伸，使压缩的椎体前部在前纵韧带、椎间盘组织的牵拉下复位，每天 3 次，每次 5～10 下，开始次数和高度要求不过于勉强，循序渐进，并定期摄片，观察骨折复位情况。一般 1 周后，多能获得满意的复位结果。练习间歇期间应坚持腰背部垫枕，维持脊柱过伸位。3 个月后，可下地练习行走。过早下地活动的做法极易造成患者畸形加重并导致远期顽固性腰背疼痛。

（六）预后

单纯胸腰椎椎体压缩骨折无脊髓、神经损伤，且属稳定性骨折，预后较好；但少数患者，特别是老年性骨质疏松症患者，可能遗留后凸畸形及晚期顽固性腰背痛。

（七）研究进展

多年来，胸腰椎椎体单纯压缩骨折的治疗一直主张非手术治疗、卧床为主，但随着人们生活水平的提高，生活质量的要求亦随之提高；近年来，压缩骨折后顽固性腰背痛的报道较多，过去较容易忽略的问题摆上了脊柱外科医师的工作日程，传统手术治疗因其较大创伤难以取得理想的疗效/代价比，微创脊柱外科技术的发展使单纯压缩骨折后期腰背痛的解决成为可能，经皮椎体成形强化、经皮椎体后凸成形等技术较好地解决了晚期后凸畸形和顽固性腰背痛的问题，使早期能够下床活动、防止肺部并发症的出现成为现实。

四、椎体爆裂骨折

椎体爆裂骨折是一类较严重的胸腰椎骨折，因骨折块占据椎管容积，腰以上节段损伤时，通常易出现完全性或不完全性截瘫，腰以下则多数无神经症状，部分出现不同程度的马尾和神经根损伤。

（一）发生机制

多为垂直压缩暴力致伤，病理改变表现为除前柱骨折外，中柱亦遭受破坏，椎体碎裂，向前后、左右移位，向后方椎管内移位的骨块造成脊髓或神经的损害。

（二）临床表现

损伤部位疼痛剧烈，就诊超过 24 小时者伤区明显肿胀。体查见棘突周围皮下大面积淤血、肿胀，棘突后凸畸形，伤区触痛剧烈。损伤平面以下感觉、运动和括约肌功能不同程度发生障碍。

（三）诊断要点

有严重外伤史及伤后腰背部疼痛、肿胀伴有损伤平面以下感觉、运动和括约肌功能障碍者应考虑胸腰椎爆裂骨折的可能。

1.正位 X 线片

显示伤椎椎体高度降低，椎体横径增宽，椎板骨折，弓根间距增宽，椎体正常的解剖征象破坏。侧位片见椎体高度降低，以前方压缩尤为明显，伤椎上方之椎体向前下滑脱，椎间隙变窄，伤椎椎体后方向椎管突入，尤以后上方最剧，并常见有骨折块进入椎管内。可能有棘突骨折或关节突骨折，少数患者关节突骨折累及椎弓根。

2.CT 片

可清晰显示椎体爆裂,骨折块向四周散开,椎体的后缘骨折块向后移位,进入椎管。骨块向后移位严重的一侧,患者神经损伤症状亦重于对侧,如骨块完全占据椎管空间,脊髓神经多为完全性损伤;CT 扫描时应考虑手术治疗的需要,扫描范围应包括上位和下位椎体、椎弓根,以确定是否适合后路短节段内固定物的置入。

3.MRI 图像

显示脊髓正常结构破坏,损伤区上下明显水肿,对判断预后有指导性意义。

(四)治疗选择

根据胸腰椎爆裂骨折的病理机制:脊柱的前、中柱均受累,稳定性破坏;中柱的骨折碎块对脊髓造成直接损伤而导致完全性或不完全性截瘫。治疗目的应是重建脊柱稳定性,去除脊髓压迫,防止进一步及迟发性损伤,为脊髓损伤的康复和患者早期功能锻炼创造条件。治疗方法首选手术治疗,不能因完全性截瘫无恢复可能而放弃手术。

手术方法可以根据患者的情况、医院的条件和术者的经验,分别采用后路经椎弓根减压、椎弓根螺钉系统短节段固定和前路减压内固定。不论取何种方法均应同时植骨行脊柱融合,以获远期稳定。

1.后路经椎弓根减压、椎弓根螺钉系统内固定

常规后正中显露,显露伤椎横突,于上关节突、椎板、横突连接处行横突截骨。咬除椎弓后侧骨皮质,以椎弓根探子探清椎弓根走向,辨清外侧皮质后咬除,仅保留椎弓根内侧及下方皮质,术中尽量保留上关节突,经扩大椎弓根入口进入椎体,以各种角度刮匙行环形刮除椎体碎骨块及上下间隙椎间盘,自椎体后侧采用特殊的冲击器将椎管内碎骨块挤入椎体,减压完成,行椎弓根螺钉固定,并取松质骨泥行椎间隙植骨,融合的范围应包括上、下正常椎的椎板、小关节和横突。

(1)缺点:受减压通道的限制,减压操作较复杂,尤其是上下两个椎间盘的减压更难完成;植骨面的准备也不如前路充分,因此椎体间植骨的效果不如前路直接减压。

(2)优点:手术创伤小,时间短,尤适用于多处严重创伤的病例,能同样达到前方直接减压的目的。

2.前路减压植骨、内固定术

(1)适应证:胸腰椎骨折或骨折脱位不全瘫痪,影像学检查(CT、MRI、造影)证实硬膜前方有压迫存在,就骨折类型来说,最适用于爆裂骨折。陈旧性胸腰椎骨折,后路减压术后,仍残留明显的神经功能障碍且有压迫存在者。胸腰段骨折全瘫者可酌情采用。

(2)禁忌证:①连续 2 个椎体骨折。②心肺情况差或伴有严重合并不能耐受手术打击者。③陈旧性骨折脱位成角畸形严重者;胸椎骨折完全性截瘫且 Mm 证实脊髓横贯伤损伤者。④手术区大血管有严重损伤者。

(3)手术要点。①全麻:患者侧卧位,手术区对准手术台腰桥,两侧垫枕,通常从左侧进入。②手术步骤:经胸腹膜后途径切除第 10 或 11 肋,自膈肌止点 1 cm 处,弧形切开膈肌和内侧的弓状韧带,到达伤椎椎体,结扎上下椎体之节段血管,推开腰大肌,可见白色隆起的椎间盘,压之有柔韧感,与之相对应的椎体则稍向下凹陷,触之坚硬。仔细辨认病椎、椎弓根和椎间隙,勿损伤走行于椎间隙的神经根和根动静脉。在椎体后缘椎弓根和椎间隙前部,纵行切开骨膜,骨膜下电刀切剥,将椎体骨膜以及其前部的椎前组织一并向前方推开。在椎体切骨之前宜先切除病椎上、下位的椎间盘,用锐刀顺纤维环的上下缘切开手术侧显露的椎间盘,以尖头咬骨钳切除手术侧纤维环及髓核组织,显露病椎的上下壁。以小骨刀切除大部分病椎,超薄枪钳将椎弓根及病椎后侧皮质、碎骨块一一咬除,减压完成后,用锐利骨刀切除病椎上、下及其相对应椎间盘的终板软骨,以利植骨融合。放下腰桥,必要时人工牵引以保证无侧凸畸形,用撑开器撑开椎体的前部以纠正后凸畸形,撑开器着力点位于椎体前半,不可使撑开器发生弹跳,避免误伤周围重要解剖结构。后凸畸形纠正满意后,在撑开情况下确定植骨块的长度及钢板(棒)长度,以不影响上下位椎间关节的活动为准,取自体三面皮质骼骨块植骨,松开撑开器,拧入椎体钉,安放动力加压钢板或棒,如 Kanaeda 器械。冲洗伤口后常规鼓肺检查有无胸膜破裂,再次检查植骨块位置,并在植骨块前方和侧方补充植入松质骨碎块、壁胸膜,牵回腰大肌。放置负压引流,伤口缝合如切开膈肌,应将膈肌原位缝合。术毕严格观察患者呼吸和口唇颜色,并连续监测血氧饱和度。必要时,患者未出手术室前即行胸腔闭式引流术,以防不测。术后卧床时间根据脊柱损伤程度而定,一般 2～3 个月,并定期拍 X 线片,观察植骨融合情况。

(4)优点:直视下前路椎管减压,操作相对容易;前路内固定更符合植骨的生物力学要求,融合率较高。

(5)缺点:手术创伤较大,伴多处严重创伤者,特别是严重胸腔脏器损伤患者难以耐受手术。

(五)康复指导

胸腰椎椎体爆裂骨折多伴有完全性或不完全性截瘫,康复治疗不应局限于手术恢复后,早期的主动功能锻炼及水疗、高压氧治疗、药物治疗及针灸均占据重要地位。鼓励咳嗽排痰,勤翻身防压疮。

(六)预后

无论前路手术还是后路手术,减压、植骨融合的效果都是可以肯定的,脊柱的稳定性不难重建;预后与原发脊髓损伤的程度及继发病理改变的程度密切相关。通常不完全性脊髓损伤的恢复较好,完全性脊髓损伤较难恢复,圆锥部位的损伤引起的大小便失禁较难恢复。

(七)研究进展

胸腰椎爆裂骨折的诊断不难,治疗方法较统一,大多数学者一致认为首选手术治疗,但在术式的选择上争议较多。后路椎弓根螺钉系统的出现解决了脊柱三柱稳定性重建的问题,术后短期稳定性由坚强内固定提供,虽然通过后路椎弓根途径行椎体减压已不再是问题,但后路内固定的植骨融合效果不确切。吕国华等认为前路内固定更能满足椎间融合的生物力学要求,传统的侧前方减压植骨内固定创伤较大,采用胸腔镜或腹腔镜下辅助或不辅助小切口技术行侧前方减压、植骨、内固定取得良好疗效,且创伤较小。谭军等认为使用后路椎弓根螺钉系统仅仅能撑开爆裂骨折椎体的周围皮质骨,椎体中央塌陷的松质骨不可能复位,残留的骨缺损将由纤维组织替代,在生物力学性能上无法满足要求,他们主张在后路椎弓根螺钉撑开复位的基础上,后路病椎经椎弓根减压,运用自固化磷酸三钙骨水泥行伤椎加强。迟永龙等则采用后路微创技术行经皮椎弓根螺钉系统内固定,利用后路撑开技术使椎体高度在韧带张力作用下恢复,病椎以磷酸钙骨水泥加强;或采用经椎弓根椎体环形减压、椎体加强以重建脊柱稳定性。

总之,胸腰椎爆裂骨折的治疗进展相当快,从脊柱三柱理论的创立、椎弓根螺钉系统的发明到微创技术的具体应用,国内外学者做出了不懈的努力,使得手术过程逐渐向微创、快速化发展,术后疗效更理想。

五、胸腰椎骨折脱位

(一)发生机制

胸腰椎骨折脱位见于严重平移暴力致伤,多合并脊髓完全性损伤,脊柱严重不稳,术后脊髓功能恢复较差。

(二)临床表现

损伤部位疼痛剧烈,就诊超过 24 小时者伤区明显肿胀。体查见棘突周围皮下大面积淤血、肿胀,棘突排列有阶梯感,伤区触痛剧烈。损伤平面以下感觉、运动和括约肌功能不同程度发生障碍,部分患者合并椎前或腹膜后血肿,刺激胸膜或腹膜,引起呼吸困难或腹胀腹痛等症状。

(三)诊断要点

根据患者的临床症状、体征及影像学检查可确诊。X 线检查正侧位片可发现脱位椎体向左右或前后移位,正常脊柱序列严重破坏,伴有小关节、椎板或棘突骨折,有时可见椎体向前严重脱位而后部附件留在原位,伤椎的椎弓部可见很宽的裂隙。脱位超过Ⅱ度者,损伤平面的韧带复合结构均遭完全性破坏。MRI 可见脊髓连续性中断,部分脊髓或马尾神经嵌于椎板间隙间加权显示的高信号狭窄区为脊髓损伤水肿、出血所致。

(四)治疗选择

1.非手术治疗

脊柱稳定性完全破坏,非手术治疗很难重建稳定,不利于康复及损伤并发症的预防。伤后卧硬板床,腰下垫软枕复位或在伤后 4～8 小时行手法复位以利术中在正常的解剖序列下操作,前后移位虽可通过手术器械复位,左右移位术中复位较难,应在术前解决。

2.手术治疗

手术应尽早施行,如拖延时间过长,损伤区血肿机化、粘连形成,复位有一定困难,如反复应用暴力,有误伤血管的可能性。通常采用椎弓根螺钉系统复位内固定术;手术采用全麻,先取大块髂骨条,留作植骨。常规显露并行椎板减压,显露椎板过程中需防损伤暴露于椎板后方的散乱马尾神经,如发现硬膜有破裂应当缝合,不能缝合者,用蒂的骶棘肌瓣覆盖,术中清除椎管内的血肿和骨折块及卷入的韧带组织,切开硬膜,探查脊髓。准确置入椎弓根螺钉,不可完全依靠 RF 或 AF 器械固定,必须依靠体位、重力和手术组医师手法协助才能完全复位。复位时,将手术床头端升高30°～40°,助手根据脱位的方向,用狮牙钳夹持脱位平面上、下椎节棘突,施加外力,协助术者纠正脱位、恢复脊柱的正常排列。将切取的大块髂骨条修整,分别植于两侧椎板关节和横突间。

(1)优点:能及时加强脊柱的稳定性,解除对脊髓的压迫,有利于神经的恢复。

(2)缺点:手术有风险,技术要求较高,费用开支较大。

(五)康复指导

术后早期活动,2 小时翻身 1 次,防止并发症,1 周后半坐位,鼓励咳嗽排痰,同时加强四肢功能锻炼,尽早使用轮椅。

(六)预后

胸腰椎骨折脱位多伴有严重脊髓损伤,MRI 显示脊髓完全横断的病例,即使经过早期手术减压、固定,神经症状基本无恢复,手术内固定后,患者生活质量得到保证,早期可借助轮椅或功能康复器参加一般活动;长期卧床患者,因多种并发症的影响预后不佳。脊髓圆锥部位的损伤,最难恢复的是括约肌功能,马尾神经损伤多引起下肢的不完全性感觉、运动障碍。

(七)研究进展

胸腰椎骨折脱位是一种较严重的损伤,治疗的难度高,单纯后路短节段椎弓根螺钉系统复位内固定往往难以达到重建脊柱稳定性的目的,传统的方法是借助手法或体位复位使用椎弓根螺钉短节段固定,早期重建脊柱稳定性不成问题,但后期矫正度丢失、迟发性脊髓损伤的不良后果屡有报道。丘勇等使用后路钉钩系统联合复位内固定,取得较好的早期和远期疗效,解决了短节段固定脊柱骨折脱位力学强度不足的问题。与胸腰椎单纯骨折不同的是本类型损伤脊柱三柱均严重损伤,无论内固定的强度多高,远期疲劳无法避免,因此,植骨融合显得尤为重要,远期骨性融合是骨折节段稳定的根本保障。融合的方法包括后外侧横突、关节突、椎板间融合,融合的材料以自体颗粒状或火柴棒式松质骨最好,也可采用大块 H 形单面皮质骨材料。

(潘朝晖)

第二节 脊 髓 损 伤

脊髓损伤在全身损伤中约占 0.3%,但在自然灾害中,如房屋倒塌、矿山、坑道塌陷中,脊髓损伤发生率要高得多。多发于年轻人,80% 为 40 岁以下男性。好发部位是中颈椎及胸腰段脊柱部,大量统计表明,胸腰段脊柱损伤的发生率最高,颈椎损伤有上升趋势,占第 2 位。在脊柱火器损伤则以胸椎发生率为最高,在一些发达国家,火器伤已居交通事故、高处坠落伤之后的第 3 位原因。脊柱损伤并发脊髓损伤的发生率各家报道差异较大,约为 20%。

一、发生机制

脊髓损伤主要由外力作用所致,但亦受脊柱脊髓内在因素影响,内在因素包括如先天性发育性椎管狭窄、椎间盘退变、脊柱先天畸形及其他脊柱疾病等,可加重脊髓损伤。主要致伤暴力如下。

(一)间接暴力

间接暴力指外力不直接作用于脊髓而致脊髓损伤。多为闭合性损伤,见于房屋倒塌、矿井塌方、高处坠落、跳水意外、交通事故或运动中的物体直接打击脊柱,其导致脊髓损伤的主要因素如下。

1.椎体骨折

爆裂性骨折,骨折片进入椎管压迫脊髓,也可见于单纯椎体后缘骨折向后移位导致脊髓受压,造成脊髓神经细胞和传导束直接损伤,或引起脊髓血运障碍、继发脊髓灰质和传导束损伤等。

2.脊椎脱位

向前脱位椎的椎板或原位椎的椎体后上缘压迫脊髓。脊髓损伤主要决定于暴力作用于脊柱发生脊椎骨折或骨折脱位的瞬间骨性结构对脊髓的毁灭性打击,但在复位前骨折片或骨组织压迫也是重要因素。

3.关节突骨折

如向椎管内移位可破坏椎管形态,使其容积减小,出现脊髓压迫。

4.脊椎附件骨折

如椎板、椎弓、棘突骨折等,骨折块向椎管内移位。

5.软组织压迫

(1)椎间盘因素:损伤后致破裂、突出或膨出并突向椎管压迫脊髓。普通 X 线检查常无明显改变。常见于屈曲性颈椎损伤。

(2)韧带因素:黄韧带皱褶突向椎管压迫脊髓,多见于颈椎过伸性损伤。

(3)血管因素:脊髓或硬膜外血管损伤致硬膜外出血和血肿压迫。更重要的是供养脊髓的血管损伤,致脊髓缺血损伤。

(4)脊髓因素:传导暴力作用造成脊髓震荡或脊髓挫裂伤,损伤后继发脊髓水肿、出血,椎管容积进一步减小,加重脊髓自身损伤。

(二)直接暴力

直接暴力指外力直接作用于脊髓而致的损伤,多为开放性脊髓损伤。

1.脊髓火器伤

脊髓火器伤多见于战时子弹或弹片入椎管损伤脊髓,或损伤脊髓其近旁。冲击压力波损伤脊髓,特别是椎旁者,X 线检查脊髓未见异常但脊髓损伤。

2.锐器性损伤

锐器性损伤多由金属刀刃穿透椎体或椎板间隙等进入椎管损伤脊髓,偶见木、竹器致伤。在平时和战时都可发生。

(三)影响因素

1.椎管的容积

椎管的容积若损伤前已有椎管狭窄存在,轻微外伤即可致脊髓损伤,如先天性椎管狭窄、骨质或韧带增生等引起的继发性椎管狭窄。

2.脊柱的稳定性

脊柱的稳定性若原有韧带损伤、松弛、脊柱不稳,则外伤易致椎管形态破坏,损伤脊髓。如先天性齿状突缺如、类风湿性脊柱炎等。

3.脊柱、脊髓原有疾病

强直性脊柱炎患者因病椎间融合,脊柱活动度差,受外伤时不能缓冲外力,易发生脊髓损伤,多见于颈椎。椎间盘退变患者常因脊柱外伤而突出导致脊髓损伤,中年以上椎间盘已有退变性改变者可同时出现多个椎间盘突出。

4.脊柱畸形

如短颈畸形、齿状突发育不全、颅底凹陷、脊柱侧凸畸形、先天性或获得性脊柱后凸畸形等。

二、病理变化

根据伤后病理改变演变趋势分为完全性和不完全性两种,两者在开始时都表现为脊髓灰质出血,前者出血早而多,并逐渐出现中心坏死,进而发展到脊髓坏死,后者出血而少,且很快停止发展,并逐渐恢复正常。

(一)原发性病理改变

1.脊髓震荡

脊髓损伤后出现短暂性功能抑制状态。大体病理尤明显器质性改变,显微镜下仅有少许水肿,神经细胞和神经纤维未见破坏现象,可以完全恢复。

2.脊髓挫伤

各种机械性因素所致的脊髓损伤,主要病理改变如下。

(1)髓内出血、血肿、血管痉挛或血栓,组织坏死。

(2)神经细胞破坏:胞体肿胀、染色体溶解、胞核消失、尼氏小体聚集、胞质无定形或呈空泡状。

(3)神经传导束变化:轴突变性、分离、轴索间隙增宽形成空泡;脱髓鞘、轴索裸露;髓鞘、轴索断裂,缩成球状。

(4)脊髓挫伤的轻重程度相差较大,造成该型损伤后脊髓恢复的结果不一,挫伤严重,灰质和传导束广泛性损伤,继发大片坏死者,最终完全纤维化,为完全损伤而不能恢复,轻者为不完全损伤,如脊髓小面积挫伤、少量出血,可有不同程度恢复。

3.脊髓断裂

两断端间常有间隙,神经元、胶质成分及经过断裂区的轴突的缺损是永久性的,也是不可修复的。脊髓断端呈现完全脊髓损伤改变,数小时后灰质中央出现片状出血、坏死,并逐渐被巨噬细胞吞噬,24小时后完全损坏,并出现白质坏死,3天后达到高峰,这种由于轴索断裂,髓鞘空泡形成,断端自溶、坏死、脱落,全过程约需3周时间。最后断端形成空腔,并为瘢痕组织所填充。

(二)继发性创伤改变

1.出血

出血是脊髓损伤后最早的反应,也是直接损伤的一部分,由于脊髓特别是灰质的供血系统丰富,其损伤后常导致大量动、静脉的破裂而引起广泛的出血,并波及一定范围,出血在达到高峰后5～10分钟减慢,并逐渐停止,出血区常发生坏死。

2.水肿

脊髓损伤后可因创伤反应、脊髓缺氧或压迫突然解除等因素而发生不同程度的水肿。水肿是紧随出血的病理变化,一般持续4～7天达到高峰,然后静止并逐渐消退。水肿消退后脊髓功能可以恢复,但不一定全部恢复。

3.缺血

出血、水肿与供血障碍均可致脊髓缺血,如大动脉损伤,可致脊髓数节段缺血,缺血常导致坏死。

4.血管收缩

脊髓损伤后,病变区坏死组织释放大量的儿茶酚胺和前列腺素,使脊髓滋养血管痉挛,脊髓血运障碍,损伤面积。

5.缺氧、微循环障碍、神经递质改变、阿片类、氧自由基、正肾素代谢物质改变等

试验研究证实上述各种因素均对脊髓损伤后的病理变化产生促进作用,加重原发损伤的程度。

三、临床表现

常在脊髓损伤的不同程度出现不同的临床症状,脊髓损伤的轻重程度不一,出现的症状也各不相同。

(一)脊髓休克期

脊髓遭受创伤和病理损害时即可发生功能的暂时性抑制,表现出运动、感觉、反射和自主神经系统的一系列变化,称为脊髓休克期。脊髓休克期持续时间长短不同,在脊髓震荡及不完全脊髓损伤,可无休克其甚为短暂,至临床检查时,已无休克表现,脊髓损伤平面越广,持续时间越长,最常可达6周,休克期表现如下。

(1)损伤平面以下运动障碍,一般表现为瘫痪,其范围与损伤部位和程度有关,第4颈椎以上平面损伤时表现为四肢瘫痪,胸髓以下脊髓损伤表现为双下肢瘫痪。瘫痪多为弛缓性,即肌张力低下或完全无张力。

(2)损伤平面以下深浅感觉完全丧失。

(3)损伤节段以下腱反射多消失。

(4)脊髓休克后期,反射逐渐恢复,根据其表现可判断脊髓损伤的严重程度,即脊髓完全性或不完全性损伤。

(二)脊髓休克后期

1.完全性脊髓损伤

(1)损伤平面以下完全瘫痪,肌力0级,肢体运动功能完全丧失。

(2)损伤平面以下深、浅感觉完全丧失,包括肛门周围与肛门内感觉丧失。

(3)在四肢瘫出现总体反射,肌张力增高,呈痉挛性瘫痪,即损伤平面以下肢体受到刺激表现为上肢及下肢肌肉痉挛,下肢内收,屈髋屈膝,踝跖屈,腹肌痉挛,反射性排尿及阴茎勃起,肢体反射性屈曲后并不立即伸直,呈单相反射。

(4)在颈胸椎损伤,下肢腱反射亢进,出现病理反射,阴茎海绵体反射与肛门反射出现,表明脊髓休克期的结束。

2.不完全性脊髓损伤

(1)运动障碍:依脊髓损伤节段水平和范围不同有很大差别,重者可仅有某些运动,而这些运动不能使肢体出现有效功能,轻者可以步行或完成某些日常工作。运动功能在损伤早期即可开始恢复,其恢复出现越早,预后越好。

(2)不完全性感觉丧失,其范围和部位根据损伤严重程度和部位不同有明显差异,损伤平面以下常有感觉减退、疼痛和感觉过敏等表现。

(3)肢体受刺激出现屈曲反射后又可伸展原位,呈双相反射。

3.脊髓不完全损伤综合征

(1)中央脊髓综合征:常见于颈椎过伸性损伤。临床表现为上肢重于下肢的四肢瘫痪,也可以是上肢单侧瘫痪,双下肢无瘫痪,损伤平面2~3节段支配区上肢表现为下运动神经元性损害,下肢为上运动神经元性损害。手部功能障碍明显,严重者有手内在肌萎缩,恢复困难。可同时出现损伤平面以下触觉和深感觉障碍,有时会出现括约肌功能丧失。

(2)脊髓半侧损伤综合征:又称脊髓半横断损伤,损伤侧脊髓上行和下行传导束损伤。临床表现为损伤平面以下同侧肢体上运动神经元性瘫痪和触觉、深感觉丧失,同侧肢体表现为痉挛性瘫痪,深反射亢进,并出现病理反射;对侧肢体痛、温觉消失或损伤略高水平节段有感觉过敏。

(3)前脊髓综合征:由于脊髓前动脉支配区脊髓受损所致,脊髓后柱和后角未受损。主要病因:椎体压缩、爆裂骨折,碎骨块突入椎管或椎间盘突出压迫脊髓前方;脊髓前动脉损伤或受压致脊髓相应部分供血障碍。临床表现为损伤平面以下肢体瘫痪,浅感觉如痛觉、温度觉减退或丧失,深感觉如位置觉、震动觉存在。括约肌功能也有障碍。

(4)脊髓后部综合征:由于脊髓后结构和脊神经后根受损所致。主要病因是脊柱过伸性损伤致后结构破坏陷入椎管。临床表现感觉障碍和神经根刺激症状为主。即损伤平面以下深感觉障碍,躯干及肢体对称性疼痛,少数病例可出现运动障碍和锥体束征。

(5)神经根损伤综合征:由于一侧神经挫伤所致,可仅伤及脊神经前根、后根或同时伴有脊髓前角、后角损伤。常见病因有脊柱侧屈损伤骨折脱位及椎间盘突出。临床表现为损伤节1~2个神经根支配区功能区功能障碍,可无感觉障碍,亦可出现麻木、疼痛或感觉过敏,或同时伴有运动障碍。

(6)马尾圆锥损伤综合征:由马尾神经或脊髓圆锥损伤所致,主要病因是胸腰段或其下方脊柱的严重损伤。临床特点:表现为弛缓性瘫痪,其支配区所有感觉丧失,骶部反射部分或全部丧失,膀胱和直肠呈下运动神经元瘫痪,因括约肌张力降低,出现大小便失禁。马尾损伤程度轻时可和其他周围神经一样再生,甚至完全恢复,但损伤重或完全断裂则不易自愈。

(三)迟发性脊髓损害脊柱损伤

早期无神经症状,经数周或数月后,出现脊髓受压和脊髓损伤表现者为迟发性脊髓损害。常见病因有:椎间盘损伤、突出致脊髓受压;脊柱不稳、成角、移位致脊髓磨损;椎体骨折,骨块向椎管内移位或骨痂向椎管内生长压迫脊髓;脊柱损伤后椎管内囊肿形成或发生慢性蛛网膜炎。患者在脊柱损伤当时未发生截瘫或虽曾发生过损伤平面以下截瘫,但随后症状又有所减轻,经数周、数月或数年后逐渐出现脊髓受累症状,表现出相应的运动、感觉、反射和自主神经功能障碍,严重者表现为截瘫。

1.诊断要点

(1)判断有无脊柱损伤,其部位、程度和性质如何。

(2)判断有无脊髓损伤。

(3)确定脊髓损伤的部位:包括横截面和纵向范围。

(4)判断脊髓损伤性质:压迫、震荡、挫裂伤、离断伤等。

(5)判断脊髓损伤程度:属于完全性或不完全性损伤。

(6)检查有无合并伤:如颅脑外伤、胸腹脏器损伤、大血管损伤、休克、中毒及四肢骨折等。

2.诊断方法

(1)了解外伤史和损伤机制:详细的外伤史可为诊断提供重要线索。临床症状和体征主要根据局部疼痛、肢体瘫痪等主诉及局部压痛和肢体运动、感觉、反射障碍等体征进行分析判断。对于合并颅脑损伤、昏迷、休克、中毒而无局部疼痛主诉者,除了解受伤机制外尚可借助其他辅助检查。

(2)定位诊断:美国脊柱损伤协会列出了判断运动损伤水平的关键肌肉和感觉损伤水平的关键感觉分布区。正常四肢肌肉,均由2个或更多神经根支配,肌力在Ⅳ级以上,当支配的下位神经根损伤,则肌力降为Ⅲ级或以下,此即为运动损伤平面,感觉分为减弱、障碍与消失,障碍即为损伤平面。

4分级诊断临床上简单分为完全性和不完全性损伤。完全性损伤指损伤平面以下感觉、运动、反射和自主神经功能完全丧失;不完全损伤指神经损伤平面以下存在非反射性神经功能。

Frankel系统分级法是根据神经损伤水平以下神经功能保留程度来判断脊髓损伤程度,分级标准如下。①Frankel A:完全性损伤,第4~5骶节,无任何感觉或运动功能。②Frankel B:损伤平面以下保留有感觉功能,并扩展到第4～5骶节,但无运动功能。③Frankel C:损伤平面以下保留运动功能,大部分关键肌的肌力＜Ⅲ级。④Frankel D:损伤平面以下保留了运动功能,大部分关键肌肉肌力至少Ⅲ级。⑤Frankel E:运动和感觉功能正常。

3.辅助检查

(1)影像学检查。①普通X线检查:常用的是颈、胸、腰椎正位片和侧位片,必要时加拍左、右斜位及颈椎张口位片。观察椎体及附件有否骨折、移位及椎旁阴影是否增宽等。②脊柱体层摄片:可更精确了解脊椎骨折情况,尤其是骨折块突入椎管、颈2齿状突及侧块骨折、关节突骨折等。一般在普通X线片不能明确时进行。③脊髓造影:判断脊髓是否遭受骨块、突出之椎间盘或血肿等压迫,提示脊髓损伤平面和范围。但对急性颈椎损伤进行脊髓造影有一定危险性,随着MRI设备的普及,应用越来越少。④CT扫描:可用于判断椎管容积,有否骨折或骨折块突入椎管,有否椎间盘突出和了解脊髓损伤的间接资料,其优点是可以在避免反复搬动患者情况下获得清晰的椎管内图像,为治疗提供可靠依据。⑤MRI检查:是检查脊髓损伤检查方法,除可观察椎骨及椎间盘损伤外,尚可判断脊髓损伤情况,如压迫、挫伤、断裂、水肿、出血及空洞形成等。

(2)腰椎穿刺:在确定无颅内高压情况下行腰椎穿刺,若脑脊液内含有血液或脱落的脊髓组织,说明脊髓有实质损伤,至少蛛网膜下腔有出血。若奎肯试验提示梗阻,则说明脊髓受压。两者都为早期手术提供依据。

4.电生理检查

(1)体感诱发电位:可记录周围神经到脊髓的诱发电位,在脊髓损伤时用以判断脊髓功能和结构的完整性,并对预后的估计起一定的帮助作用。

(2)肌电图和神经传导速度检查:常用于补充不足,很少单独用于估计脊髓损伤的预后。

5.治疗选择

(1)现场救护:脊髓损伤常合并其他脏器损伤,病情严重,单纯高位颈髓损伤常合并呼吸困难,危及生命。正确快速的现场救护可降低病死率和残废率。①保持呼吸道通畅:因颈、胸髓损伤伴有呼吸肌麻痹、通气功能障碍,在现场行气管插管,最好是经鼻插管,或给予面罩给氧,监测血氧饱和度如现场患者呼吸窘迫,血氧饱和度持续低于80%,即可现场给予气管切开、置管、球囊辅助呼吸,快速搬运至医院。②凡疑有脊柱、脊髓损伤者一律按有此损伤处理。③制动:脊髓损伤和脊柱损伤的制动具有同等重要的意义。脊髓损伤可采用简易支具及沙袋制动,制动越早,二次损伤越轻。④正确搬运:在脊柱、脊髓损伤未处理之前不宜随意转动或搬动,应尽可能在采用支具或临时固定器材固定后方可搬动。搬运患者要求:至少需要3个人,动作轻柔,平抬平放,避免扭曲或转动;采用无弹性担架,防止过伸、过屈。运输途中注意观察生命体征,如有休克应用低足高位,并注意保暖,但应避免使用热水袋,以免烫伤,还应注意预防褥疮。

(2)急诊处理:①快速准确的全身检查。②急救复苏:保持气道通畅并给氧,必要时建立通气管道给予辅助呼吸;维持血液循环和有效灌注,有条件时行中心静脉置管和肺动脉楔压置管,以利血压监测。③神经系统检查:只要病情允许,可检查患者的双臂、双手、双腿、双足的运动及括约肌张力,判断其与脊髓损伤的关系。④若患者在急救现场未得到制动,到急诊室后应及时采取有效制动措施。除各种支具外,牵引也是有效的制动方法。⑤脱水剂使用:确定脊髓损伤后可使用激素、呋塞米等脱水剂。⑥影像学检查:病情许可者可行X线、CT或MRI检查,以明确损伤节段和损伤程度。

(3)脊柱骨折复位、固定。①复位:整复脊柱骨折脱位,恢复椎管形态是脊髓减压最有效的途径,在脊柱复位前没必要进行脊髓造影或其他特殊检查。常用脊柱复位方法如下:颈椎稳定性损伤可采用 Glisson 枕颌带牵引。颈椎不稳定性损伤常采用颅骨牵引,一些学者采用 Halo 头盆环牵引装置,认为具有高度稳定功能和牵引作用。颅骨牵引重量按年龄、体型和体重酌情考虑,通常在中下颈椎以每椎节 15～20 kg,例如,第 6～7 颈椎骨折脱位牵引重可用9～14 kg,牵引方向视损伤机制和复位节段而定,牵引过程中,床旁应有医师持续观察,每半小时摄床旁 X 线一次检查骨折复位情况。寰枕联合处高位颈椎损伤,头颅在脊柱上方保持中位,如有颅颈畸形,则不应一次性复位,可在轻重量持续牵引下缓慢复位,复位过快可引起呼吸、心搏骤停,危及生命。胸腰椎骨的脱位可根据不同情况采用卧床休息、悬吊牵引、闭合手法复位和体位复位法。手术开放复位:若牵引和手法复位不成功或牵引过程中神经症状加重,则采取手术开放复位。②固定:建立和维持脊柱的稳定性直到骨性愈合非常重要,稳定的骨性环境才能为脊髓损伤的修复创造必须的条件。颈椎损伤通常在 3～4 周通过牵引维持,待软组织和骨性结构初步愈合后采用头颈胸石膏或颈部石膏围固定。有颈髓损伤者应持续牵引或用 Halo 牵引固定架制动。待骨伤愈合后方可解除。如脊柱损伤经复位后仍有不稳定者可采取脊柱融合或内固定术。常用的脊柱融合方法有枕颈融合术、前路椎体间融合术、后路椎板间、关节突间或横突间融合术。

(4)椎管减压:在脊柱复位后通过脊髓造影、CT 扫描、MRI 检查手术中或确定仍有脊髓受压,如碎骨块、椎间盘突入椎管内或异物残留,需行减压取除,以恢复椎管的正常容积。常用的减压方法如下。①前路减压术:适用于脊髓损伤伴有椎间盘突出或碎骨块突入椎管压迫脊髓前方导致运动功能丧失、感觉功能尚存者,多用于颈髓损伤。②侧前方减压术:适用于胸椎或胸腰椎损伤,从椎管前方压迫脊髓者。术中应避免器械直接进入椎管内操作,以免加重脊髓损伤。③后路椎板切除减压术:适用于椎板骨折下陷或脱位前移压迫脊髓后方者;原有颈椎病、椎管狭窄、强直性脊柱炎,脊髓受压症状迅速恶化者;腰椎骨折脱位或疑有马尾损伤者;有硬膜外出血,需行血肿清除者;腰椎骨折脱位伴马尾断裂者,在行骨折脱位复位内固定时尽量吻合神经,注意要在神经束排列整齐的状况下端对端吻合。椎板切除操作要点:椎板骨折者应先咬下位椎板,然后用神经剥离子托起骨折椎板,再用椎板咬骨钳咬除;椎板脱位前移者应先整复脱位,在未完全复位前咬除椎板,再完全复位;有条件时可在持续牵引下用气钻切除椎板,可避免椎板下放置任何器械。

6.药物治疗

(1)类固醇皮质激素:能维持细胞膜和溶酶体膜的稳定性及体液、电解质平衡,防止细胞受损、溶酶体释放,保持血管的完整性;防止和减轻脊髓水肿,减少神经组织损害对抗氧自由基等。宜在伤后 8 小时内应用,尽可能选用大剂量。常用甲泼尼龙,在伤后 8 小时内应用,首次冲击量 30 mg/kg,静脉滴注 15 分钟,45 分钟后 5.4 mg/(kg·h),静脉滴注,持续 23 小时,伤后 8 小时以外不用。伤后3 小时内应用则应维持 24 小时;伤后 3～8 天应用,维持时间应到 48 小时。此外还可采用地塞米松 20 mg,3 天内每 6 小时重复 1 次,3 天后逐渐减量,7～10 天停药,以免长期大剂量使用激素出现并发症。

(2)利尿剂:脊髓损伤因局部细胞外液过多,发生不同程度的水肿,受压加重,因此受伤后应限制水、钠的摄入量,减少水、钠潴留,减轻脊髓水肿,保持脊髓功能。另外尚可选用或交替使用以下利尿剂。①呋塞米:20 mg 静脉滴注,1～2 次/天,持续 3～6 天。②20%甘露醇:1～2 g/kg,快速静脉滴注,1 次 6 小时,持续 3～6 天。③50%葡萄糖液:60 mL 静脉推注,每 4～6 小时1 次。④其他利尿剂:可选用氢氯噻嗪、氯胺酮及乙酰唑胺等。

(3)东莨菪碱:可通过调整微循环改善脊髓损伤后毛细血管破裂出血和堵塞造成的微循环障

碍,减轻脊髓缺血、坏死,有利于脊髓功能恢复。使用越早越好,宜在伤后当天使用,0.3 mg肌内注射,每3~4小时1次,持续3天。

(4)痉挛状态:脊髓损伤后痉挛状态是指损伤平面以下反射弧高度兴奋,脊髓基本反射(包括牵张反射、屈肌反射、血压反射、膀胱反射、排便反射、阴茎勃起反射)亢进。①巴氯芬:抑制性神经递质γ氨基丁酸(GABA)的协同剂,成人初始剂量为15 mg/d,逐渐增至有效剂量,维持量30~70 mg/d,儿童初始量为0.75~0.25 mg/(kg·d)。②地西泮:作用于中枢,起类似于下行麻痹抑制运动系统的作用,初始剂量2 mg,2次/天,可逐渐加大到20 mg/d,有些患者可耐受10 mg,4次/天。③可乐定:中枢性α肾上腺素能阻滞剂。剂量0.1~0.5 mg/d,口服或经皮肤给药。④丹曲林:外周性抑制肌浆网钙离子释放,减低骨骼肌收缩力。初始剂量25 mg,2次/天,逐渐增加到有效剂量,最大量100 mg,4次/天。⑤封闭治疗:解痉药物无效时可选择性对某些运动点或神经采用局麻药行封闭,如产生疗效,可改用长效2%~5%石炭酸或无水乙醇,多能取得疗效。硬膜外腔或蛛网膜下腔注射无水乙醇可破坏圆锥反射、脊神经根或合并截瘫平面上升,应慎用。⑥肉毒毒素:注入痉挛肌肉内可缓解痉挛约3个月。

7.高热与低温处理

高位脊髓损伤特别是颈髓完全性损伤四肢瘫痪患者,常因各种因素导致机体产热和散热失衡,出现体温异常,少数为高热,多数为低体温,导致机体生理功能紊乱,严重者可死亡。

(1)高热的处理。①物理降温:大血管走行浅表处放置冰袋,如颈部、腋下、腹股沟、肘部;50%乙醇擦浴,除上述部位,尚可轻擦额、面颊、胸背部、臀部或股部;调节室温,可用空调将室温维持于20~22 ℃,并用电扇通风。②输液:补充水、电解质、糖和氨基酸,补偿高热消耗(输入经降温处理的液体)。③药物降温:必要时使用冬眠药物。降温时应注意不能过快、过低,以免造成体温过低而引起机体功能衰竭。

(2)低温的处理。①物理复温:提高室温,保持环境温度,提高体内温度。具体措施有热水袋,电热毯、电热器及加温液体输入等。复温达34 ℃后即停止继续升温,继用被盖保持升温至36~37 ℃。②纠正水、电解质紊乱,监测心、肺功能,保持足够供氧,及时处理异常情况。

8.高压氧治疗

高压氧治疗可以增加血氧饱和度,改善组织供氧,使受伤脊髓的缺氧得以缓解或改善,减轻脊髓的充血和水肿,对脊髓功能的恢复有良好作用。另外,组织氧含量的增加可以促进损伤部位新生的成纤维细胞的胶原合成,增加受伤脊髓的胶原形成。目前多主张在脊髓损伤后早期4~6小时开始用高压氧治疗,2~3次/天,每次90~120分钟,连续3天。但必须注意,高压氧治疗有氧中毒的可能,一旦出现全身不适、耳鸣、恶心、头痛、嗜睡及其他氧中毒症状,应及时中断治疗,伤后超过8小时再使用高压氧治疗的效果不佳。

9.康复指导

康复治疗可提高脊髓损伤患者的生存质量,延长寿命,应自脊髓损伤后即开始,贯穿在治疗的全过程。包括心理康复、护理康复、理学康复(包括理疗、按摩、被动运动训练和医疗体育等)、生活和社会活动训练等内容。应遵守循序渐进的原则,有计划有步骤地进行。

10.预后

脊髓损伤的节段、范围和严重程度不同,其预后差别显著。

(1)伤死率:脊髓损伤节段愈高,病死率愈高,颈第1~2节段损伤多于损伤当时死亡;颈第3~4节段损伤也极易因呼吸功能障碍早期残废,即使早期存活者也可因各种原因或并发症死亡,其伤死率约 50%。单纯胸脊髓或腰脊髓损伤较少发生早期死亡。

(2)功能恢复:可借助体感诱发电位判断脊髓损伤的功能恢复趋势。非完全性损伤,SEP 波形,波幅和潜伏期正常者,脊髓功能可望恢复;非完全损伤,SEP 潜伏长波幅降低者预后也较好;SEP 消失,表示脊髓休克或完全性脊髓损伤,预后不良,也可能是脊髓后部损伤,运动功能可能有部分恢复。

11.研究进展

脊髓损伤是致残率很高的疾病,近几十年对脊髓损伤的治疗有了很大的进步,主要表现在临床上对脊柱骨折脱位的复位固定及解除脊髓压迫的方法有了不少发展,由于康复治疗的改进,使截瘫患者的活动及生活自理程度有了很大的发展,大量针对脊髓损伤病理生理机制的研究,使得脊髓损伤机制的理论及治疗方法不断丰富和发展。脊髓损伤的病理机制决定脊髓损伤的性质与脑损伤不一样脊髓损伤除损伤前、后角神经细胞外,还损伤脊髓长传导束,神经细胞的损伤导致其支配节段的感觉、运动障碍长传导束损伤则导致损伤平面以下所有感觉、运动、反射障碍。因此,从某种意义上讲,脊髓损伤的修复主要是传导束即神经纤维损伤的修复,已有较多的体内外试验研究证实神经细胞轴突具有再生能力,目前较多的试验研究主要集中在通过外科手术的方法恢复或重建脊髓神经传导功能,并有望取得突破,这些研究包括胚胎神经组织、脊髓组织、周围神经组织移植,但研究的结果令人沮丧;异体或自体于细胞移植是近年来研究的一个热点,并取得了许多令人鼓舞的成果,但距离成功再造脊髓组织及功能尚有漫长的道路。

常规治疗方面,由于继发性脊髓损伤的过程为渐进性,为药物治疗脊髓损伤提供了机会,及时有效的治疗可使病变局限,促进神经功能恢复,目前的研究多集中在如何阻止继发性损伤的发生和发展上。由于继发性脊髓损伤是多种机制综合作用的结果,因而针对各种机制均有不同的旨在逆转继发性脊髓损伤过程的治疗方法,有些治疗方案尚未应用于临床,但给临床治疗脊髓损伤带来了希望。脑源性神经生长因子是近年来发现并已克隆其基因的一种神经生长因子,属于转化生长因子 B 超家族成员,尽管对保护损伤神经元及促进修复作用研究较多,而且其应用已进入Ⅱ期临床,但对作用机制目前仍了解甚少。

(潘朝晖)

第三节 脊 索 瘤

原发性骶骨肿瘤占骨肿瘤总数的 1%左右,包括良性及原发性恶性肿瘤,常见的为脊索瘤、骨巨细胞瘤、软骨肉瘤等。由于部位深在,四周解剖关系复杂,骶骨前方有直肠、膀胱及大血管,如果肿瘤位置高些,更有肠腔脏器存在,早期不易发觉,一旦有症状出现,肿瘤往往已很大,骨质破坏已很明显,此时诊断多无困难。

一、病因

在胚胎发育过程中,由中胚层发生的脊索,最早是由原条头端的细胞团增生形成,后沿胚胎中轴长成柱状的细胞团,上起自颅颊,下终于尾端。在胚胎第 4 周时,它位于神经管和原肠之间。不久,它与神经管一起形成原始脊柱,并逐渐呈软骨化和骨化。脊索组织也随之退化和消失,有一小部分脊索组织的遗迹,以髓核形式存留下来。但在胚胎发育过程中,脊索组织仍可能残留或迷走,通常残存于体轴的两端,即颅底蝶骨枕骨部和骶尾部。脊索瘤就是这些残留或异位的脊索组织发生的,并有恶变倾向。其特点是以局部骨性破坏为主,晚期可发生远处转移。约有10%的脊索瘤发生转移。

二、病理

大体观为质软、凝胶状肿瘤,呈灰白色,有时瘤体很大,表面为高低起伏的形状,肿瘤呈明显的分叶现象。有不完整的假包膜,包膜很薄,紧贴于瘤体上。切面可见肿瘤组织为灰白色的胶状物,出血后可表现为暗红色,形成坏死区。部分区域可发生液化、囊性变和钙化。钙化越多,肿瘤的恶性倾向也越大。镜检下可见大小不等、形状各异的上皮样细胞,排列成束状或成片状,细胞间为黏液基质。大的瘤细胞的胞质内含有大量的空泡,这些大细胞多位于瘤小叶的中央,有时细胞的大空泡胀破或将胞核推到外围,形成印戒状空泡细胞。分化较差的脊索瘤,瘤细胞排列紧密,细胞体积较小,边缘清晰,细胞内外的黏液成分较少;小的细胞呈梭形或多边形,空泡较小,核和核仁清晰,若用特殊的染色法,可显示细胞内的空泡为黏液蛋白。凡肿瘤富于黏液者,其恶性程度一般较低,核分裂较少见。当肿瘤呈高度间变时,常可见到核分裂象,有时尚可见骨和软骨小岛,甚至出现骨肉瘤或纤维肉瘤的结核,故不能混淆,应予以鉴别。

三、临床表现

(一)发病率

此可发生于任何年龄,但由于脊索组织残留的衍生物演变为瘤体是个缓慢的过程,因此好发年龄大多数在40~50岁,男性多于女性。残留部位以骶尾部最多见,约占60%。其次为颅底蝶骨,个别的也见于胸腰椎。一般均为单发。

(二)症状与体征

发病缓慢,隐袭性进展,常在发病后数年,病情已转入中、晚期才开始出现症状。位于骶尾部者,多表现为腰骶部疼痛,疼痛性质为钝痛,部分病例有一侧或双侧下肢放射痛,但极少有感觉运动障碍。初起时不严重,以后出现腰腿痛,随着肿瘤的增大,可在盆腔内或腹膜后形成巨大肿块,肿瘤向前生长,可压迫直肠、膀胱或其他脏器而引起相应的受压症状,易误诊为膀胱炎或直肠炎。脊索瘤若波及或压迫骶神经,可出现大小便困难或失禁。由于骶尾部脊索瘤向前发展多于向后生长,所以在骶骨后的肿块不太明显。查体可发现骶后叩击痛、压痛、局部隆起或肿块突起,骶神经分布区感觉减退、肌力减弱、肛门括约肌松弛。肛门指检查时,可扪及巨大肿块,位于直肠后壁,质硬,表面光滑,基底宽而固定,有压痛。

四、辅助检查

(一)X线表现

在早期,骨膨胀明显,骨内正常结构改变,呈磨砂玻璃样阴影。但由于肠腔内气体存在,有时在X线正位片上很难判辨。晚期时,表现为广泛性溶骨性破坏,并在骨病灶周围可见大而边缘清楚的软组织肿块阴影,肿块内可见残存的骨片或钙化灶。如果仅见到溶骨性破坏而见到肿块内骨片或钙化斑,很难肯定是骶骨脊索瘤。为获得清晰度较好的X线片,在摄片前应做清洁灌肠,有助于确定肿瘤的范围、部位及与脏器的关系。

（二）CT 与 MRI 检查

对骶骨肿瘤的大小,侵犯椎节的范围及与神经根的关系,同周围组织、血管、坐骨神经的关系等辨别较清楚。尤其 MRI 检查能辨清肿瘤在骶骨上向前生长还是向后生长,有否压迫直肠、膀胱等,肿瘤向软组织侵犯情况。搞清这些情况,对于手术前准备,确定手术方案有较大意义。CT 成像上脊索瘤表现出与肌肉相似的密度。MRI 检查显示脊索瘤呈膨胀性改变,局部见一软组织肿块影,边缘清楚,可累及多个椎体和附件,脊柱旁见软组织影。病灶 T_1 加权呈低信号,T_2 加权里不均匀高信号,肿瘤内见散在片状 T_1 低信号、T_2 低信号钙化影,增强后强化明显,常呈不均匀强化,死骨及钙化部分无信号。

（三）实验室检查

血常规有时可见血色素偏低,呈贫血貌,白细胞有轻度升高。

五、诊断与鉴别诊断

本病好发于 40～50 岁,多位于骶椎及颅底蝶骨,发病缓慢,腰骶部疼痛,可引起直肠和膀胱压迫症状。查体可发现骶后叩击痛、压痛、局部隆起或肿块突起,骶神经分布区感觉减退、肌力减弱、肛门括约肌松弛。肛门指检时,可扪及巨大肿块。结合影像学检查有助于诊断本病。

鉴别诊断如下。

（一）骶骨巨细胞瘤

20～40 岁为多见,更有年轻者出现。好发于骨骺端,类似于脊索瘤的部位。X 线片为一膨胀性骨破坏。在年轻患者易于鉴别,以骨巨细胞瘤可能性大。但在 40 岁以上甚至50 岁以上患者,以脊索瘤的可能大。当然也不能排除骨巨细胞瘤,需在手术中或术后病理检查鉴别。

（二）软骨肉瘤

软骨肉瘤为一恶性程度高于脊索瘤,病情发展较快的肿瘤。好发年龄大致与脊索瘤相同。X 线片为一密度减低的阴影,病灶中有斑点或块状钙化点,肿瘤生长过程中,周围皮质骨膨胀变薄,但很少有皮质骨穿破现象,有时不易鉴别,需依赖病理检查。

六、治疗

骶骨脊索瘤与骨巨细胞瘤均可行放射治疗,但骶骨脊索瘤一般发现往往很大,放射治疗难以奏效因此常采用手术切除与术后放射治疗结合。骶骨脊索瘤的手术切除,因解剖复杂。肿瘤很大,与盆腔脏器及大血管广泛粘连,手术比较困难,所以手术也带有一定的危险性。

（一）手术治疗

1.肿瘤内刮除

此手术能部分刮除肿瘤组织。但残留瘤体常可迅速复发或远处转移。

2.根治性肿瘤切除术

此手术较刮除术彻底,是根治骶骨脊索瘤的理想方法。但由于脊索瘤所在部位毗邻的骶丛、大血管及神经根,手术时很难彻底根除肿瘤。位于 $S_{2\sim3}$ 以下者,宜从 S_2 以下行骶骨大部分截除术,位于 $S_{1\sim2}$ 者,宜做骶骨次全截除或骶骨全截除术。术后应行骨盆稳定性重建。

（二）放射治疗

术后可局部辅助放疗,剂量 50 Gy 左右。发现复发后应再手术切除,以提高疗效。

（潘朝晖）

第四节 脊柱肿瘤

脊柱肿瘤并不少见,各种类型的骨肿瘤几乎皆可发生于脊柱,一般将其分成原发性和转移性两大类。原发性脊柱肿瘤又分为良性肿瘤、瘤样病变、中间性及恶性肿瘤。常见的原发良性肿瘤是骨血管瘤、骨样骨瘤和神经鞘瘤。常见的瘤样病变是嗜酸性肉芽肿和动脉瘤样骨囊肿。常见的中间性肿瘤是骨巨细胞瘤和骨母细胞瘤。常见的恶性肿瘤是骨髓瘤、脊索瘤和骨恶性淋巴瘤。转移性肿瘤占脊柱肿瘤的 70% 以上。常见的原发瘤是肺癌、乳腺癌、前列腺癌、甲状腺癌和胃肠癌。若按肿瘤的生物学特性,也可将脊柱肿瘤分为良性、中间性和恶性三大类,恶性包括原发恶性和转移性,占脊柱肿瘤的 80% 以上,足以引起大家的重视。

一、诊断

脊柱肿瘤的诊断原则是临床表现、影像学检查和病理检查三方面综合分析,首先根据症状、体征、实验室检查及影像学表现进行分析,提出初步诊断,作为骨科、放射与病理三科共同研究的基础,而后经病理证实,才能得出正确的诊断,其诊断程序:①区分肿瘤与非肿瘤病变;②区分良性肿瘤与恶性肿瘤;③区分原发性肿瘤与转移性肿瘤;④区分是哪一种肿瘤。

(一)临床表现

1.病程

良性肿瘤发展慢,病程长,一般为 1~2 年。恶性肿瘤发展快,病程短,一般为 2~10 个月,而转移瘤一般为 1~2 个月。早期的症状轻微,缺乏特异性,常造成诊断困难,当典型的症状、体征出现时,已是后期的临床表现。

2.疼痛与叩痛

疼痛是脊柱肿瘤的主要症状,由轻到重,由间歇性到持续性,夜间为甚,休息无缓解。恶性肿瘤呈渐进性,开始为钝痛,局限于肿瘤部位,当压迫或侵袭神经根或神经丛时则为严重的烧灼痛或锐痛,沿神经放射,在神经根或神经丛分布区可出现麻木或痛觉过敏。上颈椎病变常为颈痛,向头枕部放射,屈颈产生触电样麻木痛;颈胸段病变常为前臂尺侧疼痛伴 4、5 指麻木无力;胸椎病变常为胸部周围疼痛、肋间痛伴束带感;胸腰段病变常为前腹部放射样疼痛;下腰椎病变常产生坐骨神经痛;骶椎病变常为腰骶痛,放射至会阴,随坐或卧位加重。疼痛的部位常有助于病变部位的判断,病变部位多有叩击痛。

3.活动受限

早期由于疼痛和肌肉痉挛常使脊柱活动受限,晚期由于肿块、病理骨折和畸形使脊柱活动受限加重。

4.神经功能障碍

晚期肿瘤压迫或侵袭脊髓、神经根或神经丛,产生不同程度的神经功能障碍,由神经麻痹、不全截瘫到完全截瘫。短期、轻度压迫,受压的脊髓可以产生局部脱髓鞘作用或水肿,解除压迫后可以恢复;长期、重度压迫或侵袭脊髓,受损的轴突不能完全恢复,甚至脊髓或神经发生缺血坏死,瘫痪将是不可逆的。

5.肿块

由于脊柱的解剖部位深在,颈、背、腰出现肿块已是脊柱肿瘤的晚期表现。

6.畸形

脊柱肿瘤晚期椎体破坏或发生病理骨折后常出现后凸畸形,严重的后凸畸形可导致脊髓受压;另一些肿瘤常因疼痛和肌肉痉挛造成脊柱侧弯和后凸畸形,如骨样骨瘤和骨母细胞瘤,侧弯畸形的发生率可高达70%。

(二)实验室检查

良性和发展缓慢的低恶性脊柱肿瘤,血、尿常规,血沉,肝肾功,血清钙、磷及酶学定量检查都基本正常;恶性肿瘤大部分可出现贫血,血沉增高,白细胞计数可升高,肝肾功能偶有损害,碱性磷酸酶是成骨活跃程度的反应,恶性肿瘤对骨广泛破坏时常升高。儿童患者因生长发育活跃,碱性磷酸酶可超过正常值5%。广泛骨转移的患者,血清钙升高;骨髓瘤患者血清总蛋白增高,血球蛋白比例倒置,蛋白电泳异常,血清钙升高,尿中出现蛋白和管型,尿本周蛋白阳性;前列腺癌转移者酸性磷酸酶升高;嗜酸性肉芽肿患者血嗜酸性粒细胞可升高。

(三)影像学检查

1.X线片

X线片是常规检查手段,能发现大部分脊柱肿瘤。良性肿瘤或瘤样病变多表现为囊状膨胀性破坏,边界整齐、轮廓清楚,无骨膜反应,椎间隙完整,椎旁多无软组织肿块影。椎体血管瘤常为栅栏状或蜂窝状阴影;神经鞘瘤或神经纤维瘤常为溶骨性破坏,合并椎间孔扩大,椎弓根间距加宽;嗜酸性肉芽肿常见椎体扁平等。中间性肿瘤如椎体巨细胞瘤常呈多房性膨胀性溶骨性破坏合并病理骨折(图 11-1);恶性肿瘤多为不规则的溶骨性破坏,边界不整齐,轮廓不清楚,椎体和椎弓可同时受累,椎间隙存在,椎旁可有球形软组织影,其中骨肉瘤可见成骨或骨膜反应;软骨肉瘤可见环状或云雾状钙化;转移瘤多为溶骨性破坏,但也有成骨性或混合性,椎弓根常受累后易合并脊髓受压。

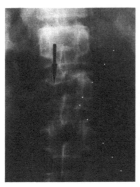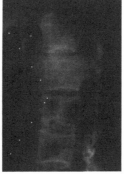

图 11-1 L₂ 椎体巨细胞瘤

2.CT

由于 CT 检查没有相邻解剖结构的重叠,对比分辨率高,因此能确切了锯肿瘤破坏的范围,边界是否清楚,骨皮质是否完整,瘤体内有无钙化和成骨,肿瘤是否侵犯椎管内和椎旁的软组织等,更有利于区别是肿瘤还是非肿瘤,是良性肿瘤还是恶性肿瘤。某些脊柱肿瘤有特征性的 CT 表现,如脊椎血管瘤,CT 断面显示瘤椎骨松质呈粗大网眼状改变,残留骨小梁增粗呈稀疏排列的高密度点影,椎体外形正常或略膨胀。

3.核素骨显像

一般而言,活跃而血运丰富的病变和成骨的过程都表现为积聚的显影,即热结节,而发展缓慢或静止、血运差的病变和无明显成骨的过程都表现为疏松或无显影,即冷结节,这两种异常的阴影在诊断脊柱肿瘤中无特异性,但它获得的阳性病变的时间比 X 线检查早 3～5 个月,可以早期发现脊柱肿瘤,并用于脊柱多发性肿瘤和转移瘤的定位。它对脊柱转移瘤的相对灵敏度约高于 X 线检查的 30％,在发生脊柱转移早期无症状时骨显像即可出现明确的阳性表现,可比 X 线片早 8～15 个月发现转移灶。

4.MRI

除显示椎骨形态的改变外,更重要的是可准确反映骨髓内细胞密度和脂肪含量,利用病灶在骨髓内的空间占位,使正常骨髓信号消失而产生不正常信号,因此,只要骨髓脂肪受到侵犯,即可表现出 T_1WI 信号显著降低,易于早期发现 3 mm 以上的微小病灶,对脊柱肿瘤的早期诊断很有帮助。由于它能清楚地显示肿瘤部位、浸润范围与周围的毗邻关系,尤其能清楚地刻画出骨内浸润的特征,软组织受浸润的边界,可准确了解肿瘤与脊髓、神经根和大血管的关系。

另外,对老年腰背痛患者,当 X 线片发现椎体压缩时,MRI 可以帮助鉴别其病因是单纯骨质疏松还是肿瘤,前者虽有椎体高度的改变,但骨髓脂肪信号保存,而后者骨髓脂肪信号降低。

(四)活体组织检查

活体组织检查是脊柱肿瘤最确切的诊断手段,也是脊柱肿瘤的诊断依据,只有靠活检来证实或否定临床诊断。

1.穿刺活检

随着穿刺活检成功率的不断提高,适应证也逐渐扩大,成功的关键是适应证正确,穿刺部位准确,病理科医师的技术与合作及操作者个人经验。穿刺针的选择决定于肿瘤是溶骨性、成骨性或混合性,是骨组织还是软组织,当穿刺需通过较厚的皮质骨时,可用环钻开窗,然后吸取或夹取肿瘤组织。对于部位深在,邻近重要器官者可在 CT 导向下安全到达椎体的困难部位,若后外侧入路困难,可经椎弓根进入椎体取活检。

2.切开活检

脊柱肿瘤切开活检是一次较大的手术,往往与计划切除肿瘤的手术结合起来一次进行,用于穿刺难以达到的部位或穿刺活检失败者,术中先取组织做冰冻切片检查,决定良恶性后按计划行治疗性的手术切除肿瘤。

活检虽然是诊断的重要依据,但也存在一定的片面性,甚至诊断错误。一方面是到目前为止,显微镜仍以组织形态为基础,对未分化的细胞来说有时难以判断来源和种类,诊断难免有出入。另一方面,活检仅局限于一小块组织,不一定代表肿瘤全貌,因此,在分析病理所见时需结合临床、化验和影像学的表现综合考虑,必要时要做特殊染色、电镜观察,组织化学等,才能获得正确诊断的依据。

二、治疗

(一)治疗原则

1.脊柱良性肿瘤和瘤样病变的治疗原则

(1)暂时观察。少数无症状,不发展,又不影响脊柱功能的良性肿瘤和瘤样病变,如脊柱血管瘤、动脉瘤样骨囊肿和向椎管外生长的小的单发性骨软骨瘤等,可暂时观察、定期随访,不急于手术。

（2）非手术治疗。有症状，在发展，对射线又敏感的血管瘤，动脉瘤样骨囊肿和嗜酸性肉芽肿等，可根治性放疗或选择性动脉栓塞姑息治疗。

（3）手术治疗。适用：①病变发展易引起病理骨折脊柱不稳定或向椎管内生长易引起脊髓神经受压者，宜早行肿瘤边缘性切除。如巨细胞瘤和向椎管生长的骨软骨瘤，应积极手术切除。②已有截瘫和病理骨折致脊柱不稳定者，应尽早行肿瘤切除，脊髓减压，充分植骨与坚强的内固定，以解除对脊髓的压迫，恢复脊髓功能，重建脊柱的稳定性。对射线敏感者，术前术后辅助放疗。

2.脊柱中间性肿瘤的治疗原则

治疗以广泛性或边缘性切除肿瘤为主，手术前后辅助放疗，以减少复发。合并截瘫或脊柱不稳定者需做脊髓减压，椎间大块嵌入植骨或用内固定器加植骨，恢复神经功能，重建脊柱稳定性。

3.脊柱恶性肿瘤的治疗原则

（1）非手术治疗：对放、化疗敏感的肿瘤，如骨髓瘤、恶性淋巴瘤、尤因肉瘤等，应以放、化疗为主要治疗手段，效果明显。只在有截瘫或脊柱不稳定时，才手术切除肿瘤，脊髓减压，内固定重建脊柱稳定性。手术前、后辅助放疗或化疗。

（2）手术治疗。适用：①原发恶性肿瘤对射线和药物均不敏感者，应广泛切除肿瘤，术后免疫治疗，以治愈或延长生存期；②肿瘤组织或病理骨折畸形压迫脊髓致截瘫或濒临截瘫者，应切除肿瘤，解除脊髓压迫，改善瘫痪，手术前、后辅助放疗或化疗；③肿瘤破坏了脊柱的稳定性者，应在切除肿瘤的同时重建脊柱的稳定性，手术前、后辅助化疗或放疗，以治愈或延长生存期。

4.脊柱转移瘤的治疗原则

随着生活水平的提高和医疗观念的改变，对脊柱转移瘤的治疗已逐步由放弃治疗到积极想法恰当地治疗，以争取最后的机会，改变肿瘤的进程。

（1）对症支持治疗：脊柱转移瘤已是各种癌瘤的晚期，多数患者有疼痛、消瘦、贫血、食欲缺乏，需要镇痛，输血输液，纠正水电解质紊乱，补充营养和各种维生素，增强免疫能力，改善全身情况和各器官的功能。

（2）寻找原发灶积极治疗原发瘤：原发灶不明者，要在处理转移灶的同时寻找原发灶，对找到的原发灶实行根治性切除或姑息性切除，不能手术切除者可根治性放疗、介入治疗或选择性动脉栓塞治疗。去除原发灶，避免原发癌瘤继续向全身转移。

（3）综合治疗转移瘤。①全身化疗：不管原发瘤是否切除或复发，均可联合运用对原发瘤有效的化疗药物，以消灭亚临床病灶和微小转移灶，降低转移率。②内分泌治疗：乳癌转移者可切除卵巢，前列腺癌转移者可切除睾丸。③放射性核素治疗：脊柱多发性转移瘤，放、化疗无效而疼痛剧烈者可用^{89}Sr(锶)和^{153}Sm-EDTMP(钐)治疗。④局部放疗：原发灶已根治的单发转移瘤对射线敏感者可根治性放疗，晚期无法手术与化疗者，可姑息性放疗。⑤手术治疗：适用于原发灶不明的单发转移瘤；对放、化疗不敏感的单发转移瘤；转移瘤致截瘫或濒临截瘫者；转移瘤致脊柱不稳定者。

（二）手术治疗

由于脊柱的部位深在，解剖关系复杂，早期症状无特异性且体征常不明显，诊断多被延误到出现脊髓神经症状，此时肿瘤多已广泛浸润，手术既要切除肿瘤，解除对脊髓的压迫，防止损伤脊髓神经和血管，又要重建脊柱的稳定性，常存在一定的难度和危险性，有时可因失血过多而失败，术者必须高度重视并应有充分的准备,严格掌握手术目的、适应证、手术方法及辅助治疗。

1.手术目的

(1)广泛切除肿瘤,消灭病灶;姑息性切除肿瘤,缓解症状。

(2)解除肿瘤对脊髓或神经根的压迫,改善瘫痪。

(3)重建脊柱的稳定性。

2.手术适应证

(1)肿瘤发展引起病理骨折、脊柱不稳或压迫脊髓神经,而放、化疗无效者。

(2)肿瘤已压迫脊髓或神经根致截瘫或濒临截瘫者。

(3)肿瘤破坏椎骨致脊柱不稳定者。

3.手术方法

(1)脊柱肿瘤切除术:估计出血多的椎体肿瘤,术前可选择性栓塞瘤体的主要供血动脉,以减少术中出血。不同的部位,采用不同的手术入路。肿瘤主要侵犯椎体者,采用前路椎体肿瘤切除;肿瘤主要侵犯椎弓者,采用后路椎弓肿瘤切除;肿瘤同时侵犯椎体与椎弓者,可根据病情和部位,分前后两次手术,也可一次前、后路联合手术,行全脊椎肿瘤切除术。脊柱肿瘤的切除允许以边缘切除为主,除少数椎弓肿瘤外,一般很难达到广泛切除的手术边界要求,有些情况下只能进入肿瘤以大块切除为主,辅以瘤内刮除术。一般说来,后路手术简单易行,出血少,创伤小;前路手术复杂,出血多,创伤大;前后路联合手术就更复杂,出血更多,要求更高。多数学者认为,对于椎体肿瘤的切除前路优于后路。特殊部位,如上颈椎,由于病变邻近延髓、脊髓和颅神经,术中易出现呼吸骤停、高位截瘫、肿瘤和椎动脉出血等严重并发症随时危及生命,需在气管切开和颅骨牵引下,采用胸锁乳突肌前缘切口或前后联合的门洞形切口,以暴露寰枢椎肿瘤,包膜外分离,分块咬除或刮除肿瘤,磨钻磨掉坚硬的反应骨,认真止血,必要时可结扎单侧椎动脉。

(2)脊髓神经减压术:脊柱肿瘤合并截瘫的主要原因是肿瘤组织破坏椎骨后进入椎管的直接压迫,其次是椎骨膨胀变形和病理骨折脱位的骨性压迫,因此,减压主要是彻底切除压迫脊髓神经的肿瘤组织和膨胀变形与脱位的骨块,然后复位固定,重建脊柱的稳定性。若肿瘤组织侵蚀到硬脊膜和脊髓,应尽量仔细将肿瘤组织从硬膜上剥离或轻轻刮下来清除干净,操作要轻柔,否则损伤脊髓,术后截瘫加重。少数由于脊髓血供障碍引起的截瘫,则手术效果不佳。

(3)脊柱稳定性的重建术:脊柱肿瘤的治疗不单是切除肿瘤、重建脊柱的稳定性也是治疗的一个重要措施。维持或重建脊柱的稳定性可缓解临床症状,让患者起床活动,有利于放疗或化疗。不仅肿瘤切除后的缺损需要重建稳定性,有些肿瘤虽然不能完全切除,拟采用放、化疗为主要治疗手段以延长生命,亦宜在手术活检的同时作内固定,以维持脊柱稳定,缓解疼痛,预防病理骨折和截瘫,改善生活质量。根据肿瘤性质,预计生存期短的高恶性肿瘤,特别是转移瘤,主要通过各种内固定器加骨水泥固定来获得短期的稳定性。能治愈的预计生存期长的良性或低恶性肿瘤,需要通过椎间植骨融合或各种内固定器加植骨融合来获得永久的稳定性。

前路手术稳定性的重建:适用于椎体原发性肿瘤或单发转移瘤边缘性切除后缺损椎体的重建。

重建的方式如下。①椎间植骨融合术:多用于椎体原发良性和瘤样病变,彻底切除后椎体间大块嵌入植骨。②内固定器加植骨术:多用于椎体原发良性或低恶性肿瘤。前路内固定器械分为钢板系统和钉棒系统两类。钢板系统主要有 Z 型钢板、Kaneda 钢板、AO 钢板(DCP 钢板)、YuanI 型钢板、Armstrong 钢板、Dunn 钢板、Kigix 钢板。Z 型钢板设计合理,操作简便,固定可靠,可通过加压、撑开矫正后突及侧方畸形,术后可行 MRI 检查,但其价格较贵;Kaneda 钢板具有撑开或压缩之效,但其体积较大,安装复杂费时,易损伤周围组织;AO 钢板(DCP 钢板)属短节段固定物,操作简便,但螺钉可能滑出,故一般将其置于椎体侧方,以求避开前方的大血管;Armstrong 钢板、Dunn 钢板的设计与 Kaneda 钢板相似,只是前者有多孔供选择,便于操作,后者钢板较厚,自身兼具撑开及压缩功能。钉棒系统涉及的技术主要有 Kostuik-Harrington 技术、"U"形钉技术、Zielke 技术、TSRH 技术等。术者可根据自身对以上内固定器械的熟悉程度酌情选用,国内外使用 Z 型钢板内固定系统者较多。

手术方法:以全椎体肿瘤切除,跨节段椎体间 Z 型钢板(Z-Plate)内固定为例。

气管插管,全身全麻醉后,取右侧卧位,左侧入路。在胸段,切除病变部位以上的 1～2 根肋骨,经胸腔进入,显露欲切除之椎体及相邻上、下各一椎体侧前方;在腰段手术入路是通过第 12 肋下缘,从侧腹膜后进入,显露病变椎体。可先结扎欲切除肿瘤椎体相邻上、下正常椎体的节段血管,显露相邻上下椎体侧方,安放螺栓。胸腰椎上、下椎体螺栓进入点的解剖标志为,先于椎体后缘作一连线(A 线),再在此线旁 8 mm 处做一与 A 线相平行之连线(B 线),确定上、下椎体的上缘与下缘,上位椎体的螺栓进入点是距上位椎体上缘下 8 mm 处在椎弓根中央与 B 线相交处;下位椎体的螺栓进入点是距下位椎体下缘上 8 mm 处在椎弓根下缘与 B 线相交处。螺栓进入与椎体中轴呈 100°角。

肿瘤椎体切除:达到椎管彻底减压后,通过上、下位椎体的螺栓用撑开器撑开复位,测量上、下相邻椎体间间隙高度后,取一块大小合适并具有三面皮质骨的骨块植入间隙,距椎体后缘 5 mm,植骨块前方可追加植骨,这样可利用后方骨块阻挡骨块滑入椎管内。去除撑开器,植入合适钢板,拧上螺栓螺帽,并用加压钳加压,加压同时拧紧螺帽,使上、下椎体卡住植骨块。然后通过钢板的滑槽,拧入相应螺钉各一枚,达到辅助固定作用。Z-Plate 内固定系统能有效地增加融合节段的稳定性,有助于植骨的融合,便于早期活动,避免后期的并发症。涉及胸椎、胸腰段脊椎椎体部分切除、次全切除和全切除并需重建脊柱稳定性的病例,均是 Z-Plate 内固定系统的适应证,特别是对椎体爆裂骨折、椎体肿瘤、椎管矢状面上被占据或大于 50% 时等尤为适用。

Z 型钢板稳定性可靠:其高度稳定性是通过设计两根 5.5 mm 直径的松质骨带锁螺栓来完成的,即在固定螺栓的尾端通过置入锁定螺栓帽使钢板、螺栓及椎体牢固连接成一体。在达到理想撑开,复位后植入骨块,再通过螺栓给予适当加压,从而完成节段间的稳定。由于固定节段有良好的稳定功能,因而术后通常不再需要牢固外固定,患者仅需在背心支架保护下即可早期坐起活动,有利于康复并减少了因外固定所致的并发症。固定物具有良好的生物相容性,故不必再次手术拆除内固定。

Z 型钢板操作简单、安全、并发症少:传统的 Kaneda、Dick 内固定系统的操作中最大的困难是,撑开与加压均是通过不断地纵向拧动螺丝来完成的,由于前路手术部位深,术野有限,加之椎骨的各种解剖突起、膈肌的阻挡等因素,往往使术中操作困难,手术时间延长,增加失血量。相反,Z 型钢板内固定装置均在垂直于椎体面上操作,钢板一端有两排沟槽,加之精制的操作工具,使操作大大简化、快捷。钢板固定于椎体侧方,与各种棍类固定装置相比,相对凸出骨面面积大大减少,无刺激膈肌、胸壁的问题,因而术后异物感明显减少。

Z 型钢板操作要领:①充分显露病变节段及其上、下各一个椎体,特别是椎体前缘要适当显露,确保钢板置于胸腰椎椎体侧方。②正确安放上、下位椎体的螺栓是完成本手术的关键。根据前述的进栓要领,可以做到一次成功。③螺栓、螺钉置入深度,以超过对侧皮质一个螺纹为适宜,过深易伤及对侧组织,过浅则影响力学强度。有条件时,应在"C"型臂 X 线机监视下进行。④正确使用撑开和加压装置,撑开与加压均作用于螺栓,把握好撑开与加压的力度至关重要。

内固定器加充填物:多用于原发恶性或转移性椎体肿瘤。内固定器同上述,充填物包括骨水泥和羟基磷灰石块等。

人工椎体置换术:各种金属椎体、生物陶瓷椎体、钛网加植骨等多用于中、下颈椎和中、下胸椎的原发性肿瘤,术中制作的钢棒加骨水泥人工椎体多用于转移瘤。

后路手术稳定性的重建:主要适用于椎弓肿瘤边缘性切除后脊柱稳定性的重建,其次用于超过一个椎体的单发转移瘤或多发性骨髓瘤、多发性转移瘤,前路手术难以切除或预后差、切除价值不大者。后路椎板扩大切除后,从椎管后外侧绕到前外侧切除肿瘤和病理性后凸骨块,解除脊髓或马尾的压迫,恢复脊柱轴线。

重建方式如下。①椎弓根螺钉固定后外侧植骨术:生物力学稳定,固定确实,手术创伤小,现已成为最常用的后路内固定物。第 1 类是椎弓根螺丝钉加螺纹棒或棍或杆,如 Dick、APF、RF、AF。多用于 $T_8 \sim L_5$ 的短节段固定,TSRH、Trifix 和 Isola 可用于胸腰椎各段下达骶骨,上端与下端固定到正常椎体,连接长棒跨越病椎做长节段固定。第 2 类是椎弓根螺丝钉加钢板,如 Roy-Camille 和 Steffee 内固定系统,可做长短节段内固定。②双 Harrington 棒或 CD 棒与椎板下节段钢丝固定后外侧植骨术:宜首选用于需作长节段固定者。③矩形或 U 形 Luque 环与椎板下节段钢丝固定后外侧植骨术:可用于长节段固定,也可用于颈椎及上胸椎的短节段固定,但不具支撑与防压缩的作用。

前后路联合手术稳定性的重建:适用于原发性肿瘤侵犯椎体和椎弓,也用于预后稍好的椎骨单发转移瘤,行全脊椎切除后椎骨缺损的重建。重建方式可选择:①前路肿瘤椎体切除后,用自体或异体长管骨植骨,加用或不用椎体内固定器;后路肿瘤椎弓切除后,用长段内固定器,如双 Harrington 棒或 CD 棒与节段钢丝固定。②全脊椎切除后,前路用钛合金人工椎体,后路用 TSRH、Isola 或 Trifix 后路内固定系统。

(潘朝晖)

第五节 骨 转 移 瘤

骨转移瘤是指原发于某器官的恶性肿瘤细胞(大部分为癌,少部分为肉瘤)自某器官分离,通过血液循环或淋巴系统进入脉管,被送至远处,出脉管,最后停留到某骨骼重新获得血供,肿瘤细胞生长繁殖所产生的继发性肿瘤。它不包括在骨骼附近生长的肿瘤直接侵犯到骨骼的病例,也不包括血液或淋巴系统的全身性或多发性肿瘤同时侵犯骨骼的病例,如多发性骨髓瘤、多灶性骨肉瘤、恶性淋巴瘤和白血病等。

任何器官的恶性肿瘤,特别是癌,多数通过血液循环,包括通过脊椎静脉系统,少数通过淋巴系统,都可以发生骨转移,其中较常见的原发瘤的骨转移率为乳腺癌 49%～84%、前列腺癌 47%～84%、甲状腺癌 27%～50%、肺癌 23%～44%、肾癌 33%、子宫颈癌 11%～20%。

在临床上有 33%～50% 的病例找不到原发瘤,而以骨转移瘤为首发病,有的尸解亦未发现原发瘤,估计原发瘤很小而不易找到或原发瘤已消失,而转移瘤发展为主要病理。

一、性别、年龄与部位

两性各有其独特的癌瘤,如女性的卵巢癌、宫颈癌和阴道癌,转移都在女性;男性的前列腺癌和阴茎癌,转移都在男性,而乳腺癌是女性多患,骨转移就以女性为多。至于其他系统的肿瘤,转移和性别关系不大。从一般统计上看,总数上男性患者多于女性,不过有资料表明在脊柱的转移瘤中,男女性别无明显差异。

发病年龄以 40～60 岁最多,60～70 岁次之,小于 40 岁少见。10 岁以下儿童也可发生骨转移瘤,主要来源是肾上腺或交感神经节的成神经细胞瘤。

骨转移部位按次序排列最多是躯干骨,常在盆骨、腰椎、胸椎、颈椎、胸骨、肩胛骨、锁骨和肋骨;其次是四肢骨,常在股骨近端和肱骨近端,很少发生于肘和膝平面远侧的骨骼,肢端者少见;再次是颅骨,为成神经细胞瘤转移的好发部位。一般认为向邻近骨骼转移多经淋巴系统途径,如乳腺癌、肺癌和肾癌多转移到胸椎;前列腺癌、子宫颈癌和直肠癌多转移到腰椎;鼻咽癌和甲状腺癌多转移到颈椎、锁骨和颅骨。较远部位骨骼的转移,只有通过血液循环途径才能达到。

二、症状和体征

病史及全面的物理学检查可以早期发现骨转移瘤,从症状出现到确诊,一般为数月。部分或大部分患者有原发瘤的病史或症状,在治疗期间或治疗后数月或数年出现骨转移症状。33%～50%患者无原发瘤症状,骨转移瘤的症状和体征成为首发。这类患者的原发瘤常为肾癌、甲状腺癌、肝癌等。

骨转移瘤常见的症状和体征如下。

(一)疼痛

疼痛是最常见的症状,程度不等,多为深层钝痛、间歇性,与活动无关,初起时因疼痛轻微常被忽略,逐渐加重,呈持续性恒定的疼痛时才引起注意。当肿瘤压迫或侵袭神经根或神经丛时,表现为剧痛,沿神经放射,夜间为甚,制动和一般止痛剂无效。由于半数的转移瘤在骨盆和胸腰椎,所以胸腰背痛、束带感、肋间神经痛或坐骨神经痛常为首发症状。

(二)压痛和叩痛

在病变区多有恒定而局限的压痛和叩击痛。

(三)活动受限

活动受限是常有的症状和体征。患部癌性疼痛、肌肉痉挛、肿胀和肿块、病理骨折等,均使患部活动受限。

(四)肿胀和肿块

肿胀和肿块为晚期表现,位于深部的转移瘤,物理学检查不易发现肿胀和肿块。位于表浅部位常可发现患部肿胀,可触及肿块,一般较硬,无明显界限,与深部组织固定,不活动。

(五)病理骨折

由于癌瘤造成溶骨性破坏、骨缺损、骨的强度下降,无外力或轻微外力即造成病理性骨折。部分患者平时无任何症状,偶尔轻外伤即发生骨折,照 X 线片后才发现是骨肿瘤,再病检证实是骨转移瘤,而以病理骨折作为首发症状就诊。

(六)瘫痪

脊柱转移瘤压迫和侵犯脊髓,引起脊髓该节段平面以下的截瘫;压迫马尾神经,引起下肢或鞍区神经痛、感觉减退、肌力减弱、括约肌功能障碍致大小便困难、肢体不灵;压迫和侵犯脊神经,可引起该神经支配区域的感觉减退、肌力减弱以至麻痹。

(七)全身症状

因原发瘤而全身情况较差所致的全身症状,可有消瘦、贫血、低热、乏力、食欲减退等。无原发瘤症状者,一般情况尚好,但也可逐渐出现上述全身症状,随骨转移瘤的发展而加重。并发高钙血症者,可出现胃肠功能紊乱和精神失常。

三、实验室检查

骨转移瘤多有贫血,白细胞略增高,血沉增快,血浆蛋白下降,白、球蛋白比例可倒置。约10%的乳腺癌、肺癌、肾癌和肝癌骨转移的血钙升高,血磷下降。在成骨型的转移瘤中,血清碱性磷酸酶可增高,前列腺癌转移中,酸性磷酸酶增高。免疫学检查有时可发现血清抗体滴度的变化。

四、影像学检查

(一)X线片

X线片是最常用和最基本的诊断方法。骨转移瘤在X线片上表现为溶骨型、成骨型和混合型3种类型,以溶骨型最多见。溶骨型髓腔和皮质都有不规则的溶骨性破坏,无明显膨胀,多呈虫蚀样、穿凿状骨质缺损,界限不清楚,边缘不规则,周围无硬化骨(图11-2);成骨型呈斑片状密度增高,骨小梁紊乱,破坏区显示不规则致密阴影,很少有骨皮质膨胀和骨膜反应;混合型兼有溶骨与成骨型两种阴影。通常在X线片上显现出异常时,说明肿瘤已超过1 cm或骨破坏已达到所累及骨质的30%~50%。

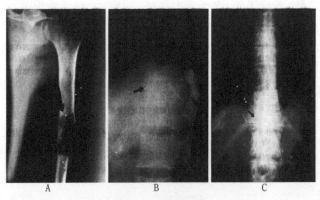

图11-2 骨转移瘤

A.右肱骨肺癌转移 B.T$_{12}$椎体胃癌转移 C.T$_{12}$椎体胃癌转移

(二)CT与MRI

一般X线片很难清晰显示某些部位,如肩胛骨、脊柱和骨盆的侵犯范围,而CT与MRI可清楚显示这些部位较小的病灶范围,肿瘤内部结构,与周围软组织的关系,特别是MRI只要骨髓脂肪受到侵犯,即可反映转移瘤在T$_1$加权像呈低信号,T$_2$加权像呈高信号有利于脊柱转移瘤的早期诊断。在显示软组织方面分辨率高,能清楚显示脊髓或脊神经、血管的受压与受侵犯的情况,有利于判断病变的发展阶段(图11-3)。

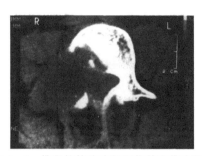

图 11-3　L_3 椎弓根转移瘤侵犯椎管和椎旁软组织

(三)放射性核素骨显像

放射性核素骨显像对骨转移瘤的诊断价值较大,是早期发现骨转移瘤的有效方法。目前 ^{99m}Tc 最常用,95%～97%骨转移病例对骨显像敏感,转移灶在早期既有功能代谢改变,骨质也有异常。全身骨显像一般可较单纯 X 线片早 8～15 个月发现和确定转移灶的多少、部位和范围,表现为异常的放射性浓集,但缺乏特异性。骨显像呈阳性者,仅 55%为真正的骨转移瘤,假阳性者有 25%为外伤,10%为炎症,10%为其他良性病损。

五、骨穿刺活检

病检是转移瘤必不可少的诊断手段和依据,是明确有无转移及其类型的唯一方法。对溶骨性病灶,可局部穿刺活检以明确诊断。骨转移瘤多为腺癌,而鳞癌很少。瘤细胞分化有好有差,若无原发瘤的病检证据,单凭转移瘤细胞,很难判定来源。只有少数分化较好的转移瘤,如甲状腺瘤的滤泡形成、肾癌的透明细胞及成神经细胞瘤等,才可提供原发瘤的诊断依据。

六、诊断和鉴别诊断

凡有过癌瘤病史或正在治疗期间,躯干或四肢近端某处疼痛短期内不缓解,即应高度怀疑癌瘤骨转移;对中年以上患者,虽无原发瘤病史或症状,因某处疼痛经综合治疗不愈时,应注意疼痛的持续性和夜间加重的特点,应随时想到骨转移瘤的可能;X 线片在早期常需动态观察 1～3 个月才能明确,MRI 和核素骨显像可早期发现骨转移瘤,可作早期的定位诊断。对已有 X 线变化的溶骨性病变,可作穿刺活检以明确病理诊断。

综合骨转移瘤的临床与影像学表现时,需要同一些原发性骨肿瘤或骨疾病相鉴别。

(一)单发溶骨性转移瘤
有时需和单发骨髓瘤、恶性淋巴瘤、纤维肉瘤和巨细胞瘤相区别。

(二)单发成骨性转移瘤
中年以上者有时需同成骨性肉瘤、成骨细胞瘤、硬化性骨髓炎、骨蜡烛变等相鉴别。儿童则需与尤因肉瘤相鉴别。

(三)多发性溶骨性转移瘤
需与多发性骨髓瘤、甲状旁腺功能亢进等鉴别。

(四)老年性脊椎转移瘤
需与老年性骨质疏松症鉴别。转移瘤无代谢与内分泌紊乱。脊椎骨质疏松,常并发压缩性病理骨折,且病程较长,症状可缓解,X 线片动态观察变化不大,无进行性骨破坏,ECT 无核素浓集,MRI 的 T_1 和 T_2 加权图像无信号改变,且经激素或骨质疏松药物治疗后逐渐好转。

七、骨转移瘤的治疗

骨转移瘤的治疗原则包括原发灶、转移灶和并发症的治疗。要根据原发灶的性质和种类,对药物和放射线的敏感程度,转移灶的数量、部位和大小,有无其他脏器的转移及全身情况,有无病理骨折和截瘫等,采用不同的方法进行综合治疗,以缓解症状,延长生命。

(一)寻找原发灶,积极治疗原发瘤

曾有过肿瘤病史或正在治疗某器官的肿瘤者,肿瘤的性质已经病检确诊,原发灶比较肯定,已经处理或正在处理原发灶,临床上很大一部分是以转移瘤症状就诊,手术病检才证实为转移瘤,而原发灶不清楚,需要在处理转移灶的同时,寻找原发灶。对找到的原发灶实行根治性切除或姑息性切除,不能手术切除者可根治性放疗、放射介入治疗或选择性动脉栓塞治疗,去除癌瘤的原发灶,避免原发灶癌瘤继续向全身转移。也只有找到原发灶,进一步明确转移瘤的来源,才能根据原发瘤的病理分类,选择进一步个体化的放疗或化疗方案。

(二)综合治疗转移瘤

1.全身治疗

(1)化疗:各种不同类型肿瘤有其各自敏感的化疗药物。不管原发瘤是否切除或复发,均可联合运用对原发瘤有效的化学药物,以消灭亚临床病灶及微小转移灶,降低转移率。已经临床证实化疗对乳腺癌、小细胞肺癌和生殖细胞肿瘤的骨转移有效。乳腺癌转移多用 AC 或 FAC 方案,小细胞肺癌转移多用 VAP 或 MCC 方案,前列腺癌转移可用 AMF 方案,甲状腺癌转移可用 AP 或 AVP 方案。

(2)激素治疗:部分癌瘤对激素敏感,能起到一定的抑制作用。①乳腺癌骨转移:雌性激素受体试验阳性者可用三苯氧胺或者用睾酮 100 mg 肌内注射,每周 3 次,同时配合卵巢切除和肾上腺切除。②前列腺癌骨转移:可用雌二醇氮芥或用女性激素,每天 5 mg,同时配合睾丸切除。③子宫和卵巢癌骨转移:每周3~5 g黄体酮。④甲状腺癌骨转移:用三碘甲状腺氨酸钠每天 20 μg 口服,逐渐增加到每天 80~100 μg 口服。⑤肾癌骨转移:每天用黄体酮 300~500 mg 肌内注射。部分患者有效,若 8 周后无反应,可改用睾酮 100 mg 肌内注射,每周 5 次,合并泼尼松效果较好。⑥睾丸癌骨转移:用女性激素每天 5 mg。

(3)骨溶解的治疗:瘤细胞一方面破坏骨的矿物性基质,另一方面间接刺激破骨细胞,增强骨溶解,使破骨细胞的骨溶解和成骨细胞的新骨形成的动态平衡受到破坏。因此,需采用能抑制破骨细胞活性的药物,如二磷酸盐和降钙素等。目前国内常用的是骨磷(氯甲双磷酸盐),每天 300 mg缓慢静脉滴入,连续3~5 天,也可口服每天 1600~3 200 mg,分 2~3 次服用,其80%通过泌尿系统排泄,肾功能不良者慎用。另一常用药物是降钙素,它能抑制骨吸收,抑制骨转移瘤引起的高钙血症,阻止癌痛诱导因子的释放,可作为晚期骨转移瘤的一种止痛措施。降钙素能抑制肠道钙的吸收,故在使用降钙素时应酌情加用钙和维生素 D。

(4)放射性核素治疗:自 1942 年应用放射性锶(^{89}Sr)治疗骨肿瘤以来,相继出现放射性磷(^{32}P)、碘(^{131}I)、钇(^{90}Y)、铼(^{186}Re)、钐(^{153}Sm)等标记物。到 20 世纪 80 年代初期,又筛选出一批能发射 γ、β 射线,具有较高生物杀伤力的放射性核素,这些核素与载体相结合后能选择性浓聚在转移灶,发出 γ、β 射线以杀伤肿瘤细胞。目前常用^{153}Sm 和^{89}Sr,而^{153}Sm-EDTMP 在骨瘤中的亲和力比正常骨高 16 倍,半衰期为46.6 小时,制备方便,不良反应小,可以大剂量反复使用,能杀伤肿瘤,缓解疼痛。适应证为临床、影像学和病理确诊的骨转移瘤患者;骨转移瘤所致的剧烈疼痛,

放疗、化疗或激素治疗无效者;白细胞计数大于$3.5\times10^9/L$,血小板计数大于$90\times10^9/L$。^{89}Sr能与羟基磷灰石晶体结合,在全身骨滞留量为30%~80%。放射纯β射线能量最高为1.46 MEV,对乳腺癌和前列腺癌骨转移的效果较好,但半衰期较长,为50.6天,给第二次用药带来不便,不能对病变组织做出定位和了解其生物学分布情况。

(5)免疫学治疗:①干扰素对一些癌瘤有效,可用重组α-2a干扰素(罗扰素),重组α-2b干扰素(安福隆),多与化疗或放疗综合运用。②用肿瘤疫苗,激活自身免疫。③T淋巴细胞治疗。抽自体静脉血20 mL,体外培养激活T淋巴细胞,使其变成对肿瘤细胞具有较强杀伤力的致敏T淋巴细胞,再回输入体内,该致敏T淋巴细胞在体内可直接攻击杀伤肿瘤细胞。④高聚金葡素500~1 000 U,肌内注射,每天1次,2个月为1个疗程。

2.局部治疗

(1)放疗:为骨转移瘤重要的姑息治疗手段。根据原发瘤对射线的敏感程度可作为单独的治疗措施,也可作为化疗或手术的辅助治疗,对缓解疼痛的效果甚好,目前约80%病例放疗可明显或完全解除疼痛。除多发性转移外,一般以放疗为首选。单一病灶放疗不仅解除疼痛,还可长期控制病灶的发展。根据不同癌瘤的性质和不同的病情,可采用少次数大分割剂量放疗和常规剂量放疗,前者采用(25~30)Gy/(7~10)d,此法快速、经济方便,适宜行动不便者,但疼痛缓解时间短;后者采用(40~50)Gy/(4~5)W,此法疗程长、费用高,但疼痛缓解时间长,适宜行动方便者。目前多综合二者的优点,采用30 Gy/2 W。脊柱转移瘤放疗时,应防止放射性脊髓损伤;肋骨转移瘤放疗时,应避免肺的放射性损伤。

(2)手术治疗:主要有以下几种类型。

1)脊柱转移瘤的手术治疗原则:瘤细胞破坏椎骨,造成病理性骨折、脊柱不稳、脊髓受压甚至完全截瘫,严重影响患者的生活质量和生命。在全身治疗的同时常需手术治疗,其目的:①切除肿瘤,明确病理诊断,特别是原发灶不明者,能指导进一步检查和治疗;②重建脊柱稳定性,缓解疼痛,提高生活质量;③去除肿瘤或骨折块对脊髓的压迫,改善瘫痪。

手术适应证:①原发灶不明,肿瘤性质待定,宜在冰冻活检的同时施术者;②椎骨破坏,病理性骨折致脊柱不稳定,有顽固性疼痛者;③肿瘤或骨折块压迫脊髓或神经根致神经功能受损者;④放疗、化疗不敏感的单发转移瘤,疼痛加重、病灶扩大、估计存活能超过6个月者。

手术方法。转移瘤主要侵犯椎体者,宜行前路椎体肿瘤切除术,脊柱稳定性的重建方式可选择:①椎体钉固定加骨水泥填塞(图11-4);②金属与生物陶瓷人工椎体置换;③钢筋水泥人工椎体;④Kaneda固定器加骨水泥填塞;⑤椎体钢板加骨水泥填塞。

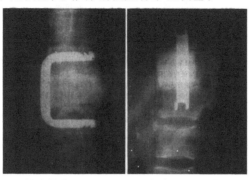

图11-4　T_{12}椎体胃癌转移,椎体切除椎体钉固定,骨水泥填塞术后

转移瘤主要侵犯椎弓者,或多个椎体转移、前路手术难以切除或预后差、切除价值不大者,宜行后路肿瘤椎弓切除或椎板切除后,从椎管后外侧绕到前外侧切除部分肿瘤和后凸骨块,解除脊髓或马尾的压迫,恢复脊柱轴线,达到前方间接减压及后方直接减压的目的。脊柱稳定性的重建方式可选择:①经椎弓根螺丝钉内固定系统(AF、RF、Dick 钉、Steffee 钢板和 ARRFS);②双 Harrington 撑开棒或 CD 棒与椎板下节段钢丝固定;③矩形或 U 型 Luque 环与椎板下节段钢丝固定。

转移瘤侵犯椎体与椎弓者,采用前后路联合途径,行全脊椎切除术。全脊椎切除后缺损椎体的重建可选用:前路用钛合金人工椎体或钢筋水泥人工椎体,后路用钛合金棒或 Harrington 撑开棒或 CD 棒与节段钢丝固定。

2)肢体、骨盆与肩部转移瘤的手术治疗原则:肢体、骨盆与肩部转移瘤,都是各种恶性肿瘤的晚期表现,常为多发转移,而且有的原发灶不明,全身情况差,不待转移瘤侵犯肢体主要神经血管时,就有肝、肾、脑、心、肺等重要脏器或全身转移危及生命,因此,应以全身治疗为主,局部放疗为首选,转移灶的切除,都采用局部姑息性的瘤内切除或边缘切除,重建稳定性,均可保留肢体,减轻痛苦,提高生活质量。一般没有必要截肢。

肢体骨转移瘤的手术治疗的适应证:①肢体长管骨已发生病理性骨折者;②溶骨性骨破坏超过长管骨皮质横径 50%,濒临病理骨折者;③股骨粗隆部骨缺损超过 2.5 cm 或股骨转移灶直径超过 2.5 cm 大小者;④肢体转移灶放疗、化疗后仍有持续性疼痛,估计生存期超过 6 个月者。

手术的第 1 步是将骨转移瘤灶做瘤内或边缘性切除。第 2 步是内固定,其中四肢骨干骨折最适宜用带锁髓内钉内固定,术后可早期下床活动。因骨折端常有骨缺损而加压钢板内固定难以起到加压固定的作用,且应力集中于钢板两端的骨质易造成再次骨折,影响术后骨牢固程度,故已趋向少用;股骨颈病理骨折可采用长柄股骨头或全髋关节置换;股骨粗隆骨折宜用 Gamma 钉、Ziekel 针或重建针内固定,也可采用 Rechards 针内固定。肱骨上端病理骨折可采用人工肱骨上段假体置换。第 3 步是骨缺损处用骨水泥填充,骨水泥能协助内固定物固定骨折,提高瘤骨的机械强度、增加抗压力和抗扭转力 50% 和 70%,而骨水泥并不影响术后的放疗。股骨近端与肱骨近端人工假体置换手术的转移瘤切除术后的稳定性重建提供一种成功的方法,可以通过减轻疼痛,增加独立活动能力来提高患者的生活质量。

骨盆转移瘤的手术治疗的适应证:①转移瘤破坏髋臼或病理骨折影响肢体行走、负重者;②转移瘤破坏髂骨或骶髂关节,影响骨盆支撑负重者;③查不到原发瘤,需切除转移病灶,以病检明确诊断者。

手术方法如下:查不到原发瘤的耻骨、坐骨单发病灶,未累及髋关节者,切除后对骨盆环的稳定性和髋关节功能影响较小,不影响骨盆的支撑负重,可行局部转移瘤边缘性切除;无须重建骨缺损。髂骨转移瘤切除后造成大块髂骨缺损,影响骶髂负重弓者,采用钢针、钢板螺丝钉加骨水泥重建骨盆的连续性。

累及髋臼者,根据髋臼病损部位不同,选择下列相应的手术方法。①Ⅰ型:髋臼顶和内侧壁完好、髋臼下及前后方破坏缺损,可采用全髋置换术治疗,肿瘤切除后的缺损可用骨水泥填塞。②Ⅱ型:髋臼内侧壁缺损,先用骨水泥金属网填充缺损区,再通过金属杯将应力引至髋臼缘,然后再安髋臼假体。③Ⅲ型:髋臼外缘及髋臼顶缺损,可用骨水泥充填缺损处,多根斯氏针呈扇形自髋臼外缘打入正常骨质,将应力引向正常骨质。④Ⅳ型:髋臼广泛破坏,但肿块能被完整切除而获得治疗者,仅单处骨盆转移病例可选用内半盆切除,结合术后放疗。

原发灶已切除的单发骨转移灶,溶骨破坏不明显,对骨的机械强度影响较小者还可行瘤骨切除,灭活后再植重建。

肩部转移瘤的手术治疗。适用于:①肩胛骨或锁骨转移瘤放疗、化疗无效,估计存活超过半年者;②肩胛骨或锁骨肿瘤,性质难定,需切除肿瘤病检以明确诊断者;③转移瘤破坏肩胛骨或锁骨造成病理骨折或濒临病理骨折者。

手术方法:①放疗、化疗无效的肩胛骨或锁骨转移瘤,可行转移瘤的边缘性切除,缺损区填塞骨水泥;②原发灶不明,肩胛骨或锁骨肿瘤性质难定者,可行肿瘤边缘性或瘤内切除,送病检以明确肿瘤的病理诊断,缺损区填塞骨水泥;③转移瘤致肩胛或锁骨病理骨折或濒临病理骨折者,可行肿瘤边缘性切除,可用特制钢板螺钉或钢针内固定,加骨水泥填塞缺损,重建稳定性。肩关节盂或肱骨头严重破坏者,可行订制型人工肩关节假体置换术。

(三)对症支持治疗

骨转移瘤已是全身各种癌瘤的晚期,全身情况直接关系到对治疗的接受程度和预后。多数患者疼痛、消瘦、贫血、食欲缺乏,不论综合治疗有无效果,在一段时间内存在一些症状,需积极对症治疗,包括输血、输液,纠正贫血和电解质紊乱,补充营养和各种维生素,增强免疫能力,运用中西药物以促进食欲、止痛、降血钙,改善全身情况和各器官的功能。

(潘朝晖)

第十二章

急诊护理

第一节 急诊分诊

分诊通常是指根据患者的主要症状和体征,区分病情的轻重缓急及隶属专科,进行初步诊断并安排救治的过程。急诊分诊护理工作包括接诊、分诊、护理处理三个环节。目前国内各级医院急诊科接诊的患者中只有 20%～30%是真正意义上的急诊患者,非急诊患者的比例远远超过真正的急、危、重症患者的数量,为了确保各类急、危、重症患者能够得到快速、及时、有效的诊断和救治,急诊科护士要对前来就诊的患者根据疾病的严重程度,本着优先抢救生命、合理利用急诊资源的原则进行初步分类,确定治疗和进一步处理的优先次序,也称急诊分诊。

一、分诊标准

一般来说,分诊护士根据病情将患者分为危急、紧急和非紧急三类。

(1)危急:危急是指患者的病情已经危及生命或肢体的急重症,如不立即抢救与治疗,患者将失去生命、肢体或视力,应立即进入抢救室红区进行抢救,必要时紧急开启绿色通道。如呼吸心搏骤停、休克、昏迷、大出血、严重呼吸窘迫、反复抽搐、急性重度中毒、急性心肌梗死、呼吸困难、癫痫大发作、致命创伤、大面积烧伤等。

(2)紧急:紧急是指患者病情紧急,但可能不严重,但如果不尽快治疗仍存在生命危险,应立即安排进入抢救室黄区就诊。如胸痛疑似心肌梗死、急腹症、高热(体温≥40 ℃)、烧伤等。

(3)非紧急:非紧急是指有一般急症或轻度不适,只需要常规处理,无生命危险,可按先后顺序进入各诊室绿区就诊,如轻度腹痛、轻度外伤、疑似药物过量但意识尚清、发热(体温≤40 ℃)等。

(4)非急诊患者,如皮疹、便秘。此级患者可以候诊。

(5)如果遇成批伤、集体中毒等特殊情况,分诊护士应立即按照流程上报并优先安排此类患者就诊或紧急开启绿色通道。

二、分诊护士素质要求

由于急诊分诊工作关系到急、危、重症患者的生命安全,同时也可有效调控急诊患者流量分布、确保急诊资源的有效利用、增加患者满意度、提升医院的社会地位,急诊分诊护士的综合素质、临床经验及护理技能是确保急诊分诊工作的重要条件。因此,急诊护士需要具备以下条件。

(1)必须有两年以上急诊科护理工作经验,经过分诊培训并考核合格。

(2)需熟练掌握各类急、危、重症的临床表现及体征。

(3)举止端庄、谦虚礼貌,具有与患者及家属融洽沟通的能力和技巧。

(4)机智、果断、反应迅速,具有一定的承受压力、控制现场和解决问题的能力。

(5)熟悉医院的政策和规章制度及各专科疾病的健康指导内容,可以为患者及家属解答疑问。

三、分诊程序

急诊分诊程序包括快速评估、诊断、计划、实施和评价五个步骤。

(一)评估

评估是通过搜集患者的主观和客观资料,如详细询问患者的年龄、既往疾病史、服药史、过敏史、具体不适感及时间,测量患者生命体征,观察意识状态、情绪、营养状况、皮肤有无破损、行走步态等。

(二)诊断

诊断是根据分诊评估搜集的资料对患者进行病情分析,确定危急、紧急和非紧急三种情况及正确的就诊位置、护理措施。

(三)计划

计划就是护士根据患者的病情及目前诊区的患者量确定如何就诊,并计划提供合适的急救护理措施。

(四)实施

实施是指分诊护士因根据患者的病情协助患者达到就诊区域,并提供平车、轮椅、标本采集等护理措施。

(五)评价

评价是指分诊护士对已经经过初次分诊的患者再次评估的过程,一般针对在初次评估后15分钟尚未就诊的患者,通过评价可提高分诊的准确率,避免初次分诊中出现错误和遗漏。

四、分诊技巧

急诊分诊是急诊医疗工作中的重要环节,急诊患者只有经过护士分诊后才能得到专科医师的准确救治。一般来说急诊护士掌握一定的分诊技巧不仅可以提高分诊速度,还可以确保分诊的准确率。

(一)接诊的初步技巧

要做到望、闻、问、切法。

(1)望(视)诊是指观察步态、体位、姿势、面色、皮肤黏膜。

(2)闻诊是指嗅觉、听觉,闻到的气味及听到的声音的变化。

(3)问诊是指一个沟通的过程,获取最有价值的信息。

(4)切(触)诊是指通过触觉了解病情。

(5)需要强调的是接诊过程中,首先要注意的是患者的气道、呼吸和循环;因为呼吸最能反映患者的危重程度。

（二）语言交流的技巧

运用礼貌得体的称呼。

（1）礼貌得体的称呼是护患交往的起点，也是给患者留下良好第一印象的关键，可以为以后的交往打下互相尊重、互相理解的基础。

（2）语言通俗易懂，尤其是方言，以适应各种不同层次、不同文化程度的患者。

（3）禁用冲突性、刺激性语言，避免给患者及家属带来不必要的精神和心理打击。

（贾玉环）

第二节　心搏骤停的护理

心搏骤停是指心脏在正常或无重大病变的情况下，受到严重打击引起的心脏有效收缩和泵血功能突然停止。心搏骤停后即出现意识丧失、脉搏消失及呼吸停止，经及时有效的心肺复苏后部分患者可存活。

一、病因

可以引起心脏停搏的原因有很多，机制也很复杂。

（一）器质性心脏疾病

心脏本身器质性的病变时引起心脏停搏的最常见因素，如急性心肌梗死、各种类型的心肌炎、心肌病、心包炎、风湿性瓣膜性心脏病、先天性心脏病、急性左心衰竭等。器质性心脏病造成心脏停搏的最常见原因是各种类型的心律失常，如传导阻滞、室速、室颤等。

（二）严重的缺氧或低氧血症

如呼吸道异物、分泌物、咯血、胃肠道反流等原因导致的急性呼吸道梗阻或各种原因引起的肺水肿等引起的急性或慢性的严重缺氧或低氧血症。

（三）中枢系统疾病

各种原因引起的颅内压增高，如脑出血、脑膜脑炎、脑脓肿、脑部肿瘤、严重颅脑外伤。

（四）电解质紊乱所致的心律失常

如最常见的低钾导致的室速、室颤和高钾导致的心搏停止。

（五）电击伤

实质上就是电休克，是电流对心肌直接作用的结果。

（六）神经反射性心搏停止

多发生在迷走神经张力过高或受到强烈刺激的情况下，如腹部手术时脏器牵拉刺激腹腔迷走神经节；气管插管、气管切开、插胃管时刺激喉部及气管；意外过度惊吓造成的反射性心脏停搏。

（七）药物和中毒

多是由于药物或中毒物质对心脏传导系统和心肌收缩直接抑制的结果。

二、临床表现

（1）意识突然丧失。

(2)大动脉(颈动脉和股动脉)触不到搏动。

(3)呼吸停止或抽搐样呼吸。

(4)瞳孔散大固定。

(5)全身发绀。

(6)心电图表现为心室颤动、无脉性电活动或心室停搏。

三、治疗原则及要点

当发现患者发生心脏停搏时,应遵循立即在现场就地进行心肺复苏(CPR)的抢救原则。CPR 包括基础生命支持和高级生命支持。基础生命支持包括胸外心脏按压(C)、开放气道(A)、人工通气(B)、电除颤(D)及药物治疗等,目的是使患者恢复自主循环和自主呼吸。高级生命支持包括人工气道的建立、机械通气、紧急心脏起搏、复苏用药。

四、心肺复苏目的

心肺复苏的目的是开放气道、重建呼吸和循环。

五、护理评估

(一)健康史

评估患者一般情况、饮食、生活习惯、个人嗜好、症状和用药史、家庭史。

(二)身体评估

1.一般状态

评估环境是否安全;患者的意识状态生命体征。

2.专科评估

呼吸及循环系统情况;局部或全身症状;有无外伤。

(三)心理-社会评估

家属及周围目击者对患者病情知晓情况、对疾病的发展及预后缺乏知识及对疾病预后是否有信心。

六、护理措施

(一)护理原则

(1)护士一旦发现患者发生心脏停搏,应立即就地抢救,实施及时有效的 CPR,同时通知值班医师及其他医护人员协助抢救。如果发生在夜班、节假日值班人员较少时,可请求附近非医护人员帮忙通知其他医护人员前来协助抢救。

(2)科室应由患者突发心脏停搏的应急预案,并定期组织应急演练。

(3)科室应常备气管插管包、喉镜、简易呼吸器、抢救车,并保证抢救车内的药品、物品均在有效期内,处于时时备用状态。

(4)急诊科护士必须熟练 CPR,并能够协助医师完成气管插管的体位摆放、气道开放、正确连接呼吸机、熟练使用除颤仪、监护仪等抢救设备。

(二)基础生命支持的具体操作步骤

1.早期识别心搏骤停

发现患者突然倒地、意识丧失、呼吸停止或无正常呼吸(叹息样呼吸)其中任何一种症状时。

2.立即启动急救系统

呼叫医师及其他护士帮助抢救。

3.有效的循环支持

立即将患者平卧于硬平面上(硬板床或地上),站或跪于患者身体右侧胸部位置,松解衣扣充分暴露胸腹部,双手重叠放置于患者胸部正中两乳头之间,双肘关节伸直,肩、臂和手保持垂直用力向下按压,肘关节不能弯曲。按压深度至少 5 cm,不超过 6 cm;按压频率 100~120 次/分;每次按压后保证胸廓完全回弹。

4.开放气道

双人心肺复苏时,在完成 30 次胸外心脏按压后,立即评估患者的气道开放情况,并采用仰头举颌法或仰头拉颌法打开气道,同时给予 2 次人工呼吸,人工通气前要注意清除患者口腔内的异物或取下义齿。

5.人工通气

人工通气的方法包括口对口人工呼吸、口对鼻人工呼吸、口对辅助器人工呼吸及简易呼吸器辅助呼吸。无论何种人工呼吸,吹气时间均不应低于 1 秒,胸廓起伏明显,频率 8~10 次/分,还应避免过度通气。按压与人工呼吸比为 30∶2。

6.电除颤

大多数的心搏骤停发生于成人,而成人心搏骤停时的心率主要是室颤,因此,电除颤是对室颤最有效的治疗方法,对心搏骤停患者实施电除颤复律的速度是决定心肺复苏成功率的关键,每延迟 1 分钟存活率既下降 7%~10%。电除颤的最佳时间窗是心脏停搏发生后立即行 CPR 的 3 分钟内。操作要点如下。

(1)选择电除颤模式:单向波非同步直流电除颤、双向波非同步直流电除颤、自动体外除颤。单向波非同步直流电除颤成人电量 200~360 J/s;双向波非同步直流电除颤成人电量 150~200 J/s;儿童首次电除颤电量 2 J/(kg·s),重复可增至 4 J/(kg·s)。

(2)电极板涂匀导电糊后放置于右侧锁骨下胸骨右侧及左侧乳头下方,双手用不低于 10 kg 的力量尽量使电极板与胸壁紧密接触。

(3)在实施电除颤时,应当停止 CPR,电除颤结束后立即恢复 CPR,及时有效的电除颤及尽量缩短中断 CPR 的时间是提高患者存活率的关键因素。

7.CPR 的有效指征

(1)每当按压时可摸到颈动脉搏动。

(2)皮肤、口唇、甲床颜色转为红润。

(3)散大的瞳孔开始缩小,对光反射恢复。

(4)自主呼吸恢复。

(5)眼球活动,呻吟、出现知觉反射或挣扎。当心脏停搏患者初级复苏有效后可立即停止 CPR,进入高级生命支持阶段。

(三)高级生命支持的具体操作内容

(1)人工气道的建立:人工气道建立的方法主要有口腔内置口咽通气管、气管插管、气管切开。

（2）机械通气：简易呼吸器的使用、呼吸机的使用。

（3）紧急心脏起搏：详见电除颤。

（4）复苏用药：首选静脉或骨髓腔内给药，至少开放两条静脉通道，尽量选择上腔静脉系统给药。

七、复苏药物

（1）肾上腺素具有强有力的 α 和 β 受体兴奋作用，因此是 CPR 的首选用药。通常选用直接静脉给药，首次 0.5～1.0 mg，以后逐渐递增，并可反复给药，临床实践证明，在 CPR 过程中，直接、快速、反复静脉注射肾上腺素足以替代以往主张的三联或四联。

（2）异丙肾上腺素具有和肾上腺素同样的 α 和 β 受体兴奋作用，但不如肾上腺素作用强，常用 1.0～5.0 mg 加入液体中维持静脉滴注，目标是将心率维持在 60～80 次/分即可。

（3）去甲肾上腺素具有强有力的 α 受体兴奋作用，血管收缩作用强，因此极少应用。

（4）阿托品可增强窦房结和房室结的自律性和传导性，通常 1.0 mg 静脉注射，可反复多次静脉给药（复苏抢救成功后应警惕复苏后的阿托品中毒症状）。

八、健康指导

（1）应加强对普通民众的急救意识、急救能力、急救方法的科普宣传及技术指导，使普通民众掌握在突发紧急情况下可以迅速采取紧急自救或救人的能力。

（2）指导可能发生心脏骤停的患者家属掌握一旦患者发生突发心脏停搏时的急救方法及呼救途径，如冠心病、原发性心肌病、风湿性心脏病、先天性心脏病等。

（3）对心肺复苏术后意识转清的患者的指导：①告知患者之前发生的事情及可能引起心脏停搏的原因。②指导患者进一步的治疗方案，包括对原发疾病的治疗方案。③告知患者目前已暂时脱离危险，避免紧张、恐惧的情绪。

（贾玉环）

第三节　高血压急症的护理

高血压急症是指短时间内（数小时或数天）血压明显升高，舒张压＞16.0 kPa（120 mmHg）和/或收缩压＞24.0 kPa（180 mmHg），伴有重要器官组织，如心脏、脑、肾、眼底、大动脉的严重功能障碍或不可逆性损害。高血压急症可以发生在高血压患者，表现为高血压危象或高血压脑病；也可发生在其他许多疾病过程中，主要在心、脑血管病急性阶段，如脑出血、蛛网膜下腔出血、缺血性脑卒中、急性左心衰竭伴肺水肿、不稳定型心绞痛、急性主动脉夹层和急、慢性肾衰竭等情况时。

单纯的血压升高并不构成高血压急症，血压的高低也不代表患者的危重程度；是否出现靶器官损害及哪个靶器官受累不仅是高血压急症诊断的关键，也直接决定治疗方案的选择。及时正确处理高血压急症，可在短时间内使病情缓解，预防进行性或不可逆性靶器官损害，降低死亡率。

根据降压治疗的紧迫程度,高血压急症可分为紧急和次急两类。前者需要采用静脉途径给药,在几分钟到 1 小时内迅速降低血压;后者需要在几小时到 24 小时内降低血压,可使用快速起效的口服降压药。

一、发病机制

长期高血压及伴随的危险因素引起小动脉中层平滑肌细胞增生和纤维化,中动脉、大动脉粥样硬化,管壁增厚和管腔狭窄,导致重要靶器官,如心、脑、肾缺血。在此基础上或在其他许多疾病过程中,因紧张、疲劳、情绪激动、突然停服降压药、嗜铬细胞瘤阵发性高血压发作等诱因,小动脉发生强烈痉挛,血压急剧上升,使重要靶器官缺血加重而产生严重功能障碍或不可逆性损害;或由于过高的血压突破了脑血流自动调节范围,脑组织血流灌注过多引起脑水肿、脑功能障碍。

妊娠时子宫胎盘血流灌注减少,使前列腺素在子宫合成减少,从而促使肾素分泌增加,通过血管紧张素系统使血压升高。

二、临床表现

(一)高血压脑病

高血压脑病常见于急性肾小球肾炎,亦可见于其他原因高血压,但醛固酮增多症和嗜铬细胞瘤者少见。常表现为剧烈头痛、烦躁、恶心、呕吐、抽搐、昏迷、暂时局部神经体征。患者舒张压常 ≥18.7 kPa(130 mmHg),眼底几乎均能见到视网膜动脉强烈痉挛,脑脊液压力可高达 3.9 kPa(400 mmH$_2$O),蛋白增加。经有效的降压治疗,症状可迅速缓解,否则将导致不可逆脑损害。

(二)急进性或恶性高血压

此类多见于中青年,血压显著升高,舒张压持续≥18.7 kPa(130 mmHg),并有头痛、视力减退、眼底出血、渗出和视盘水肿;肾损害突出,持续蛋白尿、血尿与管型尿;若不积极降压治疗,预后很差,常死于肾衰竭、脑卒中、心力衰竭。病理上以肾小球纤维样坏死为特征。

(三)急性脑血管病

急性脑血管病包括脑出血、脑血栓形成和蛛网膜下腔出血。

(四)慢性肾疾病合并严重高血压

原发性高血压可以导致肾小球硬化、肾功能损害,在各种原发性或继发性肾实质疾病中,包括各种肾小球肾炎、糖尿病肾病、红斑狼疮肾炎、梗阻性肾病等,出现肾性高血压者可达 80%～90%,是继发性高血压的主要原因。随着肾功能损害加重,高血压的出现率、严重程度和难治程度也加重。

(五)急性左心衰竭

高血压是急性心力衰竭最常见的原因之一。

(六)急性冠脉综合征

血压升高引起内膜受损而诱发血栓形成致急性冠脉综合征。

(七)主动脉夹层

主动脉内的血液经内膜撕裂口流入囊样变性的中层,形成血肿,随血流压力的驱动,逐渐在主动脉中层内扩展。临床特点为急性起病,突发剧烈胸、背部疼痛,休克和血肿压迫相应的主动脉分支血管时出现的脏器缺血症状。多见于中老年患者,约 3/4 的患者有高血压。超高速 CT 和 MRI 能明确诊断,必要时行主动脉造影。一旦诊断明确,立即进行解除疼痛、降低血压、减慢心率的治疗。

(八)子痫

先兆子痫是指以下三项症状中具有两项者:血压＞21.3/14.7 kPa(160/110 mmHg);尿蛋白≥3 g/24 h;伴水肿、头痛、头晕、视物不清、恶心、呕吐等自觉症状。子痫指妊娠高血压综合征的孕产妇发生抽搐。辅助检查:血液浓缩、血黏度升高、重者肌酐升高、凝血机制异常,眼底可见视网膜痉挛、水肿、出血。

(九)嗜铬细胞瘤

嗜铬细胞瘤可产生和释放大量去甲肾上腺素和肾上腺素,常见的肿瘤部位在肾上腺髓质,也可在其他具有嗜铬组织的部位,如主动脉分叉处、胸腹部交感神经节等。临床表现为血压急剧升高,伴心动过速、头痛、苍白、大汗、麻木、手足发冷。发作持续数分钟至数小时。通过发作时尿儿茶酚胺代谢产物香草基杏仁酸和血儿茶酚胺的测定可以确诊。

高血压次急症也称为高血压紧迫状态,指血压急剧升高而尚无靶器官损害。允许在数小时内将血压降低,不一定需要静脉用药。包括急进性或恶性高血压无心、肾和眼底损害,以及先兆子痫、围术期高血压等。

三、诊断与评估

(一)诊断依据

(1)原发性高血压病史。

(2)血压突然急剧升高。

(3)伴有心功能不全、高血压脑病、肾功能不全、视盘水肿、渗出、出血等靶器官严重损害。

(二)评估

发生高血压急症的患者基础条件不同,临床表现形式各异,要决定合适的治疗方案,有必要早期对患者进行评估,作出危险分层,针对患者的具体情况制订个体化的血压控制目标和用药方案。

在病情诊断及评估中,简洁但完整的病史收集有助于了解高血压的持续时间和严重性、并发症情况及药物使用情况;需要明确患者是否有心血管、肾、神经系统疾病病史,检查是否有靶器官损害的相关征象;进行必要的辅助检查,如血电解质、尿常规、心电图、检眼镜等。根据早期评估选择适当的急诊检查,如X线胸部平片、脑 CT 等。一旦发现患者有靶器官急性受损的迹象,就应该进行紧急治疗,绝不能一味等待检查结果。

四、治疗原则

(一)迅速降低血压

选择适宜有效的降压药物静脉滴注,在监测下将血压迅速降至安全水平,以预防进行性或不可逆性靶器官损害,避免使血压下降过快或过低,导致局部或全身灌注不足。

(二)降压目标

高血压急症降压治疗的第一个目标是在 30～60 分钟将血压降到一个安全水平。由于患者基础血压水平各异,合并的靶器官损害不一,这一安全水平必须根据患者的具体情况决定。指南建议:①1 小时内使平均动脉血压迅速下降但不超过 25%。一般掌握在近期血压升高值的2/3 左右。但注意对于临床的一些特殊情况,如主动脉夹层和急性脑血管病患者等,血压控制另有要求。②在达到第一个目标后,应放慢降压速度,加用口服降压药,逐步减慢静脉给药的速度,逐渐将血压降低到第二个目标。在以后的 2～6 小时将血压降至 21.3/(13.3～14.7 kPa)[160/(100～110)mmHg],根据患者的具体病情适当调整。③如果这样的血压水平可耐受和临床情况稳定,在以后 24～48 小时逐步降低血压达到正常水平,即高血压急症血压控制的第三步。

五、常见高血压急症的急诊处理

(一)高血压脑病

高血压脑病临床处理的关键一方面要考虑将血压降低到目标范围内,另一方面要保证脑血流灌注,尽量减少颅内压的波动。脑动脉阻力在一定范围内直接随血压变化而变化,慢性高血压时,该设定点也相应升高,迅速、过度降低血压可能降低脑血流量,造成不利影响。因而降压治疗以静脉给药为主,1 小时内将收缩压降低 20%～25%,血压下降幅度不可超过 50%,舒张压一般不低于 14.7 kPa(110 mmHg)。在治疗时要同时兼顾减轻脑水肿、降颅压,避免使用降低脑血流量的药物。迅速降压过去首选硝普钠,起始量为20 μg/min,视血压和病情可逐渐增至 200～300 μg/min。但硝普钠可能引起颅内压增高,并影响脑血流灌注,以及可能产生蓄积中毒,在用药时需对患者进行密切监护。现多用尼卡地平、拉贝洛尔等。其中尼卡地平不仅能够安全平稳地控制血压,同时还能较好的保证脑部、心脏、肾等重要脏器的血供。尼卡地平急诊应用于高血压急症时,以静脉泵入为主,剂量为每分钟 0.5～6 μg/kg,起始量为每分钟 0.5 μg/kg,达到目标血压后,根据血压调节滴注速度。拉贝洛尔 50 mg 缓慢静脉注射,以后每隔 15 分钟重复注射,总剂量不超过 300 mg,或给初始量后以 0.5～2 mg/min 的速度静脉滴注。合并有冠心病、心功能不全者,可选用硝酸甘油。颅压明显升高者应加用甘露醇、利尿药。一般禁用单纯受体阻滞剂、可乐定和甲基多巴等。二氮嗪可反射性地使心率增快,并可增加每搏输出量和升高血糖,故有冠心病、心绞痛、糖尿病者慎用。

(二)急性脑血管病

高血压患者在出现急性脑血管病时,脑部血流的调节机制进一步紊乱,特别是急性缺血性脑卒中患者,几乎完全依靠平均动脉血压的增高来维持脑组织的血液灌注。因而在严重高血压合并急性脑血管病的治疗中,需要首先把握的一个原则就是"无害原则",避免血流灌注不足。急性卒中期间迅速降低血压的风险和好处并不清楚,因此,一般不主张对急性脑卒中患者采用积极的降压治疗,在病情尚未稳定或改善的情况下,宜将血压控制在中等水平[约 21.3/13.3 kPa(160/100 mmHg)],血压下降不要超过 20%。治疗时避免使用减少脑血流灌注的药物,可选用尼卡地平、拉贝洛尔、卡托普利等。联合使用血管紧张素转化酶抑制剂和噻嗪类利尿药有利于减少卒中发生率。

1.脑梗死

许多脑梗死患者在发病早期,其血压均有不同程度的升高,且其升高的程度与脑梗死病灶大小及是否患有高血压有关。脑梗死早期的高血压处理取决于血压升高的程度及患者的整体情况和基础血压。如收缩压在 24.0～29.3 kPa(180～220 mmHg)或舒张压在 14.7～16.0 kPa(110～120 mmHg),一般不急于降压治疗,但应严密观察血压变化;如血压＞29.3/16.0 kPa(220/120 mmHg),或伴有心肌缺血、心力衰竭、肾功能不全及主动脉夹层等,或考虑溶栓治疗的患者,则应给予降压治疗。根据患者的具体情况选择合适的药物及合适剂量。如尼卡地平 5 mg/h作为起始量静脉滴注,每 5 分钟增加 2.5 mg/h 至满意效果,最大 15 mg/h。拉贝洛尔

50 mg缓慢静脉注射,以后每隔15分钟重复注射,总剂量不超过300 mg,或给初始量后以0.5～2 mg/min的速度静脉滴注。效果不满意者可谨慎使用硝普钠。β受体阻滞剂可使脑血流量降低,急性期不宜用。

2.脑出血

脑出血时血压升高是颅内压增高情况下保持正常脑血流的脑血管自动调节机制,脑出血患者合并严重高血压的治疗方案目前仍有争论,降压可能影响脑血流量,导致低灌注或脑梗死,但持续高血压可使脑水肿恶化。一般认为,在保持患者呼吸道通畅、纠正缺氧、降低颅内压后,如血压≥26.7/14.7 kPa(200/110 mmHg)时,才考虑在严密血压监测下使用经静脉降压药物进行治疗,使血压维持在略高于发病前水平或24.0/14.0 kPa(180/105 mmHg)左右;收缩压在22.7～26.7 kPa(170～200 mmHg)或舒张压在13.3～14.7 kPa(100～110 mmHg),暂不必使用降压药,先脱水降颅压,并严密观察血压情况,必要时再用降压药。可选择血管紧张素转化酶抑制剂、利尿药、拉贝洛尔等。钙通道阻滞剂能扩张脑血管、增加脑血流,但可能增高颅内压,应慎重使用。α受体阻滞剂往往出现明显的降压作用及明显的直立性低血压,应避免使用。在调整血压的同时,防止继续出血,保护脑组织,防治并发症,需要时采取手术治疗。

(三)急性冠脉综合征

急性冠脉综合征包括不稳定型心绞痛和心肌梗死,其治疗目标在于降低血压、减少心肌耗氧量,但不可影响到冠脉灌注压,从而减少冠脉血流量。血压控制的目标是使其收缩压下降10%～15%。治疗时首选硝酸酯类药物,如硝酸甘油,开始时以5～10 μg/min速率静脉滴注,逐渐增加剂量,每5～10分钟增加5～10 μg/min。早期联合使用其他降血压药物治疗,如β受体阻滞剂、血管紧张素转化酶抑制剂、α_1受体阻滞剂,必要时还可配合使用利尿药和钙通道阻滞剂。另外,配合使用镇痛、镇静药等。特别是尼卡地平能增加冠状动脉血流、保护缺血心肌,静脉滴注能发挥降压和保护心脏的双重效果。拉贝洛尔能同时阻断α_1及β受体,在降压的同时能减少心肌耗氧量,也可选用。心肌梗死后的患者可选用血管紧张素转化酶抑制剂、β受体阻滞剂和醛固酮拮抗剂。此外,原发病的治疗如溶栓、抗凝、血管再通等也非常重要,对ST段抬高的患者溶栓前应将血压控制在20.0/12.0 kPa(150/90 mmHg)以下。

(四)急性左心衰竭

急性左心衰竭主要是由收缩期高血压和缺血性心脏病导致的。严重高血压伴急性左心衰竭治疗的主要手段是通过静脉用药,迅速降低心脏的前、后负荷。在应用血管扩张药迅速降低血压的同时,配合使用强效利尿药,尽快缓解患者的缺氧和高度呼吸困难。就心脏功能而言,应力求将血压降到正常水平。血压被控制的同时,心力衰竭亦常得到控制。血管扩张药可选用硝普钠、硝酸甘油、酚妥拉明等,广泛心肌缺血引起的急性左心衰竭,首选硝酸甘油。在降压的同时以吗啡3～5 mg静脉缓注,必要时每隔15分钟重复1次,共2～3次,老年患者酌减剂量或改为肌内注射;呋塞米20～40 mg静脉注射,2分钟内推完,4小时后可重复1次;并给予吸氧、氨茶碱等。洋地黄仅在心脏扩大或心房颤动伴快速心室率时应用。

(五)急性主动脉夹层

3/4的主动脉夹层患者有高血压,血压增高是病情进展的重要诱因。治疗目标为通过扩张血管、减缓心动过速、抑制心脏收缩、降低血压及左心室射血速度、降低血流对动脉的剪切力,从而阻止夹层血肿的扩展。主动脉夹层在升主动脉及有并发症者尽快手术治疗;主动脉夹层病变局限在降主动脉者应积极内科治疗。患者应绝对卧床休息,严密监测生命体征和血管受累征象,给予有效止痛、迅速降压、镇静和吸氧,忌用抗凝或溶栓治疗。疼痛剧烈患者立即静脉使用较大剂量的吗啡或哌替啶。不论患者有无收缩期高血压,都应首先静脉应用 β 受体阻滞剂来减弱心肌收缩力、减慢心率、降低左心室射血速度。如普萘洛尔 0.5 mg 静脉注射,随后每 3~5 分钟注射 1~2 mg,直至心率降至 60~70 次/分。心率控制后,如血压仍然很高,应加用血管扩张药。降压的原则是在保证脏器足够灌注的前提下,迅速将血压降低并维持在尽可能低的水平。一般要求在 30 分钟内将收缩压降至 13.3 kPa(100 mmHg)左右。如果患者不能耐受或有心、脑、肾缺血情况,也应尽量将血压维持在 16.0/10.7 kPa(120/80 mmHg)以下。治疗首选硝普钠或尼卡地平静脉滴注。其他常用药物有乌拉地尔、艾司洛尔、拉贝洛尔等。必要时加用血管紧张素 Ⅱ 受体阻滞剂、血管紧张素转化酶抑制剂或小剂量利尿药,但要注意血管紧张素转化酶抑制剂可引起刺激性咳嗽,可能加重病情。肼苯达嗪和二氮嗪因有反射性增快心率、增加心排血量作用,不宜应用。主动脉大分支阻塞患者,因降压后使缺血加重,不宜采用降压治疗。

(六)子痫和先兆子痫

妊娠急诊患者的处理需非常小心,因为要同时顾及母亲和胎儿的安全。在加强母儿监测的同时,治疗时需把握三项原则:镇静防抽搐、止抽搐;积极降压;终止妊娠。①镇静防抽搐、止抽搐:常用药物为硫酸镁,肌内注射或静脉给药,用药时监测患者血压、尿量、腱反射、呼吸,避免发生中毒反应。镇静药可选用冬眠 1 号或地西泮。②积极降压:当血压升高>22.7/14.7 kPa(170/110 mmHg)时,宜静脉给予降压药物,控制血压,以防脑卒中及子痫发生。究竟血压应降至多少合适,目前尚无一致意见。注意避免血压下降过快、幅度过大,影响胎儿血供。保证分娩前舒张压在 12.0 kPa(90 mmHg)以上,否则会增加胎儿死亡风险。紧急降压时可静脉滴注尼卡地平、拉贝洛尔或肼苯达嗪。尼卡地平是欧洲妊娠血压综合征治疗的首选药,它的胎盘转移率低,长时间使用对胎儿也无不良影响,能在有效降压的同时,延长妊娠,有利于改善胎儿结局,尤其适用于先兆子痫患者使用。另外,尼卡地平有针剂和口服制剂两种剂型,适合孕产妇灵活应用。但应注意其可能抑制子宫收缩而影响分娩,在与硫酸镁合用时应小心产生协同作用。肼苯达嗪常用剂量为 40 mg 加于 5% 葡萄糖溶液 500 mL 静脉滴注,0.5~10 mg/h。血压稳定后改为口服药物维持。血管紧张素转化酶抑制剂、血管紧张素 Ⅱ 受体阻滞剂可能对胎儿产生不利影响,禁用;利尿药可进一步减少血容量,加重胎儿缺氧,除非存在少尿情况,否则不宜使用利尿药;硝普钠可致胎儿氰化物中毒,亦为禁忌。③结合患者病情和产科情况,适时终止妊娠。

(七)特殊人群高血压急症的处理

1.老年性高血压急症

老年人患高血压比例较高,容易出现靶器官损害,甚至是多个靶器官损害,高血压急症的发展速度较快,危险度更高。降压治疗可减少老年患者的心脑血管病的发生率及死亡率。但是老年高血压患者血压波动大,控制效果差。另外,老年患者多有危险因素和复杂的基础疾病,因而在遵循一般处理原则的同时,需格外注意以下几点:①降压不要太快,尤其是对于体质较弱者。②脏器的低灌注对老年患者的危害更大,建议血压控制目标为收缩压降至 20.0 kPa(150 mmHg),如能耐受可进一步降低。舒张压若<9.3 kPa(70 mmHg)可能产生不利影响。③大多数患者的药物初始剂量宜降低,注意药物不良反应。④常需要两种或更多药物控制血压。由于尼卡地平具有脏器保护功能的优势,对于老年人高血压急症,建议优先使用。⑤注意原有的和药物治疗后出现的直立性低血压。

2.肾功能不全患者

治疗原则为在强效控制血压的同时,避免对肾功能的进一步损害,通常需要联合用药,根据患者的具体情况选择合适的降压药物。血压一般以降至 20.0～21.3/12.0～13.3 kPa(150～160/90～100 mmHg)为宜,第 1 小时使平均动脉压下降 10%,第 2 小时下降 10%～15%,在 12 小时内使平均动脉压下降约 25%。选用增加或不减少肾血流量的降压药,首选血管紧张素转化酶抑制剂和血管紧张素Ⅱ受体阻滞剂,常与钙通道阻滞剂、小剂量利尿药、β 受体阻滞剂联合应用;避免使用有肾毒性的药物;经肾排泄或代谢的降压药,剂量应控制在常规用量的 1/3～1/2。病情稳定后建议长期联合使用降压药,将血压控制在<17.3/10.7 kPa(130/80 mmHg)。

六、常用于高血压急症的药物评价

高血压急症的降压治疗除了选择起效迅速、作用持续时间短、停药后作用消失较快、不良反应小的静脉用药外,为增强降压作用、减少不良反应、保护重要脏器血流,以及出于特殊人群的需要,常需联合使用口服降压药,并且在血压控制后逐步减少静脉用药,转而用口服降压药物长期维持治疗。选择药物时应充分权衡血压与组织灌注、心脏负荷、血管损害、出血、凝血等的关系,合理控制降压的幅度与速度,考虑各种降压药物的作用和不良反应。

临床上用于降低血压的药物主要分为钙通道阻滞剂、血管紧张素转化酶抑制剂、血管紧张素Ⅱ受体阻滞剂、α 受体阻滞剂、β 受体阻滞剂、利尿药及其他降压药 7 类,其中,常用于高血压急症的静脉注射药物为硝普钠、尼卡地平、乌拉地尔、二氮嗪、肼苯达嗪、拉贝洛尔、艾司洛尔、酚妥拉明等。其他药物则根据患者的具体情况酌情配合使用,如紧急处理时可选用硝酸甘油、卡托普利等舌下含服;血管紧张素转化酶抑制剂、血管紧张素Ⅱ受体阻滞剂对肾功能不全的患者有很好的肾保护作用;α 受体阻滞剂可用于前列腺增生的患者;在预防卒中和改善左心室肥厚方面,血管紧张素Ⅱ受体阻滞剂优于 β 受体阻滞剂;心力衰竭时需采用利尿药联合使用血管紧张素转化酶抑制剂、β 受体阻滞剂、血管紧张素Ⅱ受体阻滞剂等药物。

部分常用药物比较如下。

(一)硝普钠

硝普钠能直接扩张动脉和静脉,降压作用迅速,停药后效果持续时间短,可用于各种高血压急症。但是由于快速降低血压的同时也带来一系列不良反应,从而使硝普钠在临床的应用具有一定的局限性。如其控制血压呈剂量依赖性,同时还可以降低脑血流量,增加颅内压;对心肌供血的影响可引起冠脉缺血,增加急性心肌梗死早期的死亡率。静脉滴注时需密切观察血压,以免过度降压,造成器官组织血流灌注不足。长期或大剂量应用时可导致血中氰化物蓄积中毒,引起急性精神病和甲状腺功能低下等。小儿、冠状动脉或脑血管供血不足、肝和肾或甲状腺功能不全者禁用;代偿性高血压、动静脉并联、主动脉狭窄者和孕妇禁用。高血压急症伴急性冠状动脉综合征、高血压脑病、急性脑血管病或严重肾功能不全者使用时应谨慎。

(二)尼卡地平

尼卡地平为二氢吡啶类钙通道阻滞剂,是世界上第一个取得抗高血压适应证的钙通道阻滞剂。尼卡地平主要扩张动脉,降低心脏后负荷,对椎动脉、冠状动脉、肾动脉和末梢小动脉的选择性远高于心肌,在降低血压的同时,能改善脑、心脏、肾的血流量,并对缺血心肌具有保护作用。另外,它还具有利尿作用,也不影响肺部的气体交换。基于以上机制,尼卡地平在治疗高血压急症时具有以下特点:降压作用起效迅速、效果显著、血压控制过程平稳、血压波动性小;能有效保护靶器官;不易引起血压的过度降低,用量调节简单、方便;不良反应少且症状轻微,停药后不易出现反跳,长期用药也不会产生耐药性,安全性很好。与硝普钠相比降压效果上近似,而其安全性及对靶器官的保护作用明显优于硝普钠,因而尼卡地平不仅是治疗高血压的一线药物,也是急诊科在处理大多数高血压急症的理想选择。

(三)乌拉地尔

乌拉地尔为选择性 α_1 受体阻滞剂,具有外周和中枢双重降压作用,起效快,效果显著,不影响心率,无反跳现象,对嗜铬细胞瘤引起的高血压危象有特效。暂不提倡与血管紧张素转化酶抑制剂合用;主动脉峡部狭窄者、哺乳期妇女禁用;妊娠妇女仅在绝对必要的情况下方可使用;老年患者需慎用,初始剂量宜小,在脏器供血维持方面欠佳。

(四)拉贝洛尔

拉贝洛尔对 α_1 和 β 受体均有阻断作用,能减慢心率,减少心排血量,减小外周血管阻力。其降压作用温和,效果持续时间较长。特别适用于妊娠高血压患者。充血性心力衰竭、房室传导阻滞、心率过缓或心源性休克、肺气肿、支气管哮喘、脑出血患者禁用;肝、肾功能不全及甲状腺功能低下等患者慎用。

(五)艾司洛尔

艾司洛尔为选择性 β_1 受体阻滞剂,起效快,作用时间短。能减慢心率、减少心排血量、降低血压,特别是收缩压。支气管哮喘、严重慢性阻塞性肺病、窦性心动过缓、二度至三度房室传导阻滞、难治性心功能不全、心源性休克及对本品过敏者禁用。

七、急救护理

(一)保持安静

绝对卧床休息,半卧位。减少患者搬动,教会患者缓慢改变体位。避免一切不良刺激和不必要的活动。消除紧张恐惧心理、稳定情绪,必要时按医嘱使用镇静药。

(二)保持呼吸道通畅

吸氧 $4\sim5$ L/min,如呼吸道分泌物较多,患者呼吸功能较差,应用吸引器吸出。呕吐时头偏向一侧,防止误吸导致窒息。

(三)建立有效静脉通路

立即建立静脉通路,迅速按医嘱使用降压药及时降低血压。降低血管阻力,解除血管的痉挛状态。一般首选硝普钠,应避光静脉注射,以微量泵控制注入速度,缓慢降压。$4\sim6$ 小时更换 1 次,持续静脉注射一般不超过 72 小时,以免发生硫氰酸盐中毒,严重肝、肾疾病患者应慎用。

(四)密切监测病情变化

严密观察血压变化,尤其在更换药物或改变给药速度时;降压不宜过快或过低,应在短时间内把血压降至安全范围,并不要将血压降至完全正常水平,以免造成脑供血不足和肾血流量下降,如出现出汗、不安、头痛、心悸、胸骨后疼痛等血管过度扩张现象,应立即停止用药。也可选用硝酸甘油、硝苯地平舌下含服;制止抽搐用地西泮肌内注射或静脉注射;降低颅内压、减轻脑水肿用呋塞米或甘露醇快速静脉滴注。

严密观察脉搏、呼吸、心率、血压、神志、瞳孔、尿量变化,如发现异常,随时与医师联系。准确记录24 小时出入量。

(五)提供保护性护理

患者意识不清时应加床栏以防止坠床;发生抽搐时用牙垫置于上、下磨牙间防止唇舌咬伤;避免屏气用力呼气或用力排便;保持周围安静,减少噪声的刺激。

(六)饮食护理

合理饮食,给予低盐、低脂、低胆固醇、清淡饮食,少量多餐,避免过饱及食用刺激性食物。适当控制总热量,多食含维生素和蛋白质食物,增加蔬菜、水果、高膳食纤维食物的摄入,限烟酒,达到减轻心脏负荷、防止水钠潴留、预防便秘、降低血压的效果。

(七)心理护理

长期的抑郁或情绪激动、急剧而强烈的精神创伤可使交感-肾上腺素活性增强、血压升高,因此,保持良好的心理状态非常重要。可通过了解患者性格特征及有关心理社会因素进行心理疏导,说明本病需长期甚至终身治疗,取得患者的充分理解和配合,教会患者训练自我控制能力,消除紧张恐惧心理、安定情绪,保持最佳的心理状态。

(八)康复护理

指导并鼓励患者坚持非药物治疗,如给予低盐、低脂、低胆固醇和富含维生素食物,少量多餐,适当控制总热量;减肥、控制体重;合理安排休息和活动,保证充足的睡眠,参加适当的体育锻炼和劳动,避免重体力劳动、精神过度紧张和情绪激动等诱发因素。帮助患者建立长期治疗的思想准备,按时遵医嘱服药。定期门诊随访,教会患者及家属测量血压,病情变化时随时就医。

(贾玉环)

第四节 心源性猝死的护理

一、疾病概述

(一)概念和特点

心源性猝死是指由心脏原因引起的急性症状发作后以意识突然丧失为特征的自然死亡。世界卫生组织将发病后立即或 24 小时以内的死亡定为猝死,美国心脏病学会会议上将发病 1 小时内死亡定为猝死。

据统计,全世界每年有数百万人因心源性猝死丧生,占死亡人数的 15%～20%。美国每年有约 30 万人发生心源性猝死,占全部心血管病死亡人数的 50% 以上,而且是 20～60 岁男性的首位死因。在我国,心源性猝死也居死亡原因的首位,虽然没有大规模的临床流行病学资料报道,但心源性猝死比例在逐年增高,且随年龄增加发病率也逐渐增高,老年人心源性猝死的概率高达 80%～90%。

心源性猝死的发病率男性较女性高,美国 Framingham 20 年随访冠心病猝死发病率男性为女性的 3.8 倍;北京市的流行病学资料显示,心源性猝死的男性年平均发病率为 10.5/10 万,女性为 3.6/10 万。

(二)相关病理生理

冠状动脉粥样硬化是最常见的病理表现,病理研究显示心源性猝死患者急性冠状动脉内血栓形成的发生率为15%～64%。陈旧性心梗也是心源性猝死的病理表现,这类患者也可见心肌肥厚、冠状动脉痉挛、心电不稳与传导障碍等病理改变。

心律失常是导致心源性猝死的重要原因,通常包括致命性快速心律失常、严重缓慢性心律失常和心室停顿。致命性快速心律失常导致冠状动脉血管事件、心肌损伤、心肌代谢异常和/或自主神经张力改变等因素相互作用,从而引起的一系列病理生理变化,引发心源性猝死,但其最终作用机制仍无定论。严重缓慢性心律失常和心室停顿的电生理机制是当窦房结和/或房室结功能异常时,次级自律细胞不能承担起心脏的起搏功能,常见于病变弥漫累及心内膜下浦肯野纤维的严重心脏疾病。

非心律失常导致的心源性猝死较少,常由心脏破裂、心脏流入和流出道的急性阻塞、急性心脏压塞等原因导致。心肌电机械分离是指心肌细胞有电兴奋的节律活动,而无心肌细胞的机械收缩,是心源性猝死较少见的原因之一。

(三)病因与危险因素

1.基本病因

绝大多数心源性猝死发生在有器质性心脏病的患者。Braunward认为心源性猝死的病因有10类:①冠状动脉疾病;②心肌肥厚;③心肌病和心力衰竭;④心肌炎症、浸润、肿瘤及退行性变;⑤瓣膜疾病;⑥先天性心脏病;⑦心电生理异常;⑧中枢神经及神经体液影响的心电不稳;⑨婴儿猝死及儿童猝死;⑩其他。

(1)冠状动脉疾病:主要包括冠心病及其引起的冠状动脉栓塞或痉挛等。而另一些较少见的病因,如先天性冠状动脉异常、冠状动脉栓塞、冠状动脉炎、冠状动脉机械性阻塞等都是引起心源性猝死的原因。

(2)心肌问题和心力衰竭:心肌的问题引起的心源性猝死常在剧烈运动时发生,其机制认为是心肌电生理异常的作用。慢性心力衰竭患者由于其射血分数较低常常引发猝死。

(3)瓣膜疾病:在瓣膜病中最易引发猝死的是主动脉瓣狭窄,瓣膜狭窄引起心肌突发性、大面积的缺血而导致猝死。梅毒性主动脉炎、主动脉扩张引起主动脉瓣关闭不全时引起的猝死也不少见。

(4)电生理异常及传导系统的障碍:心传导系统异常、Q-T间期延长、不明或未确定原因的心室颤动等都是引起心源性猝死的病因。

2.主要危险因素

(1)年龄:从年龄关系而言,心源性猝死有两个高峰期,即出生后至6个月内及45～75岁人群。成年人心源性猝死的发病率随着年龄增长而增长,而老年人是成年人心源性猝死的主要人群。随着年龄的增长,高血压、高血脂、心律失常、糖尿病、冠心病和肥胖的发生率增加,这些危险因素促进了心源性猝死的发生率。

(2)冠心病和高血压:在西方国家,心源性猝死约80%是由冠心病及其并发症引起。冠心病患者发生心肌梗死后,左心室射血分数降低是心源性猝死的主要因素。高血压是冠心病的主要危险因素,且在临床上两种疾病常常并存。高血压患者左心室肥厚,维持血压应激能力受损,交感神经控制能力下降易出现快速心律失常而导致猝死。

(3)急性心功能不全和心律失常:急性心功能不全患者心脏机械功能恶化时,可出现心肌电活动紊乱,引发心力衰竭患者发生猝死。临床上多种心脏病理类型几乎都是由心律失常恶化引发心源性猝死的。

（4）抑郁：其机制可能是抑郁患者交感或副交感神经调节失衡,导致心脏的电调节失调所致。

（5）时间：美国 Framingham 38 年随访资料显示,猝死发生以 7:00～10:00 和 16:00～20:00 为两个高峰期,这可能与此时生活、工作紧张,交感神经兴奋,诱发冠状动脉痉挛,导致心律失常有关。

（四）临床表现

心源性猝死可分为四个临床时期:前驱期、终末事件期、心脏骤停期与生物学死亡期。

1.前驱期

前驱症状表现形式多样,具有突发性和不可测性,如在猝死前数天或数月,有些患者可出现胸痛、气促、疲乏、心悸等非特异性症状,但也可无任何前驱症状,瞬间发生心脏骤停。

2.终末事件期

终末事件期是指心血管状态出现急剧变化到心搏骤停发生前的一段时间,时间从瞬间到1 小时不等。心源性猝死所定义时间多指该时期持续的时间。其典型表现包括严重胸痛、急性呼吸困难、突发心悸或眩晕等。在猝死前常有心电活动改变,其中以致命性快速心律失常和室性异位搏动为主因心室颤动猝死者,常先有室性心动过速,少部分以循环衰竭为死亡原因。

3.心脏骤停期

心搏骤停后脑血流急剧减少,患者出现意识丧失,伴有局部或全身的抽搐。心搏骤停刚发生时可出现叹息样或短促痉挛性呼吸,随后呼吸停止,皮肤苍白或发绀,瞳孔散大,脉搏消失,大小便失禁。

4.生物学死亡期

从心搏骤停至生物学死亡的时间长短取决于原发病的性质和复苏开始时间。心搏骤停后4～6 分钟脑部出现不可逆性损害,随后经数分钟发展至生物学死亡。心搏骤停后立即实施心肺复苏和除颤是避免发生生物学死亡的关键。

（五）急救方法

1.识别心搏骤停

在最短时间内判断患者是否发生心搏骤停。

2.呼救

在不影响实施救治的同时,设法通知急救医疗系统。

3.初级心肺复苏

初级心肺复苏即基础生命活动支持,包括人工胸外按压、开放气道和人工呼吸。如果具备自动电除颤仪,应联合应用心肺复苏和电除颤。

4.高级心肺复苏

高级心肺复苏即高级生命支持,是在基础生命支持的基础上,应用辅助设备、特殊技术等建立更为有效的通气和血运循环,主要措施包括气管插管、电除颤转复心律、建立静脉通道并给药维护循环等。在这一救治阶段应给予心电、血压、血氧饱和度及呼气末二氧化碳分压监测,必要时还需进行有创血流动力学监测,如动脉血气分析、动脉压、中心动脉压、肺动脉压、肺动脉楔压等。早期电除颤对于救治心搏骤停至关重要,如有条件越早进行越好。心肺复苏的首选药物是肾上腺素,每3～5 分钟重复静脉推注 1 mg,可逐渐增加剂量到 5 mg。低血压时可使用去甲肾上腺素、多巴胺、多巴酚丁胺等,抗心律失常药物常用胺碘酮、利多卡因、β 受体阻滞剂等。

5.复苏后处理

处理原则是维护有效循环和呼吸功能,特别是维持脑灌注,预防再次发生心搏骤停,维护水、电解质和酸碱平衡,防治脑水肿、急性肾衰竭和继发感染等,其中重点是脑复苏提高营养补充。

(六)预防

1.识别高危人群、采用相应预防措施

对高危人群,针对其心脏基础疾病采用相应的预防措施能减少心源性猝死的发生率,如对冠心病患者采用减轻心肌缺血、预防心梗或缩小梗死范围等措施;对急性心梗、心梗后充血性心力衰竭的患者应用β受体阻滞剂;对充血性心力衰竭患者应用血管紧张素转化酶抑制剂。

2.抗心律失常

胺碘酮在心源性猝死的二级预防中优于传统的Ⅰ类抗心律失常药物。抗心律失常的外科手术治疗对部分药物治疗效果欠佳的患者有一定的预防心源性猝死的作用。近年来研究证明,埋藏式心脏复律除颤器能改善一些高危患者的预后。

3.健康知识和心肺复苏技能的普及

高危人群尽量避免独居,对其及家属进行相关健康知识和心肺复苏技能普及。

二、护理评估

(一)一般评估

(1)识别心搏骤停:当发现无反应或突然倒地的患者时,首先观察其对刺激的反应,并判断有无呼吸和大动脉搏动。判断心搏骤停的指标:意识突然丧失或伴有短阵抽搐;呼吸断续,喘息,随后呼吸停止;皮肤苍白或明显发绀,瞳孔散大,大小便失禁;颈、股动脉搏动消失;心音消失。

(2)患者主诉:胸痛、气促、疲乏、心悸等前驱症状。

(3)相关记录:记录心搏骤停和复苏成功的时间。

(4)复苏过程中须持续监测血压、血氧饱和度,必要时进行有创血流动力学监测。

(二)身体评估

1.头颈部

轻拍肩部呼叫,观察患者反应、瞳孔变化情况,气道内是否有异物。手指于胸锁乳突肌内侧沟中检测颈总动脉搏动(耗时不超过10秒)。

2.胸部

视诊患者胸廓起伏,感受呼吸情况,听诊呼吸音判断自主呼吸恢复情况。

3.其他

观察全身皮肤颜色及肢体活动情况,触诊全身皮肤温湿度等。

(三)心理-社会评估

复苏后应评估患者的心理反应与需求,家庭及社会支持情况,引导患者正确配合疾病的治疗与护理。

(四)辅助检查结果评估

(1)心电图:显示心室颤动或心电停止。

(2)各项生化检查情况和动脉血气分析结果。

(五)常用药物治疗效果的评估

1.血管升压药的评估要点

(1)用药剂量和速度、用药的方法(静脉滴注、注射泵/输液泵泵入)的评估与记录。

(2)血压的评估:患者意识是否恢复,血压是否上升到目标值,尿量、肤色和肢端温度的改变等。

2.抗心律失常药的评估要点

(1)持续监测心电,观察心律和心率的变化,评估药物疗效。

(2)不良反应的评估:应观察用药后不良反应是否发生,如使用胺碘酮可能引起窦性心动过缓、低血压等现象,使用利多卡因可能引起感觉异常、窦房结抑制、房室传导阻滞等。

三、主要护理诊断/问题

(一)循环障碍

循环障碍与心脏收缩障碍有关。

(二)清理呼吸道无效

清理呼吸道无效与微循环障碍、缺氧和呼吸形态改变有关。

(三)潜在并发症

脑水肿、感染、胸骨骨折等。

四、护理措施

(一)快速识别心搏骤停,正确及时进行心肺复苏和除颤

心源性猝死抢救成功的关键是快速识别心搏骤停和启动急救系统,尽早进行心肺复苏和复律治疗。快速识别是进行心肺复苏的基础,而及时行心肺复苏和尽早除颤是避免发生生物学死亡的关键。

(二)合理饮食

多摄入水果、蔬菜和黑鱼等易消化的清淡食物,可通过改善心律变异性预防心源性猝死。

(三)用药护理

应严格按医嘱用药,并注意观察常用药的疗效和毒副作用,发现问题及时处理等。

(四)心理护理

复苏后部分患者会对曾发生的猝死产生明显的恐惧和焦虑心情,应帮助患者正确评估所面对情况,鼓励患者积极参与治疗和护理计划的制订,使之了解心源性猝死的高危因素和救治方法。帮助患者建立良好有效的社会支持系统,帮助患者克服恐惧和焦虑的情绪。

(五)健康教育

1.高危人群

对高危人群,如冠心病患者应教会患者及家属了解心源性猝死早期出现的症状和体征,做到早发现、早诊断、早干预。教会家属基本救治方法和技能,患者外出时随身携带急救物品和救助电话,以方便得到及时救助。

2.用药原则

按时、正确服用相关药物,让患者了解常用药物不良反应及自我观察要点。

五、急救效果的评估

(1)患者意识清醒。

(2)患者恢复自主呼吸和心跳。

(3)患者瞳孔缩小。

(4)患者大动脉搏动恢复。

(贾玉环)

第五节　急性心肌梗死的护理

急性心肌梗死是指急性心肌缺血性坏死,是在冠状动脉病变的基础上,发生冠状动脉血供急剧减少或中断,使相应的心肌严重而持久的急性缺血所致。原因通常是在冠状动脉粥样硬化病变的基础上继发血栓形成所致。非动脉粥样硬化所导致的心肌梗死可由感染性心内膜炎、血栓脱落、主动脉夹层形成、动脉炎等引起。

一、病因和发病机制

急性心肌梗死绝大多数(90%以上)是由于冠状动脉粥样硬化所致。由于冠状动脉有弥漫而广泛的粥样硬化病变,使管腔有>75%的狭窄。侧支循环尚未充分建立。一旦由于管腔内血栓形成、劳力、情绪激动、休克、外科手术或血压剧升等诱因而导致血供进一步急剧减少或中断,使心肌严重而持久急性缺血达1小时以上,即可发生心肌梗死。

冠状动脉闭塞后约半小时,心肌开始坏死,1小时后心肌凝固性坏死,心肌间质充血、水肿、炎性细胞浸润。以后坏死心肌逐渐溶解,形成肌溶灶,随后逐渐有肉芽组织形成,坏死组织在1~2周开始吸收,逐渐纤维化,在6~8周形成瘢痕而愈合,即为陈旧性心肌梗死。坏死心肌波及心包可引起心包炎。心肌全层坏死可产生心室壁破裂、游离壁破裂或室间隔穿孔,也可引起乳头肌断裂。若仅有心内膜下心肌坏死,在心室腔压力的冲击下,外膜下层向外膨出,形成室壁膨胀瘤,造成室壁运动障碍甚至矛盾运动,严重影响左心室射血功能。冠状动脉可有1支或几支闭塞而引起所供血区部位的梗死。

急性心肌梗死时,心脏收缩力减弱、顺应性减低、心肌收缩不协调、心排血量下降,严重时发生泵衰竭、心源性休克及各种心律失常,死亡率高。

二、病理生理

主要出现左心室舒张和收缩功能障碍的一些血流动力学变化,其严重度和持续时间取决于梗死的部位、程度和范围。心脏收缩力减弱、顺应性减低、心肌收缩不协调,左心室压力曲线最大上升速度减低,左心室舒张末期压增高、舒张和收缩末期容量增多。射血分数减低,每搏输出量和心排血量下降,心率增快或有心律失常,血压下降,静脉血氧含量降低。心室重构出现心壁厚度改变、心脏扩大和心力衰竭(先左心衰竭然后全心衰竭),可发生心源性休克。右心室梗死在心肌梗死患者中少见,其主要病理生理改变是右心衰竭的血流动力学变化,右心房压力增高,高于左心室舒张末期压,心排血量减低,血压下降。

急性心肌梗死引起的心力衰竭称为泵衰竭,按 Killip 分级法可分为:Ⅰ级,尚无明显心力衰竭;Ⅱ级,有左心衰竭;Ⅲ级,有急性肺水肿;Ⅳ级,有心源性休克等不同程度或阶段的血流动力学变化。心源性休克是泵衰竭的严重阶段。但如兼有肺水肿和心源性休克则情况最严重。

三、临床表现

(一)病史

发病前常有明显诱因,如精神紧张、情绪激动、过度体力活动、饱餐、高脂饮食、糖尿病未控制、感染、手术、大出血、休克等。少数在睡眠中发病。有半数以上的患者过去有高血压及心绞痛史。部分患者则无明确病史及先兆表现,首次发展即是急性心肌梗死。

(二)症状

1.先兆症状

急性心肌梗死多突然发病,少数患者起病症状轻微。1/2～2/3 的患者起病前 1～2 天至1～2 周或更长时间有先兆症状,其中最常见的是稳定型心绞痛转变为不稳定型;或既往无心绞痛,突然出现心绞痛,且发作频繁,程度较重,用硝酸甘油难以缓解,持续时间较长。伴恶心、呕吐、血压剧烈波动。心电图显示 ST 段一时性明显上升或降低,T 波倒置或增高。这些先兆症状如诊断及时,治疗得当,半数以上患者可免于发生心肌梗死;即使发生,症状也较轻,预后较好。

2.胸痛

胸痛为最早出现而突出的症状。其性质和部位多与心绞痛相似,但程度更为剧烈,呈难以忍受的压榨、窒息,甚至濒死感,伴有大汗淋漓及烦躁不安。持续时间可长达 1～2 小时甚至 10 小时以上,或时重时轻达数天之久。用硝酸甘油无效,需用麻醉性镇痛药才能减轻。疼痛部位多在胸骨后,但范围较为广泛,常波及整个心前区,约 10% 的病例波及剑突下及上腹部或颈、背部,偶尔到下颌、咽部及牙齿处。约 25% 病例无明显的疼痛,多见于老年、糖尿病(由于感觉迟钝)或神志不清患者,或有急性循环衰竭者,疼痛被其他严重症状所掩盖。15%～20% 病例在急性期无症状。

3.心律失常

心律失常见于 75%～95% 的患者,多发生于起病后 1～2 周,而以 24 小时内最多见。经心电图观察可出现各种心律失常,可伴乏力、头晕、晕厥等症状,且为急性期引起死亡的主要原因之一。其中最严重的心律失常是室性异位心律(包括频发性期前收缩、阵发性心动过速和心室颤动)。频发(>5 次/分)、多源、成对出现,或 R 波落在 T 波上的室性期前收缩可能为心室颤动的先兆。房室传导阻滞和束支传导阻滞也较多见,严重者可出现完全性房室传导阻滞。室上性心律失常则较少见,多发生于心力衰竭患者。前壁心肌梗死易发生室性心律失常。下壁梗死易发生房室传导阻滞。

4.心力衰竭

主要是急性左心衰竭,为心肌梗死后收缩力减弱或不协调所致,可出现呼吸困难、咳嗽、烦躁及发绀等症状。严重时两肺满布湿啰音,形成肺水肿,进一步则导致右心衰竭。右心室心肌梗死者可一开始就出现右心衰竭。

5.低血压和休克

仅于疼痛剧烈时血压下降,未必是休克。但如疼痛缓解而收缩压仍低于 10.7 kPa

(80 mmHg),伴有烦躁不安、大汗淋漓、脉搏细快、尿量减少(<20 mL/h)、神志恍惚甚至晕厥时,则为休克,主要为心源性,由于心肌广泛坏死、心排血量急剧下降所致。而神经反射引起的血管扩张尚属次要,有些患者还有血容量不足的因素参与。

6.胃肠道症状

疼痛剧烈时,伴有频繁的恶心、呕吐、上腹胀痛、肠胀气等,与迷走神经张力增高有关。

7.坏死物质吸收引起的症状

主要是发热,一般在发病后1~3天出现,体温38 ℃左右,持续约1周。

(三)体征

(1)约半数患者心浊音界轻度至中度增大,有心力衰竭时较显著。

(2)心率多增快,少数可减慢。

(3)心尖区第一心音减弱,有时伴有奔马律。

(4)10%~20%的患者在病后2~3天出现心包摩擦音,多数在几天内又消失,是坏死波及心包面引起的反应性纤维蛋白性心包炎所致。

(5)心尖区可出现粗糙的收缩期杂音或收缩中晚期喀喇音,为二尖瓣乳头肌功能失调或断裂所致。

(6)可听到各种心律失常的心音改变。

(7)常见到血压下降到正常以下(病前高血压者血压可降至正常),且可能不再恢复到起病前水平。

(8)还可有休克、心力衰竭的相应体征。

(四)并发症

心肌梗死除可并发心力衰竭及心律失常外,还可有下列并发症。

1.动脉栓塞

主要为左心室壁血栓脱落所引起。根据栓塞的部位,可能产生脑部或其他部位的相应症状,常在起病后1~2周发生。

2.心室膨胀瘤

梗死部位在心脏内压的作用下,显著膨出。心电图常示持久的ST段抬高。

3.心肌破裂

少见。可在发病1周内出现,患者常突然休克甚至造成死亡。

4.乳头肌功能不全

乳头肌功能不全的病变可分为坏死性与纤维性2种,在发生心肌梗死后,心尖区突然出现响亮的全收缩期杂音,第一心音减低。

5.心肌梗死后综合征

心肌梗死后综合征发生率约为10%,于心肌梗死后数周至数月内出现,可反复发生,表现为发热、胸痛、心包炎、胸膜炎或肺炎等症状、体征,可能为机体对坏死物质的变态反应。

四、诊断要点

(一)诊断标准

诊断急性心肌梗死必须至少具备以下标准中的两条。

(1)缺血性胸痛的临床病史,疼痛常持续30分钟以上。

（2）心电图的特征性改变和动态演变。

（3）心肌坏死的血清心肌标志物浓度升高和动态变化。

(二)诊断步骤

对怀疑为急性心肌梗死的患者,应争取在 10 分钟内完成。

（1）临床检查(问清缺血性胸痛病史,如疼痛性质、部位、持续时间、缓解方式、伴随症状;查明心、肺、血管等的体征)。

（2）描记 18 导联心电图(常规 12 导联加 $V_7 \sim V_9$,$V_{3R} \sim V_{5R}$),并立即进行分析、判断。

（3）迅速进行简明的临床鉴别诊断后作出初步诊断(老年人突发原因不明的休克、心力衰竭、上腹部疼痛伴胃肠道症状、严重心律失常或较重而持续性胸痛或胸闷,应慎重考虑有无本病的可能)。

（4）对病情作出基本评价并确定即刻处理方案。

（5）继之尽快进行相关的诊断性检查和监测,如血清心肌标志物浓度的检测,结合缺血性胸痛的临床病史、心电图的特征性改变,作出急性心肌梗死的最终诊断。此外,尚应进行血常规、血脂、血糖、凝血时间、电解质等检测,以及二维超声心动图检查、床旁心电监护等。

(三)危险性评估

（1）伴下列任一项者,如高龄(＞70 岁)、既往有心肌梗死史、心房颤动、前壁心肌梗死、心源性休克、急性肺水肿或持续低血压等可确定为高危患者。

（2）死亡率随心电图 ST 段抬高的导联数的增加而增加。

（3）血清心肌标志物浓度与心肌损害范围呈正相关,可帮助估计梗死面积和患者预后。

五、鉴别诊断

(一)不稳定型心绞痛

疼痛的性质、部位与心肌梗死相似,但发作持续时间短、次数频繁、含服硝酸甘油有效。心电图的改变及酶学检查是与心肌梗死鉴别的主要依据。

(二)急性肺动脉栓塞

大块的栓塞可引起胸痛、呼吸困难、咯血、休克,但多出现右心负荷急剧增加的表现,如右心室增大、P_2 亢进和分裂、有心力衰竭体征。无心肌梗死时的典型心电图改变和血清心肌酶的变化。

(三)主动脉夹层

该病也具有剧烈的胸痛,有时出现休克,其疼痛常为撕裂样,一开始即达高峰,多放射至背部、腹部、腰部及下肢。两上肢的血压和脉搏常不一致是本病的重要体征。可出现主动脉瓣关闭不全的体征,心电图和血清心肌酶学检查无急性心肌梗死时的变化。X 线和超声检查可出现主动脉明显增宽。

(四)急腹症

急性胆囊炎、胆石症、急性坏死性胰腺炎、溃疡穿孔等常出现上腹痛及休克的表现,但应有相应的腹部体征,心电图及酶学检查有助于鉴别。

(五)急性心包炎

急性心包炎尤其是非特异性急性心包炎,也可出现严重胸痛、心电图 ST 段抬高,但该病发病前常有上呼吸道感染,呼吸和咳嗽时疼痛加重,早期即有心包摩擦音。无心电图的演变及酶学异常。

六、处理

(一)治疗原则

改善冠状动脉血液供给,减少心肌耗氧,保护心脏功能,挽救因缺血而濒死的心肌,防止梗死面积扩大,缩小心肌缺血范围,及时发现、处理、防治严重心律失常、泵衰竭和各种并发症,防止猝死。

(二)院前急救

流行病学调查发现,50%的患者发病后1小时在院外猝死,死因主要是可救治的心律失常。因此,院前急救的重点是尽可能缩短患者就诊延误的时间和院前检查、处理、转运所用的时间;尽量帮助患者安全、迅速地转送到医院;尽可能及时给予相关急救措施,如嘱患者停止任何主动性活动和运动、舌下含化硝酸甘油、高流量吸氧、镇静止痛(吗啡或哌替啶),必要时静脉注射或滴注利多卡因,或给予除颤治疗和心肺复苏;缓慢性心律失常给予阿托品肌内注射或静脉注射;及时将患者情况通知急救中心或医院,在严密观察、治疗下迅速将患者送至医院。

(三)住院治疗

急诊室医师应力争在10～20分钟完成病史、临床检数记录18导联心电图,尽快明确诊断。对ST段抬高者应在30分钟内收住冠心病监护病房并开始溶栓,或在90分钟内开始行经皮冠状动脉腔内成形术。

1.休息

患者应卧床休息,保持环境安静,减少探视,防止不良刺激。

2.监测

在冠心病监护室进行心电图、血压和呼吸的监测,需5～7天,必要时进行床旁血流动力学监测,以便于观察病情和指导治疗。

3.护理

第1周完全卧床,加强护理,患者进食、漱洗、大小便、翻身等,都需要别人帮助。第2周可从床上坐起,第3～4周可逐步离床和室内缓步走动。但病重或有并发症者,卧床时间宜适当延长。食物以易消化的流质或半流质饮食为主,病情稳定后逐渐改为软食。便秘3天者可服轻泻剂或用甘油栓等,必须防止用力大便造成病情突变。焦虑、不安患者可用地西泮等镇静药。禁止吸烟。

4.吸氧

在急性心肌梗死早期,即便未合并有左心衰竭或肺疾病,也常有不同程度的动脉低氧血症。其原因可能由于细支气管周围水肿,使小气道狭窄,增加小气道阻力,气流量降低,局部换气量减少,特别是两肺底部最为明显。有些患者虽未测出动脉低氧血症,由于增加肺间质液体,肺顺应性一过性降低,而有气短症状。因此,应给予吸氧,通常在发病早期用鼻塞给氧24～48小时,3～5 L/min。有利于氧气运送到心肌,可能减轻气短、疼痛或焦虑症状。在严重左心衰竭、肺水肿和并有机械并发症的患者,多伴有严重低氧血症,需面罩加压给氧或气管插管并机械通气。

5.补充血容量

心肌梗死患者,由于发病后出汗,呕吐或进食少,以及应用利尿药等因素,引起血容量不足和血液浓缩,从而加重缺血和血栓形成,有导致心肌梗死面积扩大的危险。因此,如每天摄入量不足,应适当补液,以保持出入量的平衡。一般可用极化液。

6.缓解疼痛

急性心肌梗死时,剧烈胸痛使患者交感神经过度兴奋,产生心动过速、血压升高和心肌收缩力增强,从而增加心肌耗氧量。并易诱发快速性室性心律失常,应迅速给予有效镇痛药。本病早期疼痛是难以区分坏死心肌疼痛和可逆性心肌缺血疼痛,二者常混杂在一起。先予以含服硝酸甘油,随后静脉滴注硝酸甘油,如疼痛不能迅速缓解,应立即用强的镇痛药,吗啡和派替啶最为常用。吗啡是解除急性心肌梗死后疼痛最有效的药物。其作用于中枢阿片受体而发挥镇痛作用,并阻滞中枢交感神经冲动的传出,导致外周动、静脉扩张,从而降低心脏前后负荷及心肌耗氧量。通过镇痛,减轻疼痛引起的应激反应,使心率减慢。1次给药后10~20分钟发挥镇痛作用,1~2小时作用最强,持续4~6小时。通常静脉注射吗啡3 mg,必要时每5分钟重复1次,总量不宜超过15 mg。吗啡治疗剂量时即可发生不良反应,随剂量增加,发生率增加。不良反应有恶心、呕吐、低血压和呼吸抑制。其他不良反应有眩晕、嗜睡、表情淡漠、注意力分散等。一旦出现呼吸抑制,可每隔3分钟静脉注射纳洛酮有拮抗吗啡的作用,剂量为0.4 mg,总量不超过1.2 mg。一般用药后呼吸抑制症状可很快消除,必要时采用人工辅助呼吸。哌替啶有消除迷走神经作用和镇痛作用,其血流动力学作用与吗啡相似,75 mg哌替啶相当于10 mg吗啡,不良反应有致心动过速和呕吐作用,但较吗啡轻。可用阿托品0.5 mg对抗。临床上可肌内注射25~75 mg,必要时2~3小时重复,过量出现麻醉作用和呼吸抑制,当引起呼吸抑制时,也可应用纳洛酮治疗。对重度烦躁者可应用冬眠疗法,经肌内注射哌替啶25 mg、异丙嗪(非那根)12.5 mg,必要时4~6小时重复1次。

中药可用复方丹参滴丸,麝香保心丸口服,或复方丹参注射液16 mL加入5%葡萄糖液250~500 mL中静脉滴注。

(四)再灌注心肌

起病3~6小时,使闭塞的冠状动脉再通,心肌得到再灌注,濒临坏死的心肌可能得以存活或使坏死范围缩小,预后改善,是一种积极的治疗措施。

1.急诊溶栓治疗

溶栓治疗是20世纪80年代初兴起的一项新技术,其治疗原理是针对急性心肌梗死发病的基础,即大部分穿壁性心肌梗死是由于冠状动脉血栓性闭塞引起的。血栓是由于凝血酶原在异常刺激下被激活,形成凝血酶,使纤维蛋白原转化为纤维蛋白,然后与其他有形成分如红细胞、血小板一起形成的。机体内存在一个纤维蛋白溶解系统,它是由纤维蛋白溶解原和内源性或外源性激活物组成的。在激活物的作用下,纤维蛋白溶酶原被激活,形成纤维蛋白溶酶,它可以溶解稳定的纤维蛋白血栓,还可以降解纤维蛋白原,促使纤维蛋白裂解、使血栓溶解。但是纤维蛋白溶酶的半衰期很短,要想获得持续的溶栓效果,只有依靠连续输入外源性补给激活物的办法。现在临床常用的纤溶激活物有两大类,一类为非选择性纤溶剂,如链激酶、尿激酶。它们除了激活与血栓相关的纤维蛋白溶酶原外,还激活循环中的纤溶酶原,导致全身的纤溶状态,因此可以引起出血并发症。另一类为选择性纤溶剂,有重组组织型纤溶酶原激活剂、单链尿激酶型纤溶酶原激活剂及乙酰化纤溶酶原-链激酶激活剂复合物。它们选择性的激活与血栓有关的纤溶酶原,而对循环中的纤溶酶原仅有中等度的作用。这样可以避免或减少出血并发症的发生。

(1)溶栓疗法的适应证:①持续性胸痛超过半小时,含服硝酸甘油片后症状不能缓解者。②相邻两个或更多导联ST段抬高>0.2 mV者。③发病6小时内,或虽超过6小时,患者仍有严重胸痛,并且 ST 段抬高的导联有 R 波者,也可考虑溶栓治疗。

(2)溶栓治疗的禁忌证:①近 10 天内施行过外科手术者,包括活检、胸腔或腹腔穿刺和心脏体外按压术等。②10 天内进行过动脉穿刺术者。③颅内病变者,包括出血、梗死或肿瘤等。④有明显出血或潜在的出血性病变者,如溃疡性结肠炎、胃十二指肠溃疡或有空洞形成的肺部病变。⑤有出血性或脑栓死倾向的疾病者,如各种出血性疾病、肝肾疾病、心房颤动、感染性心内膜炎、收缩压>24.0 kPa(180 mmHg),舒张压>14.7 kPa(110 mmHg)等。⑥妊娠期和分娩后头 10 天的妇女。⑦在半年至 1 年内进行过链激酶治疗者。⑧年龄>65 岁者,因为高龄患者溶栓疗法引起颅内出血者多,而且冠脉再通率低于中年。

链激酶:链激酶是 C 类乙型链球菌产生的酶,在体内将前活化素转变为活化素,后者将纤溶酶原转变为纤溶酶。有抗原性,用前需做皮肤过敏试验。静脉滴注常用量为 500 000~1 000 000 U加入 5%葡萄糖液 100 mL 内,30~60 分钟滴完,后每小时给予 100 000 U,滴注 24 小时。治疗前半小时肌内注射异丙嗪 25 mg,加少量(2.5~5 mg)地塞米松同时滴注可减少变态反应的发生。用药前后进行凝血方面的化验检查,用量大时尤其应注意出血倾向。冠脉内注射时先做冠脉造影,经导管向闭塞的冠状动脉内注入硝酸甘油 0.2~0.5 mg,后注入链激酶 20 000 U,继之每分钟 2 000~4 000 U,共 30~90 分钟,至再通后继用每分钟 2 000 U,共 30~60 分钟。患者胸痛突然消失,ST 段恢复正常,心肌酶峰值提前出现为再通征象,可每分钟注入 1 次造影剂观察是否再通。

尿激酶:作用于纤溶酶原使之转变为纤溶酶。本品无抗原性,作用较链激酶弱。500 000~1 000 000 U静脉滴注,60 分钟滴完。冠状动脉内应用时每分钟 6 000 U 持续 1 小时以上至溶栓后再维持 0.5~1 小时。

重组组织型纤溶酶原激活剂:本品对血凝块有选择性,故疗效高于链激酶。冠脉内滴注 0.375 mg/kg,持续 45 分钟。静脉滴注用量为 0.75 mg/kg,持续 90 分钟。

其他制剂还有单链尿激酶型纤溶酶原激活剂、乙酰化纤溶酶原-链激酶激活剂复合物等。

(3)以上溶栓剂的选择:文献资料显示,用药 2~3 小时的开通率重组组织型纤溶酶原激活剂为 65%~80%,链激酶为 65%~75%,尿激酶为 50%~68%,乙酰化纤溶酶原-链激酶激活剂复合物为 68%~70%。究竟选用哪一种溶栓剂,不能根据以上的数据武断的选择,而应根据患者的病变范围、部位、年龄、起病时间的长短及经济情况等因素选择。比较而言,如患者年轻(年龄小于 45 岁)、大面积前壁急性心肌梗死、到达医院时间较早(2 小时内)、无高血压,应首选重组组织型纤溶酶原激活剂。如果年龄较大(大于 70 岁)、下壁急性心肌梗死、有高血压,应选链激酶或尿激酶。由于乙酰化纤溶酶原-链激酶激活剂复合物的半衰期最长(70~120 分钟),因此它可在患者家中或救护车上一次性快速静脉注射;重组组织型纤溶酶原激活剂的半衰期最短(3~4 分钟),需静脉持续滴注 90~180 分钟;链激酶的半衰期为 18 分钟,给药持续时间为 60 分钟;尿激酶半衰期为 40 分钟,给药时间为 30 分钟。链激酶与乙酰化纤溶酶原-链激酶激活剂复合物可引起低血压和变态反应,尿激酶与重组组织型纤溶酶原激活剂无这些不良反应。重组组织型纤溶酶原激活剂需要联合使用肝素,链激酶、尿激酶、乙酰化纤溶酶原-链激酶激活剂复合物除具有纤溶作用外,还有明显的抗凝作用,不需要积极使用静脉肝素。另外,重组组织型纤溶酶原激活剂价格较贵,链激酶、尿激酶较低廉。以上这些因素在临床选用溶栓剂时应予以考虑。

(4)溶栓治疗的并发症。①出血,轻度出血:皮肤、黏膜、肉眼及显微镜下血尿,或少量咯血、呕血等(穿刺或注射部位少量瘀斑不作为并发症);重度出血:大量咯血或消化道大出血,腹膜后出血等引起失血性休克或低血压,需要输血者;危及生命部位的出血:颅内、蛛网膜下腔、纵隔内或心包出血。②再灌注心律失常,注意其对血流动力学的影响。③一过性低血压及其他的变态反应。

溶栓治疗急性心梗的价值是肯定的。加速血管再通,减少和避免冠脉早期血栓性再堵塞,可望进一步增加疗效。已证实有效的抗凝治疗可加速血管再通和有助于保持血管通畅。今后研究应着重于改进治疗方法或使用特异性溶栓剂,以减少纤维蛋白分解,防止促凝血活动和纤溶酶原偷窃;研制合理的联合使用的药物和方法。如此,可使现已明显降低的急性心梗死亡率进一步下降。

2.经皮冠状动脉腔内成形术

(1)直接经皮冠状动脉腔内成形术:急性心肌梗死发病后直接做经皮冠状动脉腔内成形术。指征:静脉溶栓治疗有禁忌证者;合并心源性休克者(急诊经皮冠状动脉腔内成形术挽救生命是作为首选治疗);诊断不明患者,如急性心肌梗死病史不典型或左束支传导阻滞者,可从直接冠状动脉造影和经皮冠状动脉腔内成形术中受益;有条件在发病后数小时内行经皮冠状动脉腔内成形术者。

(2)补救性经皮冠状动脉腔内成形术:在发病24小时内,静脉溶栓治疗失败,患者胸痛症状不缓解时,行急诊经皮冠状动脉腔内成形术,以挽救存活的心肌,限制梗死面积进一步扩大。

(3)半择期经皮冠状动脉腔内成形术:溶栓成功患者在梗死后7~10天,有心肌缺血指征或冠脉再闭塞者。

(4)择期经皮冠状动脉腔内成形术:在急性心肌梗死后4~6周,用于再发心绞痛或有心肌缺血客观指征,如运动试验、动态心电图、^{201}Tl运动心肌断层显像等证实有心肌缺血。

(5)冠状动脉旁路移植术:适用于溶栓疗法及经皮冠状动脉腔内成形术无效,而仍有持续性心肌缺血;急性心肌梗死合并有左房室瓣关闭不全或室间隔穿孔等机械性障碍需要手术矫正和修补,同时进行冠状动脉旁路移植术;多支冠状动脉狭窄或左冠状动脉主干狭窄。

(五)缩小梗死面积

急性心肌梗死是心肌氧供/氧需的严重失衡,纠正这种失衡,就能挽救濒死的心肌,限制梗死的扩大,有效地减少并发症和改善患者的预后。控制心律失常,适当补充血容量和治疗心力衰竭,均有利于减少梗死区。目前多主张采用以下几种药物。

1.扩血管药物

扩血管药物必须应用于梗死初期的发展阶段,即起病后4~6小时。一般首选硝酸甘油静脉滴注或异山梨酯舌下含化,也可在皮肤上用硝酸甘油贴片或软膏。使用时应注意:静脉给药时,最好有血流动力学监测,当肺动脉楔嵌压小于2.4 kPa(18 mmHg),动脉压正常或增高时,其疗效较好,反之,则可使病情恶化;应从小剂量开始,在应用过程中保持肺动脉楔嵌压不低于2.0 kPa(15 mmHg),且动脉压不低于正常低限,以保证必需的冠状动脉灌注。

2.β受体阻滞剂

大量临床资料表明,在急性心肌梗死发生后的4~12小时,给普萘洛尔或美托洛尔、阿普洛尔、阿替洛尔等药治疗(最好是早期静脉内给药),常能达到明显降低患者的最高血清酶水平,提示有限制梗死范围扩大的作用。但因这些药的负性肌力、负性频率作用,临床应用时,当心率低于每分钟60次,收缩压≤14.6 kPa,有心力衰竭及下壁心梗者应慎用。

3.右旋糖酐-40及复方丹参等活血化瘀药物

一般可选用右旋糖酐-40每天静脉滴注250～500 mL,7～14天为1个疗程。在右旋糖酐-40内加入活血化瘀药物如血栓通4～6 mL、川芎嗪80～160 mg或复方丹参注射液12～30 mL,疗效更佳。心功能不全者右旋糖酐-40者慎用。

4.极化液

可减少心肌坏死,加速缺血心肌的恢复。但近几年因其效果不显著,已趋向不用,仅用于急性心肌梗死伴有低血容量者。其他改善心肌代谢的药物有维生素C(3～4 g)、辅酶A(50～100 U)、肌苷(0.2～0.6 g)、维生素B₆(50～100 mg),每天1次静脉滴注。

5.其他

有人提出用大量激素(氢化可的松150 mg/kg)或透明质酸酶(每次500 U/kg,每6小时1次,天4次),或用钙通道阻滞剂(硝苯地平20 mg,每4小时1次)治疗急性心肌梗死,但对此分歧较大,尚无统一结论。

(六)严密观察,及时处理并发症

1.左心功能不全

急性心肌梗死时左心功能不全因病理生理改变的程度不同,可表现轻度肺淤血、急性左心衰竭(肺水肿)、心源性休克。

(1)急性左心衰竭(肺水肿)的治疗:可选用吗啡、利尿药(呋塞米等)、硝酸甘油(静脉滴注),尽早口服血管紧张素转化酶抑制剂(以短效制剂为宜)。肺水肿合并严重高血压时应静脉滴注硝普钠,由小剂量(10 µg/min)开始,据血压调整剂量。伴严重低氧血症者可行人工机械通气治疗。洋地黄制剂在急性心肌梗死发病24小时内不主张使用。

(2)心源性休克:在严重低血压时应静脉滴注多巴胺5～15 µg/(kg·min),一旦血压升至12.0 kPa(90 mmHg)以上,则可同时静脉滴注多巴酚丁胺3～10 µg/(kg·min),以减少多巴胺用量。如血压不升应使用大剂量多巴胺[≥15 µg/(kg·min)]。大剂量多巴胺无效时,可静脉滴注去甲肾上腺素2～8 µg/min。轻度低血压时,可用多巴胺或与多巴酚丁胺合用。药物治疗无效者,应使用主动脉内球囊反搏。急性心肌梗死合并心源性休克提倡经皮冠状动脉腔内成形术再灌注治疗。中药可酌情选用独参汤、参附汤、生脉散等。

2.抗心律失常

急性心肌梗死有90%以上出现心律失常,绝大多数发生在梗死后72小时内,不论是快速性或缓慢性心律失常,对急性心肌梗死患者均可引起严重后果。因此,及早发现心律失常,特别是严重的心律失常前驱症状,并给予积极的治疗。

(1)对出现室性期前收缩的急性心肌梗死患者,应严密心电监护及处理。频发的室性期前收缩或室速,应以利多卡因50～100 mg静脉注射,无效时5～10分钟可重复,控制后以每分钟1～3 mg静脉滴注维持,情况稳定后可改为药物口服;美西律150～200 mg,普鲁卡因胺250～500 mg,溴苄胺100～200 mg等,6小时1次维持。

(2)对已发生心室颤动者,应立即行心肺复苏术,在进行心脏按压和人工呼吸的同时争取尽快实行电除颤,一般首次即采取较大能量(200～300 J),争取1次成功。

(3)对窦性心动过缓,如心率小于每分钟50次,或心率在每分钟50～60次但合并低血压或室性心律失常者,可以阿托品每次0.3～0.5 mg静脉注射,无效时5～10分钟重复,但总量不超过2 mg。也可以氨茶碱0.25 g或异丙基肾上腺素1 mg分别加入300～500 mL液体中静脉滴注,但这些药物有可能增加心肌氧耗或诱发室性心律失常,故均应慎用。以上治疗无效症状严重时可采用临时起搏措施。

(4)对房室传导阻滞一度和二度量型者,可应用肾上腺皮质激素、阿托品、异丙肾上腺素治疗,但应注意其不良反应。对三度及二度Ⅱ型者宜行临时心脏起搏。

(5)对室上性快速心律失常者可选用β受体阻滞剂、洋地黄类(24小时内尽量不用)、维拉帕米、胺碘酮、奎尼丁、普鲁卡因胺等治疗,对阵发性室上性、心房颤动及心房扑动药物治疗无效可考虑直流同步电转复或人工心脏起搏器复律。

3.机械性并发症的处理

(1)心室游离壁破裂:可引起急性心包填塞致突然死亡,临床表现为电-机械分离或心脏停搏,常因难以即时救治而死亡。亚急性心脏破裂应积极争取冠状动脉造影后行手术修补及血管重建术。

(2)室间隔穿孔:伴血流动力学失代偿者,提倡在血管扩张剂和利尿药治疗及主动脉内球囊反搏支持下,早期或急诊手术治疗。如穿孔较小,无充血性心力衰竭,血流动力学稳定,可保守治疗,6周后择期手术。

(3)急性二尖瓣关闭不全:急性乳头肌断裂时突发左心衰竭和/或低血压,主张用血管扩张剂、利尿药及主动脉内球囊反搏治疗,在血流动力学稳定的情况下急诊手术。因左心室扩大或乳头肌功能不全者,应积极应用药物治疗心力衰竭,改善心肌缺血并行血管重建术。

(七)恢复期处理

住院3～4周后,如病情稳定,体力增进,可考虑出院。近年来主张出院前做症状限制性运动负荷心电图、放射性核素和/或超声显像检查,如显示心肌缺血或心功能较差,宜行冠状动脉造影检查考虑进一步处理。心室晚电位检查有助于预测发生严重室性心律失常的可能性。

七、护理

(一)护理评估

1.病史

发病前常有明显诱因,如精神紧张、情绪激动、过度体力活动、饱餐、高脂饮食、糖尿病未控制、感染、手术、大出血、休克等。少数在睡眠中发病。有半数以上的患者过去有高血压及心绞痛史。部分患者则无明确病史及先兆表现,首次发展即是急性心肌梗死。

2.身体状况

(1)先兆:半数以上患者在梗死前数天至数周,有乏力、胸部不适、活动时心悸、气急、心绞痛等,最突出为心绞痛发作频繁,持续时间较长,疼痛较剧烈,甚至伴恶心、呕吐、大汗、心动过缓,硝酸甘油疗效差等,特称为梗前先兆。应警惕近期内发生心肌梗死的可能,要及时住院治疗。

(2)症状:急性心肌梗死的临床表现与梗死的大小、部位、发展速度及原来心脏的功能情况等有关。①疼痛:是最常见的起始症状。典型的疼痛部位和性质与心绞痛相似,但疼痛更剧烈,诱因多不明显,持续时间较长,多在30分钟以上,也可达数小时或更长,休息和含服硝酸甘油多不能缓解。患者常烦躁不安、出汗、恐惧,或有濒死感。老年人、糖尿病患者,以及脱水、休克患者常无疼痛。少数患者以休克、急性心力衰竭、突然晕厥为始发症状。部分患者疼痛位于上腹部,或者疼痛放射至下颌、颈部、背部上方,易被误诊,应与相关疾病鉴别。②全身症状:有发热和心动过速等。发热由坏死物质吸收所引起,一般在疼痛后24～48小时出现,体温一般在38 ℃左右,持续约1周。③胃肠道症状：常伴有恶心、呕吐、肠胀气和消化不良，特别是下后壁梗死者。重症者可发生呃逆。④心律失常：见于75%～95%的患者，以发病24小时内最多见，可伴心悸、乏力、头晕、晕厥等症状。其中以室性心律失常居多，可出现室性期前收缩、室性心动过速、心室颤动或加速性心室自主心律。如出现频发的、成对的、多源的和R落在T的室性期前收缩，或室性心动过速，常为心室颤动的先兆。心室颤动是急性心肌梗死早期主要的死因。室上性心律失常则较少，多发生在心力衰竭者中。缓慢型心律失常中以房室传导阻滞最为常见，束支传导阻滞和窦性心动过缓也较多见。⑤低血压和休克：见于20%～30%的患者。疼痛期的血压下降未必是休克。如疼痛缓解后收缩压仍低于10.7 kPa(80 mmHg)，伴有烦躁不安、面色苍白、皮肤湿冷、大汗淋漓、脉细而快、少尿、精神迟钝甚至昏迷，则为休克表现。休克多在起病后数小时至1周内发生，主要是心源性，为心肌收缩力减弱，心排血量急剧下降所致，尚有血容量不足、严重心律失常、周围血管舒缩功能障碍和酸中毒等因素参与。⑥心力衰竭：主要为急性左心衰竭。可在发病最初的几天内发生，或在疼痛、休克好转阶段出现。是因为心肌梗死后心脏收缩力显著减弱或不协调所致。患者可突然出现呼吸困难、咳泡沫痰、发绀等，严重时可发生急性肺水肿，也可继而出现全心衰竭。

(3)体征。①一般情况：患者常呈焦虑不安或恐惧，手抚胸部，面色苍白，皮肤潮湿，呼吸增快；如左心功能不全呼吸困难，常采用半卧位或咳粉红色泡沫痰；发生休克时四肢厥冷，皮肤有蓝色斑纹。多数患者于发病第2天体温升高，一般在38 ℃左右，1周内退至正常。②心脏：心脏浊音界可轻至中度增大；心率增快或减慢；可有各种心律失常；心尖部第一心音常减弱，可出现第三或第四音奔马律；一般听不到心脏杂音，二尖瓣乳头肌功能不全或腱索断裂时心尖部可听到明显的收缩期杂音；室间隔穿孔时，胸骨左缘可闻及响亮的全收缩期杂音；发生严重的左心衰竭时，心尖部也可闻及收缩期杂音；1%～20%的患者可在发病1～3天出现心包摩擦音，持续数天，少数可持续1周以上。③肺部：发病早期肺底可闻及少数湿啰音，常在1～2天消失，啰音持续存在或增多常提示左心衰竭。

3.实验室及其他检查

(1)心电图：可起到定性、定位、定期的作用。透壁性心肌梗死典型改变是出现异常、持久的Q波或QS波。损伤型ST段的抬高，弓背向上与T波融合形成单向曲线，起病数小时之后出现，数天至数周回到基线。T波改变：起病数小时内异常增高，数天至2周左右变为平坦，继而倒置。但有5%～15%病例心电图表现不典型，其原因为小灶梗死、多处或对应性梗死、再发梗死、心内膜下梗死及伴室内传导阻滞、心室肥厚或预激综合征等。以上情况可不出现坏死性Q波，只表现为QRS波群高度、ST段、T波的动态改变。另外，右侧心肌梗死、真后壁和局限性高侧壁心肌梗死，常规导联中不显示梗死图形，应加做特殊导联以明确诊断。

(2)心向量图：当心电图不能肯定诊断为心肌梗死时，往往可通过心向量图得到证实。

(3)超声心动图：超声心动图并不用来诊断急性心肌梗死，但对探查心肌梗死的各种并发症极有价值，尤其是室间隔穿孔破裂，乳头肌或腱索断裂或功能不全造成的二尖瓣关闭不全、脱垂、室壁瘤和心包积液。

(4)放射性核素检查：放射性核素心肌显影、心室造影[99m]Tc及[131]I等形成热点成像或[201]Tl等冷点成像可判断梗死的部位和范围。用门电路控制γ闪烁照相法进行放射性核素血池显像，可观察壁动作及测定心室功能。

(5)心室晚电位：心肌梗死时心室晚电位阳性率28%～58%，其出现不似陈旧性心梗稳定，但与室速与心室颤动有关,阳性者应进行心电监护及予以有效治疗。

(6)磁共振成像(MRI):易获得清晰的空间隔像,故对发现间隔段运动障碍、间隔心肌梗死并发症较其他方法优越。

(7)血常规:白细胞计数上升,达 10～20×10⁹/L,中性粒细胞增至 75%～90%。

(8)红细胞沉降率:增快,可持续 1～3 周。

(9)血清酶学检查:心肌细胞内含有大量的酶,受损时这些酶进入血液,测定血中心肌酶谱对诊断及估计心肌损害程度有十分重要的价值。常用的有:①血清肌酸激酶:发病 4～6 小时在血中出现,24 小时达峰值,后很快下降,2～3 天消失。②乳酸脱氢酶在起病 8 小时后升高,达到高峰时间在 2～3 天,持续 1～2 周恢复正常。其中肌酸激酶的同工酶和乳酸脱氢酶的同工酶诊断的特异性最高,其增高程度还能准确地反映梗死的范围。

(10)肌红蛋白测定:血清肌红蛋白升高出现时间比肌酸激酶略早,在 4 小时左右,多数24 小时即恢复正常;尿肌红蛋白在发病后 5～40 小时开始排泄,持续时间平均达 83 小时。

(二)护理目标

(1)患者疼痛减轻。

(2)患者能遵医嘱服药,说出治疗的重要性。

(3)患者的活动量增加、心率正常。

(4)生命体征维持在正常范围。

(5)患者看起来放松。

(三)护理措施

1.一般护理

(1)安置患者于冠心病监护病房,连续监测心电图、血压、呼吸 5～7 天,对行漂浮导管检查者做好相应护理,询问患者有无心悸、胸闷、胸痛、气短、乏力、头晕等不适。

(2)病室保持安静、舒适,限制探视,有计划地护理患者,减少对患者的干扰,保证患者充足的休息和睡眠时间,防止任何不良刺激。据病情安置患者于半卧位或平卧位。第 1～3 天绝对卧床休息,翻身、进食、洗漱、排便等均由护理人员帮助料理;第 4～6 天可在床上活动肢体,无并发症者可在床上坐起,逐渐过渡到坐在床边或椅子上,每次 20 分钟,每天 3～5 次,鼓励患者深呼吸;第 1～2 周开始在室内走动,逐步过渡到室外行走;第 3～4 周可试着上下楼梯或出院。病情严重或有并发症者应适当延长卧床时间。

(3)介绍本病知识和监护室的环境。关心、尊重、鼓励、安慰患者,以和善的态度回答患者提出的问题,帮助其树立战胜疾病的信心。

(4)给予低钠、低脂、低胆固醇、无刺激、易消化的饮食,少量多餐,避免进食过饱。

(5)心肌梗死患者由于卧床休息、消化功能减退、哌替啶或吗啡等止痛药物的应用,使胃肠功能和膀胱收缩无力抑制,易发生便秘和尿潴留。应予以足够的重视,酌情给予轻泻剂,嘱患者排便时勿屏气,避免增加心脏负担和导致附壁血栓脱落。排便不畅时宜加用开塞露,对 5 天无大便者可保留灌肠或给低压盐水灌肠。对排尿不畅者,可采用物理或诱导法,协助排尿,必要时行导尿。

(6)吸氧:氧治疗可提高改善低氧血症,有利于心肌梗死的康复。急性期给患者高流量吸氧,持续 48 小时。氧流量在每分钟 3～5 L,病情变化可延长吸氧时间。待疼痛减轻,休克解除,可减低氧流量。注意鼻导管的通畅,24 小时更换 1 次。如果合并急性左心衰竭,出现重度低氧血症时。死亡率较高,可采用加压吸氧或乙醇除泡沫吸氧。

(7)防止血栓性静脉炎或深部静脉血栓形成:血栓性静脉炎表现为受累静脉局部红、肿、痛,可延伸呈条索状,多因反复静脉穿刺输液和多种药物输注所致。所以行静脉穿刺时应严格无菌操作,患者感觉输液局部皮肤疼痛或红肿,应及时更换穿刺部位,并予以热敷或理疗。下肢静脉血栓形成一般在血栓较大引起阻塞时才出现患肢肤色改变,皮肤温度升高和可凹性水肿。应注意每天协助患者做被动下肢活动 2～3 次,注意下肢皮肤温度和颜色的变化避免选用下肢静脉输液。

2.病情观察与护理

急性心肌梗死为危重疾病,应早期发现危及患者生命的先兆表现,如能得到及时处理,可使病情转危为安。故需严密观察以下情况。

(1)血压:始发病时应 0.5～1 小时测量 1 次血压,随血压恢复情况逐步减少测量次数为每天 4～6 次,基本稳定后每天 1～2 次。若收缩压在 12.0 kPa(90 mmHg)以下,脉压减小,且音调低落,要注意患者的神志状态、脉搏、面色、皮肤色泽及尿量等,是否有心源性休克的发生。此时,在通知医师的同时,对休克者采取抗休克措施,如补充血容量,应用升压药、血管扩张剂,以及纠正酸中毒,避免脑缺氧,保护肾功能等。有条件者应准备好中心静脉压测定装置或漂浮导管测定肺微血管楔嵌压设备,以正确应用输液量及调节液体滴速。

(2)心率、心律:在冠心病监护病房进行连续的心电、呼吸监测,在心电监测示波屏上,应注意观察心率及心律变化。及时检出可能作为恶性心动过速先兆的任何室性期前收缩,以及心室颤动或完全性房室传导阻滞、严重的窦性心动过缓、房性心律失常等,如发现室性期前收缩为:①每分钟 5 次以上;②呈二、三联律;③多源性期前收缩;④室性期前收缩的 R 波落在前一次主搏的 T 波之上,均为转变阵发性室性心动过速及心室颤动的先兆,易造成心搏骤停。遇有上述情况,在立即通知医师的同时,需应用相应的抗心律失常药物,并准备好除颤器和人工心脏起搏器,协同医师抢救处理。

(3)胸痛:急性心肌梗死患者常伴有持续剧烈的胸痛,因此,应注意观察患者的胸痛程度,因剧烈胸痛可导致低血压,加重心肌缺氧,扩大梗死面积,引起心力衰竭、休克及心律失常。常用的止痛剂有罂粟碱肌内注射或静脉滴注,硝酸甘油 0.6 mg 含服,疼痛较重者可用哌替啶或吗啡。在护理中应注意可能出现的药物不良反应,同时注意观察血压、尿量、呼吸及一般状态,确保用药的安全。

(4)呼吸急促:注意观察患者的呼吸状态,对有呼吸急促的患者应注意观察血压、皮肤黏膜的血循环情况、肺部体征的变化及血流动力学和尿量的变化。发现患者有呼吸急促、不能平卧、烦躁不安、咳嗽、咳泡沫样血痰时,立即取半坐位,给予吸氧,准备好快速强心、利尿药,配合医师按急性心力衰竭处理。

(5)体温:急性心肌梗死患者可有低热,体温在 37～38.5 ℃,多持续 3 天左右。如体温持续升高,1 周后仍不下降,应怀疑有继发肺部或其他部位感染,及时向医师报告。

(6)意识变化:如发现患者意识恍惚,烦躁不安,应注意观察血流动力学及尿量的变化。警惕心源性休克的发生。

(7)器官栓塞:在急性心肌梗死第 1、2 周内,注意观察组织或脏器有无发生栓塞现象。因左心室内附壁血栓可脱落,而引起脑、肾、四肢、肠系膜等动脉栓塞,应及时向医师报告。

(8)心室膨胀瘤:在心肌梗死恢复过程中,心电图表现虽有好转,但患者仍有顽固性心力衰竭或心绞痛发作,应疑有心室膨胀瘤的发生。这是由于在心肌梗死区愈合过程中,心肌被结缔组织所替代,成为无收缩力的薄弱纤维瘢痕区。该区内受心腔内的压力而向外呈囊状膨出,造成心室膨胀瘤。应配合医师进行 X 线检查以确诊。

(9)心肌梗死后综合征:需注意在急性心肌梗死后 2 周、数月甚至 2 年内,可并发心肌梗死后综合征。表现为肺炎、胸膜炎和心包炎征象,同时也有发热、胸痛、血沉和白细胞升高现象,酷似急性心肌梗死的再发。这是由于坏死心肌引起机体自身免疫变态反应所致。如心肌梗死的特征性心电图变化有好转现象又有上述表现时,应做好 X 线检查的准备,配合医师作出鉴别诊断。因本病应用激素治疗效果良好,若因误诊而用抗凝药物,可导致心腔内出血而发生急性心包填塞。故应严密观察病情,在确诊为本病后,应向患者及家属做好解释工作,解除顾虑,必要时给患者应用镇痛及镇静药;做好休息、饮食等生活护理。

(四)健康教育

(1)注意劳逸结合,根据心功能进行适当的康复锻炼。

(2)避免紧张、劳累、情绪激动、饱餐、便秘等诱发因素。

(3)节制饮食,禁忌烟酒、咖啡、酸辣刺激性食物,多吃蔬菜、蛋白质类食物,少食动物脂肪、胆固醇含量较高的食物。

(4)按医嘱服药,随身常备硝酸甘油等扩张冠状动脉药物,定期复查。

(5)指导患者及家属,病情突变时,采取简易应急措施。

(贾玉环)

第六节　急性肺栓塞的护理

一、定义

急性肺栓塞是指内源性或外源性栓子堵塞肺动脉或其分支引起肺循环障碍的病理综合征。如发生肺出血或坏死则称为肺梗死。急性肺栓塞是世界上误诊率和死亡率较高的疾病之一,对人类的健康造成了严重的威胁。

二、临床表现

(一)症状

临床症状多种多样,但缺乏特异性。常见症状有:①不明原因的呼吸困难及气促,尤以活动后明显,为肺栓塞最多见的症状。②胸痛,包括胸膜炎性胸痛或心绞痛样胸痛。③晕厥,可为肺栓塞的唯一或首发症状。④烦躁不安、惊恐甚至濒死感。⑤咯血,常为小量咯血,大咯血少见。⑥咳嗽、心悸等。各病例可出现以上症状的不同组合。临床上有时出现所谓"三联征",即同时出现呼吸困难、胸痛及咯血,但仅见于约 20% 的患者。

(二)体征

1.呼吸系统

呼吸急促最常见,发绀,肺部有时可闻及哮鸣音和/或细湿啰音,肺野偶可闻及血管杂音,合并肺不张或胸腔积液时出现相应的体征。

2.循环系统

心动过速;血压变化,严重者可出现血压下降,甚至休克;颈静脉充盈或异常搏动;肺动脉瓣区第二心音亢进或分裂,三尖瓣区收缩期杂音。

3.其他

可伴发热,多为低热,少数患者体温达 38 ℃以上。

三、病因及发病机制

(一)病因

临床上常见的栓子包括深静脉血栓、感染性病灶、右心房或右心室附壁血栓、空气栓、羊水栓等。引起肺栓塞的基础疾病及诱因有深静脉血栓形成、创伤、肿瘤、制动、妊娠和分娩、口服避孕药、肥胖等。

(二)发病机制

急性肺栓塞所致病理生理改变及其严重程度受多种因素影响,包括栓子的大小和数量、多次栓塞的时间间隔、是否同时存在其他心肺疾病、个体反应的差异及血栓溶解的快慢等。其病理生理改变主要包括血流动力学改变、右心功能不全、心室间相互作用及呼吸生理变化等。轻者可无任何异常改变,重者肺循环阻力突然升高,肺动脉压突然升高,心排血量急骤下降,患者出现休克,甚至死亡。

四、辅助检查

(一)动脉血气分析

动脉血气分析显示低氧血症、低碳酸血症,肺泡-动脉血氧分压差增大。

(二)实验室检查

急性肺栓塞时,血浆 D-二聚体升高,但多种病因可导致其升高,故在临床中对肺栓塞有较大的排除价值,若其含量低于 500 $\mu g/L$,则可基本排除肺栓塞。

(三)影像学检查

肺动脉造影为过去诊断急性肺栓塞的金标准,但属于有创检查。近年来,CT、MRI 的发展使急性肺栓塞的诊断率明显提高。

(四)心电图检查

心电图缺乏特异性表现,但若发现心电图动态性变化多较单一固定性异常,对肺栓塞有更大的临床意义。

(五)深静脉血栓的检查

静脉超声检查和静脉造影可辅助诊断深静脉血栓,后者是深静脉血栓诊断的金标准。

五、诊断要点

肺栓塞的临床表现多样,有时隐匿,缺乏特异性,确诊需特殊检查。检出肺栓塞的关键是提高诊断意识,对有疑似表现、特别是高危人群中出现疑似表现者,应及时安排相应检查。诊断程序一般包括疑诊、确诊、求因 3 个步骤。

（一）疑诊

如患者出现上述临床症状、体征，特别是存在前述危险因素的病例出现不明原因的呼吸困难、胸痛、晕厥、休克，或伴有单侧或双侧不对称性下肢肿胀、疼痛等，应进行如下检查：动脉血气分析、心电图、X 线胸片、超声心动图和血浆 D-二聚体检查。

（二）确诊

在临床表现和初步检查提示肺栓塞的情况下，应安排肺栓塞的确诊检查：放射性核素肺通气/灌注扫描、螺旋 CT 和电子束 CT、磁共振成像和肺动脉造影。

（三）求因

对怀疑肺栓塞的病例，无论其是否有深静脉血栓性成症状，均应进行体检，并行静脉超声、放射性核素或 X 线静脉造影、CT 静脉造影、MRI 静脉造影、肢体阻抗容积图等检查，以帮助明确是否存在深静脉血栓性成及栓子的来源。

六、治疗要点

（一）一般处理

对患者进行严密监护，监测呼吸、心率、血压、静脉压、心电图及动脉血气的变化；卧床休息，保持大便通畅，避免用力，以防血栓脱落；可适当使用镇静、止痛、镇咳等相应的对症治疗。

（二）呼吸循环支持治疗

纠正低氧血症。出现心功能不全但血压正常者，可使用多巴酚丁胺和多巴胺；若出现血压下降，可增大剂量或使用其他血管加压药物，如去甲肾上腺素等。

（三）抗凝治疗

可防止血栓的发展和再发。主要抗凝剂有肝素、华法林。

（四）溶栓治疗

可迅速溶解血栓、恢复肺组织的血液灌注，降低肺动脉压、改善右心室功能。常用的溶栓药物有尿激酶、链激酶和阿替普酶。

七、护理问题

（一）气体交换受损

其与肺通气、换气功能障碍有关。

（二）疼痛

其与肺栓塞有关。

（三）低效型呼吸形态

其与肺的顺应性降低、气道阻力增加不能维持自主呼吸有关。

（四）焦虑/恐惧

其与担心疾病预后有关。

（五）睡眠形态紊乱

其与呼吸困难、咳嗽、咯血等有关。

（六）活动无耐力

其与日常活动供氧不足、疲乏有关。

(七)体液不足

其与痰液排出、出汗增加、摄入减少有关。

(八)营养失调

低于机体需要量与食欲下降、摄入不足、消耗增加有关。

(九)有皮肤完整性受损的危险

其与长期卧床有关。

八、护理措施

(一)病情观察

评估患者的呼吸频率、节律和深度,呼吸困难程度,呼吸音的变化,患者意识状态、瞳孔、皮肤温度及颜色,询问患者胸闷、憋气、胸部疼痛等症状有无改善。严密监测患者的呼吸、血压、心率、血氧饱和度、心律失常的变化情况,如有异常,及时通知医师。昏迷患者应评估瞳孔、肌张力、腱反射及病理反射。观察痰液的量、颜色及性状,及时了解尿常规、血电解质检查结果。准确记录24小时出入量。

(二)抢救配合

急性肺栓塞属临床急症,抢救不及时可危及患者生命。应加强患者病情的观察和血流动力学的监测,严密观察心率、心律、血氧饱和度、血压、呼吸的变化,备好抢救物品和药品,如发现患者出现剧烈胸痛、呼吸困难、咯血、面色苍白、血压下降等,立即通知医师并协助抢救。

(三)一般护理

1.环境

提供安静、舒适、整洁的休息环境,限制探视,减少交叉感染。保持室温在20～22 ℃和相对湿度60%～70%;没有层流装置的病室,应注意经常通风换气,每天通风3次。装有层流装置的病室,应保持层流装置的有效。

2.体位

急性肺栓塞患者应绝对卧床休息、肢体制动。若肺栓塞的位置已经确定,应取健侧卧位。床上活动时应避免突然坐起、转身及改变体位,禁止搬动患者,防止栓子的脱落。下肢静脉血栓者应抬高患肢,并高于肺平面20～30 cm,密切观察患肢的皮肤有无发绀、肿胀、发冷、麻木等感觉障碍,发现异常及时通知医师给予处理,严禁挤压、热敷、按摩患肢,防止血栓脱落。

3.饮食护理

指导患者进食富含维生素、高蛋白、粗纤维、易消化的饮食,多饮水,保持大便通畅,避免便秘、咳嗽等,以免增加腹腔压力,影响下肢静脉血液回流。做好口腔护理,以增进食欲。

4.吸氧

及早给予氧气吸入,遵医嘱合理氧疗。采用鼻导管或鼻塞给氧,必要时面罩吸氧。氧流量控制在4～6 L/min。注意及时根据血氧饱和度指数或血气分析结果来调整氧流量。必要时行机械通气。

5.疼痛护理

教会患者自我放松的技巧,如缓慢深呼吸、全身肌肉放松、听音乐、看书报等,以分散注意力,减轻疼痛。剧烈疼痛时,遵医嘱给予药物止痛,如吗啡、哌替啶、可待因等,及时评价止痛效果并观察可能出现的不良反应。

6.心理护理

胸闷、胸痛、呼吸困难,易给患者带来紧张、恐惧的情绪,甚至造成濒死感。尽量帮助患者适应环境,向患者讲解治疗的目的、要求、方法,减少其焦虑和恐惧心理。采取心理暗示和现身说教,帮助患者树立信心,使其积极配合治疗。情绪过于激动可诱发栓子脱落,应指导患者保持情绪稳定。启动家庭支持系统,帮助患者树立治疗的信心。

(四)溶栓及抗凝的护理

(1)使用抗凝剂时,应严格掌握药物的剂量、用法及速度,认真核对,严密观察用药后的反应,发现异常及时通知医师,调整剂量。

(2)进行溶栓、抗凝治疗期间,最主要的并发症是出血,因此应严密观察患者有无出血倾向。注意观察患者皮肤、黏膜、牙龈及穿刺部位有无出血,有无咯血、呕血、便血等现象。观察患者的意识状态、神志的变化,发现患者出现头痛、呕吐症状,要及时报告医师并给予处理,谨防颅内出血的发生。溶栓治疗期间应准备好各种抢救物品。

(3)用药期间应监测凝血时间及凝血酶原时间,避免各种侵入性的操作。指导患者预防出血的方法,如选用质软的牙刷,防止碰伤、抓伤,勿挖鼻、用力咳嗽、排便等。

(贾玉环)

第七节　急性肝衰竭的护理

一、定义

急性肝衰竭是原来无肝病者肝脏受损后短时间内发生的严重临床综合征,死亡率高,最常见的病因是病毒性肝炎。

二、病因及发病机制

(一)病因

在中国引起肝衰竭的主要病因是肝炎病毒(主要是乙肝病毒),其次是药物及肝毒性物质(如乙醇、化学制剂等)。在欧美国家,药物是引起急性、亚急性肝衰竭的主要原因。

(二)发病机制

1.内毒素与肝损伤

内毒素使肝脏能量代谢发生障碍。还可诱导中性粒细胞向肝内聚集,并激活中性粒细胞,参与导致大块肝细胞坏死的炎症过程。内毒素作用于肝窦内皮细胞及微血管,引起肝微循环障碍,导致缺氧缺血性损伤。

2.细胞因子与肝损伤

细胞因子不仅是肝坏死过程的主要因素,还与肝衰竭时肝细胞再生抑制状态有关。

3.细胞凋亡

肝细胞凋亡在肝衰竭病理形成过程中也起着重要的作用。

4.多器官功能衰竭与肝衰竭

肝衰竭是多器官功能衰竭的主要起因,而多器官功能衰竭又可加重肝衰竭。

三、临床表现

(一)神经、精神症状

早期以性格和行为改变为主,如情绪激动、精神错乱、行为荒诞等,少数患者可被误诊为精神病。晚期出现肝性脑病、肝臭,各种反射迟钝或消失,肌张力改变,踝阵挛阳性。

(二)黄疸

典型病例先是尿色加深,2～3天皮肤巩膜出现黄疸,迅速加深,少数患者的黄疸可出现在神经、精神症状前,但较轻微,以后随病情恶化而加深。

(三)出血

因肝脏内凝血因子合成障碍,导致弥散性血管内凝血、血小板减少。

(四)肝脏缩小

多数急性肝衰竭肝脏呈进行性缩小,此为诊断本病的重要体征。

(五)腹水

多数患者迅速出现腹水,大多属于漏出液,少数为渗出液或血性。

(六)脑水肿、脑疝综合征

发生率为24%～82%,单纯脑水肿表现为呕吐、头痛、烦躁、血压轻度上升。合并脑疝则出现去大脑强直、抽搐、瞳孔对光反应减弱或消失、呼吸节律不齐、呼吸骤停等。

(七)肝肾综合征

表现为少尿或无尿、氮质血症、稀释性低血钠、低尿钠,尿中可无蛋白质及管型。

四、实验室及其他检查

肝炎病毒学检查:肝功能检查转氨酶升高或发生胆-酶分离现象;血生化检查凝血酶原时间延长。

五、紧急救护

(一)去除诱因

针对引起急性肝衰竭的不同诱因,给予治疗和护理。

(二)保肝治疗

(1)应用细胞活性药物,如ATP、辅酶A、肌苷、1,6-二磷酸果糖等。

(2)胰岛素-胰高血糖素疗法。

(3)促肝细胞生长素促使肝细胞再生。

(4)前列腺素E可扩张血管、改善肝微循环、稳定肝细胞膜、防止肝细胞坏死。

(5)适量补充新鲜血、新鲜血浆及清蛋白,有利于提高胶体渗透压,促进肝细胞的再生和补充凝血因子。

(三)对症处理

1.肝性脑病

避免使用麻醉、镇痛、催眠等中枢抑制药物,及时控制感染和上消化道出血,注意纠正水、电解质和酸碱平衡紊乱,降低血氨。可通过下列方法降低血氨。

(1)禁止经口摄入蛋白质,尤其动物蛋白,以减少氨的形成。

(2)抑制肠道产氨细菌生长,可口服或鼻饲新霉素 1～2 g/d,甲硝唑 0.2 g,每天 4 次。

(3)清除肠道积食、积血或其他含氮物质,应用乳果糖或拉克替醇,口服或高位灌肠,可酸化肠道,促进氨的排出,减少肠源性毒素吸收。

(4)视患者的电解质和酸碱平衡情况酌情选择谷氨酸钠、谷氨酸钾、精氨酸等降氨药。

(5)使用支链氨基酸或支链氨基酸与精氨酸混合制剂,以纠正氨基酸失衡。

2.出血

(1)预防胃应激性溃疡出血,可用 H_2 受体拮抗剂或质子泵抑制剂。

(2)凝血功能障碍者注射维生素 K,可促进凝血因子的合成。血小板减少或功能异常者可输注血小板悬液。

(3)胃肠道出血者可用冰盐水加血管收缩药物局部灌注止血。

(4)活动性出血或需接受损伤性操作者,应补充凝血因子,以输新鲜血浆为宜。

(5)一旦出现弥散性血管内凝血、颅内出血,须积极配合抢救。

(四)急性并发症的处理

1.肝肾综合征

(1)及时去除诱因,如避免强烈利尿及大量放腹水,不使用损害肾功能的药物。

(2)在改善肝功能的前提下,适当输注右旋糖酐-40、清蛋白等胶体溶液,以提高循环血容量。

(3)补充血容量的同时给予利尿药,常用 20%甘露醇,无效时可用呋塞米,可消除组织水肿、腹水,减轻心脏负荷,清除有害代谢产物。

(4)应用血管活性药,可选用多巴胺、酚妥拉明等药物,以扩张肾血管,增加肾血流量。

(5)经上述治疗无效时,宜尽早进行血液透析,清除血内有害物质,减轻氮质血症,纠正高钾血症和酸中毒。

2.感染

一旦出现感染,可单用或联合应用抗生素,但不应使用有肝、肾毒性的药物。

3.脑水肿

颅内压增高者给予高渗性脱水药。

(五)血液净化疗法

可清除因肝功能严重障碍而产生的各种有害物质,使血液得以净化,帮助患者度过危险期。血浆置换是较为成熟的血液净化方法,可以去除与血浆蛋白结合的毒物,补充血浆蛋白、凝血因子等人体所需物质,从而减轻急性肝衰竭患者的症状。

(六)肝替代治疗

(1)人工肝支持治疗:人工肝是指通过体外的机械、物理化学或生物装置,清除各种有害物质,补充必需物质,改善内环境,暂时替代衰竭肝的部分功能的治疗方法,能为肝细胞再生及肝功能恢复创造条件或等待机会进行肝移植。

(2)肝移植。

六、观察要点

(1)判断神志是否清醒,性格和行为有无异常,以便及时发现肝性脑病的先兆。

(2)密切观察生命体征变化,注意每天测量腹围、体重。

(3)黄疸:了解黄疸的程度,有无逐渐加重。

(4)出血:注意皮肤、黏膜及消化道等部位有无出血,抽血及穿刺后要长时间压迫穿刺点,防止渗血。

(5)监测中心静脉压、血气分析变化。

(6)监测肝功能、凝血功能变化。

(7)对接受谷胰高血糖素、胰岛素疗法的患者,用药期间随时监测血糖水平,以便随时调整药物的用量。

(8)应用谷氨酸钾时须监测钾、钠、氯含量,保持电解质平衡。

七、护理

(一)充分休息与心理护理

患者应绝对卧床休息,腹水患者采取半卧位。鼓励患者保持乐观情绪,以最佳心理状态配合治疗。

(二)饮食护理

给予低脂、低盐、高热量、清淡、易消化的食物。戒烟酒,忌辛辣刺激性食物,少量多餐可进食流质或半流质,以保证营养充分吸收,促进肝细胞再生和修复。有腹水者控制钠盐摄入,肝性脑病者忌食蛋白。

(三)口腔护理

饭前饭后可用5%碳酸氢钠漱口。

(四)皮肤护理

保持皮肤清洁干燥,黄疸较深、瘙痒严重者可给予抗组胺药物。

(五)并发症的护理

1.肝肾综合征

严格控制液体入量,避免使用损害肝、肾功能的药物。注意观察尿量的变化及尿的颜色和性质,准确记录每天出入液量。

2.感染

加强支持疗法,调整免疫功能。

3.大量腹水

(1)安置半卧位,限制钠盐和每天入水量。

(2)遵医嘱应用利尿药,避免快速和大量利尿,用药后注意监测血电解质。

(3)每天称体重、测腹围、记录尿量,密切观察腹水增长及消退情况。④腹腔穿刺放腹水1次量不能超过3 000 mL,防止水、电解质紊乱和酸碱失衡。

4.脑水肿

密切观察患者有无头痛、呕吐、眼底视盘水肿及意识障碍等表现。一旦发生,应协助患者取平卧位,抬高床头15°~30°,以利颅内静脉回流,减轻脑水肿。使用脱水药、利尿药后易出现电解质紊乱,应定时监测。

(六)安全防护

对于昏迷患者加护床挡,烦躁患者慎用镇静药,必要时可用水合氯醛灌肠。

(七)肠道护理

灌肠可清除肠内积血,使肠内保持酸性环境,减少氨的产生和吸收,协助患者采取左侧卧位,用 37～38 ℃温水 100 mL 加食醋 50 mL 灌肠 1～2 次/天,或乳果糖 500 mL 加温水 500 mL 保留灌肠,使血氨降低。肝性脑病者禁用肥皂水灌肠。

(贾玉环)

第八节　感染性休克的护理

一、概述

感染性休克是由于严重感染所引发的急性循环衰竭。表现为在感染存在的同时出现意识障碍、低血压、末梢组织灌注不足和尿量减少。其血流动力学特征为高心排血量和低外周阻力。炎症反应在其发生发展中起重要作用。本病起病急,发展迅速,易诱发多脏器功能衰竭,病死率高达 30%～70%。

二、诊断

(1)存在感染的临床表现、实验室证据或影像学证据。

(2)成人收缩压<12.0 kPa,平均动脉压<9.3 kPa,或收缩压下降>5.3 kPa。

(3)组织低灌注判断。①高乳酸血症:血清乳酸水平>2 mmol/L。②毛细血管再充盈时间延长、皮肤花斑或瘀斑。

(4)器官功能障碍的诊断。①低氧血症。②急性少尿(即使给予足够的液体复苏,尿量仍<0.5 mL/(kg·h),且持续 2 小时以上。③血肌酐>44.2 μmol/L。④凝血功能异常。⑤肠鸣音消失。⑥高胆红素血症。

三、治疗

(一)治疗原则

(1)首先快速评估并稳定患者的生命体征,1 小时内经验性使用抗菌药物,并对患者进行病理生理学状态分析、器官功能障碍评估。

(2)感染性休克的治疗包括初始治疗、抗微生物治疗、组织器官功能支持及原发病治疗等。

(二)初始治疗

(1)转入抢救室或重症监护病房。

(2)平卧或休克体位,吸氧,迅速建立 2 条静脉补液通道,同时留取血样本,并进行相关实验室检查。

(3)监护体温、脉搏、呼吸、血压、血氧饱和度,评估意识状态。

(4)建立中心静脉导管,测中心静脉压。

(5)建立经桡动脉有创血压监测。

（三）液体复苏

（1）快速补液：0.9％氯化钠注射液 20 mL/kg，1 小时内输注。

（2）1 小时内达到目标：①平均动脉压≥8.0 kPa；②血乳酸降低 10％以上；③观察患者心率、血压、脉搏、尿量和组织灌注情况，以及有无气促和肺底啰音变化。

（3）6 小时达到目标：①继续液体复苏，0.9％氯化钠注射液 40～60 mL/kg，即 2 000～3 000 mL；②MBP≥8.7 kPa，尿量≥0.5 mL/(kg·h)，CVP 1.1～1.3 kPa，乳酸水平降低 50％以上。

（4）感染性休克液体复苏的终点：①心率、血压恢复正常；②脉搏正常；③肢体回暖；④尿量＞1 mL/(kg·h)；⑤意识状态恢复。

（四）抗微生物治疗

（1）选择能覆盖革兰阴性杆菌并兼顾革兰阳性球菌和厌氧菌的强效抗生素。

（2）治疗性应用抗生素：如亚胺培南/西司他丁 1.0 g 静脉滴注，每 8 小时 1 次，在入院 1 小时内应用。以后根据微生物学及药敏选择抗生素。

（五）组织器官功能支持

1.纠正水、电解质和酸碱平衡紊乱

动脉血 pH＜7.2 时给予 5％碳酸氢钠 250 mL，静脉输注。

2.纠正低氧血症

保持呼吸道通畅，给予鼻导管、面罩或高流量氧疗，经以上处理 30 分钟动脉 PaO_2＜8.0 kPa 时可采用无创机械通气。不能耐受封闭面罩；意识不清；呼吸道分泌物较多；低氧不能纠正时行气管插管，用呼吸机维持患者呼吸。

3.血管活性药物

去甲肾上腺素，以 0.02 μg/(kg·min)起经中心静脉持续泵入，调节剂量使 MBP＞8.7 kPa。

4.急性肾损伤

经足够液体复苏，持续 2 小时尿量＜0.5 mL/(kg·h)，或血肌酐上升到基础值 1.5 倍时行床旁血液滤过治疗。

5.预防应激性溃疡

质子泵抑制剂，泮托拉唑 40 mg 静脉注射 2 次/天。

（六）原发病治疗

切开或穿刺引流、切除病灶。

四、规范化沟通

（一）本病概述

由于严重感染所引发的急性循环衰竭。通常合并有其他器官和脏器功能不全或衰竭。本病进展迅速，预后差。病死率高达 50％～70％。

（二）患者诊断

根据存在感染的证据，结合临床中急性循环衰竭的表现做出诊断。要说明目前患者处于感染性休克的早期还是晚期，是否合并其他脏器衰竭，引起休克的原发病灶是什么，如肺炎、腹腔感染、四肢软组织感染、严重创伤、中枢神经系统感染等。

（三）患者实施的方案

本病的治疗方法其一是原发病的治疗如手术清创、截肢、剖腹探查、抗生素应用等；其二是器官支持治疗,如呼吸机、血管活性药、床旁血滤等。根据具体情况采取不同原发病的治疗措施,但要讲明该项措施的效果和局限性及可能产生的不良后果。同时积极地采取对症支持治疗,纠正水、电解质平衡紊乱,纠正血凝紊乱。床旁血滤是非常有用的治疗方法,可以清除体内毒素,保护肾脏功能等,但花费较高,可能引起血凝紊乱。要向患者家属讲明治疗过程中存在很多不确定性,可能发生的并发症和病情进展及要使用的方法。医疗操作、药物使用、病情交流等医学文书需要家属签字,都是出于医疗的需要,要争取时间,需要家属的积极配合。病情发展的不确定性很多,可能突然发生呼吸衰竭需要呼吸机,发生急性肾衰需要血滤,发生心脏骤停需要心肺复苏,还有可能发生应激性溃疡出血、脑出血或脑梗死等。入住 ICU 限制探视;整体抢救费用很高;预后不确定。

(四)转归

病情进展快,经常超过预期判断,费用高,预后差。但仍有部分患者经积极救治获得成功。

(五)出院后随访和注意事项

患者稳定后,可以转到相应科室继续原发病的治疗。如出现发热、呼吸困难、意识障碍、少尿等可与急诊科联系会商病情。并告知患者家属,相关病情及后续治疗措施已经与要转入科室医师进行交接与沟通。

五、护理与康复

(一)病情观察

1.生命体征

观察体温、脉搏、血压、呼吸、脉氧饱和度。

2.器官和组织灌注情况

观察意识状态、尿量、毛细血管再充盈时间、皮肤花斑或瘀斑及肢端温度。

3.原发病灶

观察伤口情况,引流是否通畅。

(二)抢救措施

吸氧,监护,休克体位,迅速建立两条静脉补液通道,同时留取血样本,并进行相关实验室检查;进行血气分析。条件允许时,进行动脉有创血压监测。

(三)用药护理

1.抗生素的使用

抗生素的使用系关键性治疗,1 小时内使用抗生素,尽量缩短药房取药时间、建立液路时间,作为抢救药品对待。

2.液体复苏

快速静脉补液,0.9%氯化钠注射液 20 mL/kg,约 1 000 mL,30 分钟内输注。6 小时内补液 0.9%氯化钠注射液 40~60 mL/kg,即 2 000~3 000 mL。

3.血管活性药

去甲肾上腺素,以 0.02 μg/(kg·min)起经中心静脉持续泵入,可调节剂量,保证 MBP >8.7 kPa。暂时无中心静脉液路时,注意观察,防止外渗。

4.预防应激性溃疡

预防性应用质子泵抑制剂,泮托拉唑 40 mg 静脉注射 2 次/天。

(四)体位护理

血流动力学不稳定时,取平卧位或休克体位,头、躯干抬高 $20°\sim30°$,足抬高 $15°\sim20°$。尽量减少搬动和翻身,以免引起血压波动;血流动力学稳定后,无禁忌者给予低斜坡卧位或半卧位,加强翻身拍背。

(五)饮食护理

血流动力学不稳定时,禁食水,进行胃肠减压,观察胃内容物的颜色、性状,及早发现应激性溃疡;血流动力学稳定后,及早开展肠内营养,可经鼻饲管泵入;恢复期患者,给予高热量、高维生素、高蛋白饮食。

(六)呼吸道及氧疗护理

保持呼吸道通畅,可给予鼻导管、文氏面罩或高流量氧疗,低氧仍不改善可机械通气。定时雾化吸入,促进排痰;病情允许时,加强拍背,促进痰液引流排出。

(七)注意保暖、防压疮

注意保暖,但要防止烫伤;应用气垫床,病情允许时翻身拍背,防止压疮。

(八)感染控制

有创面的伤口,定时换药,促进伤口愈合;肺部感染者,加强翻身拍背,促进痰液排出;做好口腔护理,减少呼吸机相关肺炎的发生;严格感控要求,避免交叉感染。

(九)健康指导

1.疾病预防

老年人抵抗力低下,避免受凉感冒;发现发热、食欲不振及时就医。

2.康复锻炼

在空气新鲜、安静的环境中步行、慢跑。

3.心理指导

引导患者予以积极的心态对待疾病,缓解焦虑、紧张的情绪。

4.出院指导

嘱按时服药,定期复诊。如发热、呼吸困难、伤口感染,及时就诊,并带好疾病相关资料。

(十)家庭护理

1.复查时间

遵医嘱按时复查,注意携带出院小结。

2.饮食指导

出院后应制订高热量、高维生素、高蛋白的饮食计划。避免进食产气食物,如汽水、啤酒、豆类、马铃薯等。避免易引起便秘的食物,如油煎食物、干果、坚果等。

3.休息指导

合理休息,视病情安排适当的活动,以不感到疲劳、不加重症状为宜。

4.运动指导

制订并执行步行、慢跑等个体化锻炼。

5.疾病知识指导

据气候变化及时增减衣物,避免受凉感冒。有发热情况及时就诊,尤其老年人更应注意咳嗽、发热、食欲不振要引起重视。有伤口应及时到正规医院规范处理,防止感染扩散。

6.用药指导

口服药物的用法及用量要遵医嘱。

7.随诊

如出现新症状或原有症状加重,及时携带原有病历资料去门诊就诊。

（贾玉环）

第九节　中暑的护理

中暑是指在高温和热辐射的长时间作用下,机体体温调节障碍,水、电解质代谢紊乱及神经系统功能损害的症状的总称。颅脑疾病的患者,老弱及产妇耐热量力差者,尤易发生中暑。中暑是一种威胁生命的急诊病,若不给予迅速有力的治疗,可引起抽搐、死亡、永久性脑损害或肾脏衰竭。核心体温达 41 ℃是预后严重的体征之一,体温若再略为升高一点则常可致死,老年、体弱和酒精中毒可加重预后。

一、病因

(1)环境因素:在高温作业的车间工作,如果再加上通风差,则极易发生中暑;农业及露天作业时,受阳光直接暴晒,再加上大地受阳光的暴晒,使大气温度再度升高,使人的脑膜充血,大脑皮质缺血而引起中暑,空气中湿度的增强易诱发中暑。

(2)个人因素:在公共场所、家族中,人群拥挤集中,产热集中,散热困难。

(3)除了高温、烈日暴晒外,精神过度紧张、人员过于密集、工作强度过大、时间过长、睡眠不足、过度疲劳等均为常见的诱因。

二、临床表现

(一)先兆中暑、轻症中暑

口渴、食欲缺乏、头痛、头晕、多汗、疲乏、虚弱、恶心、呕吐、心悸、面色苍白或干红、注意力涣散、动作不协调及体温升高等。

(二)重度中暑

1.热痉挛

热痉挛是指在活动中或活动后突然发生肌肉疼痛痉挛,通常发生在下肢或背部肌肉群,也可发生在腹部。发病原因与严重体钠缺失或者过度通气有关。

2.热衰竭

热衰竭是指大量出汗后体液和体盐严重丢失,通常表现为大汗、极度口渴、乏力、头痛、恶心、呕吐、体温高、心率加快、血压下降或晕厥等症状。原因为长时间在炎热环境中工作或运动而没有及时补充足够的水分,也可能发生不不适应高温潮湿环境的人群中。

3.热射病

热射病是一种致命性急症,一般分为劳力性和非劳力性热射病,主要表现为高热(体温≥41℃)、皮肤干燥、意识迷糊或无意识、惊厥、周围循环衰竭、肝衰竭、DIC 或多器官功能衰竭等症状。劳力性热射病主要是由于在高温环境下内源性产热过多(如炎热天气中长跑);非劳力性热射病主要是由于在高温环境下体温调节功能障碍引起散热减少(如炎热却无空调的房间中的老人)。

三、治疗要点

热痉挛和热衰竭患者应迅速转移到阴凉通风处休息或静卧。口服凉盐水、清凉含盐饮料。有周围循环衰竭者应静脉补给生理盐水、葡萄糖溶液和氯化钾。一般患者经治疗后30分钟到数小时内即可恢复。热射病患者预后严重,死亡率达5%～30%,故应立即采取以下急救措施。

(一)物理降温

使患者高温迅速降低,可将患者浸浴在4 ℃水中,并按摩四肢皮肤,使皮肤血管扩张和加速血液循环,促进散热。在物理降温过程中必须随时观察和记录肛温,待肛温降至38.5 ℃时,应即停止降温,将患者转移到室温在25 ℃以下的环境中继续密切观察。如体温有回升,可再浸入4 ℃水中或用凉水擦浴、淋浴,或在头部、腋窝、腹股沟处放置冰袋,并用电扇吹风,加速散热,防止体温回升。老年、体弱和有心血管疾病患者常不能耐受4 ℃浸浴,有些患者昏迷不深,浸入4 ℃水中可能发生肌肉抖动,反而增加产热和加重心脏负担,可应用其他物理降温方法。

(二)药物降温

氯丙嗪的药理作用有调节体温中枢功能、扩张血管、松弛肌肉和降低氧消耗,是协助物理降温的常用药物。剂量25～50 mg加入500 mL补液中静脉滴注1～2小时。用药过程中要观察血压,血压下降时应减慢滴速或停药,低血压时应肌内注射重酒石酸间羟胺(阿拉明)、盐酸去氧肾上腺素(新福林)或其他α受体兴奋剂。

四、护理评估

(一)健康史
评估患者一般情况、饮食、生活习惯、个人嗜好、症状和用药史、家庭史。

(二)身体评估
1.一般状态
评估患者的生命体征;患者的营养状况;排泄情况是否正常;有无烟酒嗜好史等。
2.专科评估
意识情况;局部或全身症状;有无疼痛主诉。

(三)辅助检查
(1)头部CT诊断。
(2)血气分析。

(四)心理-社会评估
患者对病情知晓情况、对疾病的发展及预后缺乏知识及对疾病预后是否有信心。

五、护理措施

(1)严密观察生命体征,降温过程中每10～15分钟测体温1次,热衰竭者每15～30分测血压1次。

（2）昏迷者按昏迷护理常规护理,譬如头偏向一侧,做好口腔,皮肤清洁,预防感染。

（3）高热者可物理降温,冰水或酒精全身擦浴,同时按摩四肢,躯干皮肤,使之发红充血以促进散热,大血管处可放置冰袋。

（4）惊厥者,遵医嘱用安定静脉或者肌内注射。

（5）保持病室温度以 20～25 ℃为宜,要有良好通风,病床下可以放置冰块。

（6）年老体弱者静脉补液不可过多过快,降温宜缓慢,不宜冰浴以防心力衰竭。

六、健康指导

（1）忌大量食用生冷瓜果。中暑的人大多属于脾胃虚弱,如果大量吃进生冷瓜果、寒性食物,会损伤脾胃阳气,使脾胃运动无力,寒湿内滞,严重者则会出现腹泻、腹痛等症状。

（2）忌大量饮水。中暑的人应该采取少量、多次饮水的方法,每次以不超过 300 mL 为宜。切忌狂饮不止。因为,大量饮水不但会冲淡胃液,进而影响消化功能,还会引起反射性排汗亢进,结果会造成体内的水分和盐分大量流失,严重者可以促使热痉挛的发生。

（3）忌吃大量油腻食物。中暑后应该少吃油腻食物,以适应夏季胃肠的消化功能。如果吃了大量的油腻食物会加重胃肠的负担,使大量血液滞留于胃肠道,输送到大脑的血液相对减少,人体就会感到疲惫加重,更容易引起消化不良。

（4）忌单纯进补。人们中暑后,暑气未消,虽有虚症,却不能单纯进补。如果认为身体虚弱急需进补就大错特错了。因为进补过早的话,则会使暑热不易消退,或者是本来已经逐渐消退的暑热会再卷土重来,那时就更得不偿失了。

（5）宣传中暑的防治知识,特别是中暑的早期症状。对有心血管器质性疾病、高血压、中枢神经器质性疾病,明显的呼吸、消化或内分泌系统疾病和肝、肾疾病患者应列为高温车间就业禁忌证。

（6）预防中暑应从根本上改善劳动和居住条件,隔离热源,降低车间温度,调整作息时间,供给含盐 0.3％清凉饮料。

（7）不要长时间在高温(一般指室温超过 35 ℃)环境中或炎夏烈日暴晒下从事一定时间的劳动,保证足够的防暑降温的措施。有时气温虽未达到高温,但由于湿度较高和通风不良,亦可发生中暑。

（8）老年、体弱、疲劳、肥胖者在天气炎热时不要饮酒、饥饿、失水、失盐、穿着紧身不透风的衣裤,以及发热、甲状腺功能亢进、糖尿病、心血管病、广泛皮肤损害、先天性汗腺缺乏症和应用阿托品或其他抗胆碱能神经药物而影响汗腺分泌的患者要尽量避免长时间处于炎热环境中。

（贾玉环）

第十节　水中毒的护理

水中毒是由于人体摄入水分的速度超过肾脏的持续最大利尿速度,过剩的水分使细胞膨胀,引起的脱水低钠症。

一、病因

(一)抗利尿激素分泌过多

可见于恐惧、失血、休克、急性感染(如肺炎、中毒性痢疾等)、应用止痛剂(如吗啡、哌替啶),或疼痛损伤、手术等应激刺激。手术后抗利尿激素分泌增多的时间通常持续 12～36 小时或更长。在此情况下过多输入葡萄糖等不含电解质的溶液,就容易发生水中毒。此外甲状腺功能低下的晚期发生部液性水肿的患者也可以通过压力感受器的刺激使抗利尿激素分泌增多,肾上腺皮质功能不全时也可有 ADH 的异常释放。

(二)肾功能障碍

急性肾衰竭的少尿无尿期,肾脏的稀释和浓缩功能都发生障碍,此时水分摄入过多,容易发生水中毒。此外,任何原因使肾血流量不足或肾小球血液灌注量严重减少,过多的水分不能排出,在合并低渗性的情况下,水中毒容易发生。

(三)水钠代谢紊乱

重度缺钠(低钠血症)或低渗性脱水的患者,细胞外液已处于低渗状态,机体通过代偿,肾小管对水、钠的回吸收已经增加,此时过多的水分摄入,可以发生水中毒。甚至有人提出在高渗性脱水时,由于有细胞脱水,如快速、大量输入无盐的液体,有时亦可发生水中毒。因此,高渗性脱水不论它高到什么程度,治疗时也只能输入低张液。

(四)排水功能不足

在急慢性肾功能不全少尿期,因肾脏排水功能急剧降低,如果入水量不加限制,则可引起水在体内潴留,严重心力衰竭或肝硬化时,由于有效循环血量和肾血流量减少,肾脏排水也明显减少,若增加水负荷亦易引起水中毒。

(五)低渗性脱水

晚期由于胞外液低渗,细胞外液向细胞内转移,可造成细胞内水肿,如此时输入大量水分就可引起水中毒。

二、临床表现

(1)由于脑细胞水肿、颅内压增高,可出现视物模糊、疲乏无力、表情淡漠、头痛、恶心、呕吐、嗜睡、抽搐及昏迷,此外还可能出现呼吸心跳减慢、视神经盘水肿乃至惊厥、脑疝等。

(2)由于水潴留,可有体重增加、水肿、唾液及泪液分泌增加,初期尿量增加以后尿量减少甚至尿闭的症状。严重者可出现肺水肿。

三、治疗原则及要点

(一)治疗原则

首先应防治原发疾病,防止引起水中毒的原因。治疗过程中主要以保护心脏、脑功能为主要目标,以脱水、纠正低渗为主要目的。

(二)治疗措施

1.限制进水量

记录 24 小时出入水量,入水量应少于尿量,或适当加用利尿剂,以利尿酸或呋塞米为主。

2.脱水治疗

(1)为减轻高容量综合征患者的心脏负荷,应选用依他尼酸或呋塞米进行脱水治疗,但是要注意补充有效血容量。

（2）为纠正低渗血症的细胞内低渗状态,除限制入水量、利尿外,还应加用 $3\%\sim5\%$ 的氯化钠溶液,同时密切观察心肺功能,注意调节药物浓度及滴速。

四、护理评估

（一）健康史

了解引起患者水中毒的原因、生活习惯、个人嗜好、症状和用药史、家庭史。

（二）身体评估

意识、血压、皮肤色泽、脉搏、呼吸、体温、尿量。

（三）辅助检查

（1）血常规、凝血常规、血气分析。

（2）中心静脉压测定。

（3）心排血量及心脏指数。

（四）心理-社会评估

患者对病情知晓情况、对原发病的恐惧、对疾病的发展及预后缺乏知识及对疾病预后是否有信心。

五、护理措施

（1）密切观察患者的生命体征变化,如有意识不清、水肿加重,应立即通知医师,迅速采用脱水等急救措施。

（2）脱水治疗患者应密切观察患者的呕吐、水肿等症状是否缓解,尿量是否增加,有无神智的变化。

（3）严格按照医嘱用药,尤其是注意观察应用利尿剂的效果及反应,需要补充有效血容量的患者要注意输液速度。

（4）严格记录患者的 24 小时入水量及尿量,为治疗提供依据。

（5）饮食指导:多食淡渗利湿的食物,如赤小豆、薏苡仁、淡豆浆等。饮食宜清淡,少食油腻。

（6）注意水肿患者的皮肤护理,避免压疮形成。

六、健康教育

（1）水中毒患者的发生概率较小,有时会因为长时间在高温环境中作业需要大量饮水时,应适当补充淡盐水,尽量避免长时间在高温环境中作业。

（2）如因治疗需要需输入大剂量液体时应注意利尿剂的应用,避免因治疗引起水中毒。

（贾玉环）

参 考 文 献

[1] 刘英姿,张志业,张超,等.临床急重症抢救与监护技术[M].成都:四川科学技术出版社,2022.

[2] 迟玉春.现代急危重症护理[M].北京:科学技术文献出版社,2021.

[3] 谷传凯.实用急危重症诊疗[M].北京:科学技术文献出版社,2021.

[4] 罗正超.急危重症监护与治疗[M].南昌:江西科学技术出版社,2020.

[5] 魏士海.临床常见急危重症诊断与急救[M].汕头:汕头大学出版社,2020.

[6] 刘环芹.实用临床急症与危重症处理[M].哈尔滨:黑龙江科学技术出版社,2021.

[7] 赵晓宁.内科疾病诊断与治疗精要[M].开封:河南大学出版社,2021.

[8] 许庆超.临床急危重症救治[M].北京:科学技术文献出版社,2020.

[9] 阎辉.临床急危重症救治与护理[M].成都:四川科学技术出版社,2020.

[10] 苗军华,刘辉,牛永杰,等.临床急危重症疾病诊治与护理[M].青岛:中国海洋大学出版社,2022.

[11] 杨秀娟.实用临床急危重症诊治[M].长沙:湖南科学技术出版社,2020.

[12] 姜笃银,史继学.急危疑难典型案例[M].上海:上海科学技术文献出版社,2021.

[13] 杨忠光.肿瘤综合治疗学[M].西安:陕西科学技术出版社,2021.

[14] 董桂银,卢唤鸽.临床常见急危重症护理研究[M].北京:中国纺织出版社,2021.

[15] 张国梁.急危重症诊疗要点[M].北京:中国纺织出版社,2020.

[16] 王雪.急危重症临床诊疗思维与技能[M].天津:天津科学技术出版社,2021.

[17] 胡春荣.神经内科常见疾病诊疗要点[M].北京:中国纺织出版社,2022.

[18] 张伟,昌广平,鲁柏涛.新编急危重症诊疗精要[M].西安:西安交通大学出版社,2022.

[19] 陈红霞.急危重症救治与护理[M].长春:吉林大学出版社,2020.

[20] 张雪梅.常见急危重症临床诊疗[M].北京:科学技术文献出版社,2021.

[21] 徐知菲.临床急重症与麻醉学[M].西安:陕西科学技术出版社,2021.

[22] 马立兴,张诒凤,王超颖,等.消化内科诊疗常规[M].哈尔滨:黑龙江科学技术出版社,2022.

[23] 张雪松.急危重症救护精要[M].长沙:湖南科学技术出版社,2021.

[24] 朱晓萍,曾莉.急危重症护理常规与技术规范[M].上海:同济大学出版社,2022.

[25] 蒋晨茜,雷雅彦.常见急危重症临床诊疗新思维[M].北京:中国纺织出版社,2021.

[26] 林生.临床急危重症诊疗[M].长春:吉林科学技术出版社,2020.

[27] 谢春杰.急危重症监护与治疗[M].长春:吉林科学技术出版社,2020.

[28] 冯婷婷,李俊娟,王美芳.现代急危重症诊疗学[M].汕头:汕头大学出版社,2022.

[29] 王辉.现代危重症诊断与防治[M].长沙:湖南科学技术出版社,2021.

[30] 段霞,曾莉,姜金霞.临床急危重症护理理论与实践[M].北京:人民卫生出版社,2022.

[31] 刘冰,杨硕,任维凤.急危重症诊疗救治[M].北京:中国纺织出版社,2021.

[32] 姜诗谦,周庆,张波,等.临床急危重症急救[M].济南:山东大学出版社,2021.

[33] 王雅琴.常见心血管疾病诊断与治疗[M].天津:天津科学技术出版社,2021.

[34] 冉健,李金英,陈明.现代急危重症与护理实践[M].汕头:汕头大学出版社,2021.

[35] 范艳艳.内科急危重症诊疗[M].北京:科学技术文献出版社,2021.

[36] 吕燕妮,付龙生,陈瑾,等.神经内科患者院内感染获得风险预警模型的建立及评价[J].当代医药论丛,2022,20(21):126-130.

[37] 吴广福,吴晓飞.急性中毒救治基本原则及常见急性中毒的救治[J].中华全科医学,2021,19(10):1619-1620.

[38] 朱瑞超.多发伤致创伤性失血性休克的急诊救治效果分析[J].中外医疗,2021,40(4):62-64.

[39] 邢冬梅,屈建新,张银康,等.心力衰竭相关新型生物标记物研究现状与问题[J].中国循证心血管医学杂志,2022,14(3):365-366.

[40] 聂莹莹.消化内镜治疗上消化道出血的临床效果[J].上海医药,2021,42(17):43-45.